先天性手部畸形及相关综合征

Congenital Hand Anomalies and Associated Syndromes

原　著　Ghazi M. Rayan　Joseph Upton Ⅲ

主　译　田　文　杨　勇

副主译　殷耀斌　孙丽颖

译　者（以姓氏笔画为序）

田　文　北京积水潭医院

卢　鹏　中国医学科学院整形外科医院

孙丽颖　北京积水潭医院

宋宝健　首都医科大学附属北京儿童医院

钟文耀　北京积水潭医院

杨　勇　北京积水潭医院

殷悦涵　北京积水潭医院

殷耀斌　北京积水潭医院

人民卫生出版社

·北京·

版权所有，侵权必究！

First published in English under the title
Congenital Hand Anomalies and Associated Syndromes
by Ghazi M. Rayan and Joseph Upton III
Copyright © Springer-Verlag Berlin Heidelberg 2014
This edition has been translated and published under licence from
Springer-Verlag GmbH, part of Springer Nature.

图书在版编目（CIP）数据

先天性手部畸形及相关综合征 /（美）加兹·M. 拉扬（Ghazi M. Rayan）原著；田文，杨勇主译 . —北京：人民卫生出版社，2022.2
ISBN 978-7-117-32811-1

Ⅰ.①先…　Ⅱ.①加…②田…③杨…　Ⅲ.①手 – 骨先天畸形 – 综合征 – 诊疗　Ⅳ.①R682.1

中国版本图书馆 CIP 数据核字（2022）第 007041 号

| 人卫智网 | www.ipmph.com | 医学教育、学术、考试、健康，购书智慧智能综合服务平台 |
| 人卫官网 | www.pmph.com | 人卫官方资讯发布平台 |

图字：01-2020-5388 号

先天性手部畸形及相关综合征
Xiantianxing Shoubu Jixing ji Xiangguan Zonghezheng

主　　译：田　文　杨　勇
出版发行：人民卫生出版社（中继线 010-59780011）
地　　址：北京市朝阳区潘家园南里 19 号
邮　　编：100021
E - mail：pmph @ pmph.com
购书热线：010-59787592　010-59787584　010-65264830
印　　刷：人卫印务（北京）有限公司
经　　销：新华书店
开　　本：889×1194　1/16　印张：24.5
字　　数：1019 千字
版　　次：2022 年 2 月第 1 版
印　　次：2022 年 3 月第 1 次印刷
标准书号：ISBN 978-7-117-32811-1
定　　价：259.00 元

打击盗版举报电话：010-59787491　E-mail：WQ @ pmph.com
质量问题联系电话：010-59787234　E-mail：zhiliang @ pmph.com

作者简介

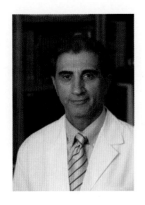

Ghazi M. Rayan

Ghazi M. Rayan 是俄克拉荷马大学（University of Oklahoma）骨科教授和细胞生物解剖系副教授。他还担任了近 25 年俄克拉荷马手外科专科医师培训项目（Oklahoma Hand Surgery Fellowship Program）的主管和俄克拉荷马市 INTEGRIS Baptist 医疗中心手外科主任。自 2002 年以来，他每年都出现在美国消费者研究委员会的《顶级外科医生指导》（*Guide to America's Top Surgeons*）中，也出现在 Castle Connolly Medical Ltd. 的《美国顶级医生》（*America's Top Doctors*）中。他是《手外科杂志》（*Journal of Hand Surgery*）的编委，并且担任多个专业杂志的审稿人。Rayan 发表了超过 170 篇的专业论著和 30 部著作的章节，并担任 7 部著作的主编。

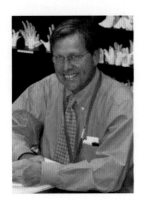

Joseph Upton III

Upton 于耶鲁大学（Yale University）获得学士学位，并于 1970 年在得克萨斯州休斯顿贝勒医学院（Baylor College of Medicine）获得医学学位。1972 年，他于康涅狄格州耶鲁 - 纽黑文医院（Yale-New Haven Hospital）完成了外科住院医师培训。1974 年，于佐治亚州奥古斯塔艾森豪威尔医疗中心（Eisenhower Medical Center）的美军营地担任骨科医生。1976 年，Upton 于得克萨斯州休斯顿圣约瑟夫医院（St. Joseph Hospital）完成了整形外科和修复重建外科的住院医师培养，并于 1977 年，在纽约罗斯福医院（Roosevelt Hospital）完成了手外科专科医师培训。

Upton 是著名的临床实践专家，他的主要研究领域包括先天性手部畸形、血管畸形、儿童和成人显微外科。他任职于多家医院，包括波士顿儿童医院（Children's Hospital Boston）、贝斯以色列女执事医疗中心（Beth Israel Deaconess Medical Center）和圣地儿童医院（Shriners Hospital for Children）。

Upton 是哈佛大学医学院（Harvard Medical School）的临床教授，并担任贝斯以色列女执事医疗中心手外科专科医师培训项目（Hand Fellowship Program）的主管。他是《拇指和手指重建》（*Thumb and Digit Reconstruction*）的合著之一，还主编过 3 部手外科专著，在论著和专业书籍中撰写或发表超过 300 篇的章节或论文，其成就在波士顿科学博物馆（Boston Museum of Science）进行永久性展示。

译者前言

　　先天性手部畸形往往是综合征的全身表现之一,作为外科医生,容易将治疗重点放在肢体畸形的手术矫正,而不了解或忽略其他系统的问题。对于综合征相关知识的欠缺必然影响疾病的正确诊断和治疗方案的合理选择。Ghazi M. Rayan 和 Joseph Upton Ⅲ 是先天性手部畸形研究领域的顶级专家,长期致力于手部畸形和相关综合征的临床和科研工作。他们共同编写的《先天性手部畸形及相关综合征》是该领域一本非常难得的经典专著。本书共分为 7 部分,即肿瘤 / 多发、肘、前臂 / 腕、手、拇指、手指和皮肤,共介绍了 37 种先天性手部和上肢畸形,以及 127 种相关综合征,内容丰富翔实,并配以大量的图片,便于读者能够系统和全面地了解相关知识。

　　先天性手部畸形领域十余年来在我国发展迅速,手外科、整形外科、小儿骨科等多个学科均参与该类疾病的诊治工作。尽管在先天性手部畸形矫正的手术治疗方面取得了显著进步,但对于先天性手部畸形及相关综合征的认识仍然非常有限。希望本书的出版能够为国内从事先天性手部畸形临床诊治工作的同道提供一些帮助。

　　本书的译者来自北京积水潭医院手外科、首都医科大学附属北京儿童医院骨科和中国医学科学院整形医院整形外科的临床医生。虽然各位译者对于先天性手部畸形的诊断和治疗相对比较熟悉,但是在翻译过程中难免出现错误,还恳请各位专家和读者批评指正。

田　文　杨　勇

2021 年 8 月于北京

原著前言一

1980 年,我开始关注先天性手部畸形和相关综合征。当时我在巴尔的摩 Raymond Curtis 手外科中心(Raymond Curtis Hand Center)任研究员。一位 Klippel-Trenaunay-Webber 综合征患者从阿富汗到美国求治。该患者手部和上肢过度生长,站立时指尖可以触及膝关节。我的导师 Raymond Curtis 咨询了来自巴尔的摩约翰·霍普金斯医院(John Hopkins Hospital)的遗传学家 Victor McKusick,他亲自来到医院进行会诊,并对该综合征进行了详尽的说明。我的手外科执业生涯开始于俄克拉荷马,在这里我很幸运地诊治了大量的先天性手部畸形和相关综合征。每当遇到难以诊断的先天性手部畸形和综合征,我都会查阅 Temtamy 编写的 *The Genetics of Hand Malformations*。

这本书的筹备超过 12 年时间。2000 年 3 月,我联系 McKusick 询问他是否计划再版他的著作,并希望他能够提供指导或帮助。但他回复不会再版,并鼓励我出版新书,同时还给我提供指导。2008 年,McKuscik 去世,我觉得若不能完成这本著作则对他亏欠太多。因此,我下定决心开始着手进行本书的写作。2011 年,我向 Joseph Upton 提出了合作写书的请求,希望他能够提供他的专业知识及有关先天性手部畸形和相关综合征的图像资料。他非常愉快地接受了邀请,并表示他对这本书的主题很感兴趣。

对于临床医生和其他医务人员来说,认识常见的先天性手部畸形和相关综合征是一项艰巨的任务。上肢外科医生通常认为综合征是很复杂的问题,这些疾病的命名非常困难。而儿科医生和遗传学家熟悉儿童综合征,但对复杂的手部畸形及与手术相关的先天性手部和上肢疾病分型则很陌生。从事医疗和手术培训的临床专家需要熟悉与综合征有关的上肢畸形,这些内容通常出现在培训和专业考试中。

本书的出版目的是描述临床实践中常见的先天性手部和上肢畸形,以及每种畸形相关的综合征。掌握这些畸形对于改善综合征患儿的诊治非常重要。本书旨在为临床医生、理疗师、患者家属和不同专业的研究人员提供参考。本书适用于遗传学、儿科、内科,以及外科,如手外科、骨科和整形外科等,同时对于医学生也可以提供一些指导。

本书共分为 7 部分,包括肿瘤 / 多发、肘、前臂 / 腕、手、拇指、手指和皮肤。在每部分中,常见的手部和上肢畸形均进行了详尽的阐述。针对每种手部畸形,本书还介绍了常见的相关综合征。本书共介绍了 37 种先天性手部和上肢畸形及 127 种相关综合征,以便于读者系统的理解。

书中的内容来源广泛,包括文献、人类孟德尔遗传网络(Online Mendelian Inheritance of Man,OMIM)数据库,以及经典教科书,如 Temtamy 和 McKusick 主编的 *The Genetics of Hand Malformations* (1978 年) 及 Jones 主编的 *Smith's Recognizable Patterns of Human Malformations* (2005 年)。

目前还没有关于综合征性手部和上肢畸形的参考书。Temtamy 和 McKusick 的著作尽管在 30 年前是独一无二的,至今仍是经典,但是其中一些内容也需要更新。先天性手部和上肢畸形有很多新的认识,数种新的综合征已有报道。本书的目的是更新知识,从而能够成为诊断和治疗先天性手部畸形和相关综合征的专业人员、教师和学生的重要参考书。

Ghazi M. Rayan MD

原著前言二

先天性上肢疾病的研究是一个转型的动态领域。患者的两只手并非镜像,在特定畸形的分型或亚型内存在很多变异,使得我们对疾病的认识存在困难。尽管基因和分子生物学有助于更深入的认识畸形的形成机制,但目前为止临床意义有限。

其他内科和外科领域均没有如此多的分型系统。每周或每月都有新的综合征被报道,其中大部分命名都使用非描述性的名词,临床医生的定义可能存在特定的偏差。例如对于 Poland 综合征,儿科或胸科医生关注胸壁畸形和胸大肌缺如,而手外科医生关注短指并指,整形外科医生关注乳房缺如或发育不良。在学术研讨中,一些人会利用对综合征的认知去展示他们的学识。然而,认识特定综合征和相关畸形对于临床医生、专家和患儿的家庭是至关重要的。这个领域的知识常常更新,但在医学专业的考试中,每年的问题基本相同,仅答案存在变化。

H. Kelikian 所撰写的红宝书激发了我对手外科的兴趣,他将整个职业生涯都献给了先天性肢体畸形的诊治。当时作为一年级的医学生,我甚至不知道手外科是一个独立的专科,只是对于这些复杂的疾病保持敬畏。我无法理解桡侧桡棒手或者分裂手这些复杂畸形的形成,更无从谈及治疗。作为小儿手外科医生,在之后 40 年中,相关领域参考的书籍包括(从左到右):H. Kelikian 主编的 *Congenital Deformities of the Hand and Forearm*,Samia Temtamy 主编的 *The Genetics of Hand Malformations*,Amit Gupta、Simon Kay 和 Luis Scheker 主编的 *The Growing Hand*,Andrew Poznanski 主编的 *The Hand in Radiologic Diagnosis:With Gamuts and Pattern Profiles*,Kenneth Jones 主编的 *Smith's Recognizable Patterns of Human Malformation*,Buck-Gramcko 主编的 *Congenital Malformations of the Hand and Forearm*,Steve Mathes 和 Rod Hentz 主编的最新第 4 版 *Plastic Surgery* 的第 8 卷,以及 John Mulliken、Pat Burrows 和 Steve Fishman 主编的 *Vascular Anomalies*。

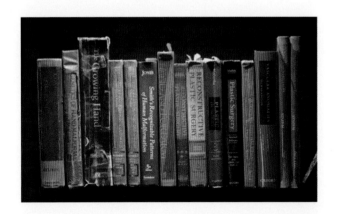

这些著作是我治疗综合征性手部畸形患儿的主要参考书,几乎每天都会翻阅。因此,当 Rayan 邀请我加入本书的编写时,我非常高兴地接受了邀请。当他问及我是否已经诊治超过 100 种综合征性手部畸形时,我回答"是的,所有都看过"。并且我很庆幸对大多数病例都拍摄了照片。

本书由两位专业手外科医生编写,其主要目的是帮助医学工作者识别综合征以及相关的上肢畸形。书中介绍了累及手部最常见的综合征,同时还介绍了相关上肢畸形常用的分型系统、解剖和变异,但本书没有关于治疗的内容。

这类患儿的诊治大多需要一组专家的多学科合作,但不包括儿科医生和/或遗传学家。尽管他们也专注于这个领域,但其在临床上存在盲区。外科医生对于随访这些患儿的生长发育具备特权,患儿也从属于外科医生，直至医生离开其工作岗位。在治疗这些患儿时，我们应当作为全科医生而非专科医生；在发育的关键年龄识别他们潜在的问题；在需要的时候带他们去做合适的康复；在成长期关注他们的生长发育；以及向他们提供效果最好的重建手术。经验丰富的儿科医生、内科医生、外科医生、理疗师，以及其他护理人员的建议可能为先天性畸形患儿带来不同的治疗效果，这对于患儿的家庭非常关键。患儿及其家庭通常从出生即开始获得儿科医生或外科医生的建议，但很多问题都超出了医生所熟悉的领域。例如，Proteus 综合征通常会伴发恶性内分泌肿瘤，了解是否患有恶性内分泌肿瘤对于预期手部功能重建术后患者的生存年限非常关键。这本书对于相关的知识提供了有价值的参考。

Joseph Upton III MD

手部畸形

1. Multiple enchondromas	1. 多发内生软骨瘤
2. Multiple osteochondromas	2. 多发骨软骨瘤
3. Multiple neurofibromas	3. 多发神经纤维瘤
4. Vascular malformations	4. 血管畸形
5. Congenital joint contracture	5. 先天性关节挛缩
6. Congenital joint laxity/instability	6. 先天性关节松弛 / 不稳定
7. Radial head dislocation	7. 桡骨头脱位
8. Elbow synostosis	8. 肘关节融合
9. Radial deficiency	9. 桡侧缺陷
10. Ulnar deficiency	10. 尺侧缺陷
11. Phocomelia（segmental deficiency）	11. 海豹肢畸形（肢体部分缺如）
12. Amelia/hemimelia（transverse deficiency, congenital amputation）	12. 无肢畸形 / 半肢畸形（横向缺陷，先天性截肢）
13. Mesomelia/Rhizomelia	13. 短肢畸形
14. Madelung deformity	14. Madelung 畸形
15. Ulnar dimelia（mirror hand）	15. 双尺骨畸形（镜影手）
16. Carpal synostosis	16. 腕骨融合
17. Overgrowth（Macrodactyly）	17. 过度生长（巨指）
18. Cleft hand	18. 分裂手
19. Congenital ulnar drift（Windblown hand）	19. 先天性固定尺偏畸形（吹风手）
20. Brachymetacarpia	20. 短掌骨畸形
21. Metacarpal synostosis	21. 掌骨融合
22. Phalangeal synostosis	22. 指骨融合（指关节僵直）
23. Thumb hypoplasia	23. 拇指发育不良
24. Triphalangeal thumb	24. 三指节拇指
25. Radial（preaxial）polydactyly	25. 桡侧（轴前）多指
26. Congenital clasped thumb	26. 先天性扣拇
27. Clinodactyly	27. 指偏斜畸形
28. Syndactyly	28. 并指畸形
29. Brachydactyly	29. 短指畸形
30. Ulnar（postaxial）polydactyly	30. 尺侧（轴后）多指
31. Five-fingered hand	31. 五指手
32. Congenital middle finger in palm	32. 先天性中指扣指畸形
33. Symbrachydactyly	33. 并指短指
34. Camptodactyly	34. 屈指畸形
35. Arachnodactyly	35. 蜘蛛脚样指畸形
36. Congenital nail dysplasia	36. 先天性指甲发育不良
37. Congenital skin dysplasia	37. 先天性皮肤发育不良

手部综合征

1. Ollier disease
2. Maffucci syndrome
3. Ehrenfried's disease
4. Langer-Giedion syndrome (trichorhino-phalangeal)
5. Trevor disease (Dysplasia epiphysealis hemimelica)
6. Von Recklinghausen disease (Neurofibromatosis, Type I)
7. Noonan syndrome
8. Klippel-Trenaunay-Webber syndrome
9. Blue rubber bleb nevus syndrome
10. CLOVES syndrome
11. Bockenheimer syndrome
12. Glomuvenous malformation syndrome
13. PTEN
14. PHOST
15. Parkes-Weber syndrome
16. Arthrogryposis Multiplex Congenita
17. Distal arthrogryposis syndrome, Type I
18. Beals syndrome (Contractural arachnodactyly)
19. Hurler syndrome
20. Pseudo-Hurler syndrome
21. Schwartz-Jampel syndrome
22. Ehlers-Danlos syndrome
23. Osteogenesis imperfecta syndrome, Type I
24. Down syndrome
25. LEOPARD syndrome
26. Klippel-Feil syndrome
27. Seckel syndrome
28. Larsen syndrome
29. Antley-Bixler syndrome
30. Pfeiffer syndrome
31. FAS (fetal alcohol syndrome)
32. TAR (thrombocytopenia absent radius) syndrome
33. VACTERL association
34. Nager syndrome
35. Goldenhar syndrome
36. Duane syndrome
37. Hemifacial microsomia radial defect syndrome
38. Baller-Gerold syndrome

1. Ollier 病
2. Maffucci 综合征
3. Ehrenfried 病
4. Langer-Giedion 综合征（TRPS）
5. Trevor 病（骨骺发育不良半肢畸形）
6. Von Recklinghausen 病（神经纤维瘤病，I 型）
7. Noonan 综合征
8. Klippel-Trenaunay-Webber 综合征
9. 蓝色橡皮疱样痣综合征
10. CLOVES 综合征
11. Bockenheimer 综合征
12. 血管球静脉畸形综合征
13. PTEN 综合征
14. PHOST 综合征
15. Parkes-Weber 综合征
16. 先天性多发关节挛缩
17. 肢端型多发关节挛缩，I 型
18. Beals 综合征（挛缩性蜘蛛指）
19. Hurler 综合征
20. 假性 Hurler 综合征
21. Schwartz-Jampel 综合征
22. Ehlers-Danlos 综合征
23. 成骨不全综合征，I 型
24. Down 综合征
25. LEOPARD 综合征
26. Klippel-Feil 综合征
27. Seckel 综合征
28. Larsen 综合征
29. Antley-Bixler 综合征
30. Pfeiffer 综合征
31. FAS（胎儿酒精综合征）
32. TAR 综合征（血小板减少桡骨发育不良）
33. VACTERL 联合畸形
34. Nager 综合征
35. Goldenhar 综合征
36. Duane 综合征
37. 半面矮小桡骨缺陷综合征
38. Baller-Gerold 综合征

39. Cornelia de Lange syndrome	39. Cornelia de Lange 综合征
40. Femur-fibula-ulna syndrome	40. 股骨 - 腓骨 - 尺骨综合征
41. Ulnar-mammary syndrome	41. 尺骨 - 乳腺综合征
42. Gene-Wiedemann syndrome	42. Gene-Wiedemann 综合征
43. Roberts syndrome	43. Roberts 综合征
44. Al-Awadi/Raas-Rothschild syndrome (Schinzel phocomelia)	44. Al-Awadi/Raas-Rothschild 综合征（Schinzel 海豹肢畸形）
45. Adam-Oliver syndrome	45. Adam-Oliver 综合征
46. Grebe syndrome	46. Grebe 综合征
47. Hanhart syndrome	47. Hanhart 综合征
48. Oromandibular-limb hypogenesis spectrum	48. 口 - 下颌 - 肢发育不全疾病谱
49. Achondroplasia	49. 软骨发育不全
50. Robinow syndrome	50. Robinow 综合征
51. Mesomelia synostosis syndrome	51. 短肢融合综合征
52. Rhizomelia chondrodysplasia punctata	52. 短肢软骨发育异常
53. Langer mesomelic dysplasia	53. Langer 短肢发育异常
54. Léri-Weill syndrome (dyschondrosteosis)	54. Léri-Weill 综合征（骨软骨生成障碍）
55. Laurin-Sandrow syndrome	55. Laurin-Sandrow 综合征
56. Muenke syndrome	56. Muenke 综合征
57. Nievergelt syndrome	57. Nievergelt 综合征
58. Hemihypertrophy syndrome	58. 偏身肥大综合征
59. Proteus syndrome	59. Proteus 综合征
60. McCune-Albright syndrome	60. McCune-Albright 综合征
61. Lipomatous microdactyly syndrome	61. 脂肪细指综合征
62. Soto syndrome	62. Soto 综合征
63. EEC (ectrodactyly-ectodermal dysplasia cleft palate) syndrome	63. EEC 综合征（缺指 - 外胚层发育不良 - 腭裂）
64. Goltz-Gorlin syndrome	64. Goltz-Gorlin 综合征
65. Prader-Willi syndrome	65. Prader-Willi 综合征
66. Digito-talar dysmorphism	66. 指骨 - 距骨异形
67. Escobar (Multiple pterygium) syndrome	67. Escobar 综合征（多发性翼状胬肉）
68. Waardenburg syndrome	68. Waardenburg 综合征
69. Albright pseudohypoparathyroidism Syndrome	69. Albright 假性甲状旁腺功能减退综合征
70. Turner syndrome	70. Turner 综合征
71. Gorlin-Goltz (Nevoid basal cell carcinoma) syndrome	71. Gorlin-Goltz 综合征（痣样基底细胞癌）
72. Maroteaux-Malamut syndrome	72. Maroteaux-Malamut 综合征
73. Multiple synostosis syndrome	73. 多发性骨性融合综合征
74. Cushing symphalangism syndrome	74. Cushing 指间关节融合综合征
75. Diastrophic dysplasia	75. 骨畸形性发育不良
76. Juberg-Howard syndrome	76. Juberg-Howard 综合征
77. Rubenstein-Taybi syndrome	77. Rubenstein-Taybi 综合征
78. Holt-Oram syndrome	78. Holt-Oram 综合征
79. Fanconi Pancytopenia	79. Fanconi 全血细胞减少症
80. Hand-Foot-Uterus syndrome	80. 手 - 足 - 子宫综合征
81. Aase syndrome (Diamond-Blackfan anemia)	81. Aase 综合征（先天性再生障碍性贫血）
82. Townes-Brocks syndrome	82. Townes-Brocks 综合征
83. Levy-Hollister syndrome	83. Levy-Hollister 综合征
84. Werner syndrome	84. Werner 综合征
85. MASA syndrome	85. MASA 综合征

86. Stuve-Wiedemann syndrome
87. Silver-Russell syndrome
88. Pierre-Rubin（Catel-Manzke）syndrome
89. Duplication 3q syndrome
90. Peter-Plus syndrome
91. Epidermal nevus syndrome
92. Apert syndrome
93. 2q31.1 microdeletion syndrome
94. Oculodentodigital syndrome
95. Synpolydactyly 1 syndrome
96. Synpolydactyly 2 syndrome
97. Popliteal pterygium syndrome
98. Fraser syndrome
99. Saether-Chotzen syndrome
100. Oral-Facial-Digital syndrome，Type Ⅰ
101. Aarskog syndrome
102. Du Pan syndrome
103. Feingold syndrome
104. Pallister-Hall syndrome
105. Ellis-van Creveld syndrome
106. Bardet-Biedl syndrome
107. Mohr syndrome
108. McKusick-Kaufman syndrome
109. Acrocallosal syndrome
110. Tibial hypoplasia - Polydactyly syndrome
111. Freeman-Sheldon syndrome
112. Oto-palato-digital syndrome，Type Ⅱ
113. Poland syndrome
114. Mobius syndrome
115. Hecht syndrome
116. Trisomy 8 syndrome
117. Marfan syndrome
118. Shprintzen-Goldberg syndrome
119. Loeys-Dietz syndrome
120. Marden-Walker syndrome
121. Nail-patella syndrome
122. DOOR syndrome（deafness osteo onychodystrophy）
123. Zinsser-Engman-Cole syndrome
124. Epidermis Bullosa
125. KID syndrome
126. Amniotic constriction band
127. Stiff skin syndrome

86. Stuve-Wiedemann 综合征
87. Silver-Russell 综合征
88. Pierre-Rubin（Catel-Manzke）综合征
89. 重复 3q 综合征
90. Peter-Plus 综合征
91. 表皮痣综合征
92. Apert 综合征
93. 2q31.1 微缺失综合征
94. 眼 - 齿 - 指综合征
95. 并指多指综合征 1 型
96. 并指多指综合征 2 型
97. 腘窝翼状胬肉综合征
98. Fraser 综合征
99. Saether-Chotzen 综合征
100. 口 - 面 - 指综合征，Ⅰ型
101. Aarskog 综合征
102. Du Pan 综合征
103. Feingold 综合征
104. Pallister-Hall 综合征
105. Ellis-van Creveld 综合征
106. Bardet-Biedl 综合征
107. Mohr 综合征
108. McKusick-Kaufman 综合征
109. 尖胼胝体综合征
110. 胫骨发育不全 - 多指综合征
111. Freeman-Sheldon 综合征
112. 耳 - 腭 - 指综合征，Ⅱ型
113. Poland 综合征
114. Mobius 综合征
115. Hecht 综合征
116. 8- 三体综合征
117. Marfan 综合征
118. Shprintzen-Goldberg 综合征
119. Loeys-Dietz 综合征
120. Marden-Walker 综合征
121. 指甲 - 髌骨综合征
122. DOOR 综合征（耳聋 - 骨 - 指甲营养不良）
123. Zinsser-Engman-Cole 综合征
124. 表皮松解症
125. KID 综合征
126. 羊膜缩窄带
127. 皮肤僵硬综合征

目录

绪论 ·· 1

第一部分　肿瘤 / 多发 ··· 5
第一章　内生软骨瘤 ··· 6
第二章　骨软骨瘤 ·· 12
第三章　神经纤维瘤 ··· 17
第四章　血管畸形 ·· 24
第五章　先天性关节挛缩 ··· 46
第六章　先天性关节松弛 / 不稳定 ·· 62

第二部分　肘 ·· 71
第七章　桡骨头脱位 ··· 72
第八章　肘关节融合 ··· 79

第三部分　前臂 / 腕 ··· 91
第九章　桡侧缺陷 ·· 92
第十章　尺侧缺陷 ·· 112
第十一章　海豹肢畸形(肢体部分缺如) ···································· 125
第十二章　无肢畸形 / 半肢畸形 ··· 131
第十三章　短肢畸形 ··· 140
第十四章　Madelung 畸形 ··· 144
第十五章　双尺骨畸形(镜影手) ·· 148
第十六章　腕骨融合 ··· 153

第四部分　手 ··· 161
第十七章　过度生长(巨指) ··· 162
第十八章　分裂手和中央列发育不全 ······································ 189
第十九章　先天性固定尺偏畸形(吹风手) ·································· 203
第二十章　短掌骨畸形 ·· 214
第二十一章　掌骨融合 ·· 223
第二十二章　指骨融合(指关节僵直) ·· 228

第五部分　拇指 ··· 233
第二十三章　拇指发育不良 ··· 234
第二十四章　三指节拇指 ·· 249
第二十五章　桡侧(轴前)多指 ··· 257
第二十六章　先天性扣拇 ·· 263

第六部分　手指 ··· 269
　　第二十七章　指偏斜畸形 ·· 270
　　第二十八章　并指畸形 ·· 284
　　第二十九章　短指畸形 ·· 306
　　第三十章　尺侧(轴后)多指 ··· 315
　　第三十一章　五指手 ··· 325
　　第三十二章　先天性中指扣指畸形 ··· 328
　　第三十三章　并指短指(非典型分裂手) ·· 337
　　第三十四章　屈指畸形 ·· 346
　　第三十五章　蜘蛛脚样指畸形 ··· 353
　　第三十六章　先天性指甲发育不良 ··· 359

第七部分　皮肤 ··· 365
　　第三十七章　先天性皮肤发育不良 ··· 366

绪论

人类手部解剖的复杂性远超过体内其他器官。手部结构设计精致，机制复杂。人类的手体现出了美丽、优雅、精致和辉煌。手是交流的工具，能够表达我们的思想和感情。手是盲人的眼睛，聋人的耳朵，以及语言障碍者的喉舌。我们用手来完成拥抱和保护，写字和打字，以及感受和思考。人类文明是手赐予的礼物。

手部胚胎发育是一个复杂而神奇的过程，是人体器官外观和功能的完美结合。因而，手被认为是大脑的延伸。正常胚胎在肢体发育过程中可能受到环境或遗传因素的影响，化学和创伤可能会影响肢体的发育，导致不同的先天性手部畸形。基因突变也能够造成肢体的异常发育，还可能导致相关综合征。先天性手部畸形干扰了正常的解剖结构，影响手部的功能和与外界环境互动的能力。先天性手部畸形严重地影响了患儿在家庭、学校和社区的生活方式。此外，先天性手部畸形常为综合征性疾病的表现之一，可同时合并骨骼肌肉和其他系统的异常。能够识别相关的综合征非常重要，有助于向患儿及其家庭提供遗传咨询和必要的治疗。

术语的定义

在 *The Cannon of Medicine Ibn Sina*（Avicenna，980—1037）一书中，综合征的概念首次被提及，并用来诊断一些特殊疾病。综合征源于希腊语 *sun*（伴随或一起）和 *dromos*（其他或进程之中）。因此，*sundromē* 这个词代表并发的症状。

术语综合征有多个定义。其中的一个定义为：综合征被认为是一组症状、体征和实验室检查相关的异常，并且在解剖、生化和病理上存在关联。因而，也可以被描述成结构缺陷的组合，这些异常既可以同时发生，也可为因果关系。另一个定义表述为一组特定的畸形组合，并且同时发生。此外，综合征还被认为是单一等位基因或一对等位基因的改变导致一组表征集中表达。

序列是指畸形之间的区别，在一些发育组织（原基）是内在的，而另一些是外在的。例如，Klippel-Feil 畸形为早期的神经管发育缺陷导致，进而引起继发畸形，例如颈椎融合、斜颈、Sprengel 畸形、桡侧发育不良及类似表现等。羊膜束带、斜头畸形和 Poland 综合征则是由外在因素干扰所致，而非遗传因素。因而，对于这些疾病进行广泛的家族谱系调查和生育规划则没有必要。

联合是指某些特定畸形非随机多发，虽然不能作为综合征，但其超过偶发畸形。有时在文中用发育不良、骨发育障碍、先天性畸形和疾病等术语替代综合征。发育不良是指组织、器官或细胞的异常发育，骨发育障碍指骨化缺陷，先天性畸形是指形态发育上的畸形。

人名命名是指用某个人的名字来命名特定的疾病或综合征。通常使用首次描述该病的医生，或阐明该疾病和提供新证据的人名来命名疾病或综合征。而以综合征的特征、假设的病因或多发地域，甚至以患者信息来命名的情况罕见。

上肢相关的综合征数量很难估计。Pubmed 中输入"综合征"可列出 866 449 条引文，输入"先天性综合征"可列出 44 120 条引文，输入"先天性手部综合征"共有 3 092 条引文。

我们将文献中最常见的先天性上肢畸形在本书中进行阐述。对于无遗传倾向和非综合征性的先天性上肢畸形，例如先天性扳机拇等，则不在本书赘述。

本书的结构

本书中的先天性上肢畸形根据解剖共分为 7 部分：肿瘤 / 多发、肘、前臂 / 腕、手、拇指、手指和皮肤。针对每种先天性手部畸形，均列出可能相关的综合征。此外，对于最常见的综合征还进行了详细的介绍。

为了保持写作格式的一致性，每种综合征均在下述的小标题中展开，从疾病名称直至参考文献。

疾病名称：罗列了综合征最常用的人名命名或术语。

别称：包括经常在文献中使用的其他名称、术语或人名命名。

特征：综合征中最突出或共同的特征。

背景：介绍综合征的起源、历史和流行情况。

病因：介绍疾病的遗传类型，以及综合征的遗传病因。

临床表现：包括发病年龄、症状性质、影像学表现，以及病理生理学特点和预后。

全身肌肉骨骼：包括全身肌肉骨骼中的有关发现。

上肢：描述上肢的特点，从手部到肩胛带。

下肢：描述下肢的特点，从足部到骨盆。

脊柱：介绍颈椎、胸椎、腰椎、骶椎的相关异常。

颅面：介绍头部、颈部、面部、眼睛、鼻或耳部的畸形。

其他系统：包括相关的神经系统、呼吸系统和心血管系统,以及腹部和盆腔器官的异常。

参考文献:最后列出每个综合征相关的参考资料。

最后在"特征"中,列出综合征的缩写词,便于记忆综合征的相关特征性表现。

手部畸形的分型

建立先天性手部畸形的通用分型非常困难,原因如下:①缺乏统一的术语;②部分畸形表现不典型,难以划入特定的分类;③有些畸形符合多种分型,可归为不同的分型之中。理想的分型系统应当利用简单的描述性术语,使复杂性病例也得以分型,并且分型能够囊括所有情况。但在特定的情况下,分型又不能太过于具体或模糊。外科医生,遗传学家,儿科医生和胚胎学家应当使用相同的术语,以便获得先天性手部畸形准确发生率,这样有助于交流和沟通,并且有助于建立国际间的对比研究。

1832 年,St. Hilaire 建立了最早有关先天性手部畸形的分型[1]。此后,又有其他学者提出了多种分型。20 世纪中期,国际研究学会采用了 Frantz 和 O'Rahilly[2] 提出的基于骨骼的特点的分型。1969 年,Temtamy 和 McKusick[3] 又提出基于解剖和遗传特点将手部畸形分为 7 组,并将每组再分为两类,即单发类型和合并其他畸形。该 7 组分别为:①缺如畸形;②短指畸形;③并指畸形;④多指畸形;⑤挛缩畸形;⑥融合畸形;⑦环状缩窄畸形。但上述分型都未被广泛地使用。

1968 年,美国手外科学会和国际手外科学会采用了 Swanson、Barsky 和 Entin[4] 提出的分型系统。该分型系统将先天性手部畸形分为 7 型,也是目前被应用最为广泛的分型,其有助于对不同类型的畸形进行更为清晰的交流,也提高了我们对于先天性手部畸形流行病学的认识。

该分型系统包含如下 7 型:

Ⅰ型　形成障碍
Ⅱ型　分化障碍
Ⅲ型　重复畸形
Ⅳ型　发育不良
Ⅴ型　过度生长
Ⅵ型　缩窄带综合征
Ⅶ型　广泛骨骼异常

Giele[5]等研究发现各种畸形的发生率依次是:分化障碍,35%;重复畸形,33%;形成障碍,15%;发育不良,10%;广泛骨骼异常,3%;缩窄带综合征,3%;过度生长,1%。

虽然该分型是使用最为广泛的分型系统,但其仍存在一定的局限性。一些畸形可同时归入多个分类,而一些畸形又无法归入任何一类。当遇到多发畸形时,难以确定主要畸形,进而造成分型困难。此外,该分型对于综合征性手部畸形没有明确的规定。Flatt[6]在其著作中指出,"分型是为了分类方便,但是其不可能将所有手部畸形都进行准确分类。一种分型系统的价值在于能够有助于进行比较和发病率的统计。分型中最常见的问题是介于两极之间,即过于宽泛以至于没有价值,或者过于具体以至于无法应用。"

参考文献

1. St. Hillaire IG. Histoire Générale et Particuli;agere des Anomalies de l'Organisation chez l'Homme et les Animaux. Paris:B Bailli;agere;1832.

2. Frantz,CH,O'Rahilly R. Congenital skeletal limb deficiencies. J Bone Joint Surg. 1961;43 A:1202.

3. Temtamy S,McKusick V. A. Synopsis of hand malformations with particular emphasis on genetic factors. Birth Defects. 1969;5:125-84.

4. Swanson AB,Barsky AJ,Entin MA. Classification of limb malformations on the basis of embryology failure. Surg Clin North Am. 1968;48:1169.

5. Giele H,Giele C,Bower C,et al. The incidence and epidemiology of congenital upper limb anomalies:A total population study. J Hand Surg(Am）July 2001;26(4):628-34.

6. Flatt AE. The care of congenital hand anomalies. 2nd ed. St. Louis:Quality Medical Pub;1994.

先天性手部畸形的流行病学研究

某种特定疾病的发病率是指特定人群在特定时间的病例数。先天性手部畸形流行病学研究的问题在于获得信息的手段与其报告的发病率不相匹配。从不同研究中确定某种畸形的真实发病率非常困难。造成偏差的因素如下:①能够准确反映流行病学信息的基于人群的流行病学的研究数目有限。部分作者将其数据仅基于实际百分比或 Lamb 所说的"临床发病率",因此对人群的测算有限。②不同地区和人群统计的发病率可能会导致某些特定先天性手部畸形报告过少或过多,某些特定畸形在特定人群中发病率会更高。③"轻微"的先天性手部畸形患者可能并未就诊于手外科专家,因此该类疾病没有包括在基于人群实际的百分比中。④直到近期,在发病率统计中,因先天性手部畸形分型系统仍缺乏有效分组,使得流行病学研究也备受挑战,特别是有关综合征的相关报告。⑤"发病率"和"流行"这两个术语应用的界定松散,并且能够互换。

文献中表达先天性手部畸形的发生率有不同的方法。例如,每 1 000 人进行测算[1],并指畸形的发病率为 5:1 000;每 2 500 人进行测算[2],并指畸形的发病率为 1:2 500;最近的报告中用每 1 000 000 人测算[3],并指畸形的发生率为 12.4:1 000 000。

我们建议在今后的先天性手部畸形和综合征的流行病学研究报告中使用标准的"每 1 000 人"形式。这样能够减少混淆,并有助于进行先天性手部畸形发病率的准确报道。

Birch-Jensen[4]于 1943 年至 1947 年在丹麦进行的横断面研究中发现,上肢缺如畸形(形成障碍)发病率为 625/4 000 000。然而,该项研究的主要不足之一是并未包括上肢畸形中最常见的多指畸形。

1982 年,Lamb[5]测算上肢畸形的发生率约为 11/10 000 新生儿。最常见的先天性上肢畸形依次为:并指畸形、多指畸形、手指屈曲畸形。

2001 年，Giele[6]等在澳大利亚西部进行了一项人口研究，结果显示上肢畸形的发生率为 1 : 506，约为 20 : 10 000。46% 的患者合并其他的非手部畸形，51% 患者为双侧手部畸形，17% 表现为多发的不同类型的手部畸形。最常见的畸形依次为：分化障碍（35%），重复畸形（33%），形成障碍（15%）。先天性上肢畸形多见于男性、早产儿、过期妊娠儿、多胎及高龄产妇。

2010 年，Ekblom[7]等在 Stockholm 地区（瑞典）进行了一项人口研究，结果显示先天性上肢畸形的发生率为 21.5/10 000 新生儿。男性受累和双侧发病居多。分化障碍（276/585）是最常见的类型，此后依次为：重复畸形（155/585），形成障碍（103/585），发育不良（18/585），广泛畸形和综合征（14/585），过度生长（10/585），缩窄带综合征（9/585）。

参考文献

1. Goldberg M，Bartoshesky L. Congenital hand anomaly：Etiology and associated malformations. Hand Clinics. 1985；1（3）：405-15.

2. Eaton C，Lister G. Syndactyly. Hand Clinics. 1990；6（4）：555-75.

3. Rebelo N，Duarte R，Costa MJ，et al. Acrocephalosyndactyly - the coalesced hand. Eur J Pediatr Surg. 2002 Feb；12（1）：49-55.

4. Birch-Jensen A. Congenital deformities of the upper extremities［Thesis］. The cooperative printing house in Odense and the Danish population house；1949.

5. Lamb DW，Wynne-Davies R，Solo L. An estimate of the population frequency of congenital malformations of the upper limb. *J Hand Surg*［*Am*］. 1982；7：557-62.

6. Giele H，Giele C，Bower C，et al. The incidence and epidemiology of congenital upper limb anomalies：A total population study. *J Hand Surg*［*Am*］. July 2001；26（4）：628-34.

7. Ekblom A，Laurell T，Arner M. Epidemiology of Congenital Upper Limb Anomalies in 562 Children Born in 1997 to 2007：A Total Population Study from Stockholm，Sweden. Journal of Hand Surgery. 2010；35（11）：1742-1754.

第一部分

肿瘤 / 多发

第一章　内生软骨瘤

单发内生软骨瘤

单发内生软骨瘤是成人和儿童手部最常见的原发性骨肿瘤。该肿瘤通常表现为不对称的肿块，可能在 X 线检查时偶然发现，也可能由于病理性骨折而发现。肿瘤多发生在四肢管状骨干骺端或骨干，手部和足部最为常见[1]。邻近关节的肿瘤容易导致明显的临床症状（图 1.1），累及手指或肢体时能够造成局部膨大和畸形[2]。多数单发内生软骨瘤患者在轻微创伤后可能导致局部疼痛和病理性骨折（图 1.2）。

X 线片上，内生软骨瘤表现为椭圆形或锥形的溶骨性改变，病灶边缘清晰[3]。在手部和足部较小的骨骼中，病灶通常为膨胀性改变，伴骨皮质变薄和点状钙化。长骨病灶可表现出更为明显的环形或弧形钙化。其他类型的软骨瘤如骨膜外软骨瘤也可能存在类似的表现。内生软骨瘤本身由灰白色的瘤样物质填充，这类物质的质地与牙膏类似，组织学上由丰富的透明软骨基质构成。点状黄色区域为钙化部位。

大体病理检查中病变为良性的软骨性肿瘤，常发生于手部和足部短骨或管状骨的干骺端和骨干。组织学检查中，这些病变为源于骺板软骨细胞的错构增殖，但未完全钙化。

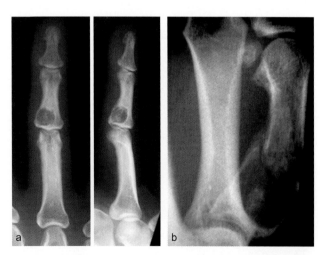

图 1.1　单发内生软骨瘤。a. 内生软骨瘤的典型特点为透亮的膨胀性病灶，皮质薄，内部点状钙化。这些病变常偶然被发现。b. 拇指近节指骨的整个骨干已经被内生软骨瘤累及。疼痛的症状通常是由于病理性骨折导致

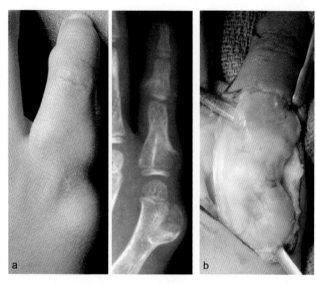

图 1.2　多发内生软骨瘤。a. 患者表现为小指多发的无痛性肿块，导致掌指关节活动受限。X 线片显示多个透亮病灶。b. 肿物造成伸肌腱移位和背侧关节囊紧缩，导致关节活动受限

多发内生软骨瘤

良性的内生软骨瘤多发时，则称为多发内生软骨瘤。临床表现与单发病变基本相同。当患者手部的一个病灶发生病理性骨折时，通常会发现其他位置也存在相同病变（图1.3）。四肢是最常见的发病部位，病灶也可能累及骨盆，而颅面骨骼受累罕见。Maffucci 综合征是指多发内生软骨瘤伴发血管畸形，Ollier 病是指多发内生软骨瘤广泛累及多处骨骼。Ollier 病并不特指病变累及的具体部位和数目。Spranger等[4]对多发内生软骨瘤进行了分型，Ollier 病为Ⅰ型，Maffucci 综合征为Ⅱ型，混合性软骨瘤病为Ⅲ型；椎体软骨发育不良为Ⅳ型；内生软骨瘤病伴不规则椎体病变为Ⅴ型；广泛的内生软骨瘤病为Ⅵ型。其他罕见类型也已添加在分型中。

Pansuriya 等[5]推测不同的基因病变导致不同的内生软骨瘤病亚型，可能与 hedgehog/PTH1R 生长板信号通路有关。

多发内生软骨瘤恶变为软骨肉瘤的可能性大于单发内生软骨瘤[6]。原来无症状的病变出现疼痛或者病变突然增大是恶变的征象[7]。相对于肢体末端，恶变更常发生于肢体的近端，例如肩关节或髋关节。Ollier 病的恶变率估计可达

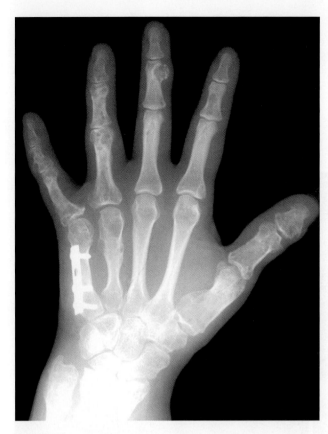

图1.3 内生软骨瘤病。患者既往诊断为内生软骨瘤,合并拇指和第五掌骨的病理性骨折,经骨折切开复位和植骨治疗。10年后,患者手部所有纵列的不同部位均出现病变。由于病灶未累及身体其他部位的骨骼,因此诊断为内生软骨瘤病

25%~30%,但仍低于Maffucci综合征的恶变率。

参考文献

1. Lucas DR, Bridge JA. Chondromas:enchondroma, periosteal chondroma, and enchondromatosis. World health organization classification of tumours. In:Fletcher CDM, Unni KK, Mertens F, eds. Pathology and genetics of tumours of soft tissue and bone. Lyon:IARC Press;2002. p. 237-40.

2. Spranger JW, Brill PW, Poznanski AK. Bone dysplasias:an atlas of genetic disorders of skeletal development, 2nd ed. New York:Oxford University Press;2002. p. 554-70.

3. Unni KK. Cartilaginous lesions of bone. J Orthop Sci. 2001;6:457-72.

4. Spranger J, Kemperdieck H, Bakowski H et al. Two peculiar types of enchondromatosis. Pediat Radiol. 1978;7:215-219.

5. Pansuriya TC, Kroon HM, Bovée JV. Enchondromatosis:insights on the different subtypes. Int J Clin Exp Pathol. 2010;26;3(6):557-69.

6. Schwartz HS, Zimmerman NB, Simon MA, et al. The malignant potential of enchondromatosis. J Bone Joint Surg. 1987;69:269-74.

7. Weisstein J, Berg D, et al. Benign and malignant neoplasms of the upper extremity. In:Trumble T, Rayan G, Buddof J, Baratz M, editors. Principles of hand surgery and therapy (Chap. 30). Saunders-Elsevier.

2010;p. 473-504.

相关综合征
Ollier病
Maffucci综合征
椎体软骨发育不良
干骺端软骨发育不良伴羟基戊二酸尿症

Ollier 病

别称
内生软骨瘤病

多发内生软骨瘤

软骨发育不良

特征 多发内生软骨瘤通常累及单侧的四肢长骨和管状骨。部分患者病灶将累及所有四肢、骨盆或者颅面骨骼。

背景 1899年,法国外科医生Louis Léopold Ollier(图1.4)首先报道了本病,此后以他的名字进行命名[1,2]。本病较为罕见,新生儿中的发病率为1:1 000 000。本病多累及儿童的单侧肢体。

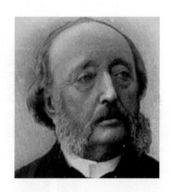

图1.4 法国外科医生 Louis Léopold Ollier

病因 大多数病例为散发,但部分病例表现为外显率较低的常染色体显性遗传模式[3]。可能与甲状旁腺激素受体的突变和染色体3p21-22上的甲状旁腺激素相关肽PTH/PTHrP 1型(*PTHR 1*)基因的突变有关。

临床表现 临床表现主要包括局部疼痛、肿胀,或者可触及的骨性包块,常伴有骨或关节的畸形。病变可能局限于单块骨骼,单一肢体,以及单侧身体,或者广泛累及骨骼系统。四肢管状骨是最常累及的部位。病变最早出现于年龄较小的时期,随着年龄增大,病变发生进展,症状显著。首诊年龄大约在10岁左右,但部分病例可能更早。X线片表现为多发、透亮、溶骨、膨大性病变。病灶多累及管状骨内,也可以偏心性生长,该类型与外生性骨疣区分困难。

全身肌肉骨骼 全身骨扫描显示骨骼内出现多发的活跃病灶,累及长骨骨干和手部管状骨,以及邻近的关节。

上肢 经典理论认为,病变仅累及单侧肢体的上肢或下

肢。在手部，多累及掌骨和指骨（图1.5）。部分患者可能还伴发上臂和前臂的病变。多处病灶的患者，可能容易出现肢体的成角畸形、生长滞后、关节僵硬和病理性骨折。

恶性病变多发生于肩胛骨和肱骨近端，腕骨和手部少见。病理骨折多发生于成年，儿童期少见。40岁时，恶变为低度恶性骨肉瘤的发生率高达25%[4]。骨扫描可用于监测病灶的恶性转化。

当指骨广泛受累时，临床表现类似于巨指症，X线鉴别容易。当桡骨广泛累及时，无论是否累及尺骨，常见手腕和前臂畸形。在罕见的病例中，肢体的各处骨骼都可能累及。

下肢　下肢受累病例的表现类似于上肢。下肢长度差异和踝关节及足部畸形能够在早期造成明显的功能障碍。

颅面　有关于软骨分化异常导致颅底出现内生软骨瘤病灶的报道[4]。

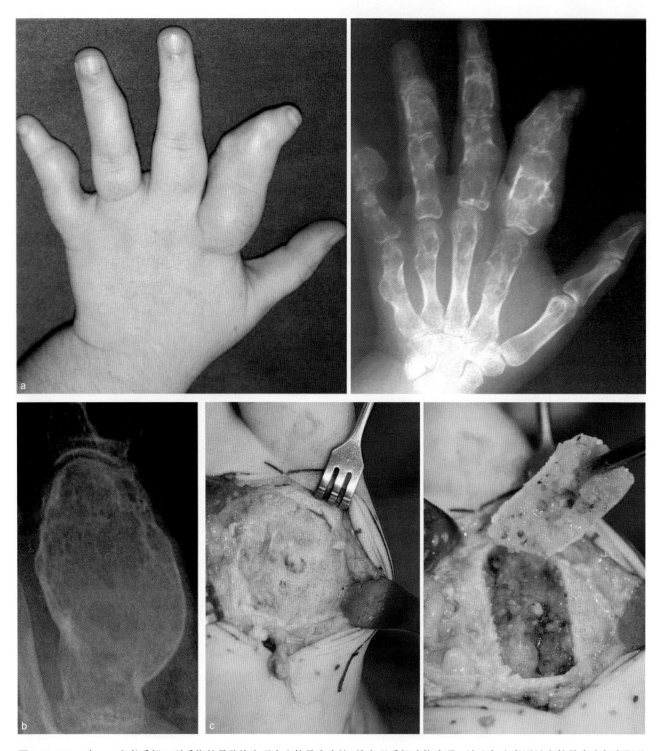

图1.5　Ollier病。a.患者手部4列手指的骨骼均出现内生软骨瘤病灶，并出现手部功能障碍。该少年患者因继发软骨肉瘤行肩胛骨切除术。b.受累掌骨已经完全被内生软骨瘤侵袭。所有的软组织结构都发生移位。c.菲薄的骨皮质开窗显示内容物为混杂钙化的不规则凝胶状物质

其他系统 有关于合并系统性卵巢囊肿和癌症,以及星形细胞瘤的报道[5,6]。

参考文献

1. Ollier L. Dyschondroplasie. Lyon médical. 1898;88:484-492. Exostoses multiples. Mémoires et comptes rendus de la Société des sciences médicales de Lyon. 1890;29(2):12.

2. Ollier L. De la dyschondroplasie. Bulletin de la Société de Chirurgie de Lyon,1899-1900;3:22-27.

3. OMIM # 166000 Online Mendelian Inheritance in Man. Johns Hopkins University. 2007. http://www.omim.org/. Accessed 2013.

4. D'Angelo L,Massimi L,Narducci A,Di Rocco C. Ollier disease. Childs Nerv Syst. 2009;25(6):647-53.

5. Schwartz HS,Zimmerman NB,Simon MA,et al. The malignant potential of enchondromatosis. J Bone Joint Surg. 1987;69:269-74.

6. Vaz RM,Turner C,Salem W. Ollier disease(enchondromatosis) associated with ovarian juvenile granulosa cell tumor and precocious pseudopuberty. J Pediatr. 1986;108:945-7.

Maffucci 综合征

别称

Maffucci-Kast 综合征

特征 多发内生软骨瘤(软骨发育不良)合并多发血管畸形,这种血管畸形偶尔增大但并非真性的过度生长。诊断的关键包括儿童或青少年阶段发病,多发内生软骨瘤和皮肤静脉畸形。

背景 该病是以意大利病理学家 Angelo Maffucci 的名字命名,他于 1881 年描述了一例个案[1]。此外,Kast 和 von Recklinghausen 在 1889 年描述过类似的病例,因而该综合征也被称为 Maffucci-Kast 综合征[2]。本病罕见,既往大约有 150 例报道。

病因 Maffucci 综合征散发。近期通过对 Maffucci 综合征患者和 Ollier 病患者进行基因组分析和对比,并未发现杂合性缺失(loss of heterozygosity,LOH)或共同拷贝数的改变,但相对于单发内生软骨瘤,Maffucci 综合征患者与 Ollier 病患者的相似度更大[3]。Maffucci 综合征的遗传基础未知。通过对 Ollier 病全基因组分析也未能证实杂合性缺失与 PTH/PTHrP 1 型受体(*PTHR1*)基因的相关性。Maffucci 综合征无种族或性别发病的差异。

临床表现 患者出生时多数表现正常,此后骨骼及软组织病变在儿童和青春期阶段逐渐进展。血管病变相对于骨骼肿瘤可能更早地出现。静脉畸形(venous malformations,VMs)表现为体表可被压缩的包块,可能呈单发巢状或相互连接的簇状或链状,并且多累及手部和足部的背侧和掌侧/跖侧(图 1.6)。体表 VMs 可能为首发症状。VMs 中多存在血栓,并累及伴行神经,这可能是导致发病早期以疼痛为主要症状的原因。此外,静脉畸形还可能存在于骨骼病灶中,骨骼中的静脉畸形与伴有大海绵窦的弥漫性 VMs 不同,这些病灶分布更为紧凑,并通过较小的管道相互关联,最终回流入大静脉。

多发内生软骨瘤即使在手上也可以有很大的体积。表现为与生长相关的畸形,病理性骨折,以及少见的神经卡压等,症状的严重程度与病灶大小、位置和数目相关。一半患者仅累及单侧。

研究结果显示多发内生软骨瘤恶变为软骨肉瘤的风险高达 23%[4,5],但是有证据显示 Maffucci 综合征患者恶变的风险高于 Ollier 病,除恶变为软骨肉瘤外,脑部及腹部还可能出现其他的恶性肿瘤[6]。Maffucci 综合征患者终生的恶变概率均非常高。一旦进展为肉瘤,肿瘤的生长方式极具侵袭性。

上肢 手部肿瘤可能是该病最早的表现。尽管患者的

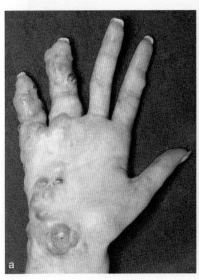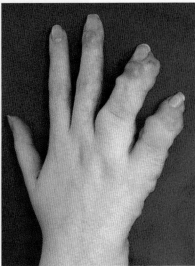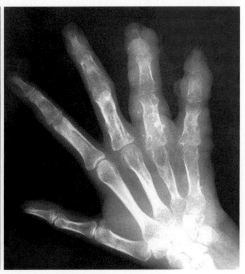

图 1.6 Maffucci 综合征。a. Maffucci 综合征患者的血管病变并非血管瘤,而是相互连接的静脉畸形(VMs)。位于皮肤的病灶最常见。X 线片显示多发内生软骨瘤。一些透亮区域可能是由软组织病变局部压迫造成

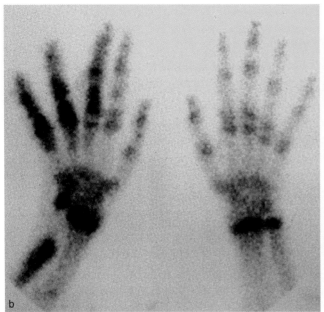
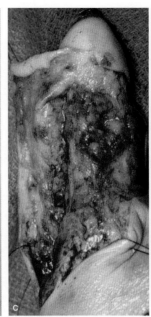
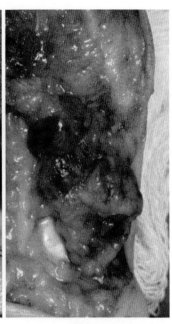

图 1.6（续）　Maffucci 综合征。b.骨扫描显示前臂和腕部多发病变,而局部临床症状不明显。c.小指疼痛,VMs 病灶包绕双侧血管神经束

静脉畸形症状更为显著,但随着内生软骨瘤的增大,将导致疼痛和肢体功能障碍。肱骨、桡骨和尺骨的生长受限可能造成肢体的弯曲。病理性骨折也非常常见。掌骨和指骨是最常受累的部位,手指或拇指受累的概率没有明显差异(图 1.7)。通常情况下手指多个序列均可能累及。目前腕骨中还未发现内生软骨瘤病灶。最明显的症状仍是位于指端和无毛发区域皮肤表面的静脉畸形。手部的血管病变源于皮下组织,但容易扩散至伸肌腱深面,沿着掌指关节(metacarpophalangeal point,MP)和近侧指间关节(proximal interphalangeal point,PIP)分布,并且可能包绕神经和血管。

下肢　Maffucci 综合征下肢的表现类似于上肢,也存在恶变的可能,并且表现出肢体长度的差异(图 1.8)。

颅面　内生软骨瘤发生在颅底,常表现为头部疼痛、眼部畸形,或者存在生长异常。由于难以定位,因此病变的诊断和治疗困难。

一项对 Ollier 病和 Maffucci 综合征患者颅内恶性肿瘤的研究结果显示:24 例 Ollier 病患者中,6 例合并软骨肉瘤,18 例为非肉瘤肿瘤;22 例 Maffucci 综合征患者中,13 例合并软骨肉瘤,8 例为非肉瘤肿瘤,1 例两者兼具[7]。颅骨的软骨肉瘤均起源于颅底。Ollier 病的 18 例非肉瘤肿瘤均为胶质细胞起源;而 Maffucci 综合征病例的 9 例为非肉瘤肿瘤中,仅 5 例为胶质细胞起源,其他肿瘤还包括垂体腺瘤、嗅神经母细胞瘤、恶性脊索瘤和梭形细胞瘤,以及血管内皮瘤。

其他系统　血管畸形往往在皮肤和深层软组织结构中弥漫分布。Maffucci 综合征患者中,报道的恶性血管肿瘤多为血管内皮瘤[8],但远较恶性骨肿瘤的发生率低。Maffucci 综合征患者除骨骼以外,良性与恶性的肿瘤还可以累及气管、肾上腺皮质、舌、肝及消化道等[9]。

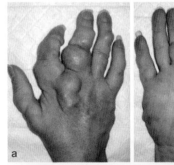
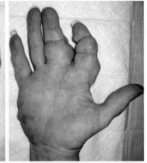
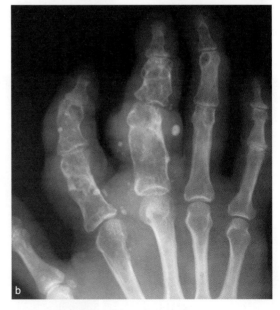

图 1.7　Maffucci 综合征。a. 另一名患者,可见示、中指广泛的内生软骨瘤和软组织 VMs,并造成疼痛和功能障碍。拇指、环指和小指散在分布较小的病灶。这些皮肤的病灶能够引起疼痛,范围累及背侧和掌侧。b. X 线片显示手指管状骨因广泛软骨瘤分布而产生明显的移位和形变。软组织钙化是 VMs 的特点

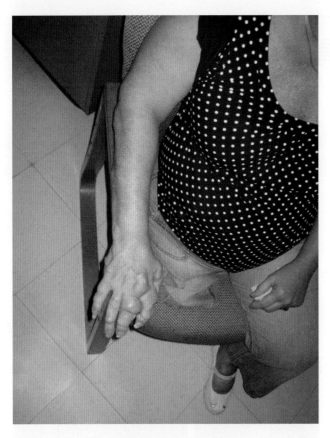

图 1.8 Maffucci 综合征该患者内生软骨瘤和软组织 VMs 分布于手部。她曾因胫骨近端软骨肉瘤而行膝上截肢

参考文献

1. Maffucci A. A case of enchondroma and multiple angioma. Contribution to the embryonic genesis of the tumours. Mov Med Chir Napol. 1881;3：399-414,565-575.

2. Kast A,von Recklinghausen FD. A case of enchondroma with unusual multiplication. Virch Arch Path Anat Physiol Klin. 1889;118:1-18.

3. Pansuriya TC,Oosting J,Verdegaal SH,et al. Maffucci syndrome：A genome-wide analysis using high resolution single nucleotide polymorphism and expression arrays on four cases. Genes Chromosomes Cancer. 2011;50(9);673-9.

4. Lewis RJ,Ketcham AS. Maffucci's syndrome. Case report and review of the literature. J Bone Joint Surg. 1973;55;1465-79.

5. Anderson IF. Maffucci's syndrome:report of a case with a review of the literature. S Afr Med J. 1965;39;1066-70.

6. Schwartz HS,Zimmerman NB,Simon MA,et al. The malignant potential of enchondromatosis. J Bone Joint Surg. 1987;69;269-74.

7. Ranger A,Szymczak A. Do intracranial neoplasms differ in Ollier disease and Maffucci syndrome？ An in-depth analysis of the literature. Neurosurgery. 2009;65(6);1106-13;discussion 1113-5.

8. Fukunaga M,Suzuki K,Saegusa N,Folpe AL. Composite hemangioendothelioma:report of 5 cases including one with associated Maffucci syndrome. Am J Surg Pathol. 2007 Oct;31(10);1567-72.

9. Jones K. Smith's recognizable patterns of human malformation,6th edition. Philadelphia;Elsevier Saunders;2006. p. 606-7.

第二章　骨软骨瘤

外生骨疣是指骨皮质表面形成的新生骨。骨软骨瘤也称为外生骨疣,它由软骨和骨构成,通常软骨呈帽状覆盖于骨性凸起的表面。骨软骨瘤源于未成熟骨骼的干骺端,并与宿主骨共同生长(图2.1)。尽管骨软骨瘤在出生时就可能被发现,但多数患者直到童年阶段才会出现明显的临床症状。骨软骨瘤是最常见的骨肿瘤之一,约占骨肿瘤的10%~15%,占良性骨肿瘤的20%~50%。约10%的骨软骨瘤会累及手部和足部的骨骼[1]。大约50%的病变发生在下肢长骨,尤其是膝关节周围股骨远端和胫骨近端。上肢多累及肱骨近端(图2.2)。其次常累及的部位包括:骨盆、肋骨、肩胛骨和颈椎。病变很少累及手部和足部的短管状骨,发生在扁骨罕见。骨骼受累后通常较短,尤其尺骨远端。有研究发现指骨骨软骨瘤是造成先天性扳机指的原因之一[2]。

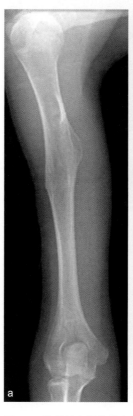
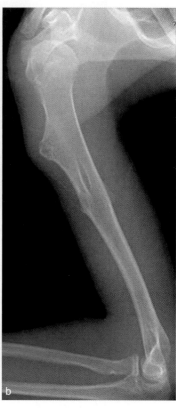

图2.2 肱骨单发骨软骨瘤青少年女性,前后位(a)和侧位(b)X线片显示肱骨骨干骨软骨瘤。患者主诉上臂无痛性肿块,无外伤史

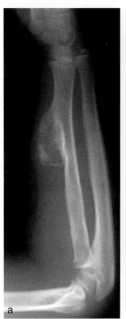
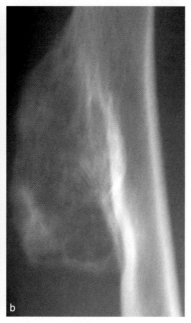

图2.1 单发骨软骨瘤(外生骨疣)。a.桡骨中三分之一处的骨软骨瘤,宽基底型,与主干骨的髓腔相通。b.局部放大后可见主干骨呈"锥形瓶"畸形。外生骨疣从主干骨的骺板发出

多发骨软骨瘤倾向于综合征。最常见的相关综合征是遗传性多发性外生骨疣(multiple hereditary exostoses,MHE),也被称为 Ehrenfried 病。不同于单发骨软骨瘤,多发骨软骨瘤显著影响患者的运动功能。Gould 等[3]对荷兰283位MHE患者的一项研究结果显示,疼痛并不是唯一的问题,该疾患显著影响患者的生活质量,不仅影响日常活动,并且造成了患者在社交和心理方面的严重障碍。

影像学检查显示局部骨性凸起,基底部可以呈宽基底(非蒂状)或窄基底(蒂状)。影像学的关键特征是肿物蒂部的骨皮质与主干骨的髓腔交通。体积小且无症状的单发骨软骨瘤

无需治疗。单发或散发骨软骨瘤的发病率大约是多发骨软骨瘤的 6 倍。骨软骨瘤也可表现为没有骨性成分的软骨帽,在这种情况下肿物在 X 线片上可能无法发现[2,4]。Gottschalk 等[5]认为尺骨远端单发骨软骨瘤可能会导致桡骨头脱位。短缩的尺骨由于栓系作用能够造成桡骨干成角,继而进展为桡骨头脱位。影像学的动态测量结果有助于预测桡骨头脱位的风险。

　　骨软骨瘤需要和质地硬、活动度差的骨性肿物进行鉴别。尤其要注意与异形骨旁骨软骨增殖(bizarre parosteal osteochondromatous proliferation,BPOP;Nora 病变)进行鉴别。BPOP 是一种罕见的骨骼病变,多累及 20 岁至 30 岁患者的手足,这种病变在手部多发于近节和中节指骨[1]。

参考文献

1. Weisstein J, Berg D, et al. Benign and malignant neoplasms of the upper extremity. In: Trumble T, Rayan G, Buddof J, Baratz M, editors. Principles of hand surgery and therapy. St. Louis Saunders-Elsevier; 2010. p. 473-504.

2. Al-Harthy A, Rayan GM. Phalangeal osteochondroma: a cause of childhood trigger finger. Br J Plast Surg. 2003; Mar; 56(2): 161-3.

3. Goud AL, de Lange J, Scholtes VA, et al. Pain, physical and social functioning, and quality of life in individuals with multiple hereditary exostoses in the Netherlands: a national cohort study. J Bone Joint Surg Am. 2012; Jun 6; 94(11): 1013-20.

4. Ohkuma R, McCarthy EF, Deune EG. Hereditary multiple exostoses in the hands and fingers: early presentation and early surgical treatment in family members. Case reports. Hand (NY). 2011; Jun; 6(2): 209-16. Epub 2010 Nov 23.

5. Gottschalk HP, Kanauchi Y, Bednar MS, Light TR. Effect of osteochondroma location on forearm deformity in patients with multiple hereditary osteochondromatosis. J Hand Surg Am. 2012; 37(11): 2286-93.

相关综合征
Ehrenfried 病
Langer-Giedion 综合征
Trevor 病
Muenke 综合征
Witter 综合征

Ehrenfried 病

别称
骨干续连症

多发性遗传性外生骨疣
多发性外生骨疣
多发性外生骨疣综合征
骨软骨瘤病
软骨性外生骨疣
骨软骨外生骨疣
外生软骨病综合征
EXT1

特征　多发骨软骨瘤多见于上肢和下肢长骨,偶见于手部和足部的管状骨。

背景　Albert Ehrenfried 出生于缅因州(美国),在波士顿儿童医院和贝斯以色列医院的当实习外科医生。他曾在第一次世界大战服役,在皮肤移植、骨畸形治疗和肺结核的诊治方面而闻名。1915 年,他报告了一例多发软骨性外生骨疣的遗传特点,因而用他的名字命名这种疾病[1]。

病因　该病为常染色体显性遗传性。大约 80% 的多发骨软骨瘤患者都会发现 EXT1 和 EXT2 两个基因的突变,EXT1 位于 8q24.11,EXT2 位于染色体 11p13[2,3]。虽然 70% 的病例是由于这两个突变基因导致,但已发现 49 例不同的 EXT1 和 25 例不同的 EXT2 基因突变[2]。EXT 位于 19 号染色体的短臂,但确切位置尚未确定[4]。该病有 96% 的外显率,即遗传给下一代的发病机会为 96%。

临床表现　该病的患病率在普通人群中为 1 : 50 000[5],男性发病是女性的 1.5 倍[6,7]。病变通常在 20 岁前出现,在第二个 10 年达到峰值。患者多为身材矮小,但智商正常。功能障碍取决于骨软骨瘤的位置,包括:在关节受累时活动受限,神经压迫,肌肉和肌腱的刺激,肢体长度差异,四肢长骨弯曲和生长畸形等。根据文献报告,1%~5% 的患者存在恶变的风险[5-7]。恶变的征象包括:软骨帽 >2.0 cm,疼痛,以及在骨骼成熟后外生骨疣仍继续或再次生长[8]。骨盆和股骨近端是这些外生骨疣最常见的发生位置,因此恶变很少发生在手部。恶变的平均年龄为 31 岁[9]。

上肢　腕关节是继膝关节后第二个最常见的累及部位[10]。外生骨疣能够导致各种畸形,包括:马德隆样畸形和反向马德隆样畸形,腕关节尺偏,桡骨远端弯曲,前臂旋转受限尤其是旋后受限,腕关节屈曲畸形,以及神经和肌腱的损伤等(图 2.3)。掌骨可能累及,特别是环指和小指。10% 的病例累及手部管状骨。尺骨短缩或弯曲相对常见。桡骨头脱位可能是由于肿块导致,也可能是由于尺骨短缩所致。肱骨近端是另一个常见发病部位。肩胛骨若累及可能会损害关节的活动度,并伴有肩胛部和胸部的剧烈疼痛。患者首诊时多为大龄儿童和青少年,常主诉肢体功能受限和无痛性肿块。

下肢　下肢常见的异常包括:腿的长度差异,双侧髋关节外翻,股骨近端干骺端增宽,膝关节成角畸形,腘动脉瘤,腓总神经卡压,下胫腓分离,膝外翻和踝外翻等。

脊柱　骨软骨瘤可能会影响脊柱的后部结构。颈椎也经常受到累及。脊柱侧弯和脊髓压迫可能会出现。

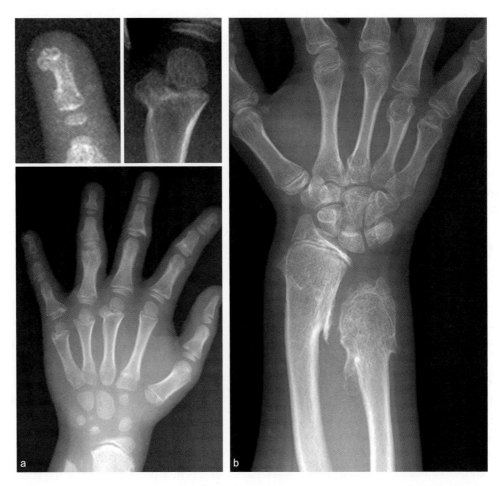

图 2.3　多发外生骨疣。a.患儿 8 岁,主诉环指多个质硬的包块伴活动范围受限。X 线片显示多发外生骨疣(骨软骨瘤),累及桡骨、尺骨、尺侧三块掌骨和大多数指骨。注意不常见的发病部位,即远节指骨粗隆,以及常见的发病部位。b.桡骨和尺骨远端是多发骨软骨瘤在前臂的常见发病部位。该患者已经进行了一次手术。目前桡骨弯曲,前臂旋转受限。注意短缩的第四和第五掌骨,该部位出现了骨骺早闭

参考文献

1. Ehrenfried A. Multiple cartilaginous exostoses - Hereditary deforming chondrodysplasia. A brief report on a little known disease. J Am Med Assoc Chicago. 1915;64;1642-1646.

2. Wuyts W,Van Hul W,de Boulle K,et al. Mutations in the EXT1 and EXT2 genes in hereditary multiple exostoses. Am J Hum Genet. 1998; 62(2):346-54.

3. Bernard MA,Hall CE,Hogue DA,et al. Diminished levels of the putative tumor suppressor proteins EXT1 and EXT2 in exostosis chondrocytes. Cell Motil Cytoskel. 2001;48(2):149-62.

4. Le Merrer M,Legeal-Mallet L,Jeannin PM et al. A gene for multiple hereditary exostosis maps to chromosome 19p. Hum Mol Genet 1992;3 (5):717-722.

5. Schmale GA,Conrad III EU,Raskind WH. The natural history of hereditary multiple exostoses. J Bone Joint Surg(Am). 1994;76(7): 986-92.

6. Wicklund CL,Mauli RM,Johnston D,Hecht JT. Natural history study of hereditary multiple exostoses. Am J Med Genet. 1995;55(1):43-6.

7. Legeai-Mallet L,Munnich A,Maroteaux P,Le Merrer M. Incomplete penetrance and expressivity skewing in hereditary multiple exostoses. Clin Genet. 1997;52;12-6.

8. Normal A,Sissons HA. Radiographic hallmarks of peripheral chondrosarcoma. Radiology. 1984;151(3):589-96.

9. Hennekam RCM. Multiple hereditary exostosis. J Med Genet. 1991;28: 262-6.

10. Jones K. Smith's recognizable patterns of human malformation. 6th ed. Philadelphia:Elsevier Saunders;2006. p. 500-1.

Langer-Giedion 综合征

别称

LGS(Langer-Giedion 综合征)

毛发 - 犀牛 - 指骨综合征Ⅱ型(TRP 综合征Ⅱ型)

8q24.1 染色体缺失综合征

特征　身材矮小,独特的面部特征,婴儿期松弛的皮肤和外生骨疣。建议命名为 DFO,分别是身材矮小(diminutive stature)、

面部异常(facial anomalies)和骨软骨瘤病(osteochondromatosis)的首写字母。

背景 该病非常罕见,1966 年和 1969 年有两位学者对该病进行了研究,因而以两位学者的名字命名[1-3]。

病因 该病可能散发,但通常为常染色体显性遗传性疾病,是在染色体 8q24.11-13 上的毛发-犀牛-指骨(tricho-rhino-phalangeal,TRP)基因缺失导致。同时也存在 *EXT1* 基因功能的缺失,该基因异常导致外生骨疣。该病被认为是邻接基因综合征,即同一染色体上相互靠近的两个基因的拷贝发生功能缺失导致。

临床表现 大多数情况下可以通过畸形面容、头发稀疏和过多的皮肤褶皱来做出临床诊断。出生后身材短小也是疾病的特点。少数情况下需要 DNA 分析才能确诊[4]。LGS 的另一个名字是毛发-犀牛-指骨综合征Ⅱ型,该名称反映了的头发,鼻子和指骨的特征(图 2.4)。生长迟缓和轻度到重度的精神发育迟滞(70%)也可能出现。虽然语言能力的发育滞后或停滞可能发生,但大部分患儿的神经系统正常。

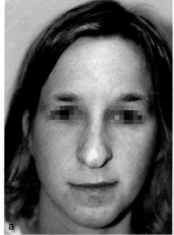
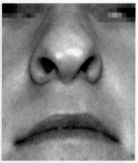
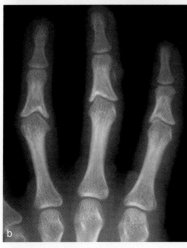
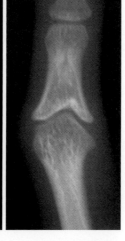

图 2.4 Langer-Giedion 综合征。a. 球拍样宽阔的鼻尖导致鼻部呈梨形,是 Langer-Giedion 综合征的特征。该患者身材矮小,头发在两侧的区域较少。b. 生长发育过程中,圆锥形骨骺导致尺侧 3 个手指的进行性偏斜。关节运动度在骨骼闭合后减少

全身肌肉骨骼 长骨的多发外生骨疣通常在 5 岁左右被发现。X 线片上可见圆锥形骨骺。此外,还可能表现为全身关节松弛和肌张力减退。

上肢 可能出现肱骨头异常[5]。指骨表现为特征性的圆锥形骨骺。畸形按照发生率依次为:外生骨疣、指骨偏斜,短指和并指畸形。骺板异常导致短指和/或手指偏斜,随着生长发育畸形会更加显著。关节面不对称。由于指骨和掌骨发育迟缓,因此手部通常较小。手术治疗可以纠正偏斜畸形。骨骼延长可能继发的关节活动受限,因而效果并不满意。有文献报道,LGS 病例中由于尺骨先天性短缩(尺骨负性变异)和腕管综合征,最终导致月骨缺血性坏死[6]。

下肢 胫骨畸形[7]的报道较多。还可能存在 Perthes 样髋关节发育不良[8]和膝关节、踝关节的外翻畸形。外生骨疣可能累及足部,还可伴有足趾并趾畸形。

脊柱 脊柱的外生骨疣可能导致先天性脊柱侧弯和继发性神经根卡压。

颅面 患者特征性面容,小头畸形[9],头发较少(60%)。耳朵侧方凸起或低位耳,耳郭可能很大或伴有明显的传导性听力障碍。下颌骨凹陷(小颌畸形),上唇薄并被拉长。牙齿排列紧凑,数目较多。鼻部表现球拍样或梨形,下外侧软骨部分向侧方移位,类似于双侧唇裂鼻。鼻翼增厚,向鼻底卷曲。眉毛宽阔,眼睛深陷。

其他系统 心脏畸形和生殖-泌尿系统畸形也可能出现。

参考文献

1. Giedion A. Das tricho-rhino-phalangeale Syndrom. Helvetica Paediatr Acta Basel. 1966;21:475.

2. Langer LO. Jr. The thoracic-pelvic-phalangeal dystrophy. Birth Defects Original Article Series, 1969;5(4):218-219.

3. Hall BD, Langer LO, Giedion A, Smith DW, Cohen MM, Beals RK, Brandner M. Langer-Giedion syndrome. Birth Defects Orig. Art. Ser. X. 1974;(12):147-64.

4. Paterson A, Thomas PS. Abnormal modeling of the humeral head in the tricho-rhino-phalangeal syndrome: a new radiological observation. Australas Radiol. 2000;Aug 44(3):325-7.

5. Brodwall KM, Júlíusson PB, Bjerknes R, et al. Trichorhinophalangeal syndrome-clinical presentation and genetics. Tidsskr Nor Laegeforen. 2011;Aug 9;131(15):1420-3.

6. Schuind F, Schiedts D, Fumiere E et al. Lunatomalacia associated with congenital shortening of the ulna in Langer-Giedion syndrome: A case report. JHS. 1997;22:404-07.

7. Carvalho DR, Santos SC, Oliveira MD, Speck-Martins CE. Tibial hemimelia in Langer-Giedion syndrome with 8q23.1-q24.12 interstitial deletion. Am J Med Genet A. 2011;Sep 21. doi:10.1002/ajmg. a. 34233.

8. Brenner P, Hinkel GK, Krause-Bergmann A. Surgical therapy of cone-shaped epiphyses of the proximal interphalangeal joints in

tricho-rhino-phalangeal syndrome type I : a survey among three successive generations of a single family. Zentralbl Chir. 2004 ; 129 (6) : 460-9.

9. Jones K. Smith's recognizable patterns of human malformation. 6th ed. Philadelphia : Elsevier Saunders ; 2006. p. 324-7.

Trevor 病

别称

半侧肢体骨骺发育不良

跗骨骨骺续连征

Fairbank 病

半侧肢体腕 - 跗骨骺发育不良

特征　单侧肢体腕骨、跗骨骨骺不对称的疼痛性过度生长,偶发在长骨如胫骨和尺骨,组织学上类似骨软骨瘤病变。

背景　该病通常被称为 Trevor 病,尽管 David Trevor[1]在 1950 年报道,但他可能并不是最早描述该疾病的人。1956年,Fairbank[2]将其命名为半侧肢体骨骺发育不良。

病因　病因不详,大多数病例散发。

临床表现　该病是由于骨骺软骨过度生长所致,被认为是骨骺的骨软骨瘤。过度生长累及单侧,并且下肢比上肢更为常见。男性发病率较女性高 3 倍。累及骨骺中部的病例是累及外侧病例的两倍[3]。距骨、股骨远端和胫骨是最常见的受累部位。该病与恶性肿瘤无关。事实上 Trevor病诊断困难,需要放射学家、病理学家和骨科医生之间的协作。

全身肌肉骨骼　可能会出现单侧肢体肥大。

上肢　腕骨骨骺不对称钙化,过度生长[4]。该病在手部[5]和肘[6]也有发病的报道。有时病灶累及双侧掌骨和指骨[7]。患者经常表现为局部包块和运动范围下降(图 2.5)。在腕关节水平,腕管综合征是常见继发表现。除非 X 线片确认,否则不能明确腕管综合征的致病原因。

下肢　跗骨是膝关节以外最常见的发病部位。此处表现为不对称性骨骺过度生长,导致跗骨肥大。腿的长度差异和扁平足常见。CT 扫描显示骨骺中不规则的骨软骨病灶,伴有骨骺肥大和关节内形变[8]。

脊柱　有报告显示半侧肢体骨骺发育不良可以累及髋臼。

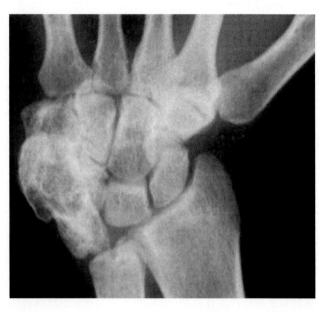

图 2.5　Trevor 病。腕骨内侧较大的骨软骨瘤,累及三角骨、豌豆骨和钩骨,导致腕关节活动受限、腕关节疼痛和腕关节桡偏

参考文献

1. Trevor D. Tarso-epiphyseal aclasis : a congenital error of epiphysial development. J Bone Joint Surg. 1950 ; 32 : 204-13.

2. Fairbank TJ. Dysplasia epiphysealis hemimelica (tarso-epiphyseal aclasis). J Bone Joint Surg London. 1956 ; 38B : 237-257.

3. Rosero VM, Kiss S, Terebessy T, Köllö K, Szöke G. Dysplasia epiphysealis hemimelica (Trevor's disease) : 7 of our own cases and a review of the literature. Acta Orthop. 2007 ; Dec 78 (6) : 856-61.

4. Poznanski A. The hand in radiographic diagnosis. 2nd ed. WB Saunders ; 1984. p. 414.

5. Gölles A, Stolz P, Freyschmidt J, Schmitt R. Trevor's disease (dysplasia epiphysealis hemimelica) located at the hand : case report and review of the literature. Eur J Radiol. 2011 ; Feb 77 (2) : 245-8.

6. Maalouf A, Hage SE, Haidar R, et al. Dysplasia epiphysealis hemimelica of the elbow. J Pediatr Orthop B. 2011 May ; 20 (3) : 142-6.

7. Maylack FH, Manske PR, Strecker WB. Dysplasia epiphysealis hemimelica at the metacarpophalangeal joint. J Hand Surg Am. 1988 Nov ; 13 (6) : 916-20.

8. Douira-Khomsi W, Louati H, Mormech Yet al. Dysplasia epiphysealis hemimelica : a report of four cases. Foot Ankle Surg. 2011 ; 17 (1) : 37-43.

第三章　神经纤维瘤

神经纤维瘤是良性的外周神经肿瘤,被胶原或黏液样基质包绕。肿瘤组织学组成包括施万细胞、成纤维细胞、神经束膜状细胞和同时具备3种细胞特点的其他细胞。肥大细胞也可能出现,并导致瘙痒。据报道,神经纤维瘤是人类最常见的自发突变[1]。

共有4个基本的神经纤维瘤亚型:①皮肤型;②皮下型;③结节性丛状;④弥漫性丛状。

1. 皮肤型病变最常见,在童年的后期或青春期发病,随着年龄的增长病灶数量也有所增加,从数十个到几百个,密集分布在躯干。病变可能为局灶性或弥漫性。通常不会造成不适,但症状取决于病变的大小和位置。在上肢,病变主要集中分布在背侧。这些皮肤病变和潜在的骨骼病变的没有解剖联系。病变均为良性,不存在高度恶变的风险。病变的位置,生长相关的瘙痒,以及病变的外观能够说明患者的症状(图3.1)。

2. 皮下型通常是在童年的后期或青春期的早期发病,表现为皮下硬结,病灶沿周围神经的走行分布,周围神经常常是病变的附着部位(图3.2)。上肢病灶可能表现为质硬的肿块,并伴神经压迫症状,例如沿尺神经在肘管内分布的病灶会造成肘管综合征,或病灶在腕横韧带下方会压迫正中神经,导致腕管综合征。

3. 结节性丛状神经纤维瘤在出生后至青春期都可能出现,表现为密集簇状的病变,累及或平行分布于全身的大小外周神经。这些患者中三分之一有 NF1。手掌和足底可能有非常明显的症状(图3.3)。沿着脊髓生长并破坏骨性支持结构的病灶治疗最为困难[2]。疾病在青春期的发育高峰期生长迅速,并且侵蚀周围结构,包括筋膜、肌肉和骨骼,MRI上能够清楚地看到疾病的进展。

4. 弥漫性丛状神经纤维瘤被认为是婴儿期的病变,通常在出生时被发现。弥漫性病变与结节性病变相似,但范围更大,所累及的组织上出现特征性的皮肤色素沉着。病变主要分布在皮下间隙内,特征性的累及较大的外周神经,这些神经通常走行较长。和结节性病变一样,其生长模式并不确定。弥漫性病变的分布很广,可能累及胸部并延伸至上肢,或者累及骨盆并延伸至下肢。幸运的是,弥漫性丛状神经纤维瘤是四种亚型最少见的类型。两种丛状神经瘤的恶变风险很高(图3.4)。多发神经纤维瘤病可累及神经组织的多个区域,包括脑、脊髓、脑神经、外周神经及交感神经等。病变可能涉及

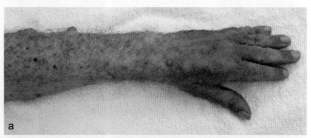
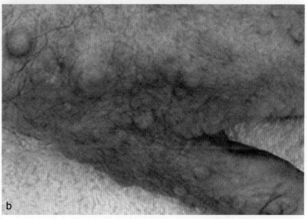

图 3.1　皮肤型神经纤维瘤,NF1。a. 老年男性的手臂。这些病变在童年后期出现,结节的数量和体积均逐渐增多。b. 手背部尤其是虎口背侧区域出现明显的瘙痒和进行性色素沉着

身体的任何器官,例如先天性胫骨或桡骨假关节(图3.5)。大部分某种类型的骨骼发育不良患者均伴有 NF1 的诊断。这些病变往往在出生时即被发现,随着年龄的增长会出现病灶数量增多和范围增大。大约 25% 的神经纤维瘤位于头部和颈部区域[2],有 6.5% 发生在口腔[3]。女性和男性的比例是 1.5 : 1[4,5]。

过去的 25 年中,我们发现一些临床综合征的表现与神经纤维瘤病重叠。分子研究有助于对疾病的进一步细化和定义。以 Noonan 综合征为例,其与 Turner 综合征相似,分子研究使得两者之间的区别更加具体。对上肢外科医生而言,需要重点关注三类综合征,即神经压迫的病变、外周神经鞘膜瘤和丛状神经纤维瘤继发性恶变。这三类综合征的基因型和表现型相似,将在后文一起讨论。

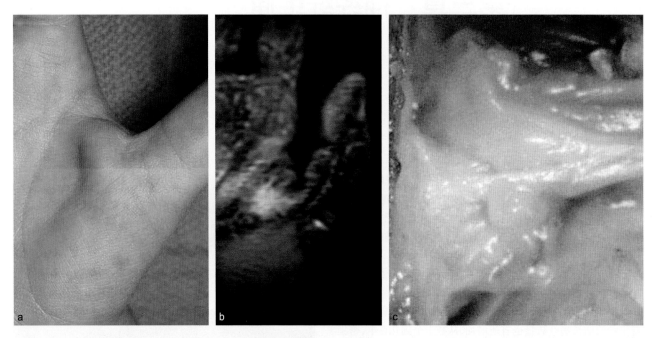

图 3.2   结节型神经纤维瘤,NF1。a. 9 岁,查体见拇指侧方无明显活动度的皮下结节,叩击出现 Tinel 征阳性。b. T2 加权磁共振显示质地均匀的包块,毗邻屈肌腱鞘管和指神经。c. 术中发现指神经内和外膜外均为神经纤维瘤状结构,仔细行病灶切除。肿瘤周围结缔组织层次明显,容易完整切除

图 3.3   结节性丛状神经纤维瘤,NF1。a. 女孩,踝关节外翻畸形,行走困难,足底肿物生长迅速,活动度好的。感觉功能无异常。b. 术中见不典型增生的脂肪软组织和纤维组织,神经纤维瘤病灶完整切除。注意皮瓣下方的黄色皮下脂肪和肿物中暗橙色脂肪的颜色差异。c. 在足底筋膜上可见伴行的血管结构,以及胫神经

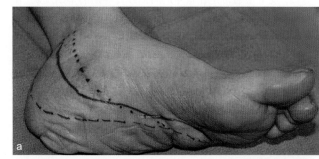

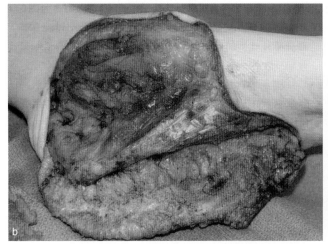

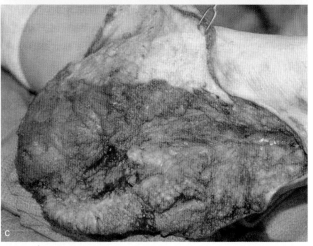

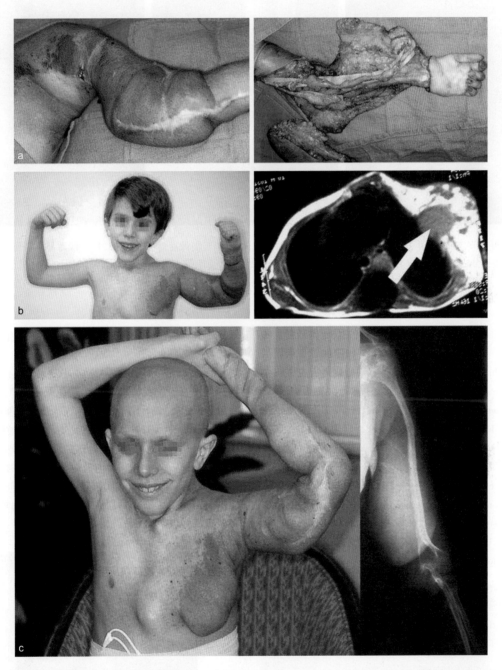

图 3.4　弥漫性丛状神经纤维瘤，NF1。a. 年轻患者，临床表现为广泛的皮下神经纤维瘤浸润，延伸至整个手臂和胸壁。患者已经完成一次肿瘤切除术。术中可见前臂内侧皮神经不规则增粗，呈结节状。b. 术后患者上肢功能良好。箭头所示区域为术前检查出的质硬结节。组织学诊断结果证实为神经纤维肉瘤。c. 化疗期间患肢出现骨密度降低，导致病理性骨折。数月内，患者手部功能严重障碍。腋窝部位的色素沉着，并累及乳腺（Crowe 征）

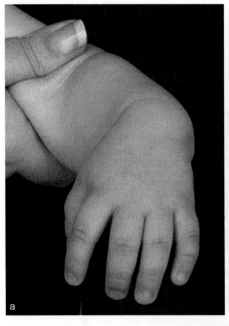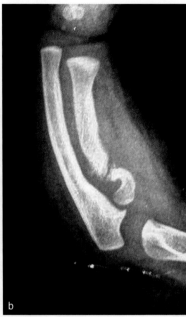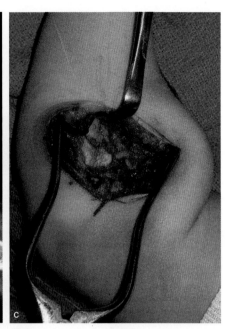

图 3.5   前臂假关节，NF1。a. 1 岁男孩，手部和腕部轻微屈曲和桡偏，可能与桡骨发育不良有关。b. X 线片显示桡骨短缩伴肱桡关节脱位，桡骨近端三分之一骨折不愈合。c. 骨折不愈合或假关节处硬化的骨折断端之间的填充致密纤维组织。术中处理骨折断端，并行骨移植

参考文献

1. Upton J. Failure of differentiation and growth. In: Hentz V, editors. Mathes plastic surgery, vol 8. 2nd ed. Elsevier; 2006. 304-7.

2. Nicol JW, Yardley MPJ, Parker AJ. Plexiform neurofibroma: an unusual cause of neck lump in a child. Br J Clin Pract. 1994; 48: 110-1.

3. Shack RB, Reilley AF, Lynch JB. Neurofibromas of head and neck. South Med J. 1985; 78: 801-4.

4. Marocchio LS, Oliveira DT, Pereira MC, Soares CT, Fleury RN. Sporadic and multiple neurofibromas in the head and neck region: a retrospective study of 33 years. Clin Oral Invest. 2007; 11: 165-9.

5. Williams VC, Lucas J, Babcock MA, Gutmann DH, Korf B, Maria BL. Neurofibromatosis type 1 revisited. Pediatrics. 2009; 123: 124-33.

相关综合征
Von Recklinghausen 病
Noonan 综合征
染色体 17q11.2 缺失综合征
Wagenmann-Froboese 综合征

Von Recklinghausen 病

别称

神经纤维瘤病 1 型（NF1）

特征   该病是一种皮神经综合征，累及皮肤，表现为牛奶咖啡斑和多发性纤维瘤，肿瘤可能为蒂状并沿中央和外周神经系统的走行分布。

背景   1882 年，Friedrich D. von Recklinghausen（图 3.6），德国 Strasburg 的病理学家，撰写了第一部神经纤维瘤病专著[1]。作者因对血色素沉着症和人体组织铁聚集的研究而闻名。神经纤维瘤病 2 型有别于 1 型，前者也被称为听神经纤维瘤病。由于临床表现多样，1987 年之前，神经纤维瘤病并无明确的诊断标准。美国国立卫生研究院最终确立了该病的诊断标准。NF1 病例的诊断需要满足下述任何两个或两个以上的临床特点[2]：①6 处或更多的皮肤牛奶咖啡斑；②腋窝或

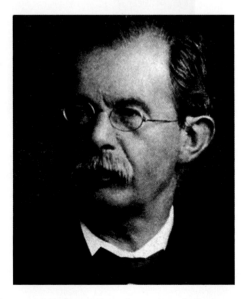

图 3.6   Friedrich Daniel von Recklinghausen（1833—1910）

腹股沟雀斑;③两个或更多的 Lisch 结节;④两个或更多的神经纤维瘤;⑤视神经胶质瘤;⑥骨发育不良;⑦直系家属 NF1 病史。绝大多数患者(97%)在 8 岁前都具备足够的临床特点以明确诊断,几乎所有患者在 20 岁前能够被确诊[1-4]。该病的发病率在新生儿中大约为 1/3 000。

病因 该病为常染色体显性遗传疾病,受累基因是神经纤维瘤病 1 型(*NF1*)基因,该基因位于染色体 17q11.2,编码神经纤维蛋白,可以调节细胞的生长,并在许多组织中表达,包括肾、脑、脾、胸腺。

临床表现 弥漫性丛状神经瘤在出生时皮肤病表现变显著,而其他类型随着患儿生长而逐渐出现症状。腋窝雀斑(Crowe 征)通常出现在 2 岁至 3 岁之间。这些雀斑直径小于 1cm,也可能发生在乳房周围、眼睑和颈部。多发性皮肤结节出现在童年早期,并且可以生长在身体的任何地方,皮肤结节的数量随着年龄的增加而不断增长(图 3.7)。牛奶咖啡斑为皮肤斑疹,从 1 至 2 岁时开始生长。在诊断标准中,牛奶咖啡斑必须超过 6 个,且直径大于 5mm(青春期前)或大于 15mm(青春期后)。Lisch 结节为虹膜黑色素细胞错构瘤,裂隙灯检查时该结节时 NF1 的特异性表现。恶变发生率为 2%~5%,几乎均发生于结节性丛状或弥漫性丛状神经纤维瘤,并且多在第二和第三个 10 年间[5]。牛奶咖啡斑在雀斑前出现,分布在腋窝的摩擦部位和腹股沟区域。皮肤结节有许多形式,多于童年出现。并非所有出现斑疹的儿童都是 NF1,需要依据诊断标准进行确诊。

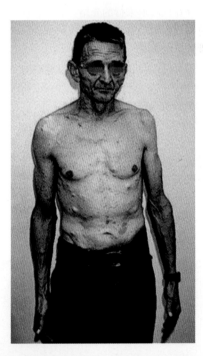

图 3.7 弥漫性皮肤结节型神经纤维瘤的 von Recklinghausen 类型,老年男性患者的整个面部,上肢和躯干可见病灶

全身肌肉骨骼 除了多发性皮肤病变,骨骼发育不良是最常见的表现。多为胫骨假关节,在患儿开始部分或全部负重时被发现。骨骼发育不良的骨折不愈合将会导致骨折端

纤维愈合,进从造成活动受限。儿童长管状骨假关节的 80% 为 NF1[6]。患者可能出现身材矮小。

上肢 痛性皮肤肿瘤可能出现在上肢。对于 Noonan 病变,腋窝皮肤的雀斑是较为常见的表现。皮肤和皮下结节可以出现在上肢的前部和后部,也可以出现在腕背和手背。皮肤色素斑类似于毛细血管畸形,覆盖于所累及部位的皮下组织。结节性丛状或弥漫性丛状神经纤维瘤从手掌和足底无毛发的皮肤区域向表层生长,造成手掌或足底部韧厚并且移动度增加,导致行走或抓握困难。皮肤表面并无厚茧,所有异常的增殖均位于脂肪垫内。术中可见正常组织和不典型增殖的脂肪组织平面之间存在清楚的分界。皮肤斑点是弥漫性丛状纤维瘤的典型表现,也是潜在病变的体表分界。病变范围可能很大,累及同侧胸壁,同时可能伴有病变在胸部和纵隔的延伸。

周围神经病变发生比例较高,多由于病变占位导致神经卡压。常见的部位有肘管、腓管和腕尺管。但必须考虑到神经根在椎旁区域内卡压的可能。

对于长管状骨,假关节也可能发生在前臂。桡骨近端相对常见。病变多出现在幼儿期,出现桡骨缩短伴或不伴桡骨头轻度的发育不良和/或半脱位,腕关节桡偏。上述病理变化无疼痛症状。随着生长发育,临床症状和影像学的改变越来越显著。

弥漫性丛状神经瘤可能恶变为神经纤维肉瘤。恶变的风险在不同的报告存在差异,但均超过 20%。恶变后,病变会迅速生长,这种侵袭性的病变预后很差,5 年生存率和总体生存率分别为 19% 和 28%[7]。儿童期早期确诊非常关键。

在大多数医疗中心,需要联合放射学、分子学、遗传学和组织学的多学科团队进行综合治疗。

下肢 类似于上肢,增大的痛性皮肤肿瘤可能会出现在下肢的任何部位。其他表现还包括胫骨假关节(图 3.8)。

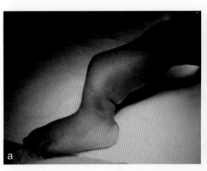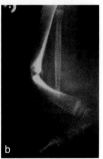

图 3.8 胫骨假关节。a. 继发于胫骨假关节的肢体严重成角畸形,患儿无法行走。注意踝关节外侧方的牛奶咖啡斑。b. 侧位 X 线片显示胫骨假关节

脊柱 脊柱表现为后凸畸形,脊柱肿瘤的侵蚀会导致椎体后缘和/或椎体的"扇贝样"改变。骨骼改变和继发畸形可能在脊柱的任何水平出现,症状多在 6~10 岁时显著。

颅面 颅面部病变包括面部神经纤维瘤、巨头畸形、Lisch 结节(虹膜错构瘤)和视神经胶质瘤。NF1 与 Noonan

综合征不同，常表现为眼距过宽和面部不对称。后者是继发于蝶骨受累所致。视神经胶质瘤可以作为 NF1 的一个诊断依据。

其他系统　腹腔和腹膜后肿块往往出现较早，体积通常随着孩子的生长而增大。最初的病理检查可能会除外神经纤维瘤或节细胞神经瘤。NF1 患儿也存在发生其他肿瘤的风险，包括星形细胞瘤和脑干胶质瘤，通常表现为颅内压增高的症状和体征。

参考文献

1. Reynolds RM, Browning GG, Nawroz I, Campbell JW. Von Recklinghausen's neurofibromatosis: neurofibromatosis type 1. Lancet. 2003; 361: 1552-4.

2. Williams VC, Lucas J, Babcock MA, Gutmann DH, Korf B, Maria BL. Neurofibromatosis type 1 revisited. Pediatrics. 2009; 123: 124-33.

3. National Institutes of Health Consensus Conference Statement: neurofibromatosis Bethesda MD, USA 1988 1; 172-8.

4. DeBella K, Szudek J, Friedman JM. Use of the National Institutes of Health Criteria for Diagnosis of Neurofibromatosis 1 in children. Pediatrics. 2000; 105: 608-14.

5. Jones K. Smith's recognizable patterns of human malformation. 6th ed. Philadelphia: Elsevier Saunders; 2006. p. 590-3.

6. Stevenson DA, Zhou H, Ashrafi S, et al. Double inactivation of NF1 in tibial pseudarthrosis. Am J Hum Genet. 2006; 79: 143-8.

7. Ferrari A, Bisogno G, Macaluso A, et al. Soft tissue sarcomas in children with neurofibromatosis type 1. Cancer. 2007; 109: 1406

Noonan 综合征

别称

男性 Turner 综合征

女性伪 Turner 综合征

Turner 表型伴正常染色体核型

翼状胬肉大肠杆菌综合征

Noonan 神经纤维瘤病综合征（NFNS）

神经纤维瘤病伴 Noonan 表型

特征　蹼状颈（翼状胬肉）、漏斗胸、神经纤维瘤、隐睾症和肺动脉瓣狭窄（先天性心脏病）。

背景　该疾病在 1883 年由 Kobilinsky 首先介绍。1963 年，Noonan 和 Ehmke 进一步详述[1]。

病因　该疾病为常染色体显性遗传，是由于编码酪氨酸磷酸酶 SHP2 蛋白的 *PTPN11* 基因突变导致[2]。发病率很难确定，在新生儿中的发病率从 1：1 000 到 1：2 500。Noonan 综合征通常被称为"隐藏的疾病"，与 Down 综合征类似，是先天性心脏病最常见的原因之一。

临床表现　Noonan 综合征和其他的神经纤维瘤病存在相似的临床表现。典型的 Noonan 患儿喂养困难，难以茁壮成长，精神紊乱，但幸好大多数患儿的症状轻微[3]。疾病从童年到成年，其表现会逐渐改变，趋向于正常[4]。典型的面部特征包括眼距宽，耳朵低位和向后方旋转，同时伴发小耳垂和深陷的人中。其他表现还包括隐睾、蹼状颈和先天性心脏病等。

全身肌肉骨骼　身材矮小常见。

上肢　患儿并无牛奶咖啡斑或结节型神经纤维瘤。上肢表面正常，但肘关节外翻畸形暗示可能为 Noonan 综合征。漏洞胸畸形和翼状肩胛骨可能存在。部分病例出现短指，伴或不伴有相应的指骨偏斜畸形，这种发育畸形主要出现在中节指骨水平。钝性指尖已经被描述，该表现与远节指骨生长受限相关。皮肤型神经纤维瘤可能会出现，但密度比 NF1 患者小很多（图 3.9）。有报道称淋巴管畸形出现在颈部和面部，但在上肢是否存在该畸形未行的介绍。老年患者上肢和下肢近端关节的色素沉着绒毛结节性滑膜炎和 Noonan 综合征有关，常伴下颌骨骨巨细胞瘤。

下肢　患者可能存在髌骨发育不良或缺如。

脊柱　脊柱侧凸，漏斗胸、鸡胸，或两者同时存在。

颅面　包括头面部赘生皮肤、上睑下垂、低耳位和后方旋转耳，深陷人中和蹼状颈。下颌骨和面骨的骨巨细胞瘤已有报道。

其他系统　泌尿生殖系统的表现包括隐睾和性腺功能减退症。心血管异常较为常见，三分之二的患者存在肺动脉瓣狭窄或缺损。其他的心脏畸形还包括肺动脉瓣狭窄、房间隔缺损和肥厚型心肌病[5]。许多患者存在出血倾向[6]，其发生

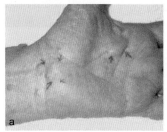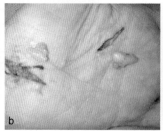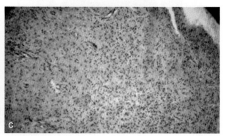

图 3.9　多发神经纤维瘤病。a. 手部多发性神经纤维瘤，病灶密度高，为不典型的 Noonan 综合征。b. 两个神经纤维瘤手术切除后的标本。c. 低倍镜下标本的组织学外观显示大量增殖的良性施万细胞、成纤维细胞和胶原纤维

可能由于血小板减少症或血友病等。

参考文献

1. Noonan J, Ehmke D. Associated noncardiac malformations in children with congenital heart disease. J Pediatr. 1963;63:469.

2. Jones K. Smith's recognizable patterns of human malformation. 6th ed. Philadelphia:Elsevier Saunders;2006. p. 124-7.

3. Allanson JE, Hall JG, Van Allen MI. Noonan phenotype associated with neurofibromatosis. Am J Med Genet. 1985;21:457-62.

4. Opitz JM, Weaver DD. The neurofibromatosis-Noonan syndrome. Am J Med Genet. 1985;21:477-90.

5. Croonen EA, van der BurgtI, Kapusta L, Draaisma JMT. Electrocardiography in Noonan syndrome PTPN11 gene mutation-Phenotype characterization. Am J Med Genet. 2008;146 A:350-353.

6. Witt DR, McGillivray BC, Allanson JE, et al. Bleeding diathesis in Noonan syndrome:a common association. Am J Med Genet. 1988;31:305-317.

4 第四章 血管畸形

血管畸形在组织学和病程进展上与血管瘤不同,是儿童期最常见的血管异常。该病属于结构和形态异常,源于残余胚胎血管细胞发育异常。病变多在出生时出现,随着孩子的发育成比例生长,而血管瘤则可能出现退化[1,2]。血管畸形的生长并不伴有细胞的增殖,存在正常的血管内皮细胞更新和正常的肥大细胞计数。这些细胞的数目随着血流动力学因素如血压、血流量,以及激素水平而改变。病变为局限性或弥漫性,基于病变的组织细胞学特性,可以分为静脉型、动脉型、动 - 静脉型,或淋巴型。临床上,血管畸形的病程不同于血管瘤,后者的病程分为两个阶段,即初始的增殖期和随后的退化期。血管瘤通常在出生时不易发现,大约30%的血管瘤在幼儿快速生长发育前仅表现为皮肤的小红点。女性血管瘤的发病率高于男性,两者比例为 3 : 1,而血管畸形的发病率男性和女性基本一致。虽然血管畸形在出生时表现并不明显,但通过体格检查和超声容易做出诊断。

根据血流动力学和淋巴动力学特征,血管畸形可分为两组[2,3]:慢流速病变,包括静脉畸形、淋巴畸形和毛细血管畸形,或上述成分的组合;快流速病变,包括动脉畸形和动静脉畸形。因为涉及动脉,后者常具有杂音、震颤和可触及的搏动等特征。

静脉畸形是最常见的类型,占近半数的血管畸形[2]。慢流速病变的发生率是快流速病变的 7 倍。快流速病变和静脉畸形存在性别差异,男女比例 1 : 2,其他类型的血管畸形中,男女分布比例基本一致。慢流速和快流速病变在右上肢更为常见。血管病变的研究仍处于萌芽阶段,大多数医疗中心都建立了多学科团队。既往被称为"血管瘤"的疾病,现在可改称为血管异常。其他命名也正根据自然病程、体格检查、分子生物学和组织学进行重新定义。

参考文献

1. Mulliken JB, Glowacki J. Hemangiomas and vascular malformations in infants and children: a classification based on endothelial characteristics. Plast Reconst Surg. 1982;69(3):412-20.

2. Upton J. and Marler J. Vascular anomalies of the upper extremities. In: Mathes S, Hentz V, editors. Plastic Surgery, vol 8. 2nd ed. Elsevier; 2006. p. 369-416.

3. Upton J, Coombs CJ, Mulliken JB, Burrows PE, Pap S. Vascular malformations of the upper limb: a review of 270 patients. J Hand Surg (Am). 1999;24:1019-35.

相关综合征
Klippel-Trenaunay 综合征
蓝色橡皮疱痣综合征
CLOVES 综合征
Bockenheimer 综合征
球形细胞静脉畸形
Parkes-Weber 综合征
PHOST
PTEN
Sturge-Weber 综合征
Proteus 综合征
Maffucci 综合征
GAPO 综合征
Cowden 综合征

Klippel-Trenaunay 综合征

别称

KTS(缩写)

Klippel-Trenaunay-Weber 综合征

血管 - 骨质增生综合征

骨肥大 - 静脉曲张 - 痣综合征

特征 血管畸形三联征,即软组织和骨骼肥大,以及毛细血管畸形(capillary malformations,CM)。近年来已经明确证实受累肢体的病灶中均包含毛细血管、淋巴管和静脉成分(capillary, lymphatic, and venous components, CLVMs),以及三者的混合。

背景 Maurice Klippe 和 Paul Trenaunay 是法国医生,他们于 1900 年描述了半侧肢体肥大和皮肤血管瘤的联合病变。F. Parkes Weber(1863—1962),德国裔,出生于伦敦[1],他在 1918 年描述了半侧肢体肥大 / 皮肤血管瘤和动静脉瘘的联合病变。Weber 的命名与畸形的关联更为准确,该病变具有快流速成分,但主要为慢流速畸形的肢体病变。

病因 大多数病例为散发。体细胞正常等位基因的突变可能导致 KTS 的表现。*VQ5Q* 基因已被确认编码血管生成因子,这种基因突变与 KTS 有关[2,3]。

临床表现　女性与男性的发病比例大约为 2 : 1[4]。皮肤血管瘤和肢体肥大是该综合征最早的表现。病变的范围随着生长发育而扩大,血管畸形更加明显(图 4.1)。不对称的肢体肥大和血管畸形可能仅为单侧,但双侧发病并不少见,严重的病例四肢均可累及[1]。

患者的症状和体征与单纯静脉或淋巴管畸形的表现类似,但该综合征并没有快流速病变的成分。由于存在淋巴管成分的残余,所有病灶均不规则,类似橡胶。若出现质地硬韧,呈结节状生长,则提示静脉通道血栓形成,或淋巴囊内出血。门静脉入口处的自发感染在 CLVM 中的发生率和在单纯淋巴管畸形中不同。多数患者中,疼痛并非主要症状。

全身肌肉骨骼　病变可能仅孤立地发生于肢体的小范围,也可能随着发育异常的脂肪组织弥漫分布。躯干区域少见。特征性的表现为肢体体积、重量的过度增加,以及肢体轮廓的异常(图 4.2)。VM 通常包括皮下组织内或肌群之间的静脉曲张或囊状通道。前臂和上臂可能出现与深静脉系统交通的异常静脉引流,这与 Servelle 在下肢所描述的边缘静脉相似。

上肢　每个病例的表现各不相同,上臂、前臂或手不一定出现肢体肥大,但必须包含 CLVMs。异常淋巴和脂肪主要位于皮下组织,沿主要周围神经和筋膜层之间分布(图 4.2)。可能也累及肌肉组织。手部为弥漫性累及,静脉畸形通常在指

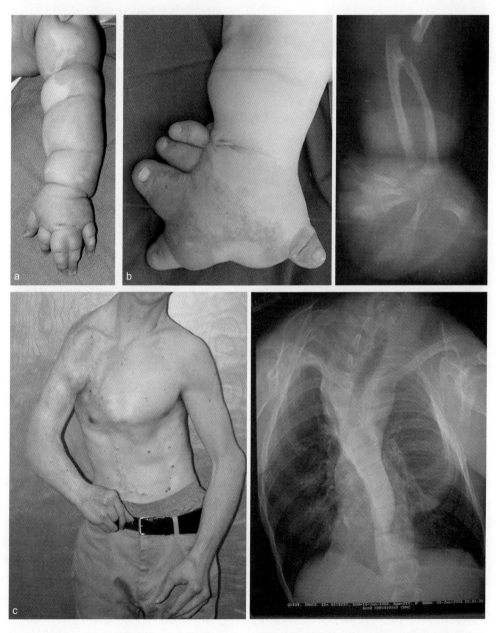

图 4.1　KTS。a. 毛细血管畸形(CM)伴肢体肥大,无固定的模式,病灶弥漫分布在上肢。b. CM 和手部中央的软组织增生迫使受累较轻的外周手指发生移位,并导致失用性骨发育不良。c. 尽管进行了手术,右手臂仍然僵硬并残留少量功能。躯干部 CLVMs 和脊柱侧凸常见,同时累及上肢

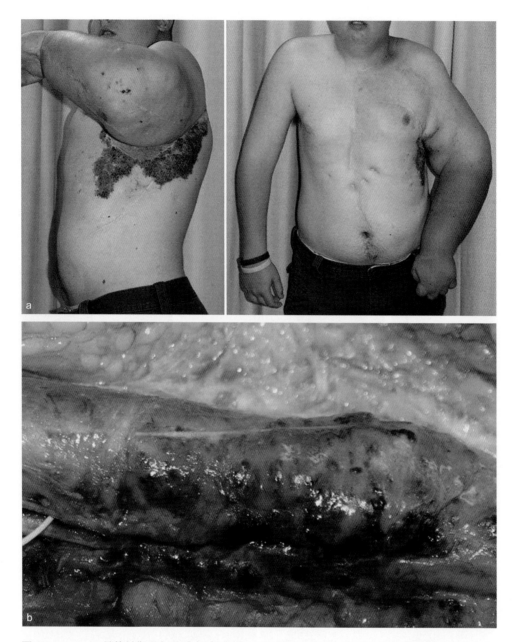

图 4.2　KTS。a. 尽管早期进行了手术，但该例 CLVM 仍继续生长。胸壁上淋巴管仍有溃疡和渗出。巨大的重量、包块和软组织瘢痕限制了功能。b. VM 巢散布于皮下组织层面的不典型增生脂肪之间，这些病灶倾向于侵及神经血管结构

背和手掌背侧更加显著。细微囊性的淋巴交通多位于手掌和足部。病灶弥漫性累及的肢体中，大静脉的静脉曲张可能出现在前臂，导致大量的静脉引流进腋部。下肢类似，在成年早期会发生静态变化。出生时患儿即表现出骨骼的过度生长，肢体的大小从正常到巨大（图 4.3）。有些患儿在骨骼成熟时可能表现为受累肢体的发育不足（发育不良）。

患儿一个或多个手指可表现为巨指外观，并导致功能障碍。并指、多指和缺指也可能伴发。手指偏斜、手指屈曲和先天性扳机拇也曾被报道。严重的肢体过度生长（图 4.3）不但会导致肢体功能障碍，还可能造成心理异常[6]。反复发作的血栓性静脉炎和蜂窝织炎可能引起皮肤溃疡，并导致持续和反复的出血。影像学异常包括指骨的过度生长，比相邻正常手指的直径和长度增加[7]。

下肢　体表可见血管畸形、静脉曲张和葡萄酒斑。还可能合并先天性髋关节脱位、并趾畸形，以及第一跖骨内翻。下肢的静脉瘀血和充血将会导致溃疡，肢体的直径、重量和体积的增加结合骨骼的过度生长还将导致功能显著受限（图 4.3）。

颅面　患者可能存在面部不对称的增生、巨头、青光眼、白内障、异色症，以及 Marcus Gunn 瞳孔[5]。

其他系统　内脏增生和血管畸形可能发生在膀胱、大肠、腹膜后间隙、肠系膜、胸膜和阴茎头部[1,5]。

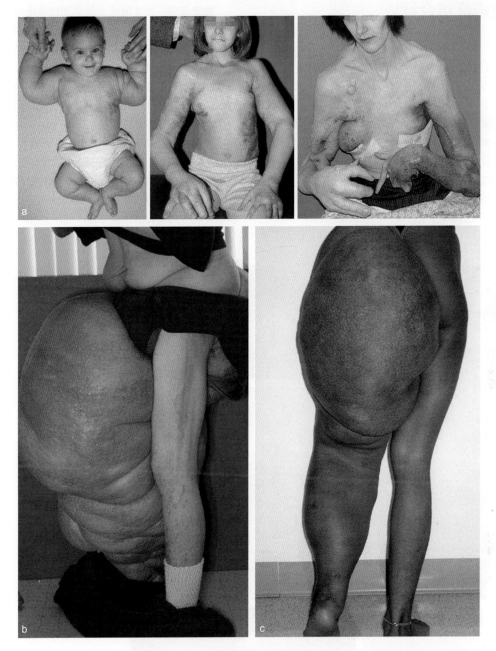

图 4.3 KTS。a. 罕见的双侧上肢受累,合并血管异常,患者分别在 6 个月,12 岁和 28 岁时的体位像。表现为进行性骨与软组织的过度生长、巨指症、淋巴囊泡的萌出和关节挛缩的日益恶化。患者 22 岁怀孕并分娩,28 岁疑似死于肺栓塞。b. 下肢软组织增生,体积庞大。c. 臀部和腿部的 CLVM 在青春期急剧生长期恶化。[来源于 Mathes,SJ,Hentz,VR. (2006) Plastic Surgery, Vol. 8. Saunders;2nd. Edition,p. 410 and c courtesy of Steven J. Fishman,已获得准许使用]

参考文献

1. Temtamy McKusick V. The genetics of hand malformations. New York:Alan R. Liss Inc.;1978. P. 515-16.

2. Happle R. Klippel-Trenaunay Syndrome:is it a paradominant trait? Brit J Derm. 1993;128:465.

3. Tian XL,et al. Identification of an Angiogenic Factor that when Mutated Causes Susceptibility to Klippel-Trenaunay Syndrome. Nature. 2004;427:640.

4. McGrory BJ,Amadio PC,Dobyns JH,Stickler GB,Unni KK. Anomalies of the fingers and toes associated with Klippel-Trenaunay syndrome. J Bone Joint Surg Am. 1991 Dec;73(10):1537-46.

5. Jones K. Smith's recognizable patterns of human malformation. 6th ed. Philadelphia;Elsevier Saunders;2006. p. 598-601.

6. Capraro PA,Fisher J,Hammond DC,et al. Klippel-Trenaunay syndrome. Plast Reconstr Surg. 2002 May;109(6):2052-60.

7. Poznanski A. The hand in radiographic diagnosis. 2nd ed. WB Saunders;1984. p. 460-61.

蓝色橡皮疱痣综合征

别称

BRBNS（缩写）

Bean 综合征

特征　主要发生于躯干和上肢的皮肤静脉畸形。胃肠道的静脉畸形可能导致出血和缺铁性贫血。

背景　1958 年，William Bennet Bean[1]命名该综合征为蓝橡胶泡痣综合征（blue rubber bleb nevus syndrome，BRBNS），主要是由于该血管畸形类似"橡胶奶嘴的外观和感觉"。

病因　该病罕见，多为散发。然而，有研究显示在某些家族的多代中，常染色体显性遗传模式已经被证实。

临床表现　出生时或童年早期即可出现症状，随着年龄增长，病灶的范围和数量越来越大。患者伴有继发于深部静脉畸形所致的生长迟缓。可见多处黑蓝色、质软、隆起、按压后可迅速充盈的静脉丘疹或斑疹。上述病变主要位于躯干、上肢和会阴。尽管这些边界清晰的病变倾向于在躯干、手掌和足底出现，但也可存在于身体的其他部位。

全身肌肉骨骼　可能存在肌肉内病灶，伴或不伴有症状。

上肢　上肢和手部存在多发的皮肤病变。在肢体病变明显的部位，骨和软组织所致的肢体肥大常见。其他的特征还包括病变压迫所致的疼痛，以及局部的多汗症。病灶处皮肤的蓝色可出现退色，病灶也可被质硬的组织包裹（图 4.4）。大静脉可能与局部的静脉巢交通。肢体上多发的无症状病变多

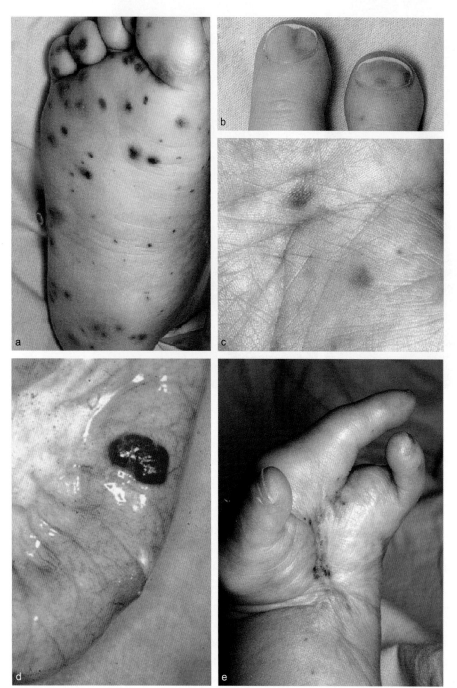

图 4.4　BRBNS。a. 足底表面特征性的 VM。b. 甲下 VM 可出现蓝色减退，并可能导致甲板的纵行隆脊。c. 掌侧病变平坦而局限。d. 小肠浆膜表面典型的 VM。黏膜表面的病变容易出血，造成隐性贫血。e. 该患儿由于手部的痛性皮肤痣和 VM 已行多个手指的截指。可见切口瘢痕两侧多个复发的病灶

年可不进展，也不伴后遗症。手指上的痛性皮肤痣和静脉畸形可能复发，需要截指（图4.4）。也有报道上肢巨大者截肢的病例[2]。范围较大的病变与发生在其他部位的VM有相似之处。

下肢 足底或足背可见多发性边界清晰的皮肤血管病变（图4.4和图4.5）。

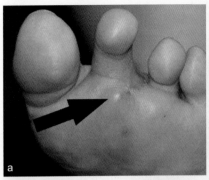
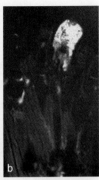
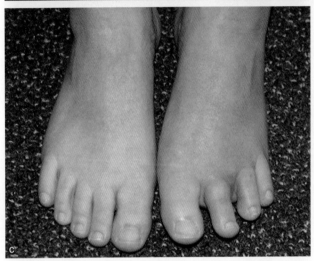

图4.5 蓝色橡皮疱痣综合征的VM。a.足底表面多发局限性结节样痛性病灶。b.MRI T2加权像显示弥漫性VM，累及小趾。c.病变足趾截趾后的外观

其他系统 血管畸形可能发生在消化道内的任何部位，从口腔黏膜到肛门，易出血。常见并发症为消化道出血和贫血，进行性隐性出血和贫血需高度重视。静脉畸形严重者，可出现慢性凝血功能障碍，伴低血清纤维蛋白原和高D-二聚体。畸形可能发生于其他内脏器官，包括大脑、膀胱、肝脏和心脏。已有关于累及中枢神经系统的脑血管畸形和小脑髓母细胞瘤的报道[3]。

参考文献

1. Bean WB. Vascular Spiders and Related Lesions of the Skin. Springfield：Charles C Thomas；1958. p. 178-85.

2. Fretzin DF，Potter B. Blue rubber bleb nevus. Arch Intern Med. 1965；116：924-9.

3. Rice JS，Fischer DS. Blue rubber bleb nevus syndrome. Arch Derm. 1962；86：503-511.

CLOVE 综合征

别称

先天性脂肪瘤过度增生，血管畸形，表皮痣和骨骼畸形

背景 CLOVE是首字母缩略词，代表毛细管畸形、脂肪瘤增生、血管畸形、表皮痣和骨骼畸形（capillary malformation lipomatous overgrowth，vascular malformation，epidermal nevi，and skeletal malformation）。既往该病被认为是Proteus综合征，但两者的临床表现并不相同。患者存在大量无功能的脂肪组织，导致躯干部与手部和足部的肥厚，类似巨指。然而，该类患者骨骼结构的改变相对较轻，区别于Proteus综合征患者严重的骨骼畸形。四肢过度生长更为对称。所有的患者均伴有不同类型的血管畸形。Sapp等[1]描述了该种疾病，并命名为CLOVE综合征。

病因 在胚胎发育早期，体细胞嵌合体激活染色体3q26上的*PIK3CA*基因发生突变。

临床表现 出生即存在明显的异常，表现为脂肪瘤样增生，伴或不伴骨骼过度生长，肢体畸形通常对称。毛细血管斑点伴巨大躯干肿物、深静脉畸形、淋巴管畸形，以及快流速动静脉畸形。肢端畸形随着发育逐渐加重。表皮痣多出现在头颈部，胸部和躯干。患儿往往被误诊为Proteus综合征或半侧肢体肥大。

线形表皮痣是特征性的皮肤病变，但大多数患者并不出现。可见多发的局限性皮肤痣。毛细血管畸形、静脉畸形、淋巴管畸形和快流速的动静脉畸形可以单独存在或合并出现[1-4]。所有患者均存在明显的毛细血管畸形（图4.6）。

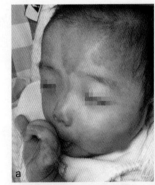
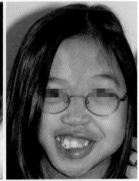
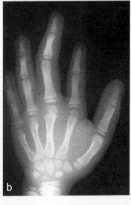
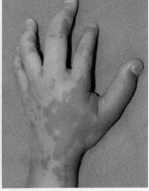

图4.6 CLOVE综合征。a.婴儿，不规则CM（毛细管畸形）跨越额头和鼻中线。6岁时，软组织（主要为脂肪）增生，上颌增宽，恒牙过早萌出。b.拇指和中指均匀增大，累及所有的组织，组织增生与神经分布无关。病变区域的掌骨同时受累

血管畸形主要以毛细血管畸形为主,表现为大范围不规则的皮肤斑块。慢流速静脉畸形和淋巴管畸形最常见。椎旁快流速畸形(动静脉畸形,伴或不伴动静脉瘘)与相关的脊柱畸形和神经功能缺损关系密切。患儿伴大静脉畸形时有肺栓塞的风险。无论在躯干或四肢,所有患者存在慢流速畸形,小部分患者有快流速病变。

上肢   上肢显著的肢端畸形包括宽阔的铲状手(图 4.7)

伴手指尺侧偏斜。一个或多个手指对称性过度生长,通常与神经分布无关。可能出现关节韧带松弛,尤其多见于拇指 MP和 IP 关节。所有手部的表现各具特点,不尽相同。过度生长广泛累及所有组织,可成巨大肢体(图 4.7 和图 4.8),但进展和畸形有别于 Proteus 综合征。手掌和脚掌无毛发区域的皮肤并无过度增生,表现基本正常。脂肪在皮下组织层面中过度增生,导致皮肤褶皱较大。

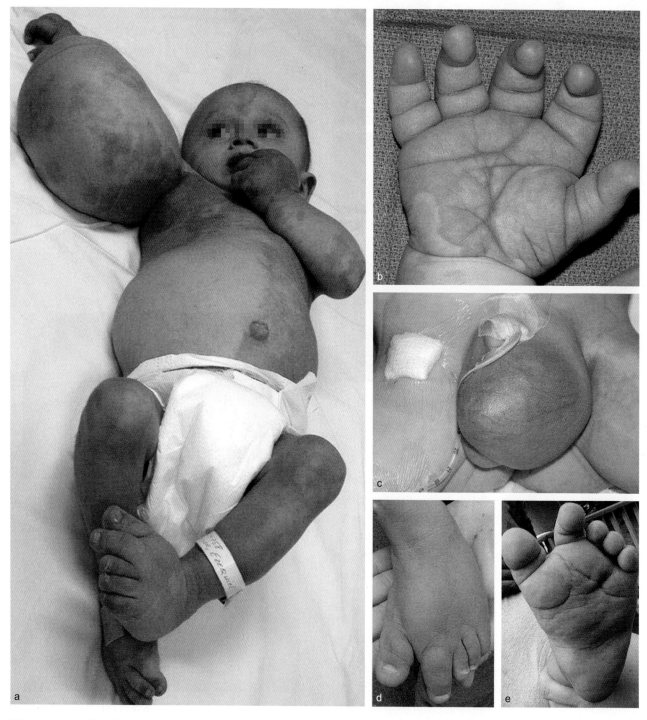

图 4.7   CLOVE 综合征。a. 患儿出现充血性心衰,快流速畸形包裹右臂,导致肢体无法生长。b. CMs,增大的足部和手部,和躯干巨大的包块是 CLOVE 综合征的特征性表现。该例无表皮痣。患儿的左手增宽,掌弓扁平。皮下脂肪组织增生。手掌的纹理增多。c. 阴囊因脂肪组织增生而增大,而非畸形。d 和 e. 足部增宽,第1、2 列足趾分叉呈夹脚拖鞋状

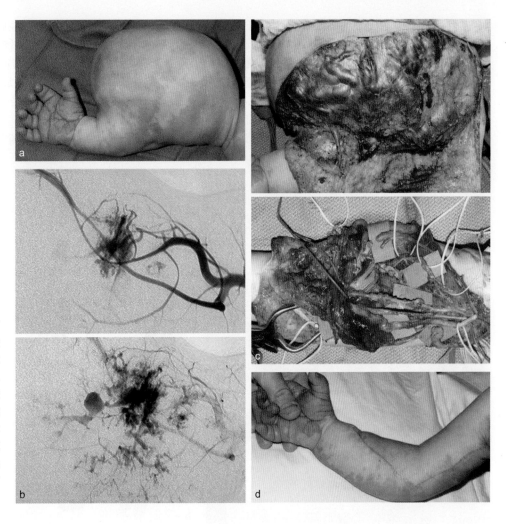

图 4.8 CLOVE 综合征。a. 右上臂、肘和前臂被搏动性肿块完全包裹。b. 血管造影显示桡动脉和尺动脉近端分支。病灶血管在骨间动脉节段发出。多个动静脉分流明显,类似大的囊状分流。c. 两张术中照片显示引流静脉粗大、扭曲。d. 切除所有异常的神经血管结构后,保留肌肉和关节结构

下肢 最具特征性的畸形是足部软组织过度增生,表现为第一、二足趾间隙过大,球状足趾,足背和足底表面的脂肪包块,以及前足宽阔伴跖骨间隙增宽(见图 4.7)。患者穿鞋困难。还可能存在膝关节脱位、小腿不等长和软骨软化。

脊柱 神经管缺陷和脊髓栓系可能存在。体积较大的胸椎和腰椎旁包块通常与继发性痉挛和 / 或轻度瘫痪相关。这些包块生长顽固,并可以延伸至硬脊膜间隙。

颅面 脂肪沉积、毛细血管畸形和眼眶、上颌骨、下颌骨的过度生长畸形并不常见,一旦发生可造成患儿严重的口腔科问题。面部不会出现巨大的囊性包块。面部的严重畸形易与半侧肢体肥大混淆。

其他系统 已有肾脏发育不全或发育不良的报道。其他重要内脏的畸形未见报道。然而,脂肪包块可能蔓延至腹腔。未见内分泌相关的恶性肿瘤。外生殖器可能含有大量浸润的脂肪组织。

参考文献

1. Sapp JC, Turner JT, van de Kamp JM, van Dijk FS, Lowry RB, Biesecker LB. Newly delineated syndrome of congenital lipomatous overgrowth, vascular malformations and epidermal nevi (CLOVE syndrome). Am J Med Genet. 2007;143 A:2944-58.

2. Kurek KC, Luks VL, Ayturk UM, et al. Somatic mosaic activating mutations in PIK3CA cause CLOVES syndrome Am J Med Genet. 2012;90:1-8.

3. Alomari AI. Characterization of a distinct syndrome that associates complex truncal overgrowth, vascular, and acral anomalies: A descriptive study of 18 cases of CLOVES syndrome. Clin Dysmophol. 2009;18:1-7.

4. Alomari AI. CLOVE(S) syndrome: Expanding the acronym. Am J Med Genet. 2009;149 A:294-5.

Bockenheimer 综合征

别称

真性弥漫性静脉扩张

特征 病变呈局限的弥漫性低流速静脉畸形(静脉扩张),通常累及上肢或下肢。病变为进展型,逐渐累及患肢所有的静脉组织,包括深、浅静脉分支,患肢也随之增大。

背景 1907 年,Phillip Bockenheimer[1]在一个病例报告中描述了该疾病,患者为 52 岁的风琴演奏者,其在 30 余年中左上肢的静脉呈进展性增大(图 4.9)。

病因 组织学上,病灶静脉壁中的弹性蛋白和平滑肌缺

如或变性,导致静脉进行性扩张,伴血管血栓和纤维化[2]。目前没有确定的致病基因的位点。

临床表现 该病为先天性疾患,表现为病变肢体、躯干或外阴部的静脉的扩张和进行性增大。多在童年阶段发现,并随着患儿生长病情进展。临床表现存在差异,症状的严重程度往往与静脉扩张的程度相关。受累区域中的组织,包括骨骼均会受到影响。VMs 的弥漫性是该疾病的特征性表现[3]。

疼痛、肿胀和易疲劳是常见的主诉。

全身肌肉骨骼 上肢受累较下肢或躯干更为常见,多单侧发病,但也可能累及双侧。与正常肢体比较,受累肢体增大,并且生长比例不协调(生长不足或过度生长),经常伴病灶内肌肉萎缩和皮肤萎缩。骨骼受累明显,可见骨质疏松和病理性骨折(图 4.10)。

上肢 肢体受累区域内所有的静脉均扩张。静脉扩张

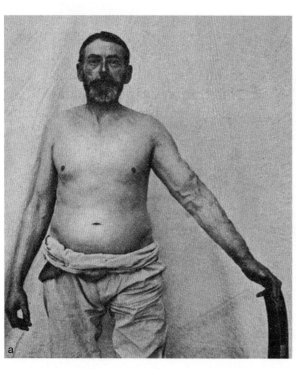
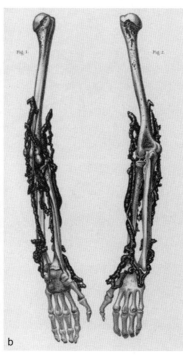

图 4.9 Bockenheimer 真性弥漫性静脉扩张。a. Bockenheimer 原始的案例报道 (1907),患者男性,52 岁,左上肢进行性增粗,伴静脉曲张。b. 左上肢截肢后,显示病变静脉畸形(VM)与解剖正常的动脉。图片来自 Festschriftfur Georg Eduard von Rindfleisch (Leipzig,1907;courtesy of the Francis A. 哈佛大学医学院 Countway 图书馆)

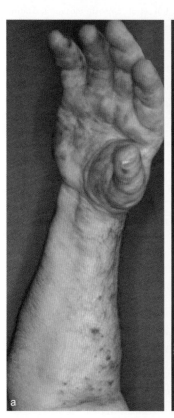
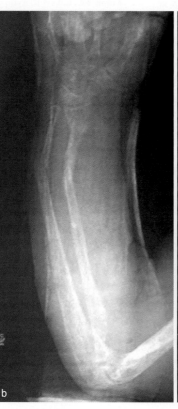
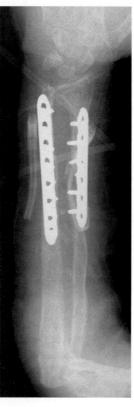

图 4.10 Bockenheimer 弥漫性静脉扩张与前臂骨折。a. 患者为成年男性,先天性病变,弥漫性 VM 累及整个上肢和胸壁。尽管活动范围正常,但患者手部功能受限。b. 32 岁时,轻微暴力导致桡骨和尺骨病理性骨折。切开复位钢板和螺钉固定困难,但骨折顺利愈合

可呈囊状或管状,沿静脉走行中常伴血栓和静脉石(图 4.11)。磁共振血管造影显示受累肢体的深、浅静脉扩张。由于所有组织均为弥漫性受累,因此,肢体深、浅引流系统间没有明显界限(图 4.12)。尽管动脉在解剖学结构上正常,但在手术分离过程中常难以辨认。在疾病早期阶段,多采用局部加压治疗[4],伴随疾病进展,手术切除是治疗首选[5,6]。

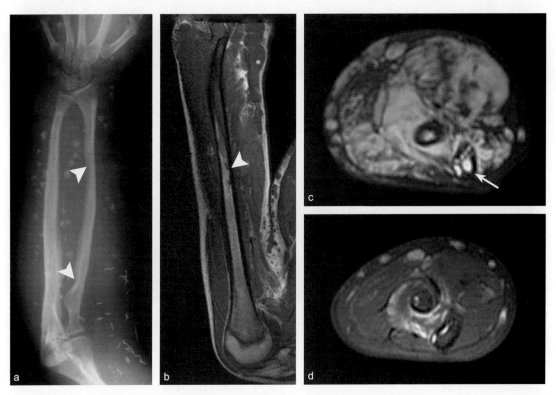

图 4.11　上肢弥漫性 VM。a. X 线显示前臂大量静脉结石和尺骨骨皮质贝壳样改变(箭头)。b. MR 冠状面 T1 加权像,可见骨皮质贝壳样改变(箭头),和上臂静脉明显扩张(星号)。骨皮质萎缩和骨组织脱矿化改变使得这些患者易发生病理性骨折。c. 轴向 MRI T2 加权压脂像显示尺骨髓内受累(箭头)和弥漫性肌肉内 VM,大多数屈肌间室和伸肌间室肌群受累。d 在轴向 T1 加权增强和压脂像中,显示弥漫的 VM 已跨过前臂骨间膜

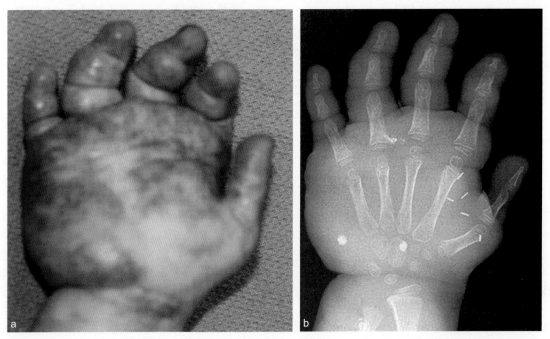

图 4.12　Bockenheimer 弥漫性 VM。a. 手部 VM 累及所有的解剖结构,包括骨骼、肌腱、神经,甚至动脉。b. 小鱼际区域,将皮瓣掀起,充分显露密布的小 VMs

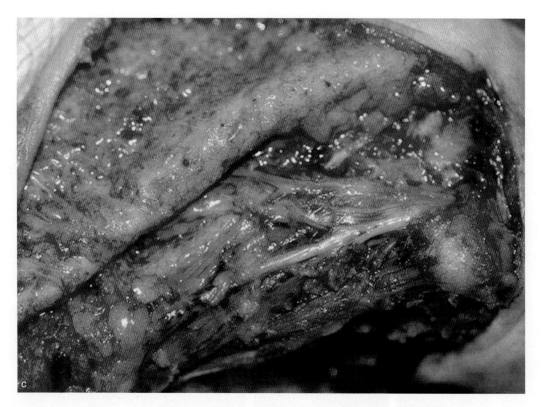

图 4.12（续） Bockenheimer 弥漫性 VM。c. 其深方为受累肌腱和小鱼际肌

下肢　下肢的病理与上肢类似。

脊柱　未见脊柱受累报道，但胸壁和腹壁可被累及。

参考文献

1. Bockenheimer PP. Über die Genuine Diffuse Phlebektasie der Oberen Extremität. Von Rindfleisch Festschrift. 1907;38:311-38.

2. Kubiena HF, Liang MG, Mulliken JB. Genuine Diffuse Phlebectasia of Bockenheimer: Dissection of an eponym. Pediatr Dermatol. 2006;23 (3):294-7.

3. Inaraja Perez GC et al. Images in vascular medicine: A Case of Bockenheimer's Syndrome (Genuine Diffuse Phlebectasia). Vasc Med. 2012;17(2):125-7.

4. van Geest AJ, Veraart JC, Neumann HA et al. Bockenheimer's Syndrome. J Eur Acad Dermatol Venereol. 1999;12:165-8.

5. Upton J, Marler J. Vascular anomalies of the upper extremity. Elsevier; 2005.

6. Marler J, Mulliken J. Current management of hemangiomas and vascular malformations. Clin Plast Surg. 2005;32:9-116.

血管球静脉畸形综合征

别称

血管球瘤

家族型血管球瘤

多发性血管球瘤

静脉畸形伴血管球细胞

特征　外观特征性强，粉红色至蓝紫色簇状慢流速血管畸形。局部压迫后呈现为鹅卵石状，血流不完全排空，典型的表现还包括压痛、角化过度、病变多灶性和四肢好发。

背景　1960 年，Gorlin 等[1]描述了一个家庭中两代人的多发性血管病变，类似海绵状血管瘤伴多发的血管球细胞沿血管腔排列。该血管畸形从临床特征和组织学特征区别于经典的静脉畸形，包括数目不等的血管球细胞，特征性的圆形细胞排列在扩张的静脉外周。血管球静脉畸形（glomuvenous malformations，GVMs）的血管球细胞为未完全分化的血管平滑肌细胞，其在 α- 肌动蛋白和波形蛋白染色中呈阳性[2]。

病因　该疾病通常散发，但已有关于常染色体显性遗传的病例的报道，定位于染色体 1p21-22，为 Glomulin 基因功能缺失突变。

临床表现　该病为 VMs 的亚型。GVM 病变在表现上与 BRBNS 相似[3-5]，但后者无过度角化。多发的 VMs 可能分散分布或合并为厚的斑块，所有病灶都呈现出独特的色调。随着生长和老化，斑块或分散病变可能成为鹅卵石外观。上述肿物多在出生时或 20 岁前发现，而孤立的血管球瘤诊断的平均年龄为 33 岁，并且通常位于指甲下区域。

GVMs 的皮肤表现在婴儿和成人阶段有所不同，分别为粉红色和蓝紫色。病变往往呈隆起的结节状或斑块状的鹅卵石外观（图 4.13a），仅累及皮肤和皮下组织，并且往往呈多灶

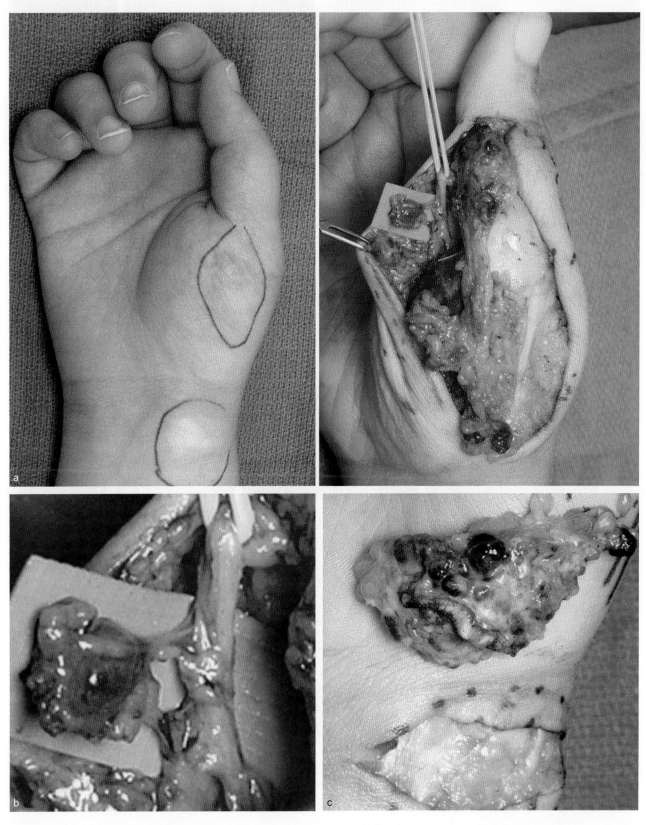

图 4.13　GVM。a. 患者表现为拇指桡侧缘和前臂掌侧的质硬、疼痛和可被部分压缩病灶。可见伴有血栓形成的大量静脉呈巢状分布，并伴有不典型增生的脂肪组织。病灶大体呈鹅卵石外观。原发病变位于皮下组织内，直接侵及神经和肌肉，肌腱偶有累及。b. 一个巢状的病灶直接与桡侧指神经相连。组织学检查可见大量血管球细胞。c. 术中显示瘤内血栓形成

性。上述畸形较静脉畸形质硬(图4.13b),其表面存在鳞屑角化。区别于静脉畸形,GVMs畸形在外力压迫或肢体抬高时不会完全缩小,并且压迫时疼痛。弹性敷料经常会加重疼痛。GVMs畸形在X线片中无静脉结石,静脉结石为静脉畸形的特征。

　　全身肌肉骨骼　血管球静脉畸形好发于四肢。该类畸形的外观类似于其他静脉病变,位置固定并且疼痛。瘤内血栓常见(图4.13 c)。单个、合并斑块或巢状病变多嵌入或毗邻于不典型增生的脂肪,大体检查时,该类型脂肪的颜色与同一肢体正常皮下脂肪存在差异(图4.14)。增生脂肪组织通常呈暗黄色或棕褐色。弥漫性病灶中,神经血管束被包裹其中(图4.15)。肌肉累及常见,但病灶及特征性不典型增生脂肪多位于肌间筋膜。VM斑块或合并的巢状病变从肌间筋膜侵及肌肉。

　　上肢　病变可沿整个上肢分布,也可在上肢的任何部位出现,包括肩、前臂[5]和手部。不同于孤立的非遗传性血管球瘤,GVMs病变很少位于甲下区域。

　　下肢　病变可能在下肢的任何部位发生,已有大腿和臀部分布的病例报道[6]。

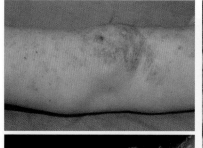
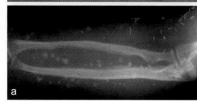
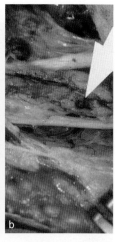

图4.14　GVM。a.该患者表现为弥漫性VMs,并累及整个上肢,存在多个VMs巢分散分布于软组织层面。瘤内血栓随已出现钙化。X线片上可见肘部浅面多个小血管夹。b.手术图片中,箭头所指为典型GVM,并且被不典型增生的脂肪包裹。术中见受累脂肪颜色较暗

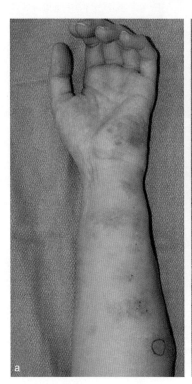
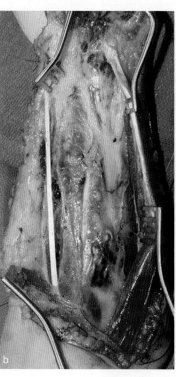
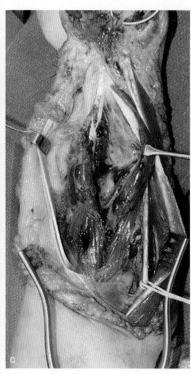

图4.15　GVM。a.患儿,男性,10余岁,表现为多发、质硬、疼痛的VMs,病灶累及真皮层。b.掀起皮瓣,可以见VMs位于肌膜深面,几乎侵及所有类型的组织,包括骨、神经和肌腱。c.病灶累及三层肌肉(腕屈肌,指浅屈肌,指深屈肌)。病变累及结缔组织或筋膜层,尤其倾向于侵袭神经血管束。该患者的正中神经,前、后骨间神经血管束均被明显累及

参考文献

1. Gorlin RJ, Fusaro RM, Benton JW. Multiple glomus tumor of the pseudocavernous hemangioma type. Arch Derm. 1960; 82; 776-8.

2. Boon LM, Mulliken JB et al. Glomuvenous malformation (Glomangioma) and venous malformation: Distinct clinicopathologic and genetic entities. Arch Dermatol. 2004; 140; 971-6.

3. Upton J, Marler J. Vascular anomalies of the upper extremity. in Mathes S (Editor) Plastic Surgery, Vol. 8. Hentz, V (Editor) chap. 209; 369-416. Elsevier; 2005.

4. Marler J, Mulliken J. Current management of hemangiomas and vascular malformations. Clin. Plast. Surg. 2005; 32; 99-116.

5. Upton J et al. Vascular malformations of the upper limb: A review of 270 patients. JHS. 1999; 24 A; 1019-35.

6. Beasley SW, Mel J, Chow CW, Jones PG. Hereditary multiple glomus tumours. Arch Dis Child. 1986; 61; 801-2.

PTEN 综合征

别称

Bannayan- Riley -Ruvalcaba 综合征（BRR）

Cowden 综合征

Riley-Smith 综合征

Bannayan-Zonana 综合征

Ruvalcaba-Myhre-Smith 综合征（RMSS）

巨头多发脂肪瘤和血管瘤综合征

PTEN-AVA（PTEN 相关血管异常）

特征　PTEN 综合征患者通常在包括上肢在内的身体的不同部位出现多发性错构瘤，并且可以有多发性毛发膜细胞瘤、乳头瘤样丘疹、脂肪瘤、恶性病变、巨头和认知延迟和 / 或自闭症。

背景　关于这个疾病命名的演变，正体现了人们对该病认识的过程。在以往的文献曾有报道所有这些综合征都有 *PTEN* 基因突变。Riley 和 Smith[1] 在 1960 年报道一个患巨头，假性视神经乳头水肿和多发血管瘤的家庭。1971年 Bannayan[2] 描述了一个巨头、脂肪瘤和血管畸形的患者。Zonana 等[3] 报道了一家父亲和其两个儿子都伴有巨指和肠系膜错构瘤，后者含有脂肪组织、淋巴管和其他血管成分。Miles 等[4] 报道的几位患者，除上述表现外，还额外地累及中枢神经系统和骨肌系统，并使用人名 Bannayan-Zonana 综合征来命名。Ruvalcaba 等[5] 描述了同样的症状集合并添加了阴茎"雀斑"，考虑患者为 Sotos 综合征。Gorlin 等[6] 后来认识到该病的一些共同的特征，并开始将已有命名进行组合。Cohen[7] 提出了 Bannayan-Riley-Ruvalcaba（BRR）这个名词，后来沿用了数十年。直到分子生物学家发现 *PTEN* 基因突变，才将该病命名为 PTEN 综合征。

病因　这些患者有 *PTEN* 基因突变，*PTEN* 基因为抑癌基因，位于 10q23.31[8]。

临床表现　这些患者通常表现为肿物，缓慢生长并且最初没有症状。患者出生时病变多无表现，童年早期可见。女、男发病率基本一致。据文献报告，皮肤特点是毛细血管，静脉和动 - 静脉性畸形，是该综合征的次要组成部分。错构瘤相对于身体其他部分更常见于四肢，但也可见于头、颈部。错构瘤的定义包含各种不同的组织。当高流速动脉成分存在时使用 PTEB-AVA 来命名。大多数患者可有发育迟缓。

全身肌肉骨骼　四肢有不同程度的肌力减退。

上肢　上肢所有区域均可受累，但前臂和手似乎是最常见发病部位（图 4.16）。皮下组织可见脂肪瘤。体格检查时可见大多数病变有明显的高流速成分，超声检查可以证实高流

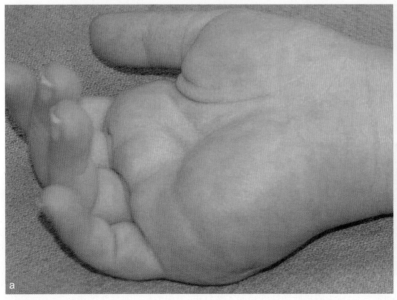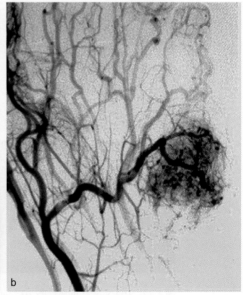

图 4.16　PTEN。a. 3 岁患儿，表现为小鱼际疼痛，迅速增大的肿块。初期放射学表现正常。听诊可及震颤。b. 血管造影显示富血供的肿物，主要连接掌浅弓的尺侧，而不是尺动脉

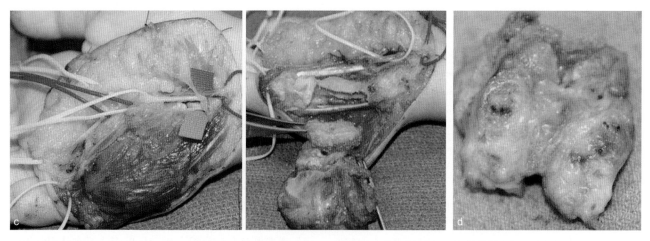

图 4.16（续） PTEN。c. 栓塞后，进行手术探查。肿物累及所有 3 个小鱼际肌。游离尺神经（黄圈）和动脉（红圈）。第五掌骨扭曲的皮质表面提示肿物已浸润骨骼。d. 在发育不良的脂肪组织的横截面上也可见到纤维组织和被栓塞的动静脉畸形

速病变的存在。病变沿着筋膜层面和神经血管束分布，呈多灶性，直接浸润肌肉，并包绕骨骼结构，骨骼改变为病灶压迫所致，而非浸润性改变。在错构瘤中，脂肪组织为主要成分，但也可含有被病变浸润的肌肉、致密的纤维带、聚集的淋巴组织、成簇的异常静脉和动脉畸形以及伴或不伴 AVFs 等。其症状与肿物的大小和重量、位置、血流动力学和周围神经的受累情况相关。

下肢　小腿和脚踝区域的发病常见（图 4.17）。

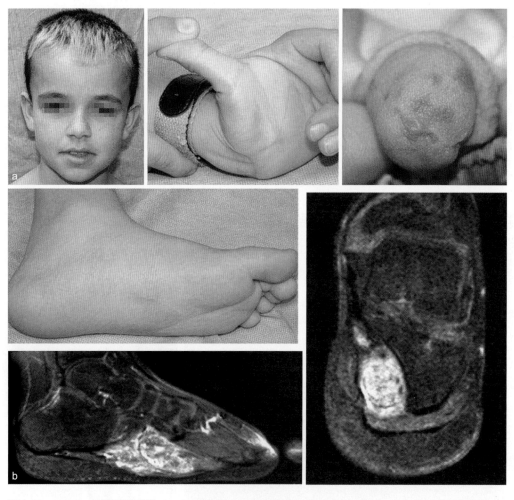

图 4.17　PTEN。a. 这男孩诊断为 Cowden 综合征（CS），因足底痛性肿物而无法行走。突出的特点是额头膨出，所有关节过伸，龟头痣或"雀斑"。b. 足内侧痛性肿物累及胫后血管神经束。磁共振成像扫描（T2 加权冠状面和矢状面）显示血供丰富，边界清晰的病灶

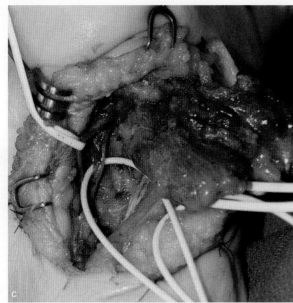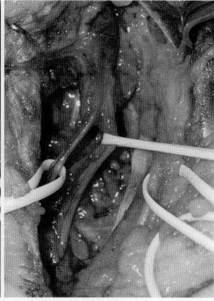

图 4.17（续） PTEN。c. 切除致密纤维组织伴脂肪异常增生的病变,以及已形成血栓的动静脉畸形。病变脂肪呈暗黄色,与足底正常的脂肪相对比。白环牵引的为足底内、外侧神经

颅面 巨头畸形非常常见[9,10],前额凸出是显著特点(图 4.17)。

其他系统 也有文献报道肿物累及腹膜和肠系膜。泌尿生殖系统 男性阴茎龟头多可见痣或者"雀斑",但类似的病变于女性阴蒂处少见。也有报告阴茎和女性外阴的雀斑、疣和黑棘皮病伴肠道息肉及甲状腺病变[9]。

参考文献

1. Riley HD Jr Smith WR. Macrocephaly, pseudopapilledema and multiple hemangiomata: a previously undescribed heredofamilial syndrome. Pediatrics. 1960;26:293-300.

2. Bannayan GA. Lipomatosis, angiomatosis, and macrencephalia: a previously undescribed congenital syndrome. Arch Path. 1971;92:1-5.

3. Zonana J, Rimoin DL, Davis DC. Macrocephaly with multiple lipomas and hemangiomas. J Pediat. 1976;89:600-3.

4. Miles JH, Zonana J, Mcfarlane J, Aleck KA, Bawle E. Macrocephaly with hamartomas: Bannayan-Zonana syndrome. Am J Med Genet. 1984; 19:225-34.

5. Ruvalcaba RHA, Myhre S, Smith DW. Sotos syndrome with intestinal polyposis and pigmentary changes of the genitalia. Clin Genet. 1980; 18:413-6.

6. Gorlin RJ, Cohen MM Jr Condon LM, Burke BA. Bannayan-Riley-Ruvalcaba syndrome. Am J Med Genet. 1992;44:307-14.

7. Cohen MM Jr. Bannayan-Riley-Ruvalcaba syndrome: renaming three formerly recognized syndromes as one etiologic entity. (Letter) Am J Med Genet. 1990;35:291.

8. Sansal I, Sellers WRT. The biology and clinical relevance of the PTEN tumor suppressor pathway. J Clin Oncol 2004;22:254-63.

9. Fargnoli MC, Orlow SJ, Semel-Concepcion J, et al. Clinicopathologic findings in Bannayan-Riley-Ruvalcaba syndrome. Arch Dermatol. 1996;132:1214.

10. Tan WH, Baris HN, Burrows PE, et al. The spectrum of vascular anomalies in patients with PTEN mutations: Implications for diagnosis and management. J Med Genet 2007;44:594.

PHOST 综合征

别称

软组织 PTEN 错构瘤

磷酸酶和同源张力蛋白(PTEN)

特征 软组织 PTEN 错构瘤(PTEN hamartoma of soft tissue,PHOST)是组织病理和临床特点鲜明的病变,主要表现为肌肉内的特殊血管异常错构瘤。这些软组织发现与常染色体显性 PTEN 错构瘤肿瘤综合征(PTEN hamartoma tumor syndrome,PHTS)患者联系密切,包括 Bannayan-Riley-Ruvalcaba 综合征(Bannayan-Riley-Ruvalcaba syndrome,BRRS)和 Cowden 综合征(Cowden syndrome,CS)。因为这个疾病也含有血管成分的改变,故此在血管相关综合征中也会提及。

背景 这个疾病的软组织成分最近被 Kurek、Howard、Tennant 和 Upton 等在 34 例患者中描述过[1]。

病因 Kurek 等的研究中,超过 50% 以上的 PHOST 患者的患 BRRS 或 CS,有 85% 伴生殖细胞 PTEN 基因突变。PTEN 基因是抑癌基因,位于染色体 10q23.31 上,会影响多个组织类型,因此这个疾病有错构瘤的性质。

临床表现 如上所述,这种特征性病变通常与 PHTS 家族疾病相关,也有一系列其他表现的特殊疾病。发病年龄小,多为十几岁发现,有 PHOST 病变提示应检查 PHTS 异常。一些 PHOST 病变的患者表现出类似于毛细血管畸形的皮肤色

斑,继发于皮肤和真皮下的薄壁血管畸形,偶尔会伴发表面的疣状表皮增生。

全身肌肉骨骼　多表现为下肢疼痛和肿胀,尤其是大腿或小腿,可见肿物。肿物可能相当大,可达 25cm,具有浸润性、无包膜(图 4.18)。这些病变通常多发。典型的 PHOST 病变位于肌肉内,但经常伴皮下和筋膜的病变。均为错构瘤

肿物,伴混合组织类型成分,包括:成熟脂肪组织,黏液样纤维组织,包含一些类似于肺泡的特征性的静脉通道。其他特点包括:动脉血管畸形伴血管壁肥厚、管腔狭窄,动静脉瘘,粗大静脉畸形,难以辨识的血管畸形,以及偶发的骨骼病灶或肥大的神经。这些富含血管的肿物沿筋膜层面生长,多侵犯血管神经束。这些病变也会直接浸润肌肉,压

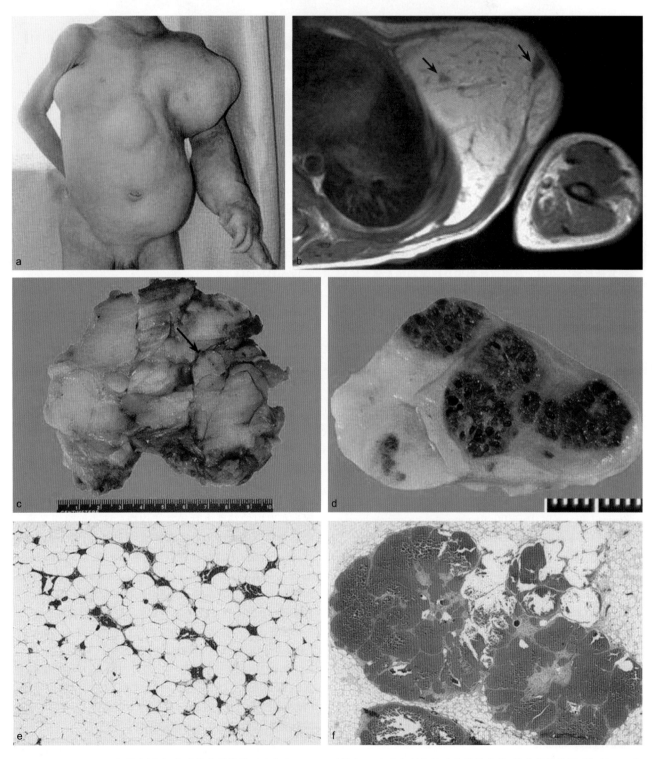

图 4.18　PHOST。a. 患者为男孩,在腋部和前臂的巨大病变。b. MRI(轴向 T1 加权)研究显示高信号病灶,伴小的静脉簇(箭头)。c. 大体上肿物大部分由脂肪组织组成。d. 腋窝肿物的横截面显示不规则的薄壁扩张的静脉巢。e. 组织学上小扩张静脉存在于脂肪细胞内。f. 背靠背扩张的静脉的不连续节段充满了红细胞

迫骨骼[2]。

上肢 第二个最常见受累部位是上肢。前臂和手掌都是常见的发病部位。患者出生时肿物多难以被发现，但会在3岁前表现得明显。肿物质地软或韧，可触及震颤。快流病变

占主导。术中，在发育不良的脂肪组织中也可见大量静脉扩张和静脉巢（图4.19）。

下肢 病变最常见受累部位是下肢，特别是小腿、大腿和臀部（图4.19）。

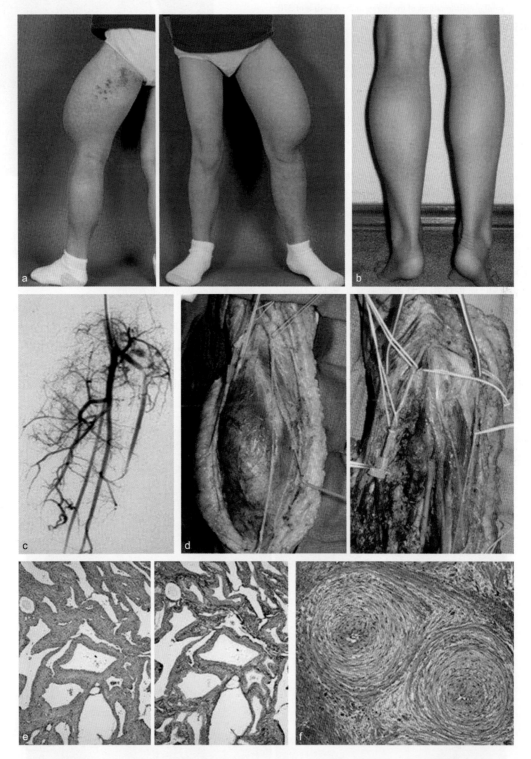

图4.19 PHOST。a. 患者10岁，表现为左大腿疼痛、搏动性肿块。表面有一个小的不规则CM。b. 大腿病灶切除后，患者因小腿非常疼痛再次就诊。没有创伤史。c. 在腘窝水平的血管造影显示肿物血运弥漫，来源于外侧的腓肠肌，腘动脉的一个较小分支可见团块影。d. 手术暴露显示肿物来源腓肠肌外侧深面。可见脂肪发育不良。肌肉组织被病变浸润。更深层次的解剖显示肿物与胫后神经血管束粘连。皮肤感觉神经被黄色环标记。注意在伴行动脉旁的扩张的静脉串。e. 组织切片中可见动静脉分流，动脉向静脉转换。f. 小官腔动脉壁可能有同心圆性增厚，累及动脉外膜、中膜和内膜

参考文献

1. Kurek KC, Upton J, Mulliken JB et al. PTEN Hamartoma of soft tissue: A distinctive lesion in PTEN Syndromes. Am J Surg Path. 2012; 36 (5): 671-87.

2. Upton J et al. Vascular malformations of the upper limb: A review of 270 patients. JHS. 1999; 24 A: 1019-35.

Parkes-Weber 综合征

别称

PKWS

特征　进展性疾病，主要特点是皮肤潮红（毛细血管畸形）和深部动静脉畸形（快流速病变），累及四肢，表现为软组织和骨骼进行性过度生长，并导致肢体长度差异。畸形的快流速成分使该病区别于 Klippel-Trennauny 综合征（Klippel-Trennauny syndrome, KTS）。

背景　1907 年，英国皮肤科医生 F. Parkes-Weber（图 4.20）最早描述了该病。他的名字也与其他的血管病变关联，包括 Sturge-Weber 病、遗传性出血性毛细血管扩张症（Osler-Rendu-Weber 病）、Klippel-Trenaunay-Weber 病 和 Weber-Christian 病。

病因　传统观念认为该病散发并且罕见。然而，Eorola 等[1]在 6 个合并毛细血管和动静脉畸形的家系中发现该病与染色体 5q14.3 上的 RASA1 基因突变有关，这些患者的特

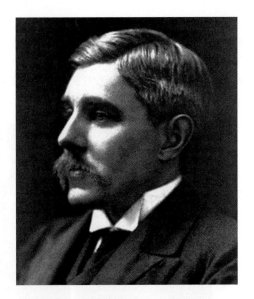

图 4.20　英国皮肤科医生 F. Parkes-Weber

征是多发性毛细血管畸形。他们将家族性的患者命名为 CM-AVM，即毛细血管畸形 - 动静脉畸形。当肢体受累时，文献中使用 Parkes-Weber 命名。

临床表现　该疾病在出生时明显，表现为不同形式的体表红斑，即受累肢体的 CMs。这些皮肤的"胎记"通常为快流速病变（图 4.21）。Park-Webber 畸形被归类为 CAVM。AVMs 往往在青春期、孕期、使用避孕药和月经期间加重，并且不能恢复成相对静止的流量状态[2]。介入放射学家认为单纯的

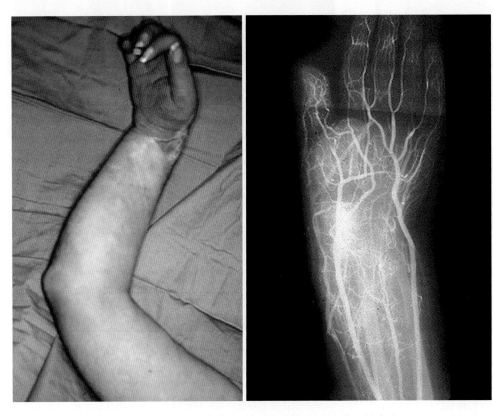

图 4.21　Parkes-Weber 综合征年轻女性患者，毛细血管和静脉畸形

PKW 畸形为微小瘘管样畸形,而真正的快流速病变为大管径的动静脉畸形。随着年龄增长症状逐渐加重,软组织与骨骼遭到浸润和破坏。临床症状不断加重、恶化。巨大的病灶极度困扰患者,并不断吸收患者身体营养。KTS 肢体为进行性、成比例生长,而 PKWS 肢体可能是进行性不成比例的生长。

全身肌肉骨骼 患者存在特征性的毛细血管畸形和潜在的快流速动静脉畸形。受累肢体温暖,颜色呈弥漫的粉红色,出生后的表现会存在差异。通常可触及杂音或震颤。病灶的出血可能致命。

上肢 肢体远端的盗血现象可能导致指尖坏死(图 4.21,图 4.22)。通常受累肢体表现为多汗症、剧烈疼痛和皮温高(图 4.22)。在骺板闭合之前,相对于正常肢体,受累肢体有进行性纵向生长的趋势。肢体长度差异在出生时并不明显,但随着生长变得越来越显著,尤其是下肢[3]。

下肢 下肢受累相对上肢更为常见。少数情况下,骨盆畸形伴过度生长极为罕见,该病变称为 Cobb 综合征。淋巴水肿可造成严重的并发症。肢体缺血可导致溃疡和剧烈的疼痛,进而有截肢可能;上述情况多因肢体近端动静脉瘘的分流所致。以往有一例关于股骨短小的报道[3]。

其他系统 当血管受累伴 Brenham 征阳性或心动过缓反应时,预后较差。此时,当腋动脉发生闭塞时,肢体的脉搏减慢。受累肢体轴向动脉的直径可能是健侧肢体动脉直径的数倍。回流静脉直径增粗迂曲(图 4.23)。少数(2%)患者出现心脏扩张,并进一步造成高排的心脏衰竭。症状开始于童年,随着年龄增大而进展(图 4.24)。

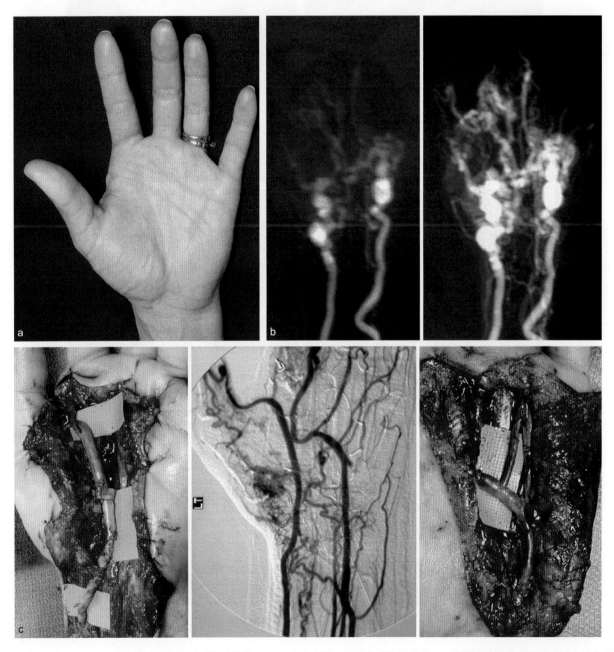

图 4.22 Parkes-Weber 综合征。a.静脉畸形伴手指缺血。b.动脉造影显示所有手指无血流。c.静脉移植重建血管后动脉血流恢复

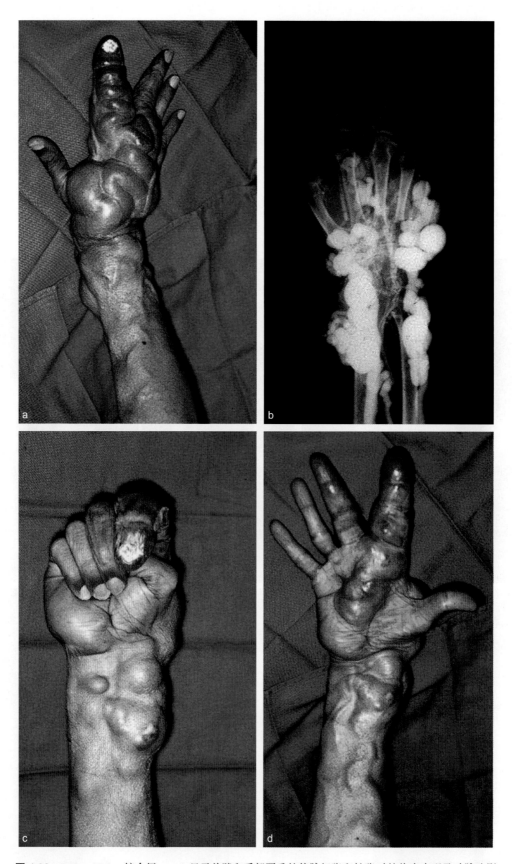

图 4.23 Parkes-Weber 综合征。a~d. 显示前臂和手部严重的静脉怒张和扩张时的临床表现及动脉造影

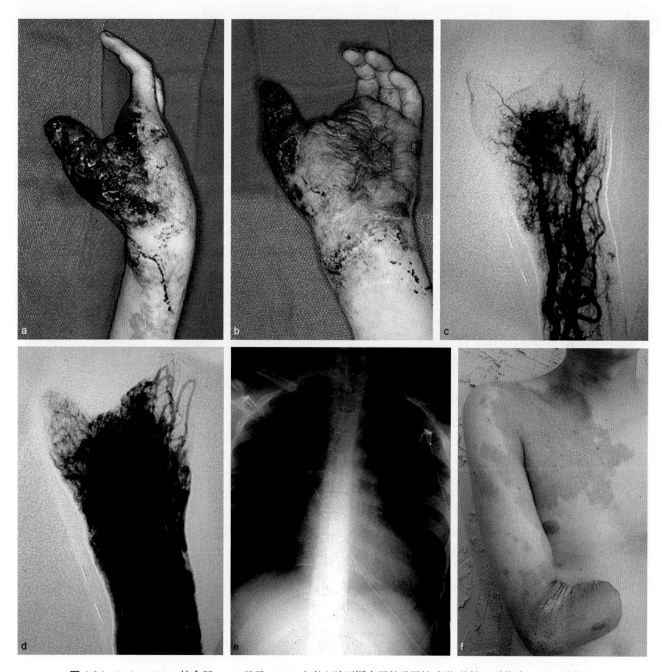

图 4.24 Parkes-Weber 综合征。a~f. 显示 PKWS 患者上肢不同水平的进展性畸形,从缺血到截肢,以及心脏扩大

参考文献

1. Eerola I, Boon LM, Mulliken JB, Burrows PE, Dompmartin A, Watanabe S, Vanwijck R, Vikkula M. Capillary malformation-arteriovenous malformation, a new clinical and genetic disorder caused by RASA1 mutations. Am J Hum Genet. 2003; 73; 1240-9.

2. Mulliken JB, Young AE, editors. Vascular birthmarks: Hemangiomas and vascular malformations. Philadelphia: W. B. Saunders Co.; 1988.

3. Fernandez-Pineda I, Lopez-Gutierrez JC. Parkes-Weber syndrome associated with a congenital short femur of the affected limb. Ann Vasc Surg. 2009 Mar; 23 (2): 257.e1-2. Epub 2008 Oct 2.

5

第五章　先天性关节挛缩

关节挛缩也被称为关节强直或关节弯曲。术语关节弯曲(希腊语"arthron"=关节，"grypos"=弯曲，钩)是一个普遍通用的名称，在过去的50年里，给明确诊断带来了极大困难。简单地说，它代表了所有的单个或多个关节僵硬和/或挛缩先天疾病[1]。那些可能累及所有肢体的广义的挛缩和主要累及四肢远端的挛缩疾病已经开始加以区别。

这些关节挛缩可能与先天性骨骼、关节、韧带、肌肉或皮肤异常相关。神经源性或结缔组织异常可导致继发关节挛缩。先天性代谢或贮积病和染色体异常经常也会与关节挛缩相关。Bamshad等[2]指出患关节弯曲但神经功能正常的患儿会涉及肌肉发育不良、远端关节弯曲、广泛结缔组织疾病，或胎儿被挤压。而神经系统检查异常表明在子宫内的关节运动降低，源于中央或外周神经系统，运动终板，或肌肉的异常。

上肢、下肢、脊柱或颞下颌关节可出现先天性僵直。这些情况最具代表性的异常是多发先天性关节挛缩(arthrogryposis multiplex congenita，AMC)及其变异包括ARC(关节挛缩、肾功能不全和胆汁淤积)综合征，远端关节挛缩综合征I型[3]和肌发育不良。小指近端指间关节关节挛缩是屈曲指的典型表现，但也可发生于其他手指。软骨发育不全、软骨发育不良、肢端中胚层发育不良、McKusick干骺端发育不良和Fronto干骺端发育不良可能与关节挛缩相关，尤其是在肘部[2]。其他伴关节僵直的骨软骨发育不良，包括先天性脊椎骨骺发育不良和Dyggve-Melchior-Clausen综合征。目前超过300种综合征具有关节挛缩的临床表现[3,4]。

手外科学国际联合会(International Federation of Societies for Surgery of the Hand，IFSSH)出版了一份报告，在我们认知的范围内特别描述了AMC的定义、人口统计学、病因、分类、临床特点、处理和预后知识[5]。AMC可累及上肢的一个或多个关节(表5.1)。

那些有着相似的肢体表型但不符合AMC诊断标准的被称为远端关节挛缩症。有十种类型的远端关节挛缩症，临床表现有重叠。它们是都是常染色体显性遗传疾病，主要累及四肢远端。所有类型都是挛缩症状至少累及身体的两个不同区域，不伴原发性神经或肌肉疾病。对于所有类型，手足表现一致，继发性挛缩表现的变异性极大[6]。在所有类型中，累及肢体的近端部分的挛缩明显减少。对于外科医生来说，最重要的类型是远端关节挛缩症(distal arthrogryposis，DA)1和DA2B，也被称为Freeman-Sheldon综合征(Freeman-Sheldon syndrome，FSS)。

表5.1　多关节或单关节僵硬

由于中枢神经系统紊乱产生的关节挛缩症：
1. 局灶角细胞缺乏症
2. 广泛前角细胞缺乏症
3. 结构性脑障碍/破坏
4. 不确定部位
关节和连接组织的异常
1. 先天性挛缩细长指
2. Freeman-Sheldon综合征
3. 松弛性或高张性宫内脱位和挛缩(排除痉挛性)
远端关节挛缩综合征
翼状胬肉综合征
1. 多发翼状胬肉综合征
2. 致命性多发翼状胬肉综合征
3. 腘窝翼状胬肉综合征
4. 上睑下垂，脊柱侧凸，翼状胬肉
5. 肘前蹼综合征(Liebenberg)
骨骼异常
1. 屈曲性骨发育不良
2. 扭伤性肢体骨发育不良
3. Kniest发育不良
4. 变形骨发育不良
5. Camptomelic发育不良
6. Schwartz综合征
7. 胎儿酒精综合征伴骨性联合
8. 成骨不全症伴弯曲/挛缩
肌肉疾病
1. Emery-Dreifuss肌营养不良症
2. 肌无力、肌病、轻度挛缩
宫内/母体因素
1. 胎儿酒精综合征伴挛缩
2. 感染
3. 未经治疗的产妇SLE
4. 宫内胎儿窘迫
5. 畸形(压力)
6. 多胎妊娠
7. 羊水泄漏
8. 宫内肿瘤
9. 中断(羊膜束带或缩窄环)

续表

其他
1. 假性 18- 三体综合征伴挛缩
2. Roberts 假性沙利度胺综合征
3. 耳聋伴远端挛缩
4. VACTERL 相关疾病
5. 未确认的多发畸形和挛缩
单关节
1. 屈曲指
2. 关节强直
3. 扳机指 / 拇指

参考文献

1. Gericke GS, Hall JG, Nelson MM, Brighton Ph. Diagnostic considerations in arthrogryposis syndromes in South Africa. Clin Genet 2103;25:155-162.

2. Bamshad M, Van Heest AE, Pleasure D. Arthrogryposis:a review and update. J Bone Joint Surg Am. 2009;91:40-46.

3. Jones K. Smith's recognizable patterns of human malformation. 6th ed. Philadelphia:Elsevier Saunders;2006. p. 390-409.

4. Hall JG, Reed SD, Greene G. The distal arthrogryposes:delineation of new entities-review and nosologic discussion. Am J Med Genet. 1982;11:185-239.

5. Mennen U, Van Heest Ezaki MB, Tonkin M, Gerick G. Arthrogryposis Multiplex Congenita. J Hand Surg 2005;30B:468-74.

6. Bamshad M, Jorde LB, Carey JC. A revised and extended classification of the distal arthrogryposes. Am J Med Genet 1996;65:277-81.

相关综合征
先天性多发性关节挛缩（AMC）
远端关节挛缩综合征，I型（DA1）
Beals 综合征（挛缩细长指）
Hurler 综合征
假性 Hurler 多发发育不良
Schwartz-Jampel 综合征
Freeman Sheldon 综合征（远端关节挛缩症综合征，2A 型）
ARC（关节挛缩症、肾功能不全，胆汁淤积）综合征
先天性肌发育不良
8- 三体综合征
13- 三体综合征
18- 三体综合征
11q 缺失综合征
Larson 综合征
Kondoh 综合征
Bruck 综合征
弯曲变形发育不良
Kuskokwim 综合征
胸膜硬化
Pena-Shockeir 表型
COFS（脑 - 眼睛面骨骼）综合征

Marden-Walker 综合征
Hecht（假性指屈曲）综合征
FG（Opitz-Kaveggia）综合征
Escobar（多发翼状胬肉）综合征
CHILD 综合征
Kniest 发育不良
多发骨性联合综合征
Leri-Weill 骨软骨生成障碍
下颌 - 肢端发育不良
胎儿丙戊酸盐综合征
胎儿乙内酰脲综合征
行性骨化性纤维发育不良综合征
Shprintzen-Goldberg 综合征
神经节苷脂贮积综合征
McKusick 干骺端发育不良
Fronto 干骺端发育不良
Dyggve-Melchior-Clausen 综合征
Allan-Herndon 综合征

先天性多发关节挛缩

别称

AMC

多发先天性关节僵硬

胎儿肌营养不良畸形

特征　非进行性肌肉萎缩伴多发关节挛缩，出生时即出现。

背景　该疾病在 1841 年由 Adolph Wilhelm Otto[1] 首次描述，但 Stern[2] 在 1923 年提出了先天性多发性关节挛缩（arthrogryposis multiplex congenita, AMC）这个术语。最初这个疾病被认为是继发于肌肉萎缩的关节僵硬，但现在被认为是先天性神经肌肉疾病，继发产生关节挛缩。AMC 并不适用于关节的先天畸形。AMC 在活产婴儿的发病率 3∶10 000[3,4]，男女比例为 1.5∶1。

病因　从病因学的角度来看，有两种形式的 AMC，肌病和神经病类型[5]。肌病型有很强的遗传因素，其特点是肌肉变化类似进行性肌萎缩伴肢体固定屈曲畸形，以及胸部及脊柱的严重畸形。神经病类型没有明显的遗传因素，表现为四肢的固定屈曲或伸展。然而，两种类型临床上难以区别。经典的 AMC 是由一些破坏性的事件，部分或完全地破坏前角细胞导致。这些事件的原因未知，包括病毒、因感染造成的体温升高、胎盘功能不全和因携带 MH（恶性高热）基因造成的胎儿应激。

临床表现　AMC 的特点是在出生时就有多发关节挛缩。可能累及上肢和 / 或下肢和 / 或颞下颌关节。畸形是非进展性的，对称，肢体远端症状严重。患儿智力正常，手部感觉功能正常。在妊娠 20 周后有时可通过超声进行宫内诊断。

AMC 具有以下 13 个成分[6]：

1. 具有典型特征的综合征

2. 先天性与出生时即充分表现

3. 多发对称关节累及

4. 正常的中枢神经系统和智力

5. 非基因遗传

6. 没有胚胎畸形

7. 神经病型源于前角细胞病变

8. 肌肉由纤维脂肪组织取代

9. 没有系统性的表现

10. 感觉功能正常

11. 出生后不会进展

12. 关节畸形缺乏活动度

13. 患儿适应性强,灵活

基于受累关节的数量和僵直程度,将 AMC 关节病理分型分为两个基本组(图 5.1):

Ⅰ型:"松弛"型,受累的肌肉少,预后良好。

Ⅱ型:"僵直型",几乎没有正常肌肉,关节活动度极少。

另外,还对每个关节进行了精细分型,以评价后续治疗、处理、手术和支具的效果。在这个"disc-o-gram"系统中,关节

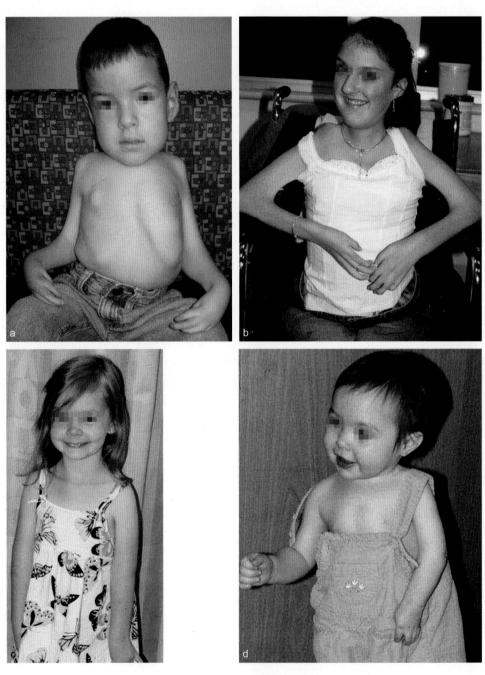

图 5.1   AMC 的变异。a. AMC Ⅰ型 "僵硬" 患者,表现为圆形肩,肘、腕关节和拇指的对称性固定屈曲畸形。颈部活动度可,下肢受累。b. 女性患者,更严重的累及,每个关节严重挛缩,包括颈椎。手部没有活动度。患者需要坐轮椅,能够张开嘴巴。c. AMC Ⅱ型 "松弛" 女性患儿,伸肘肌肉作用较强,腕伸肌和指伸肌作用弱,肘、腕关节有完全的被动活动度,不能主动活动。d. 这是不常见的Ⅰ型,女性患儿,只有一侧上肢有严重的表现,一些学者会将此归类为远端关节挛缩

活动度被分成 5 组,上肢和下肢累及的程度被分为 3 个亚组。对于上、下肢每个特定的关节治疗前后易于对比[7]。

全身肌肉骨骼　受累及的关节有正常发育的软骨,但韧带严重萎缩,可能部分或完全僵直。肌肉缺如,萎缩,力弱,或被纤维组织所取代。皮下脂肪也可是萎缩。

上肢　在最初的表现,所有的关节水平都可能受累。这包括:肩关节内收内旋畸形,肘关节屈曲,腕关节屈曲畸形,手指屈曲畸形,中指完全性屈曲畸形和扣拇(图 5.1)。

肩关节发育不良,内旋(图 5.1 a),胸肌挛缩或纤维化。出生时肩胛胸运动受限。在Ⅱ型患者中可见 Springer 畸形。当出生时或早期表现为紧张性挛缩,随着生长发育,可能出现皮肤蹼或翼状胬肉(图 5.1 和图 5.2)。在肩关节,腋前襞的紧张更加明显,在肘关节水平则是在肘窝前。

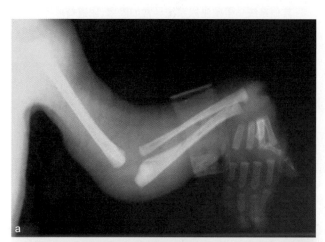

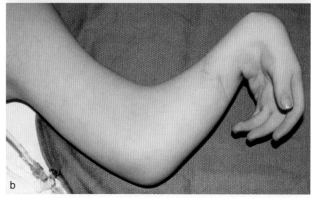

图 5.2　肘关节 AMC 伴翼状胬肉。a. AMC 患者的肩关节和肘关节的放射影像学,显示严重的挛缩但骨骼关系正常。腕关节严重屈曲,但未脱位。软组织阴影显示在上臂和前臂水平肌肉含量很少,大部分肌肉组织已被纤维组织所取代。b. 肘前和腋前软组织蹼或翼状胬肉较为明显。皮肤横纹的缺乏提示主动和被动运动度的完全缺如

肘部三头肌伸直力量相对强,没有屈曲的对抗。因此肘后关节囊紧张,被动屈肘受限。肱尺关节完整,但肱桡关节极少脱位(图 5.3)。在严重的病例中,桡尺近侧关节可在最初的几年内长成融合,限制前臂活动。

在所有病例,腕关节都是屈曲和尺偏的,尺侧腕屈肌非常

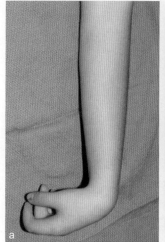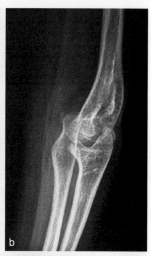

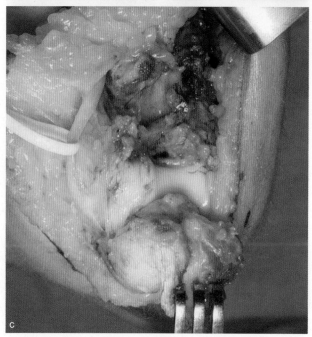

图 5.3　肘关节 AMC 伴桡骨头脱位。a. 非常紧张的肘关节伸直挛缩,这是肱三头肌的无对抗牵拉导致的。在肘关节无屈曲皮肤横纹。b. 在 3 岁时桡骨头脱位。c. 肘后关节囊增厚、纤维化。切开显露,可见在下方的尺骨鹰嘴窝,白色橡胶管牵引的尺神经

紧张(图 5.4)。出生时腕关节并不半脱位或脱位,但随着生长发育会发生类似畸形。对于 AMC Ⅰ型“松弛”患儿,关节被动活动度几乎不正常,但可以通过夹板或支具保持腕关节背伸。对于 AMC Ⅱ型“僵直”患儿,即便通过积极治疗,腕关节也几乎不能维持在中立位。腕部压力负荷明显,随着生长发育会继发腕关节畸形。近排腕骨多扁平,尺三角多融合。当这些患儿长到青少年时期,所有的腕骨间关节变窄,腕关节角增大,最终成为固定的屈曲畸形。当骨发育成熟时,可见到不同形式的腕骨融合,在此期,疾病晚期,软组织矫正是不可行的(图 5.5)。

手部的畸形严重,这会在之后的远端关节挛缩综合征中叙述。对于Ⅱ型患儿,拇指严重屈曲,扣于掌内,呈内收屈曲畸形。在这类患者中,拇内收肌无正常肌肉组织,仅为完全挛

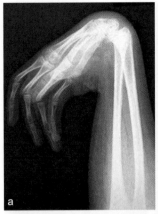
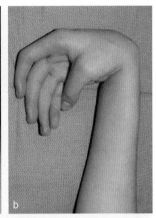
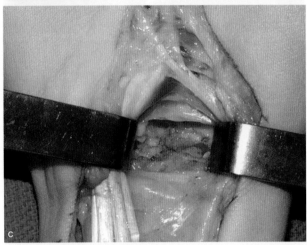

图 5.4　AMC 的腕关节屈曲挛缩。a. 在生后 1~2 年内,患儿的腕关节屈曲挛缩超过 100°,已形成固定畸形。前臂两侧肌肉极少。关节间隙仍然保持。b. 拇指腕掌关节完整,但因拇收肌纤维化,拇指呈屈曲 / 内收状态。拇短伸肌或拇长伸肌的功能缺失。c. 腕关节掌侧,关节囊韧带短缩,关节周围所有软组织挛缩。在桡腕关节,舟状骨和月骨扁平化

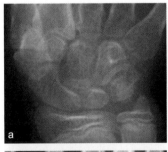
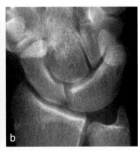
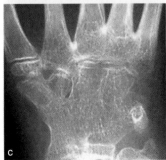

图 5.5　AMC 伴腕骨融合。a. I 型“僵硬”型患者的 X 线片,腕骨间关节狭窄,近排腕骨通常可能是扁平的。b. 在 AMC 患者中,月三角骨融合最为常见。c. 在严重的病例中,所有的腕骨最终可能都完全融合

缩的纤维化肌腹。因此,拇指对捏功能常受限。由于内在肌损失,掌弓和腕弓消失。掌指关节会表现出一定程度的固有屈曲,特别是对于 I 型患儿,而 II 型的患者未见。手指间的软组织紧张,可伴有不完全的简单并指,但很少越过 PIP 关节水平[8]。手尺侧指挛缩更加严重;由于缺乏活动度,指间关节可因继发的侧副韧带挛缩,背侧关节囊和伸肌装置的挛缩而出现伸直受限。伴或不伴并指畸形的屈曲指畸形,通常累及两个或多个手指,包括拇指,这在 I 型患者中更加严重。此类患者中先天性截肢极为罕见,但也有报告。

下肢　马蹄内翻足,摇椅状足,先天性髋关节脱位,髋、膝关节挛缩,腓骨和足趾缺如[9](图 5.6)。足和踝关节,程度较轻的膝关节和髋关节的病变是这些患儿的主要致残原因。

脊柱　脊柱异常,侧凸,骶骨缺如。

颅面　下颌骨发育不良,上颌后缩,腭裂,头 - 并指畸形。

其他系统　生殖泌尿系统异常如隐睾、尿道畸形等。

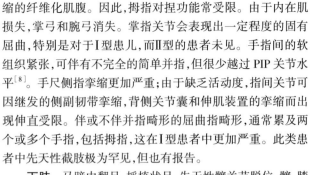
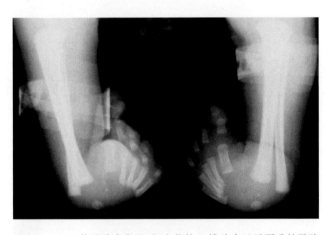

图 5.6　AMC 伴马蹄内翻足,新生儿的 X 线片中显示严重的马蹄内翻足畸形,即可尽早开始牵引和支具固定

参考文献

1. Otto A. Monstrorum sexcentorum descriptio anatomica. Vratislaviae:F Hirt;1841.

2. Stern W. Arthrogryposis multiplex congenital. JAMA 1923;81:1507-08.

3. Williams PF. The management of arthrogryposis. Orthop Clin North Am. 1978;9:67-88.

4. Fahy MJ,Hall JG. A retrospective study of pregnancy complications among 828 cases of arthrogryposis. Genet Couns. 1990;1:3-11.

5. Brown LM,Robson MJ,Sharrard WJW. The pathophysiology of arthrogryposis multiplex congenita neurologica. J Bone Joint Surg(Br). 1980;62:291-6.

6. Mennen U,Van Heest Ezaki MB,Tonkin M,Gerick G. Arthrogryposis Multiplex Congenita. J Hand Surg 200530B:468-474.

7. Mennan U. Arthrogryposis multiplex congenital:functional classification and the AMC disc-o-gram. J Hand Surg 2004;29B:363-367.

8. Buck-Gramcko D. Congenital malformations of the hand and forearm.

London: Churchill Livingstone; 1998.

9. Poznanski A. The hand in radiographic diagnosis. 2nd ed WB Saunders; 1984. p. 365-8.

肢端型关节挛缩综合征I型

别称

DA1

先天性远端挛缩

特征 该畸形主要累及四肢的远端部分,表现为先天性挛缩而无原发神经或肌肉疾病。IA型症状主要包括多发手指屈曲和马蹄足。

背景 Hall[1]在1982年认识到这是一个单独的疾病。

病因 常染色体显性遗传疾病,由染色体9p13上的*TPM2*基因杂合突变引起的。

临床表现 新生儿出生时就拳头紧握挛缩伴手指尺侧偏斜;手最终可以松开,但可残留手指屈曲和尺偏畸形[2-4]。手部的表现类似AMC。中央列手指(中指和环指)屈曲畸形,伸直时阻力增加更为明显(图5.7)。患者智力正常。

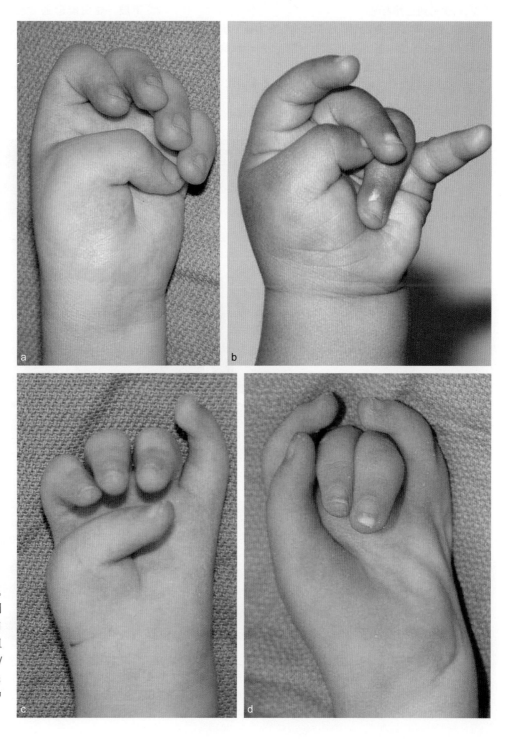

图5.7 关节挛缩症,手部。AMC或DA1手部表现的共同特点:a.拇指屈曲和内收,虎口减小;b.虎口减小在伸直时阻力增大;c.小指和示指MP和/或IP关节有一定程度的伸直;d.因旋转畸形,边缘手指与中央两个手指重叠

全身肌肉骨骼 远端关节挛缩主要累及手、足。相对于经典先天性多发性关节挛缩(AMC),近端关节包括肩、髋关节很少受累,且受累关节症状相对较轻[3]。肩关节在出生时僵硬(17%)。锁骨和颈椎结构正常。

上肢 这些患儿在腕、手部的表现不尽相同,但通常出生时可见拳头紧握。手掌侧软组织紧张,8指都有一定程度的尺偏畸形。拇指MP伸直受限,多数拇指MP呈内收屈曲畸形。指间关节屈曲挛缩在早期就可出现,尺侧三指最为明显,但十指均可出现。并不是所有手指都是屈曲的,许多患儿随着尺侧偏斜加重,可出现鹅颈畸形。由于手指存在内在的旋转失衡,使得手指相互重叠,特别是示指和小指,这对于经典AMC患者,很少见到这种表现。

因为MP伸直受限伴尺偏,故掌骨头发育为扁平状,且关节面向掌侧及尺侧偏斜。对于这种严重的屈曲及尺偏者,软组织矫形往往失败(图5.8)。

紧张挛缩的虎口会影响拇指对捏功能。单纯的不完全性并指,也称假性并指,但很少超出PIP。对于症状严重的患儿,掌侧皮肤和尺侧内在肌会随着生长发育而使屈曲加重。对于这些患儿,在骨骼成熟之前通常需要多次的松解手术。第二至四指指蹼受累的概率基本相同(图5.8和图5.9)。

异常的内在肌可能会促进尺侧偏斜。不幸的是,没有足够的特定解剖结果来验证这些临床表现。除了尺侧内在肌腱成分紧张,异常的束带在手术松解时通常会见到(图5.10)。

目前尚不知道这是原发或继发的束带。这些通常被称为纤维组织的结构,是否会在那些基因易感如掌腱膜挛缩症的患者中出现,这也不得而知。

下肢 屈曲畸形通常会发生在下肢关节,包括足部(88%)、双侧跟骨外翻(33%)、双侧马蹄内翻足(25%)、膝关节屈曲挛缩(30%)和髋关节屈曲挛缩(38%)[4]。

颅面 那些有突出人中脊和其他涉及嘴唇和下颌骨发育不全的软组织异常归为Freeman-Sheldon综合征之下。

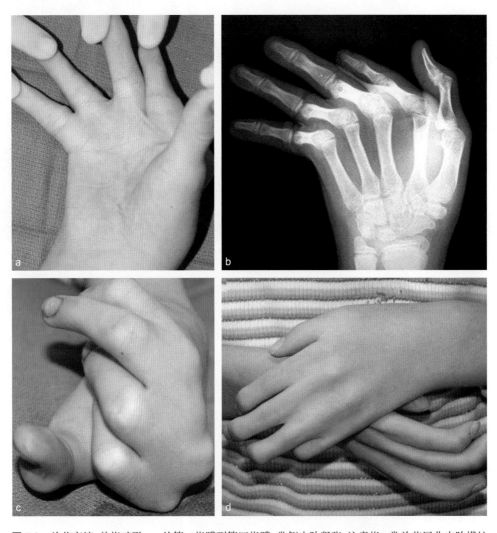

图5.8 关节挛缩,并指畸形。a. 从第二指蹼到第四指蹼,掌侧皮肤紧张,注意指-掌关节屈曲皮肤横纹缺如。这种畸形也是促进尺侧偏斜的原因之一。b. 同一患者的放射影像学,显示拇指MP半脱位和MP严重的尺侧偏斜,并逐渐扁平化,以及舟月关节的部分破坏,PIP早期的天鹅颈畸形。c. 丛背侧可见部分软组织并指畸形。d. AMC患者,手部扁平和并指畸形。PIP伸直和DIP屈曲常见于严重畸形的患者

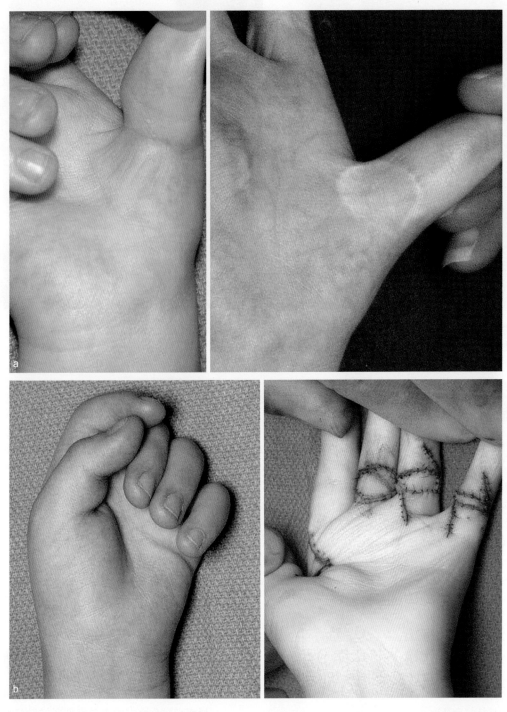

图 5.9 并指畸形。a. 掌侧皮肤缺损导致虎口小,采用游离植皮。同一患者 20 年后复查的情况。b. 这个患者尺侧 3 个手指的松解,利用多个 Z 字成形和全厚层皮肤移植,同时也松解了虎口

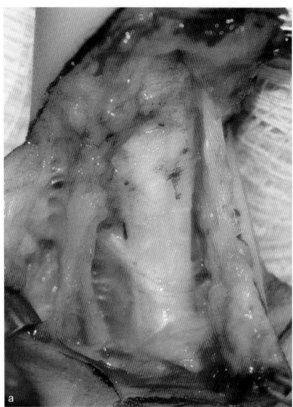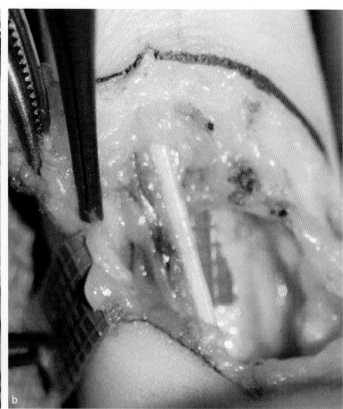

图 5.10 手指束带。a. 皮下组织层面紧张肥大的纤维束带，类似于掌腱膜挛缩症的组织，在挛缩手指中是常见的。左侧神经血管束被白色的纤维组织包绕。b. 神经血管束被显露，镊子牵开了异常的纤维束带

参考文献

1. Hall JG, Greene G, Powers E. Arthrogryposis-clinical and genetic heterogeneity. 5th Int. Conf. on Birth Defects. Montreal, 8/1977.

2. Hall JG, Reed SD, Greene G. The distal arthrogryposes: delineation of new entities-review and nosologic discussion. Am J Med Genet. 1982 Feb;11(2):185-239.

3. OMIM #108120 Online Mendelian Inheritance in Man. Johns Hopkins University. 2007. http://www.omim.org/. Accessed 2014.

4. Jones K. Smith's recognizable patterns of human malformation. 6th ed. Philadelphia: Elsevier Saunders; 2006. p. 184-7

Beals 综合征(远端关节挛缩 9 型)

别称

挛缩细长指综合征

DA9

特征 多发关节挛缩，细长指或蜘蛛脚样指，"皱褶"耳。

背景 在 1971 年由 Beals 和 Hecht 首次报告[1]。

病因 该病为常染色体显性遗传，是染色体 5q23-31.V

上的纤维蛋白(*FBN2*)基因突变引起。

临床表现 整体体型类似马方综合征患者，身材高大伴膝关节屈曲挛缩。先天性关节挛缩累及手指，肘关节(86%)、髋关节(26%)和膝关节(81%)，随着时间的推移可能会改善，而脊柱畸形例外，会逐渐进展[2]。

全身肌肉骨骼 常见四肢细长和多发关节挛缩。

上肢 腕关节正常，可有尺骨负向变异。手部的表现类似其他类型的远端关节挛缩症。手指细长，长度过长(大于三个标准差)。拇指通常是正常的，但虎口狭小[3,4]。四分之三的患者 PIP 关节水平可见屈曲挛缩(图 5.11)。患者偶然有皮肤凹陷，类似于掌腱膜挛缩症的患者的情况(图 5.11b)。手或足的短指可能存在。无关节松弛。细长指也被报道过[5]。

下肢 脚趾重叠、短趾和足趾成角畸形可能存在(图 5.11)。内翻足和膝关节僵硬被报道过[3]。

脊柱 进行性侧凸[5]和侧后凸畸形很常见。

颅面 三分之二的患者可见到"皱褶"耳。上螺旋褶皱有缺陷和突出，外耳轮廓不良。也可能有小颌畸形。

其他系统 先天性心脏缺陷常见[3]，包括二尖瓣脱垂[2,6]和主动脉根部扩张[5]。眼睛异常很少见，但可能存在晶状体异位[5]。

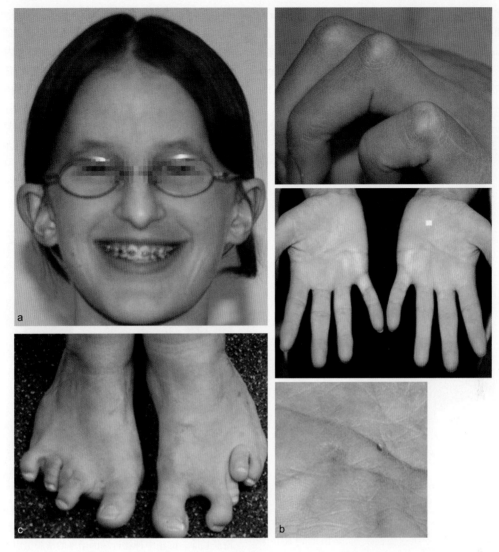

图 5.11　DA9Beals 综合征。a. 青春期女性患者,高瘦,可见马方般的长脸,耳位低伴上螺旋褶皱重叠。也患脊柱侧凸和轻微膝关节屈曲挛缩。b. 患者尺侧三指的 PIP 关节无法完全伸直,并且在掌横纹远端有结节状的增厚和皮肤凹陷,类似 Dupuytren's 病的表现。c. 双足多发跖骨短小

参考文献

1. Beals R, Hecht F. Delineation of another heritable disorder of connective tissue. JBJS (Am). 1971;53;987.

2. Jones K. Smith's recognizable patterns of human malformation. 6th ed. Philadelphia: Elsevier Saunders; 2006. p. 552-3.

3. Ramos Arroyo MA, Weaver DD, Beals RK. Congenital contractural arachnodactyly. Report of four additional families and review of literature. Clin Genet. 1985 Jun; 27 (6): 570-81.

4. Viljoen D. Congenital contractural arachnodactyly (Beals syndrome). J Med Genet. 1994 Aug; 31 (8): 640-3.

5. Bawle E, Quigg MH. Ectopia lentis and aortic root dilatation in congenital contractural arachnodactyly. Am J Med Genet. 1992; 42: 19-21.

6. Anderson RA, Koch S, Camerini-Otero RD. Cardiovascular findings in congenital contractural arachnodactyly: report of an affected kindred. Am J Med Genet. 1984; 18: 265-271.

Hurler 综合征

别称

黏多糖病 IH 型

MPS I-H

特征　在出生后第一年,这些患儿会出现粗糙的面容、角膜混浊、疝气、骨骼发育异常和肝脾肿大。智力迟钝会很快表现[1]。

背景　黏多糖病(mucopolysaccharidosis, MPS)是一组由于代谢异常引起的溶酶体贮积障碍。这些代谢异常是由于分解糖胺聚糖(黏多糖)必需的溶酶体酶缺乏或异常所致,糖胺聚糖(黏多糖)是骨、关节软骨、肌腱、皮肤、结缔组织等结构形成的基石。

糖胺聚糖(Gag)在细胞和结缔组织积累,导致细胞损伤。同时,部分降解的糖胺聚糖的积累也会干扰细胞、组织和器官的功能。黏多糖贮积症不同类型有不同的命名,包括:MPS

ⅠH= Hurler 综合征, MPS ⅠS=Scheie 综合征, MPS Ⅱ = Hunter 综合征, MPS Ⅲ= Sanfilippo 综合征, MPS Ⅳ = Morquio 综合征, MPS Ⅵ = Maroteaux-Lamy 综合征, MPS Ⅶ = Sly 综合征。这组疾病在 1917 年由 Hunter 第一次描述, 2 年后由 Gertrud Hurler (图 5.12) 再次报道, 她是一名儿科医生, 曾在慕尼黑工作。Von Pfaunder 和 Ullrich 介绍了与她的名字相关的综合征[1]。来自 Tumaco-La Tolita 也就是现今的厄瓜多尔的旧石器文物出土了一件 2 500 年前的陶器面相, 与该病面容一致[2]。

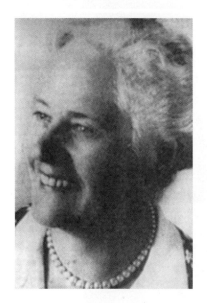

图 5.12　Gertrud Hurler (1889—1965)

病因　黏多糖病是一组遗传性疾病, 是由编码 α-L- 尿苷酸酶的基因突变引起。α-L- 尿苷酸酶缺陷会导致广泛的表型, 涉及 3 个较大的临床综合征: Hurler (MPS ⅠH), Scheie (MPS ⅠS), Hurler-Scheie (MPS ⅠH/S) 综合征。Hurler 和 Scheie 综合征分别代表了 MPS Ⅰ临床疾病谱中严重和轻度两个极端的表型, Hurler-Scheie 综合征是中间的表型。

临床表现　在体外培养羊水细胞和绒毛膜绒毛活检都可以作产前诊断。Hurler 综合征高危的孕妇应通过测定绒毛膜绒毛中的 α-L- 尿苷酸酶来进行监测。

临床表现在出生时可能不太明显, 但在 1 岁内, 平均 9 个月会出现显现特异性面容。现在利用分子分析可以进行更早期的诊断。复发性疝应引起临床的怀疑。如果不治疗这些患儿会在 1.3~10.9 岁死亡, 平均寿命 6.25 岁。骨髓移植大大延长了这些患者的预期寿命[3]。

全身肌肉骨骼　患者即使是饮食充足也都是身材矮小。智力和生长发育迟缓在出生早期就很明显。3 岁时身高比正常人矮 3%。颅骨增厚, 矢状缝和人字缝早闭, 导致头部舟状畸形。肋骨呈"桨形", 在椎体端狭窄, 在胸骨关节处宽大。椎体发育不良, 导致腰椎和或胸椎后凸畸形伴或不伴脊柱侧凸。齿状突发育不良常见。

由于 GAG 沉积导致关节僵硬, 是个疾病的显著标志。四肢长管状骨均显示骨干皮质增厚或增宽伴生长板小而发育不良。手部和足的指骨(趾骨)呈子弹状, 这些变化在骨髓移植术后也无法逆转。关节运动受限是多因素改变的结果: 关节囊增厚、关节周围软组织纤维化, 糖胺聚糖在腱鞘内过量沉积。

上肢　腕管综合征(图 5.13), 是黏多糖病常见的并发症, 可能源于腕管内屈肌腱周围结缔组织内溶酶体过度的贮积[3]。这些患者通常不会有任何疼痛或不适的主诉。他们经常由于手部不慎割伤, 擦伤或瘀伤就诊, 这是感觉功能缺失导致的, 查体大鱼际萎缩并不少见。通过电生理检测 CTS 的严重程度是重要的。儿童医院大型诊所通常会对所有患儿进行常规检查。在腕管松解后, 神经传导功能也不一定恢复到正常水平。

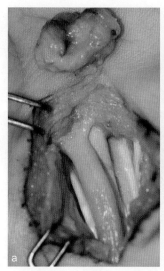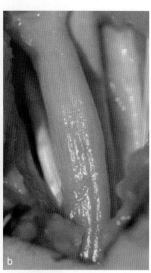

图 5.13　黏多糖病伴腕管综合征。a. 掌侧入路显示正中神经, 显示屈肌腱周围因 GAG 沉积所致的增厚的纤维结缔组织, 手术行滑膜切除。b. 正中神经近端因增厚的滑膜组织受压

在手指水平, 所有手指和拇指的扳机指非常常见, 尤其在这些患儿年纪增大时(图 5.14)。早期骨髓移植治疗后, 这些患儿可以存活到成年后。扳机指的发生常常并不在 A1 滑车位置, 松解后仍然持续有症状。这多是屈指深肌腱在近指间关节水平的 Camper 交叉内的撞击所致。环指和小指通常是最难处理, 尽管利用夜间夹板充分伸直这些手指。这些患儿的依从性差, 难以配合。

这些患儿手部小, 手指短。由于生长板或关节软骨内异常黏多糖沉积引起骨骼发育不良, 手指可见旋转及成角畸形。手部 X 线可能会显示掌骨近端部分特征性的变尖。指骨宽大, 且所有骨骺早闭。掌骨和近节指骨相对中节、远节指骨明显短。所有的关节, 包括腕关节, 较同龄人僵硬。然而, 这些短而粗的手指和拇指功能较好。背侧腱鞘炎往往被广泛的关节僵硬所掩盖。腕骨形态常有异常, 且骨化中心多延迟出现。尺骨短, 桡骨尺偏角增大。在这些患儿骨骼成熟时, 桡骨远端可见舟骨窝和月骨窝。如果没有骨髓移植治疗, 这些患儿在童年早期无法存活。

颅面　3~6 个月龄通常会首次发现面容的轻微粗糙。3 岁以后逐渐头部大, 通常是舟状头, 这是人字缝和矢状缝早闭

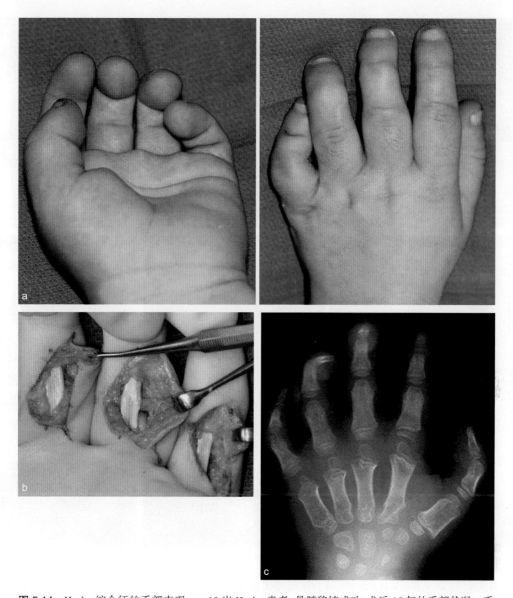

图 5.14　Hurler 综合征的手部表现。a. 18 岁 Hurler 患者,骨髓移植成功,术后 15 年的手部状况。手指短,指甲营养不良。大鱼际萎缩,CTS 松解后并无逆转。b. 在切开指浅肌腱一边侧角后可见在 Camper 交叉内指深屈肌撞击。c. 在患儿 7 岁的放射影像学显示皮质薄,近端掌骨干逐渐变细,指骨宽大,尺骨远端短

导致的。鼻中隔宽,鼻孔外翻。双侧面颊非常饱满。嘴唇肥大,特征性张口。另外还有慢性流鼻腔分泌物和角膜浑浊等表现(图 5.15)。

其他系统　真皮或皮肤黑素细胞增多症可能是疾病早期的标志,其特点是广泛的蓝色皮肤色素沉着伴边界模糊。在 12~24 个月龄时,发育迟缓明显出现,继续发育至 2~4 年,随后功能逐渐恶化。大多数患儿因发育迟缓、慢性听力丧失和舌肥厚导致语言功能受限。头颅 MRI 扫描显示脑组织筛状或囊性改变——T1 低信号和 T2 高信号,这与泡沫细胞内 GAG 沉积相符合。患儿最终出现髓鞘形成延迟,皮质萎缩和心室扩大。常见症状还有角膜混浊,视网膜变性,青光眼终期发展迅速。

心脏疾病是常见的。急性心肌病早期可以发生,可能是这种综合征的主要症状之一。尸体解剖显示冠状动脉壁外狭窄、瓣膜增厚(右大于左)和心肌僵硬,均因 GAG 沉积所致。这种沉积也可以发生在气管、咽、声带,导致上呼吸道阻塞。急性心肌病还与心内膜弹力纤维变性、冠状动脉壁增厚及主动脉瓣和二尖瓣增厚有关。心脏的早期症状常因患儿智力发育迟缓,无法进行有效沟通而被忽略,对于这些患儿心脏监护是必要的。

呼吸系统常见上、下呼吸道反复感染。因扁桃体、腺样体增大或气管狭窄可导致呼吸道梗阻。会厌,杓状会厌皱襞和声带可增大,主支气管壁增厚,这都与结缔组织中糖胺聚糖沉积有关。睡眠呼吸暂停也是常见的,预计所有的患儿都会发生,因此麻醉的诱导过程和拔管后阶段都有较高的麻醉风险。

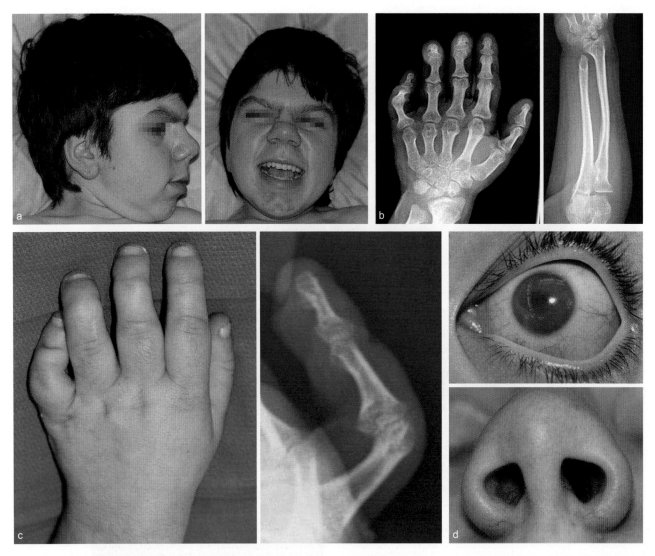

图 5.15 Hurler 综合征。a.Hurler 患者,面容粗糙,舟状头,双唇肥厚,鼻部宽阔,鼻背凹陷。b. 手部小,指骨粗短。骨皮质薄,指骨非常宽。尺骨短,尺桡骨骨皮质薄。c. 早期扳机指松解使得手指伸直,手术包括切除屈指浅肌腱一边。即使进行积极的松解手术,小指近指间关节仍有屈曲挛缩,该表现常见。d. 可见角膜混浊。鼻尖宽阔,常见球形鼻,且鼻翼前倾。

参考文献

1. Wiedemann HR. Otto Ullrich and his syndromes. Am J Med Genet. 1991;41:128-33.

2. Bernal JE, Briceno I. Genetic and other diseases in the pottery of Tumaco-La Tolita culture in Colombia-Ecuador. Clin Genet. 2006;70:188-91.

3. Wraith JE, Rogers JG, Danks DM. The mucopolysaccharidoses. Aust Paediat J. 1987;23:329-34.

4. Wraith JE, Alani SM. Carpal tunnel syndrome in the mucopolysaccharidoses and related disorders. Arch Dis Child. 1990;65:962-3.

5. Kwon J-Y, Ko K, Sohn YB, et al. High prevalence of carpal tunnel syndrome in children with mucopolysaccharidosis type II (Hunter syndrome). Am J Med Genet Part A. 2011;155:1329-35.

假性 Hurler 多发发育不良(沉积症)

别称

假性 Hurler 多发发育不良

黏脂沉积症Ⅲ α/β

黏脂沉积症ⅢA

黏脂沉积症Ⅲ

背景　黏脂贮积症(mucolipidoses,ML)是一组遗传性代谢疾病,其特征是大量的糖类和脂类在细胞内异常积累。细胞损伤会引起从轻度学习障碍到严重智力低下以及骨骼畸形。有 4 种类型的 ML:由消化酶唾液酸酶缺乏引起的黏脂沉积症Ⅰ型(MLⅠ)或唾液酸沉积症;脂沉积症Ⅱ型,酶 N- 乙酰氨基葡萄糖 -1- 磷酸转移酶的缺陷导致,症状发展早并且严重;黏脂沉积症Ⅲ型,也由酶 N- 乙酰氨基葡萄糖 -1- 磷酸转移酶的缺陷导致的,但病情轻微,发展比黏脂沉积症Ⅱ型晚;黏脂沉积症Ⅳ型,由溶酶体通路的转运缺陷导致,伴细胞内溶酶体基质积聚。I型(唾液酸沉积症)现在归为糖蛋白累积病,IV型目前被归为神经节苷脂贮积病。后者已在德系犹太人中被广泛研究。

Ⅲ型黏脂沉积症最由 Maroteaux 和 Lamy 报告,命名为"假性 Hurler 多发发育不良(pseudo-polydystrophiede Hurler)",是一种与 Hurler 综合征有许多相似临床表型但尿液中没有黏多糖的疾病[1]。

病因　由编码 GLcNAc 磷酸转移酶 α 和 β 亚基前体基因突变导致。基因位于 12q23.2 上。

临床表现　临床表现类似 Hurler 综合征,但严重程度较前者轻。身材矮小,生长发育比正常慢得多。没有黏多糖尿,血清 β 己糖胺酶含量增加。

上肢　随年龄生长,患儿肩、肘、腕及手部僵硬逐渐显著[2]。因肩、肘关节活动受限,严重影响日常活动(图 5.16)。青少年

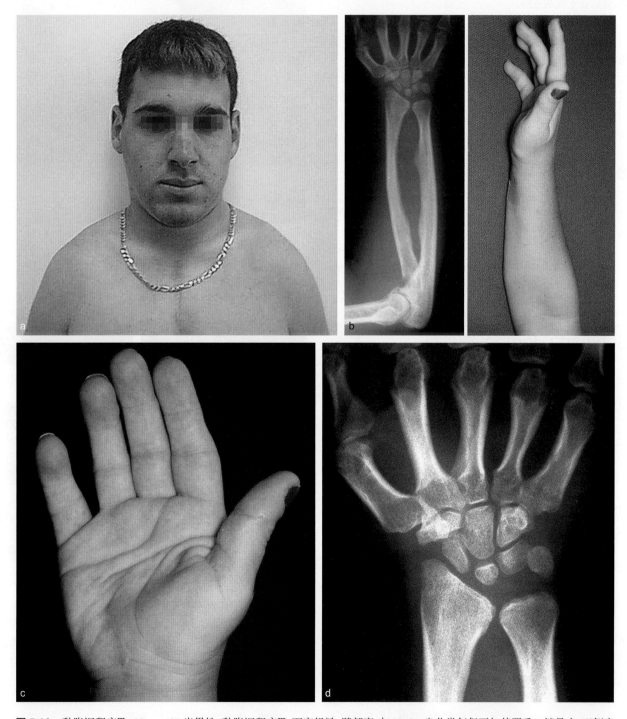

图 5.16　黏脂沉积症Ⅲα/β。a. 20 岁男性,黏脂沉积症Ⅲ,面容粗糙,臂部宽,与 Hurler 患儿类似但不如其严重。锁骨小,双侧肩关节发育不良。盂肱关节外展小于 70°。b. 同一疾病的亲属,由于近侧桡尺关节异常导致前臂旋后受限。桡骨和尺骨皮质薄。肘、腕关节僵硬。c. 手部小,手指比正常短。示指 PIP 肿胀和僵硬,尺侧两个手指的 DIP 开始出现屈曲挛缩。d. X 线显示桡骨远端尺偏明显增大,尺骨负向变异,腕骨小,发育不良,掌骨短。掌骨骨干远端无椎尖样改变

患者近指间关节常有肿胀伴屈曲挛缩。手指、拇指是伸直但小于正常。屈曲挛缩最常发生于远指间关节，其次是近指间关节。像 Hurler 综合征，患儿早期就在腕关节和肘关节水平发生进行缓慢的压迫性神经病变，但没有感觉症状的主诉。虽然手部，手指和拇指比正常小，但外观比 Hurler 患儿正常得多。腕关节疼痛和活动度受限直到患儿到青少年时才会明显。腕骨小，外形不规则，初级骨化延迟出现。

下肢 足趾、膝关节和踝关节屈曲挛缩，长骨远短于正常，管状骨干骺端宽阔。

脊柱 脊柱侧凸可能存在。

颅面 面部粗糙，颊部饱满，鼻尖宽阔，但不如 Hurler 患儿那样前倾(图 5.16)。

其他系统 主动脉瓣关闭不全，角膜混浊和轻度视网膜病变是常见表现。疝气不是这个综合征的显著特征。发育迟缓常见，多数患儿并不会出现任何显著的神经功能障碍。

参考文献

1. Maroteaux P, Lamy M. La pseudo-polydystrophie de Hurler. Presse Med. 1966;74:2889-92.

2. Tylki-Szymanska A, Czartoryska B, Groener JEM, Lugowska A. Clinical variability in mucolipidosis III (pseudo-Hurler polydystrophy). Am J Med Genet. 2002;108:214-8.

Schwartz-Jampel 综合征

别称

软骨萎缩性肌强直

Schwartz-Jampel-Aberfeld 综合征

Catel-Hempel 综合征

SJS(缩写)

特征 肌强直，睑裂狭小，关节挛缩。

背景 在 1962 年 Schwartz 和 Jampel[1]描述了一例哥哥和妹妹同患一种疾病，其特点是身材矮小、强直性肌病、骨骺软骨营养不良、关节挛缩、睑裂狭小、耳郭异常、近视和鸽胸样改变。Aberfeld 等[2]3 年后对同样的患者进行进一步观察报告。

病因 染色体 1p34-36.1 上编码串珠素(HSPG2)的常染色体隐性突变。

临床表现 这种疾病的特点是进行性肌强直，表现为肌力弱，肌肉僵直，随后肌肉萎缩。按照发病年龄区分，有两种类型的 SJS。Schwartz-Jampel 综合征Ⅰ型是经典型，在婴儿期或幼儿期的早期到晚期表现明显。Schwartz-Jampel 综合征Ⅱ型是罕见的，在出生时即可发现。一些研究将 SJSⅡ型指定为 Stuve-Wiedermann 综合征。这些患者的麻醉风险包括由于小口畸形导致的插管困难和恶性高热。[3]25% 的患者表现有智力缺陷[4]。

全身肌肉骨骼 身材矮小，骨骼发育不良伴肌肉无力和挛缩，骨质疏松和关节挛缩(图 5.17)。

上肢 腕关节和手指关节挛缩(图 5.18)，掌骨短小，环指为著。影像学改变包括骨骼成熟迟缓和骨骺纤细[5]。

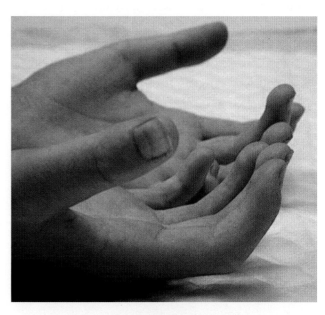

图 5.17 累及所有手指的手部关节挛缩

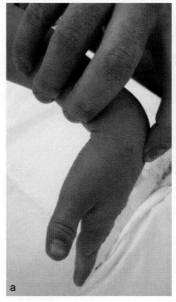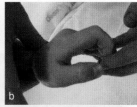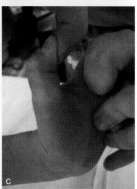

图 5.18 外在屈肌挛缩。a. 腕关节屈曲时手指可伸直。b. 腕关节背伸，手指屈曲挛缩变得明显。c. 腕关节背伸，拇指屈曲挛缩变得明显

下肢 膝关节骨骺增大；股骨头发育不良。

脊柱 垂直椎体高度降低，短颈。

颅面 面具状面容；发际线低；睑裂狭小；近视；小口畸形；低耳位；睑裂狭小；长睫毛，和小颌畸形[6]。

其他系统 脐/腹股沟疝，鸡胸。

参考文献

1. Schwartz O, Jampel RS. Congenital blepharophimosis associated with a unique generalized myopathy. Arch Ophthalmol. 1962 Jul;68: 52-7.

2. Aberfeld DC, Hinterbuchner LP, Schneider M. Myotonia, dwarfism, diffuse bone disease and unusual ocular and facial abnormalities (a new syndrome). Brain. 1965;88:313-22.

3. Viljoen D, Beighton P. Schwartz-Jampel syndrome (chondrodystrophic myotonia). J Med Genet. 1992 Jan;29(1):58-62.

4. Jones K. Smith's recognizable patterns of human malformation. 6th ed. Philadelphia:Elsevier Saunders;2006. p. 246-7.

5. Poznanski A. The hand in radiographic diagnosis. 2nd ed. WB Saunders;1984. p. 513.

6. OMIM 255800 Online Mendelian Inheritance in Man. Johns Hopkins University. 2007. http://www.omim.org/. Accessed 2014.

6 第六章　先天性关节松弛／不稳定

　　该类疾患也被称为关节活动度过大,关节活动度范围大于正常。正常的关节活动过大在儿童中常见。生理的关节松弛多见于女性(图6.1和图6.2),在出生时活动度最大,但会在儿童、青少年、成年和老年其逐渐减少。关节松弛可能暂时性地影响女性,这是激素相关的,也可对男、女持续性影响。持续性的关节松弛是广泛累及肢体和轴向关节,这可能由韧带的长度和弹性增加引起,会使关节产生较大的移位和活动度。这种缺陷是由于胶原纤维结构异常所致。一个研究[1]显示,7%的正常小学生会有广泛的关节松弛,累及超过3个关节,另一项研究[2]报告发生率大约为40%。关节松弛的标准包括:肘关节过伸超过10°,示指或小指被动过伸超过90°,或与前臂平行,拇指掌侧外展可达前臂掌侧。腕关节和指间关节活动度加大,下肢表现为膝关节过伸和先天性髋关节脱位[3]。家族性关节松弛表现为常染色体显性遗传,这些病例中可能有先天性关节脱位如近端桡尺关节。关节松弛常伴有骨骼发育不良和侏儒症,例如黏多糖病、软骨发育不全、脊椎干骺端发育不良等。除外综合征病例,先天性关节松弛的发生率大约是4%~13%[4,5]。年轻女性[4-6]和亚洲、非洲和中东[7-9]的发病率更高更为普遍。

　　超过200种综合征与先天性关节松弛相关,最常见的包括Ehlers-Danlos综合征、马方综合征、成骨不全症和良性关节高活动度综合征。

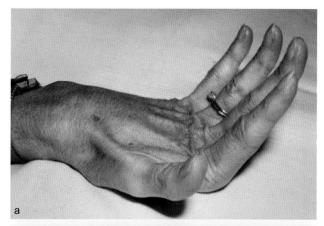

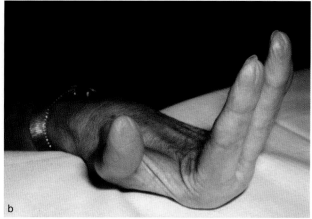

图6.2　先天性关节松弛。女性患者,左手,关节高度松弛。a.掌指关节过伸。b.侧位片显示关节活动度过大

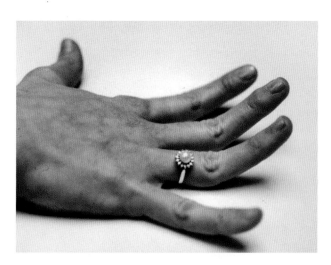

图6.1　先天性关节松弛。成人女性患者的右手,近指间关节过伸

参考文献

1. Carter C,Wilkinson J. Persistent joint laxity and congenital hip dislocation. JBJS. 1964;42B:40-5.

2. Forleo LH,Hilario MO,Peixoto AL,et al. Articular hypermobility in school children in Sao Paulo Brazil. J Rheumatol 20. 1993;5;916-7.

3. Biro F,Gewanter HL,Baum J. The hypermobility syndrome. Pediatrics. 1983;72;701-6.

4. Secxkin U,Tur BS,Yilmaz O,et al. The prevalence of joint hypermobility among high school students. Rheumatol Int. 2005;25;260-3.

5. Brown GA,Tan JL,Kirkley A. The lax shoulder in females. Issues,

answers, but many more questions. Clin Orthop Relat Res. 2000;372: 110-22.

6. Engelbert RH, Uiterwaal CS, van de Putte E, et al. Pediatric generalized joint hypomobility and musculoskeletal complaints: a new entity? Clinical, biochemical, and osseal characteristics. Pediatrics. 2004;113: 714-9.

7. Finsterbush A, Pogrund H. The hypermobility syndrome. Musculoskeletal complaints in 100 consecutive cases of generalized joint hypermobility. Clin Orthop Relat Res. 1982;168:124-7.

8. Larsson LG, Baum J, Mudholkar GS, et al. Benefits and disadvantages of joint hypermobility among musicians. N Engl J Med. 1993;329:1079-82.

9. Everman DB, Robin NH. Hypermobility syndrome. Pediatr Rev. 1998; 19:111-7.

相关综合征

Ehlers-Danlos 综合征
成骨不全综合征，I 型
Down 综合征
LEOPARD 综合征

Larson 综合征
Marfan 综合征
Peter-Plus 综合征
Bannayn-Riley-Ruvalcaba 综合征
SHORT 综合征
3-M 综合征
Cohen 综合征
脆性 X 综合征
Coffin-Lowry 综合征
Stickler 综合征
间向性发育不良
假性软骨生成
Hajdu-Cheney 综合征
Coffin-Siris 综合征
Shprintzen-Goldberg（DiGeorge）综合征
多发内分泌腺瘤病 2B 型综合征
Goltz 综合征
Desbuquois 综合征
动脉迂曲综合征
15q24 染色体缺失综合征

Ehlers-Danlos 综合征

别称
皮肤超弹性

特征　经典 Ehlers-Danlos 综合征（Ehlers-Danlos syndrome，EDS）的特点是关节的高活动度和皮肤的高弹性或高延展性，伤口愈合不良，薄瘢痕形成（卷烟纸像）。

背景　Ehlers-Danlos 综合征在 20 世纪初被发现。1901 年自丹麦皮肤科医生 Edvard Ehlers[1]，描述过该病，后来法国皮肤科医生 Henri-Alexandre Danlos[2] 于 1908 年也描述了该病（图 6.3）。故该病以两位医生的名字进行了命名，该病在活产婴儿中的发病率为 1/5 000。

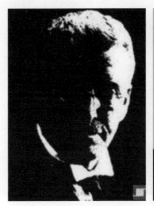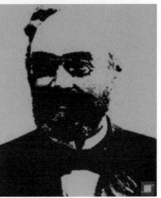

Edvard Ehlers　　　　　　Henri-Alexandre Danlos

图 6.3　Edvard Ehlers（1863—1937）和 Henri-Alexandre Danlos（1844—1912）

病因　该病与结缔组织缺陷和胶原异常有关，由常染色体显性突变导致，病变基因为 *COL5A1*（染色体 9q34）或 *COL5A2*（染色体 2q31），上述基因突变导致 V 型胶原蛋白缺陷。某些特定类型可以是 X 连锁隐性遗传[3]。

临床表现　该病是一种先天性结缔组织疾病，目前已有 10 种亚型被描述过。不同亚型的表现、病因、累及胶原蛋白的类型和发病率各不相同。1 型和 2 型是经典类型，3 型为活动过度型，4 型是血管型，6 型为脊柱后侧凸型，7 型为关节活动过度和／或皮肤脆性增加。皮肤表现为超延展性、松弛、冗余、光滑和纹理精细（图 6.4）。动脉破裂的风险可能会缩短患者寿命。

全身肌肉骨骼　关节高活动度和肌肉发育不良。

上肢　有韧带损伤及肩关节和手指关节（包括拇指掌指关节和腕掌关节，远和近指间关节）脱位的倾向，也可有天鹅颈畸形[4]。笔者曾见到一 EDS 患者，拇指掌指关节水平拇长屈肌腱非创伤性弓弦样改变。除非屈肌支持带受损，手指弓弦样改变并不常见。手指背伸时通常呈天鹅颈姿势。虽然皮肤可能非常松弛和冗余，腕关节和手部是正常的。拇指、示指的关节松弛可影响对捏功能。尽管这些手部小关节活动度增加，但关节炎的发生率并没有增加。儿童与成人有轻微症状者可能永远不会被诊断，除非有反复的半脱位或脱位的问题。皮肤活检和适当的分子研究是必要的。

下肢　常见扁平足、先天性髋关节和髌骨脱位。

脊柱　脊柱侧弯、脊柱后侧凸可能会有。

颅面　颞下颌关节松弛。脸和颈部皮肤非常有弹性和可移动（图 6.4）。

其他系统　主动脉根部扩张（28%）[5]，二尖瓣脱垂，危及生命的动脉破裂[6]。

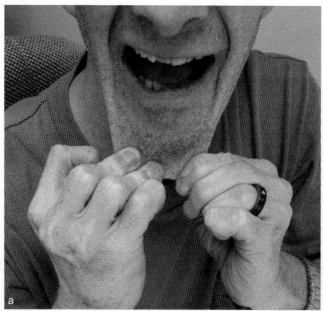
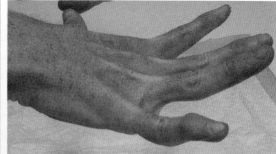
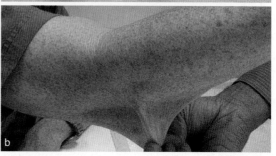

图 6.4 Ehlers-Danlos 综合征。a. Ehlers-Danlos 综合征患者面部皮肤显示高弹性。b. 同一患者的手部显示天鹅颈畸形,这是 PIP 过度活动导致的。肘关节显示皮肤高弹性、松弛

参考文献

1. Ehlers EL. Cutis laxa. Neigung zu Haemorrhagien in der Haut Lockering mehrerer Artikulationen. Dermatol Z, Berlin. 1901;8:173-4.

2. Danlos H. Un cas de cutis laxa avec tumeurs par contusion chronique des coudes et des genoux (xanthome juvénile pseudo-diabetique de MM Hallopeau et Macé de Lépinay). Bull Soc fr dermatol syphiligraph Paris. 1908;19:70-2.

3. Jones K. Smith's recognizable patterns of human malformation. 6th ed. Philadelphia: Elsevier Saunders; 2006. p. 558-61.

4. Wenstrup RJ, Meyer RA, Lyle JS, Hoechstetter L, Rose PS, Levy HP, Kornberg M, Aulicino PL. Hand and wrist joint problems in patients with Ehlers-Danlos syndrome. J Hand Surg Am. 1985 Mar;10(2):193-6.

5. Francomano C. Prevalence of aortic root dilation in the Ehlers-Danlos syndrome. Genet Med. 2002;4:112-7.

6. Lum YW, Brooke BS, Black JH 3rd. Contemporary management of vascular Ehlers-Danlos syndrome. Curr Opin Cardiol. 2011 Nov;26(6):494-501.

成骨不全症 I 型

别称

Ekman-Lobstein 病

迟发性成骨不全

脆骨病

成骨不全伴蓝色巩膜

特征 骨骼脆,蓝色巩膜,关节过伸和老年前期耳聋。

背景 Olof Jakob Ekman[1] 首次描述了一个三代受影响的家庭,称为"先天性骨软化症"。在 1826 年,Sartorius[2] 在博士论文提到该病。Jean Lobstein[3] 是一个出生在德国的法国病理学家和外科医生,在 1833 年描述该病在成人中的表现形式,并命名为"特发性脆骨症"。活产婴儿的发病率为 1/4 600[4]。

病因 这个疾病是染色体 17q21.31-22 上 COL1A1 基因突变导致,编码 I 型胶原 α-1 链,为常染色体显性遗传。同一位置的 COL1A2 基因突变可能也会出现。

临床表现 成骨不全症(osteogenesis imperfecta, OI)是一种先天性结缔组织疾病,I 型胶原缺乏导致广泛的骨质疏松症,并发病理性骨折。对于宫内和新生儿期,骨折不常见,但儿童期和青春期常见。此后骨折发生率减小,女性绝经期后和男性 60 岁后会骨折再次增加。最初有 4 种类型的 OI[5],但后续又有两种其他类型被列入。成骨不全 II 型与 I 型不同,有生长迟缓,很多患儿是宫内死亡或生后早期死亡。

全身肌肉骨骼 生长发育正常,骨折很常见(92%),伴广泛关节松弛(100%)[6,7],影像学表现为骨质疏松。那些轻型的 I 型 OI 生长发育正常,骨折的发生率增加,骨质疏松发病早,有阳性家族史。那些重型的情况仅能在支持下行走,挂拐和使用行走工具困难,绝大部分时间需要坐轮椅(图 6.5)。

上肢 严重累及的患儿,表现为所有关节韧带松弛,从肩关节到指尖。管状骨和和膜状骨的骨皮质薄,骨小梁减少。长骨多因既往骨折而出现成角畸形(图 6.6)。患者常出现多发性骨折,可通过骨痂愈合。肘关节脱位少见,但桡骨头半脱位或脱位常见。近端尺桡骨融合、桡骨弯曲和远端桡尺关节分离常导致前臂完全的旋前畸形,患者通过腕关节的过度运动来代偿。

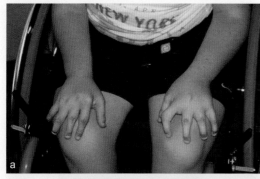

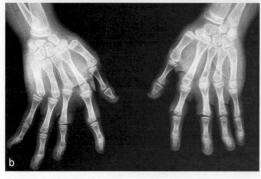

图6.5 成骨不全症。a. 成骨不全症患者，坐在轮椅上。b. 患者手部 X 线片显示骨质疏松和第一腕掌关节半脱位

在腕关节水平，初级骨化中心经常延迟到儿童早期才出现，但腕骨数目发育正常。半脱位发生在桡腕关节而非腕中关节。尺骨远端往往突出，桡尺远侧关节异常松弛。拇指腕掌关节脱位常见，手部所有关节都可能明显松弛。症状严重的患儿手部可能感觉像"面团"，手指和拇指活动度远超出正常（图6.7）。这种松弛状态使得任何持续的抬升、抓握、对捏都变得异常困难。在手部 X 线片可见到骨质疏松、关节脱位和远节指骨短（远侧骨干缺如）。拇指短而粗。MP 多屈曲受限、尺偏畸形，手指天鹅颈畸形也常见。症状轻微的患者手部外观多正常，诊断多依赖于阳性家族史，或轻微外伤导致了骨折。

下肢 20% 的患者可有腓骨、胫骨弯曲。髋关节和膝关节脱位，和／或足部和踝关节内翻畸形可能会出现。

脊柱 20% 的患者可伴有脊柱的侧凸和后凸畸形。

颅面 蓝色巩膜是这些患儿最突出的面部特征。往往会随着时间而消退（见图6.6）。可能有巨头畸形，前额突出伴有隆起。也可有鼻背凹陷，眼距增加。鼻、唇正常。下颚和下巴突出是特征表现。I 型 OA 成人有早发性听力丧失，既有传导性的，也有感觉神经性的，始于 20~40 岁期间，逐渐进展[8]。

其他系统 腹股沟或脐疝可能发展，擦伤常见（75%）。

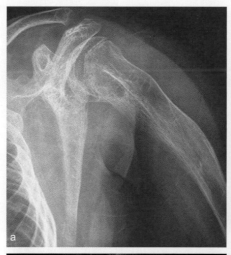

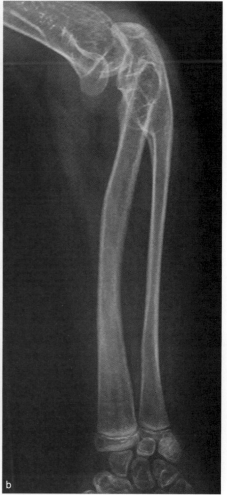

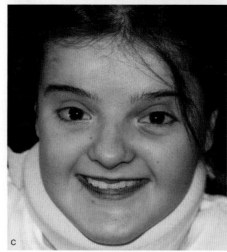

图6.6 成骨不全症。a. 成骨不全症患者 X 线片显示长管状骨（肱骨）和膜状骨（锁骨）皮层非常薄，骨小梁减少和源于既往骨折的成角。b. 类似的改变也见于前臂尺桡骨。c. 蓝色巩膜是成骨不全征患者最突出的面部特征

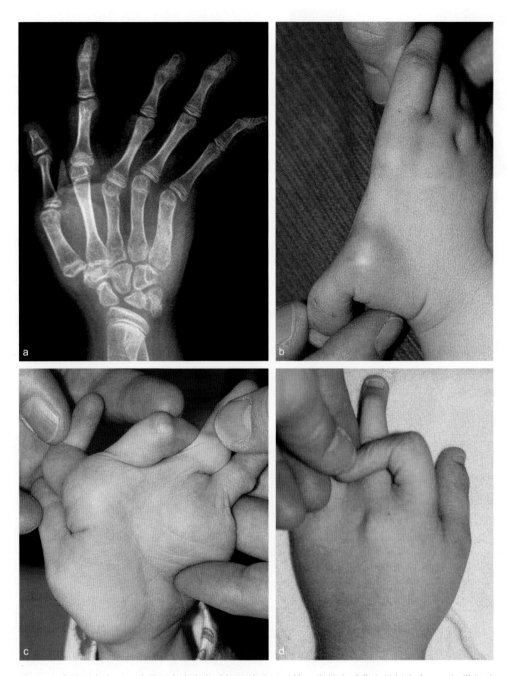

图 6.7　成骨不全症。a. 成骨不全症患者手部 X 线片显示第五掌骨皮质薄和骨折愈合,MP 韧带松弛所致的 MP 尺偏畸形。b. 同一患者,拇指关节韧带松弛。c. 手指 MP 韧带松弛。d. 示指 PIP 韧带松弛

参考文献

1. Ekman OJ. Dissertatio medica descriptionem et casus aliquot osteomalaciæ sistens. Upsaliæ: J. Edman; 1788.

2. Sartorius CF. Rachitides congenitae observationes. Dissertation Medizinische Fakultät der Universität Leipzig. 1826.

3. Lobstein JF. De la fragilité des os, ou l'ostéopsathyrose. Traité de l'anatomie pathologique Paris. 1833; 2: 204-12. (Lehrbuch der pathologischen Anatomie. Stuttgart, 1835. 179 pages.)

4. Andersen PE Jr Hauge M. Osteogenesis imperfecta: a genetic, radiological, and epidemiological study. Clin Genet. 1989 Oct; 36(4): 250-5.

5. Sillence DO, Senn A, Danks DM. Genetic heterogeneity in osteogenesis imperfecta. J Med Genet 1979; 16: 101-16.

6. Byers PH. Osteogenesis imperfecta. In: Royce PM, Steinmann B, editors. Connective tissue and its heritable disorders: molecular, genetic, and medical aspects. New York: Wiley-Liss; 1993. 317-50.

7. Jones K. Smith's recognizable patterns of human malformation. 6th ed. Philadelphia: Elsevier Saunders; 2006. p. 562-4.

8. OMIM #166200 Online Mendelian Inheritance in Man. Johns Hopkins University. 2007. http://www.omim.org/. Accessed 2014.

Down 综合征

别称

21- 三体综合征

特征　肌无力,面部平,眼睑倾斜和小耳。

背景　John Langdon Down(图 6.8)是英国内科医生,在 1866 年发表一份报告[1],题为"关于智力低下的种族分类的观察",并描述这类患者为"先天愚型病患者"。Down 综合征在活产婴儿的发病率是 1/650,是一种常见的智力低下综合征,通常与母亲年龄增加有关[2]。产妇年龄 30 岁生下 Down 患儿的风险是 1/1 000,40 岁是 9/1 000[3]。产前期间 α- 胎儿蛋白(AFP)水平降低预示 Down 综合征。

病因　Down 综合征是由 21 号染色体重复(三体)引起的。94% 为完全 21- 三体,2.4% 为杂合 21- 三体,3.3% 为易位 21- 三体。这与产妇年龄的增加相关。

临床表现　Down 综合征是一种最常见的染色体病,表型变异多是其特点。所有患儿在出生后不久就可以获得诊断,导致生长发育缓慢、智力低下和特性性的面容。患儿出生时有特征的畸形面容[4]和四肢张力减退。面部扁平,小耳,眼睑向内侧倾斜(图 6.9)。之后逐渐表现出某种形式的发育迟缓。

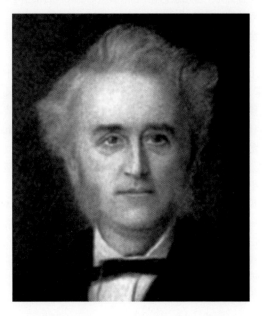

图 6.8　John Langdon Down(1828—1896)

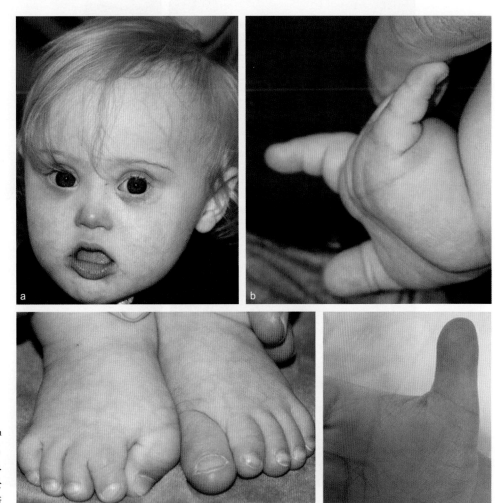

图 6.9　Down 综合征。a. Down 综合征患者,面部扁平,小耳,眼睑向内侧倾斜,张口伸舌。b. 同一患者的手部,MP 过度松弛。c. 右足足趾短小、成角畸形。d. 拇指短而粗

合并畸形也较为常见，包括心脏和胃肠道的缺陷、血液疾病和神经发育异常。患儿患白血病和阿尔茨海默病的发生率增加，死亡年龄在 25~49 岁[5]。

全身肌肉骨骼　身材矮小，广泛关节松弛和肌张力减退，包括 Moro 反射减弱。

上肢　短指畸形可通过产前超声诊断[6]。手部外观短粗，掌、指骨短小。偶有斜指和多指畸形。手掌掌纹三叉点向远端移位，似猿手样掌纹或通贯掌。四肢肌张力低，关节过度松弛（图 6.9）。这些婴儿腕关节和手部往往可以过伸至平行于前臂。拇指可能会短而粗。手指短，指骨完整，关节运动度正常。放射影像学显示正常腕关节骨化中心和掌骨完整但短小。小指中节指骨呈梯形，致其桡侧偏斜（尺侧成角）。手部最常见的先天性畸形是简单的累及中环指的不完全/完全并指畸形（图 6.10 和图 6.11）。复杂并指也常见，可能累及双侧，末节指骨水平融合。尺侧多指可能存在。据报告，16% 的唐氏综合征患者有桡动脉异常，严重程度从缺如到发育不良[7]。

下肢　足趾短小（图 6.9），偶尔有多趾畸形和第 2 和 3 足趾间的简单不完全或完全并趾畸形，常伴手并指畸形。也可见髋关节不稳，股骨头髋滑脱和髌骨不稳定。受累关节通常活动范围正常。

脊柱　患者可能有颈椎关节松弛，颈背皮肤冗余，少有脊柱侧凸。

颅面　面容为特征性的。可见小头畸形、小颌畸形、短头颅伴颈部扁平，面部扁平。颅骨薄，囟门晚闭伴额窦发育不良，硬腭短。张口伸舌畸形。小鼻低鼻梁。耳郭小，螺旋缘过度折叠，上耳轮过度折叠成角，小耳垂。眼部有向上倾斜的眼睑裂和内眦皱褶。虹膜边缘苍白斑常见。还可见虹膜斑点，晶状体混浊，斜视和难治性错视及眼球震颤。

其他系统　常见异常包括：心内膜垫缺损，房间隔缺损，室间隔缺损，动脉导管未闭，直肠扩张，生殖器小，原发性性腺发育不良。其他系统异常有脐疝（图 6.11c）、十二指肠狭窄/闭锁、肛门闭锁、先天性巨结肠疾病、Hirschsprung 病，以及骨髓增生性疾病如急性白血病。患者甲状腺疾病高发。

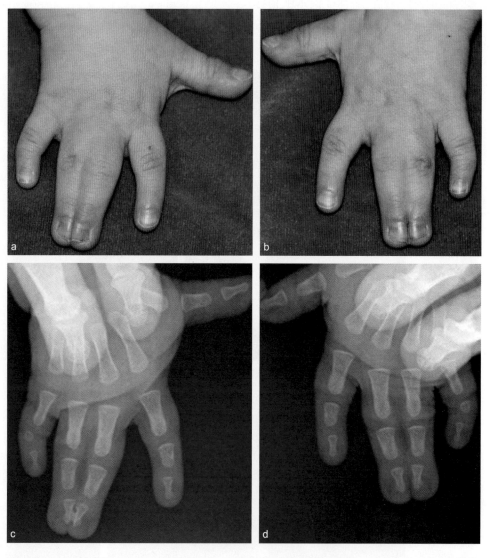

图 6.10　Down 综合征。a. Down 综合征患者，右手中环指复杂并指畸形。b. 同一患者左手中环指复杂并指畸形。c 和 d. 同一双手的 X 线片显示远节指骨融合

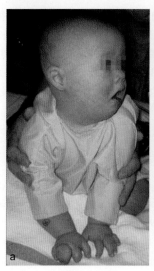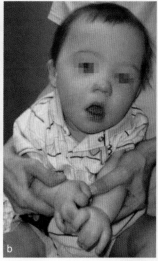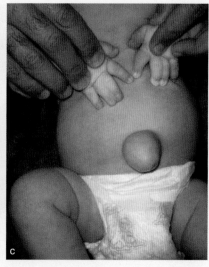

图6.11　Down 综合征。a. 双侧中环指并指，左侧为简单并指，右侧为复杂并指。b. 双侧中环指并指。c. 双侧中环指并指伴脐疝。

参考文献

1. Down JLH. Observations on an ethnic classification of idiots. Clinical Lecture Reports London Hospital. 1866;3:259-62.

2. Hook EG, Cross PK, Schreinemachers DM. Chromosomal abnormality rates at amniocentesis in live-born infants. JAMA. 1983;249:2034-2038.

3. Penrose LS, The relative effects of paternal and maternal age in mongolism. J Genet. 1933;27:219.

4. Lejeune J, Gautier M, Torpin R. Etude des chromosomes somatiques de neuf enfants mongolians. C R Acad Sci. 1959;248:1721-2.

5. Jones K. Smith's recognizable patterns of human malformation. 6th ed. Philadelphia: Elsevier Saunders; 2006. p. 7-12.

6. Maymon R, Tovbin Y, Dreazen E, et al. All five digits of the hands of fetuses with Down syndrome are short. Ultrasound Obstet Gynecol. 2004 Jun;23(6):557-60.

7. Lo R, Leung M, Lau K, et al. Abnormal radial artery in Down's syndrome. Arch Dis Child. 1986 Sep;61(9):885-90.

LEOPARD 综合征

别称
着色斑病
多发雀斑综合征
心脏-皮肤综合征
丰富着色斑 Moynahan 综合征
进行性心肌病着色斑病

特征　多发雀斑（错构瘤，皮肤黑色素细胞病变）、肥厚型心肌病、眼距宽、耳聋和生长发育迟缓。

背景　Moynahan[1]于 1962 年和 Walther 等[2]在 1966 年均描述了多发性雀斑的病例，首次病例报告了心电图异常，第二次报告增加了生长迟缓，两者均为该综合征的表现之一。LEOPARD 是雀斑（lentigines）、心电图异常（ekg abnormalities）、眼距宽（ocular hypertelorism）、肺动脉瓣狭窄（pulmonary stenosis）、生殖器畸形（abnormalities of genitalia）、发育迟缓（retardation of growth）和感音神经性聋（sensorineural deafness）的首字母缩写。Gorlin 和他的同事在 1969 年描述了这组畸形综合征。该病和 Noonan 综合征有很多共同的特点。诊断的确立需要多发雀斑结合至少其他两个临床表征；如果没有雀斑，一级亲属患 LEOPARD 综合征并合并其他 6 个特征之中的 3 个也可诊断[3]。

病因　LEOPARD 综合征是染色体显性遗传异质性疾病，有高外显率和表达多变的特点[4]。由 12q24.13 基因突变导致。Digilio 等[5]发现最常见的突变类型为外显子 7 和 12 的错义突变，进而影响 PTPN11 结构域（蛋白酪氨酸磷酸酶，非受体型 11）。PTPN11 控制 SHP2 催化结构域，后者为酪氨酸激酶信号传导途径中的关键调控因子。

临床表现　患者面部、颈部、躯干和手部有多发暗斑（平黑棕斑），直径 1~5mm，在出生的时候罕见，与阳光照射无关。通常在童年时期发生，在青春期数量增加，随着年龄的增长颜色变暗。这有别于皮肤雀斑和神经纤维瘤[6]。Sarkozy 等[7]对 30 个患者的研究显示除了多发雀斑外，最常见的特点是面部畸形和结构性心脏缺陷（肥厚型心肌病最常见）。患者也伴有智力和生长发育迟缓。

全身肌肉骨骼　关节活动度过大，肌张力减退，指甲营养不良，脊柱侧凸，胸部骨骼畸形，如漏斗胸、鸡胸等。

上肢　最初的报告和其后的报告均描述了腕头状骨和钩骨融合，但腕关节活动度不受限（图 6.12）。类似的骨骼融合也见于颈椎和跗骨区域。手指关节活动度过大，特别是 MP。患病的家庭也可见到短指畸形[8]。不完全性的简单并指畸形与手背部雀斑应该能提示聪明的临床医师考虑该诊断。

颅面　面部粗糙，眼距增宽伴或不伴上睑下垂，感音神

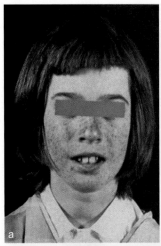
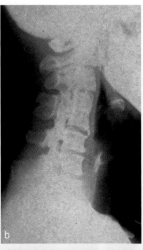
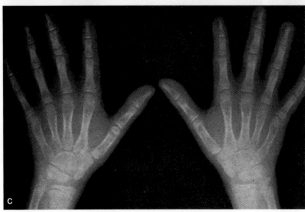

图6.12 LEOPARD综合征。这个综合征首次报告时的面部照片，显示面部皮肤病变(a)和颈部 X 线片(b)和腕关节骨性融合(c)。X 线片可见不完全简单并指畸形

病率和死亡率取决于心脏疾病的程度。这个综合征与梗阻性心肌病继发的猝死或室颤有关。梗阻性肥厚型心肌病常见，可以有主动脉下和肺下狭窄，肺动脉狭窄，并易患多发动脉瘤。心电图可见 P-R、QRS 间期延长，异常 P 波出现[9,10]。泌尿生殖道表现包括女性患者卵巢缺失、对侧卵巢发育不全、男性尿道下裂和隐睾[1]。

参考文献

1. Moynahan EJ. Multiple symmetrical moles, with psychic and somatic infantilism and genital hypoplasia: first male case of a new syndrome. Proc Roy Soc Med. 1962;55:959-960.

2. Walther RJ, Polansky B, Grots IA. Electrocardiographic abnormalities in a family with generalized lentigo. New Eng J Med. 1966;275:1220-5.

3. Gorlin RJ, Anderson RC, Blaw M. Multiple lentigenes syndrome. AM J Dis Child. 1969 Jun;117(6):652-62.

4. Sarkozy A, Conti E, Dallapiccola B. Clinical and molecular analysis of 30 patients with multiple lentigines LEOPARD syndrome. J Med Genetics. 2004;41(e68).

5. Digilio MC, Conti E, Sarkozy A, et al. Grouping of multiple-lentigines/LEOPARD and Noonan syndromes on the PTPN11 gene. Am J Hum Genet. 2002;71:389-94.

6. Tong KL, Ding ZP, Chua T. LEOPARD syndrome. Singapore Med J. 2001 Jul;42(7):328-31.

7. Sarkozy A, Digilio MC, Dallapiccola B. LEOPARD syndrome. Orphanet J Rare Dis. 2008 May;27;3:13.

8. Sharma RP, Singh SP. Multiple lentigenes syndrome. Indian J Dermatol Venereol Leprol. 2002 Mar-Apr;68(2):97-8.

9. Polani PE, Moynahan EJ. Progressive cardiomyopathic lentiginosis. Quart J Med. 1972;41:205-25.

10. Bauer AJ, Stratakis CA. The lentiginoses: cutaneous markers of systemic disease and a window to new aspects of tumourigenesis. J Med Genet. 2005;42:801-10.

经性聋，双侧顶骨隆起，内眦皱褶，耳大且耳位低，耳郭皱褶过多，下颌前突，鼻根异常宽阔，蹼状颈。

　　其他系统　皮肤弹性过大，并常伴有牛奶咖啡斑、腋窝雀斑、局部色素缺失和其他色素性病变。LEOPARD 综合征的发

第二部分
肘

7 第七章 桡骨头脱位

先天性桡骨头脱位或半脱位在出生时不明显，因为这个疾病临床上难以发现。出生后不久桡骨头 X 线片所显示桡骨头大部分为软骨。该病通常是在出生几年后获得诊断，患者无相关外伤史。Smith[1]于 1852 年进行尸检时发现该畸形，并最早对桡骨头脱位的病理表现进行了详细描述，包括：相对发育迟缓的前臂，肱骨小头发育不全或缺失，部分滑车缺损，肱骨内髁突出，尺骨近端桡侧乙状切迹缺如，短尺骨，以远端为主，桡骨相对较长，超过肘关节近端水平。

大多数作者提出先天性桡骨头脱位是肱骨小头发育异常所致，也有人认为肱骨发育不良继发于桡骨头脱位。桡骨头脱位是最常见的先天性肘关节异常[2]，并可能以常染色体显性或隐性的方式遗传。前脱位的发生率为 18%（图 7.1），后脱位的发生率为 65%（图 7.2a），侧方脱位的发生率为 17%[3]。尽管有学者认为该畸形通常是双侧发病，笔者所观察到的双侧发生率仅为 40%~60%。

患者可能伴肘关节不适感，前臂旋转受限，特别是旋后受限。因桡骨头脱位，屈肘机械性受阻。后脱位表现为肘关节后外侧桡骨头骨性突起，在以后需要切除（图 7.2b,c 和图 7.3）。随着患儿生长发育，因桡骨头完全脱位，前臂的旋前和旋后功能均严重受限（图 7.4 和图 7.5）。

先天性桡骨头脱位可能在与婴儿肘关节无关的外伤后发现，并可能错误地归结为该次外伤。旋前、旋后可伴有弹响。X 线可见先天性桡骨头脱位，桡骨头呈小而圆，肱骨小头发育

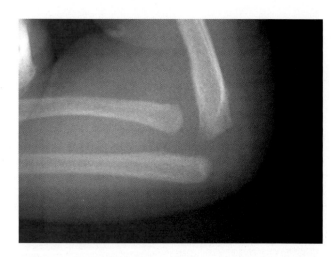

图 7.1 桡骨头脱位。侧位 X 线片显示先天性桡骨头前脱位

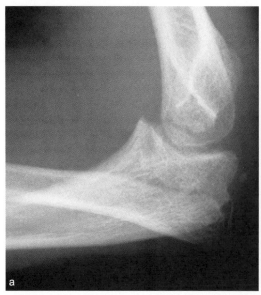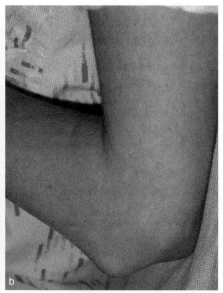

图 7.2 桡骨头脱位。先天性桡骨头后脱位。a. 侧位 X 线片显示桡骨头后脱位。b. 肘关节屈曲显示明显的桡骨头后脱位

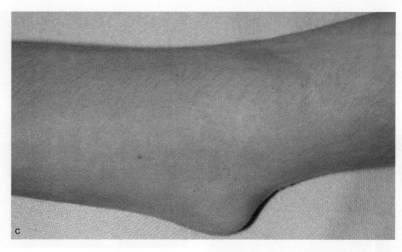

图 7.2（续） 桡骨头脱位。先天性桡骨头后脱位。c. 肘关节伸直可见明显的因桡骨头后脱位所致的凸起

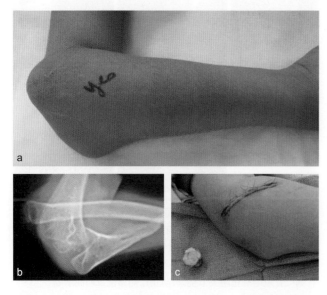

图 7.3 桡骨头脱位。先天性桡骨头后脱位。a. 明显的桡骨头后脱位导致肘关节伸直受限。患者也有前臂旋转受限。b. 侧位 X 线片显示后脱位和过度生长的桡骨头。c. 切除桡骨头后肘关节伸直和前臂旋转有所改善

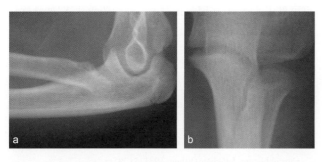

图 7.4 桡骨头脱位。先天性轻度桡骨头后脱位的 X 线片。a. 侧位片显示桡骨头畸形。b. 后前位片显示穹顶样桡骨头

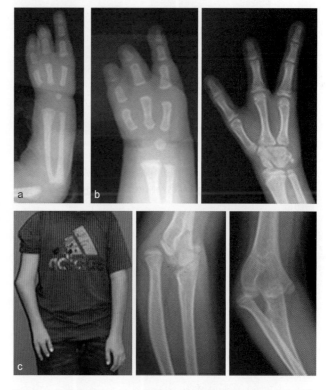

图 7.5 桡骨头脱位。a. 一岁男孩，手部发育不全，仅有一个拇指和两个手指，桡骨在位，在肘关节旋后时通常会有"弹响"。b. 患儿长大后，多个形状异常的腕骨融合变得明显：大多角骨 - 舟状骨和头状骨 - 钩骨 - 小多角骨 - 月骨。c. 前臂短，无旋后功能，肘内翻畸形。X 线显示桡骨头脱位、肱骨小头发育不良和前臂近端三分之一弓形改变

不良（见图 7.4）。肱骨小头与桡骨长轴的正常对线关系消失。儿童时期未经治疗的外伤性桡骨头脱位（保姆肘）不论临床表现还是影像学表现均与先天性桡骨头脱位相似，两者鉴别困难。影像学支持先天性发病的标准包括：桡骨相对于尺骨短，双侧累及[4,5]。其他骨肌系统的发育异常也支持先天性的可能。

作为一个嵌插式或铰链式关节系统，一个关节的活动会

影响下一个关节的动力学,桡骨头脱位会导致桡骨相对短,尺骨正性变异,进而导致腕关节桡偏和手的掌指关节尺偏,这会严重影响手部功能(图 7.6、图 7.7 和图 7.8)。累及双侧非对称的先天性病例,其自然史是随着时间变化,症状逐渐严重,尤其是在青春期的生长增速期。

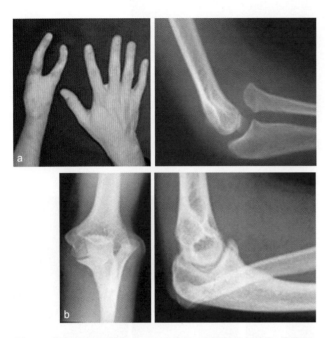

图 7.6 慢性桡骨头脱位。a. 25 岁男性,手部有两个手指,前臂短,桡骨头前脱位。短、发育不全的尺骨与桡骨位于同一水平,从而防止桡侧偏斜。桡骨头向关节间隙前脱位。b. 另一患者,慢性桡骨头后脱位

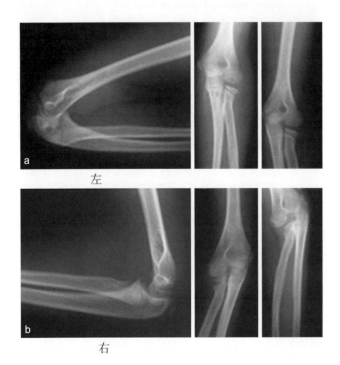

左

右

图 7.7 慢性桡骨头脱位。年轻患者,左肘关节(a)和右肘关节(b)的 X 线片,双上肢肱骨小头发育良好,但桡骨发育不良,仅右肘屈曲时受限。尺骨和和滑车切迹正常,右肘关节偶尔疼痛

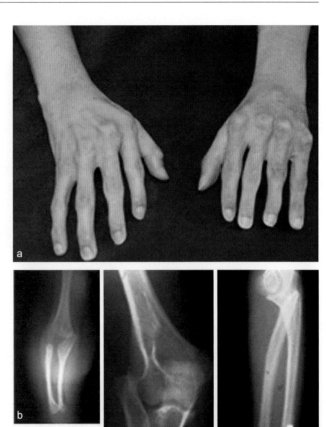

图 7.8 Freeman-Sheldon 综合征的腕关节和手部。a. 40 岁患者,显示腕关节桡偏,除拇指外,其余四指尺偏,继而 MP 屈曲。b. 出生时患者的右桡骨头在位,随后在童年早期出现永久脱位。肱骨小头一直是发育不良的。左侧桡骨头半脱位,较右侧轻,未发生过脱位。右侧尺骨短缩矫正腕关节桡偏,防止尺侧移位及屈曲挛缩

在上肢先天畸形的病种中,有超过一半的病种伴有桡骨头脱位的表现,包括尺侧列发育不良(图 7.6)、掌骨融合、裂手、桡侧列发育不良和拇指序列缺如。其他畸形包括骨骼发育不良、颅缝早闭、胫、腓骨融合和脊柱侧凸。继发性桡骨头脱位也可见于儿童期,病因包括肘关节周围的骨肿瘤(如骨软骨瘤)、臂丛神经损伤和脑瘫。

参考文献

1. Smith RW. Congenital luxations of the radius. Dublin J Med Sci. 1852; 13:208-10.

2. Kelly DW. Congenital dislocation of the radial head:spectrum and natural history. J Pediatr Orthop. 1981;1:295-8.

3. Mardam-Bey T, Ger E. Congenital radial head dislocation. J Hand Surg. 1979;4:316-20.

4. Kelly DW. Congenital dislocation of the radial head:spectrum and natural history. J Pediatr Orthop. 1981;1:295-8.

5. Agnew DK, Davis RJ. Congenital unilateral dislocation of the radial head. J Pediatr Orthop. 1993;13:526-8.

由外在损伤因素所致,并不具有遗传倾向。这种方法有助于解释那些继发解剖畸形并可用于指导治疗,因此对家系的检测和计划生育的监督就相对次要了。Klippel-Feil 相关综合征的表现会在一些已知和未知的综合征中见到。

病因 Klippel-Feil 序列可以是散发的,但也有常染色体显性遗传的病例报告,由染色体 8q22 上的生长分化因子 6 (*GDF6*)基因突变引起的。

临床表现 少于 50% 的患者表现出所有 3 个典型临床特征:颈短、发际线低和僵硬[2](图 7.9a)。女性比男性发病率稍高。颈椎椎体发育早,骨骺闭合前可见锥体融合,导致短颈和颈部活动度受限[3]。颈椎畸形被分为多种不同的形式,7 个颈椎中任何两个可能是先天性融合的。耳聋是 KFS 常见的特征。

上肢 颈椎融合加上斜颈畸形使得头部向患侧倾斜和成角。同侧斜方肌、菱形肌和椎旁肌肉群紧张,可导致高肩胛畸形(Sprengel 畸形)。盂肱关节小,发育不良,但上臂和肘关节通常是正常的,但在极端的病例中也可能发育不全。

桡侧列畸形常见。如拇指发育不良、桡侧多指畸形、桡侧发育不良、腕骨融合、高肩胛畸形、胸肌群缺乏/发育不全、先天性截肢和桡骨头脱位(图 7.9 和图 7.10。)都曾被报道。桡侧发育不良的所有情况都可能发生,但在我们的经验中,Ⅱ型、Ⅲ型和Ⅳ型拇指发育不良更加常见,比桡骨完全或部分缺如更为常见。

相关综合征

Klippel-Feil 序列
Seckel 综合征
Larsen 综合征

Shprintzen-Goldberg 综合征
指甲 - 髌骨综合征
Schwartz-Jampel 综合征
Kantaputramesomelic 发育不良
Mietens-Weber 综合征
Crouzon 综合征
Escobar(翼状胬肉)综合征
Aperts 综合征
Cornelia de Lange 综合征
Rubinstein-Taybi 综合征
Oto-palato-digital 综合征
早衰症
Fanconi 贫血
Craniocarpotarsal 发育不良
Elles-van Creveld 综合征
Ehlers-Danlos 综合征
Nievergelt-Pearlman 综合征
Silver-Russell 综合征
Steel 综合征
Omodysplasia 综合征
BohringOpitz 综合征
Klippel-Traunany 综合征

Klippel-Feil 序列

别称
先天性骨性斜颈综合征
先天性短颈发育不良
Klippel-Feil 综合征
KFS(缩写)

特征 短颈、发际低和颈椎僵硬三联征。

背景 Klippel-Feil 序列由法国神经病学家 Maurice Klippel 和 Andre Feil 首先描述,在 1912 年报告了一例 46 岁的法国男性患者,颈部短,无法活动,大部分颈椎和上部胸椎融合[1]。活产婴儿发病率为 1/42 000。

该病通常被称为综合征,但它代表一个序列。这不仅只是一个语义问题。序列这个词体现了畸形之间内在因素与外在因素的区别。Klippel-Feil 畸形是早期神经管发育畸形,进而继发一系列畸形或级联反应,如颈椎融合、斜颈、肩胛骨畸形、桡骨发育不良等。而羊膜束带、斜头畸形、Poland 序列是

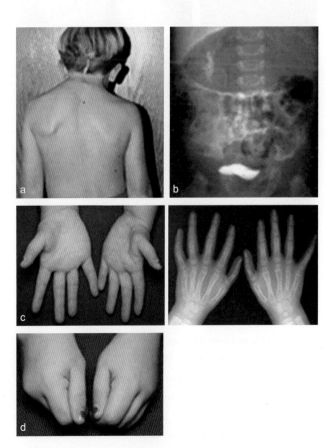

图 7.9 Klippel-Feil 序列。a. 12 岁患儿,短颈,低发际线,肩关节不对称,这是左侧肩胛骨近端移位导致的。b. 静脉肾盂造影照片显示肾缺如。c. KFS 患者和严重的拇指发育不良。d. 患者表现出双侧拇指的镜像运动

患者常有协同性自动运动,如左右手的镜像运动,包括拇指和手指的屈曲和伸直。

下肢　患者可能有跗骨融合和摇椅足。

脊柱　颈椎融合,患者可能有肩胛舌骨肌骨和脊柱侧凸,也可产生胸、腰椎畸形(图 7.10 c)。

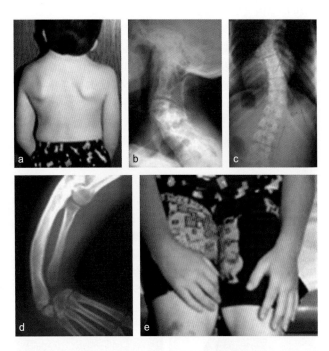

图 7.10　Klippel-Feil 序列。a. Klippel-Feil 综合征患者,短颈,颈椎融合。b. 颈椎 X 线片显示寰枢关节和下颈椎椎体融合。c. X线片显示胸腰段脊柱侧凸。d. X 线片显示右上肢Ⅱ型桡侧发育不良。e.患者由于桡侧发育不良所致的右腕关节桡偏

颅面　蹼颈或翼状胬肉、斜颈畸形、面部不对称、耳聋(30%)[4]和腭裂[5]。这种容貌和颈椎异常也和 Duane 综合征相关。

其他系统　先天性心脏异常,最常见的是心室间隔缺损[3],还可见先天性纯红细胞再生障碍性贫血(Diamond-Blackfan 贫血)、呼吸系统疾病[6]和肾功能异常[7](图 7.9b)。

参考文献

1. Klippel M, Feil A. Un cas d'absence des vertebres cervicales avec cage thoracique remontant jusqu'a la base du crane (cage thoracique cervicale). Nouv Iconogr Salpet. 1912;25:223-250.

2. Tracy MR, Dormans JP, Kusumi K. Klippel-Feil syndrome: clinical features and current understanding of etiology. Clin Orthop Relat Res. 2004;424:183-90.

3. Jones K. Smith's recognizable patterns of human malformation. 6th ed. Philadelphia: Elsevier Saunders; 2006. p. 716-7.

4. Shaver KA, Proud VK, Shaffer MC, et al. Deafness, facial asymmetry and Klippel-Feil syndrome in five generations. Am J Hum Genet. 1986; 39:A81.

5. Helmi C, Pruzansky S. Craniofacial and extracranial malformations in the Klippel-Feil syndrome. Cleft Palate J. 1980;17:65-88.

6. Greenspan A, Cohen J, Szabo RM. Klippel Feil syndrome-an unusual association with Sprengel deformity, omovertebral bone, and other skeletal, haematologic and respiratory disorders. A case report. Bull Hosp Jt Dis Ortho Inst Spring 1991;51(1):54-62.

7. OMIM #118100 Online Mendelian Inheritance in Man. Johns Hopkins University. 2007. http://www.omim.org/. Accessed 2014.

Seckel 综合征

别称

鸟头侏儒症

原发小头侏儒症

Seckel 型侏儒症

Nanocephalic 侏儒症

Seckel 鸟头侏儒症

Harper 综合征

特征　侏儒症,小头畸形,智力发育障碍,"鸟头"面容。

背景　Helmut Paul George Seckel 是一位德国儿科医生,在柏林大学开始了他的职业生涯,后移居美国,在芝加哥大学医学院实习。1960 年他报告了两例具有上述表型特征的患者[1]。1967 年 Rita Harper 等[2]也报告了两兄妹的病例,报道更为详细,包括牙齿、骨骼、生殖器和中枢神经系统的异常。同年,Victor McKusick 等[3]报道了 11 个兄弟姐妹中的 3 位患者,提出该病为常染色体隐性遗传。

病因　该病为常染色体隐性遗传,由编码毛细血管扩张和 RAD3 相关蛋白的基因纯合或复合杂合突变引起,位于染色体 3q22.1-q24。

临床表现　该病非常罕见,儿童的发病率为 1∶10 000,男女发病基本一致。表现为宫内生长迟缓和产后成比例的侏儒症。患者有中、重度的智力发育障碍。

上肢　上肢对称,但发育不良(图 7.11)。拇指和其他手指存在,运动功能正常。握力降低,手部精细运动功能受限。手指偏斜和桡骨头脱位是该综合征在上肢中最常见的表现。桡骨远端可能发育不良,拇指发育不良并不是该综合征的显著表现。手小和猿掌纹并不少见,这两个畸形表现在综合征性手部畸形中普遍存在。骨骺骨化中心可能延迟出现或指骨缺如[4]。Poznanski 等[5]在 1983 年归纳了该综合征的 6 个影像学特征,包括:①象牙样骨骺,影响指骨发育;②近节指骨圆锥形骨骺;③不协调的骨骼发育,表现为腕、指骨间,不同腕骨间,桡尺侧间;④手骨长度的改变;⑤相对较小的腕骨,有成角畸形;⑥掌骨骨皮质厚度相对正常或增厚。

下肢　髋关节发育不良和内翻足。

脊柱　脊柱后凸畸形。

颅面　鼻子呈"鸟嘴样"突出,大眼,窄脸,耳畸形,小颌畸形,颅缝早闭。

其他系统　急性髓系白血病、全血细胞减少症、隐睾症、阴蒂增大和多毛症被报告过[6]。心脏畸形也有记载,包括

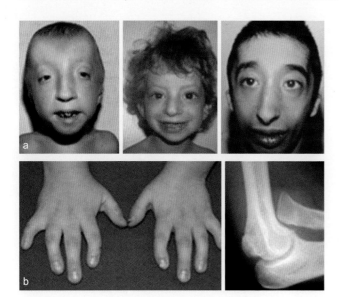

图7.11 Seckel综合征。a. Seckel综合征的3位患者,常见的面部特征包括:小头畸形,耳位低,睑裂向下倾斜,眼眶突出和小颌畸形。b. 手小于正常。中节指骨小且不对称,常导致一个或多个手指偏斜。小指最常受累。(由 Murray Feingold MD 提供)

Fallot四联症、室间隔缺损、肺动脉瓣狭窄、卵圆孔未闭、左主动脉动脉弓、主动脉右位和室间隔增厚等[7]。

参考文献

1. Seckel HPG. Bird-headed dwarfs:studies in developmental anthropology including human proportions. Springfield:Charles C Thomas;1960.

2. Harper RG,Orti E,Baker RK. Bird-headed dwarfs(Seckel's syndrome):a familial pattern of developmental,dental,skeletal,genital and central nervous system anomalies. J Pediat. 1967;70:799-804.

3. McKusick VA,Mahloudji M,Abbott MH,et al. Seckel's bird-headed dwarfism. New Eng J Med. 1967;277:279-286.

4. Kjaer I,Hansen N,Becktor KB,et al. Craniofacial morphology, dentition,and skeletal maturity in four siblings with Seckel syndrome. Cleft Palate Craniofac J. 2001;38(6):645-51.

5. Poznanski AK,Iannaccone G,Pasquino AM,et al. Radiological findings in the hand in Seckel syndrome(bird-headed dwarfism). Pediatr Radiol. 1983;13(1):19-24.

6. Hayani A,Suarez CR,Molnar Z,et al. Acute myeloid leukaemia in a patient with Seckel syndrome. J Med Genet. 1994;31:148-149.

7. Can E,Bulbul A,Uslu S,et al. A case of Seckel syndrome with tetralogy of Fallot. Genet Counsel. 2010;21:49-51.

Larsen 综合征

别称
LRS
特征 多发关节脱位、扁平面容和指甲发育不良。这种综合征建议以首字母缩写命名为JFN,指的是关节脱位(joint dislocation)、面部异常(facial abnormalities)和指甲发育不良(facial abnormalities)。

背景 Larson等[1]在1950年报道了该综合征,包括先天性多发脱位,特殊面容,及其他畸形的综合征。新生儿的发病率大约为1:100 000。该综合征是致命的。

病因 常染色体显性遗传,突变基因为细丝蛋白B(*FLNB*),位于染色体3p14;也可见常染色体隐性遗传。

临床表现 大多数出生时就获得诊断,通过典型的面容和多发大关节脱位诊断,尤其是膝关节和髋关节。患者成年后,身材矮小,因关节不稳定,多数患者需要坐轮椅,但可以成为社会有用之人(图7.12)。患病家系中可见不同程度的外显率。

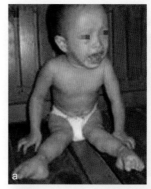
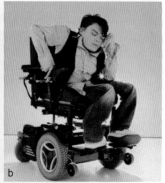
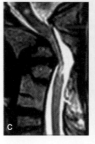
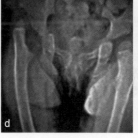
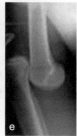

图7.12 Larsen综合征。a. 双侧膝关节脱位通常是Larsen综合征的第一个征象。典型的面容:前额突起,面部扁平,鼻梁凹陷。多发关节脱位、关节不稳定严重损害肢体功能,使得患者只能依靠轮椅。b. Justin Hines,一位患有Larsen综合征的加拿大著名歌手,坐在轮椅上。c. 常见的问题包括颈椎椎体发育不良及脊髓受压。d. 髋关节脱位。e. 膝关节完全脱位

全身肌肉骨骼 关节过度活动和脱位。常见漏斗胸畸形。

上肢 上肢中最常累及肘关节,包括肘关节过伸和脱位。症状严重者常在出生即有表现。患者手指长,远端非锥形改变,拇指宽阔,甲板及掌骨短。拇指宽阔是因为双末节指骨所致[2]。指甲宽而呈勺形。还可见副腕骨,末节指骨短表现为假性杵状指(图7.13)。不论远排还是近排腕骨都可能见到额外的腕骨,类似在很多爬行动物中见到的变异。掌骨短小可出现。

Larsen综合征的一种严重类型是与上肢近端短缩有关[3]。在一份报告中,6例中的2例患儿肘关节有异常骨化[4]。

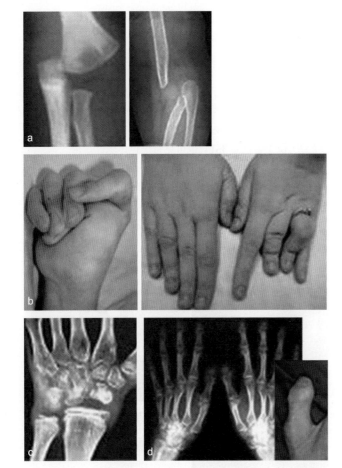

下肢　膝、髋关节脱位,马蹄内翻足。

脊柱　颈椎后凸畸形,脊柱裂,椎体发育不全;脊柱侧凸(图7.12b),胸椎楔形椎体和前凸;骶椎隐形脊柱裂。

颅面　扁平面容,鼻梁凹陷,前额突出,眼距增宽和腭裂,形成了特征性面容,重点是前额明显隆起和中脸部扁平(图7.12)。患者随年龄增长,面容变得更加娇嫩、圆润和扁平。牙齿发育不良。

参考文献

1. Larsen LJ, Schottstaedt ER, Bost FC. Multiple congenital dislocations associated with characteristic facial abnormality. J Pediat. 195037:574-81.

2. De Smet L, Legius E, Fabry G, et al. The Larsen syndrome. The diagnostic contribution of the analysis of the metacarpophalangeal pattern profile. Genet Couns. 1993;4(2):157-64.

3. Jones K. Smith's recognizable patterns of human malformation. 6th ed. Philadelphia:Elsevier Saunders;2006. p. 498-9.

4. Houston CS, Reed MH, Desautels JE. Separating Larsen syndrome from the "arthrogryposis basket". J Can Assoc Radiol. 1981;32(4):206-14.

图7.13　Larsen 综合征上肢表型。a. 并不只是桡骨头脱位。整个肘关节脱位,肱骨远端向桡骨和尺侧掌侧移位。b. 手部的严重畸形包括拇指屈曲、内收,手指屈曲、尺偏,以及近指间关节屈曲挛缩。MP 关节皮肤窝移向近端(右)提示掌骨短。尺侧三列掌骨短常见。c. 在所有腕骨中常见额外的骨化中心和随之出现的副腕骨。d. 手指可能是长而窄,末节指骨短,甲板短,表现为杵状或勺形。Larsen 综合征的拇指宽阔,多因末节指骨分叉和近节指骨增宽所致

第八章　肘关节融合

肘关节融合包含上肢 3 个长骨以不同方式的融合：肱骨 - 桡骨 - 尺骨（图 8.1）、肱骨 - 桡骨、肱骨 - 尺骨和桡骨 - 尺骨近端融合。该畸形是肢体发育过程中骨分离失败所致。男性和女性受累的概率相当。作为单一的畸形，肘关节融合通常是单侧的；当合并其他畸形时，通常为双侧。在先天性畸形中，桡骨发育不良发生率是尺骨发育不良的 8~10 倍，但桡侧发育不良中，肱骨 - 尺骨的融合非常少见，仅见于严重发育不良的病例中。尺侧发育不良少见，然而肘关节融合的发生率要高得多，以肱 - 桡融合为主。所有这些受累上肢都是短小的，肩关节发育不良伴手部异常。肘关节融合大多以近侧桡尺关节融合为主，合并颅面畸形。

肱骨 - 桡 - 尺骨完全融合，伴或不伴肩胛骨缺如的情况极为罕见，多与海豹肢有关。在有些患者中，盂肱关节可能完好，而肩胛骨发育不良，有明显高肩胛畸形（Sprengel 畸形），上肢伸直畸形。肩关节近端异常，手部常常缺失主要部分和远侧列（图 8.1）。

肱桡骨融合分为两种类型：Ⅰ型，肘关节伸直位固定；Ⅱ型，融合在屈曲位，可能会达到 90°。Ⅰ型的发生率是Ⅱ型的 3 倍（图 8.2）。肱桡融合通常合并严重的尺侧发育不良，往往是双侧畸形，同时还可合并髌骨缺如和肩胛带异常。通常桡尺骨融合合并短尺骨，尺骨与腕关节之间纤维组织会加重尺偏，手术松解会有一定帮助（图 8.3）。最典型的表现为肱骨和尺骨之间骨性融合，随着不断适应生长发育，该类型上肢可获得较好的功能（图 8.4）。在早期，X 线片上通常不能显示骨融合，但肘关节无运动功能，并且在 X 线中不能见到骨化中心。随着骨骼发育，骨化中心可逐渐出现。尽管上肢短且活动度受限，但这些肢体对生活也有一定的辅助作用（图 8.5）。手部通常伴有拇指发育不良和并指畸形。治疗希望通过最小的手术使这类患儿外观和功能改善。然而，有些患儿适应的非常好，

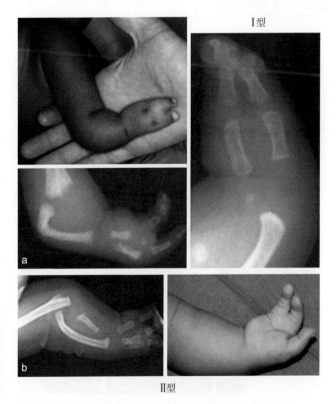

Ⅰ型

Ⅱ型

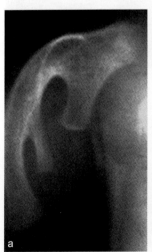

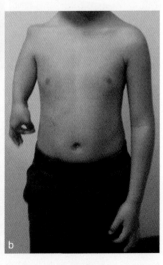

图 8.1　肘关节融合。a. 肢体放射影像学显示肩胛骨，肱骨，桡骨和尺骨的融合。这包括在海豹肢症的分类里面。b. 患儿，男，8 岁，肱骨、桡骨和尺骨三骨融合，与发育不良的肩胛骨相连。该例被归为尺侧发育不良。手部发育不良，尺侧大多数手指缺如。手臂伸直畸形。斜方肌和所有的肩胛带肌肉缺如。肘关节无活动度。尽管有这些限制，该肢体仍对生活有一定帮助

图 8.2　桡骨肱骨融合，分型。a. Ⅰ型，肱骨和桡骨呈 90° 角。不完整的关节间隙内填充着条状软骨样组织和带样纤维组织。手部的 X 线显示相对较短的两节指骨的拇指和三节指骨的示指，拇示指间并指。尺侧指缺如。b. Ⅱ型中，相对于肱骨，前臂伸直。桡骨呈弓形，看似呈脱位状，但临床检查肘关节无屈曲活动度。尺骨短小

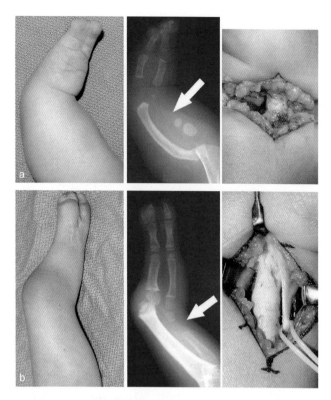

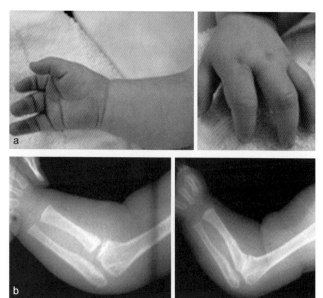

图 8.5　桡骨肱骨融合。a. 患儿前臂伸直畸形,手部有 3 根手指和 1 根拇指。b. 1 年后,桡骨肱骨融合更加明显,尺骨也有融合趋势。肘关节无活动,腕关节和手部畸形不明显,功能较好

图 8.3　尺侧形成障碍,纤维基质。a. 该患儿为桡骨肱骨融合,前臂弓形。箭头指示紧张的纤维和软骨束带牵拉手部和腕关节至尺偏。b. 另一患者可见到同样改变。黄色橡皮条牵引的为尺神经,大的白色的组织为纤维索条基质

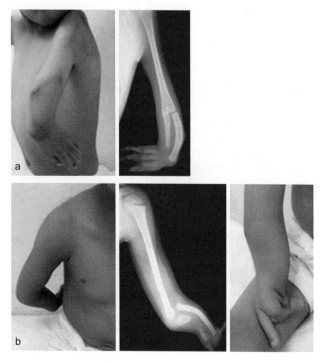

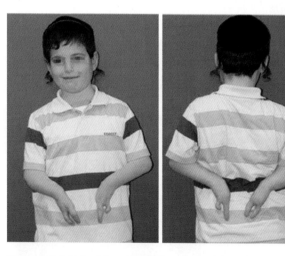

图 8.6　桡骨肱骨融合。这个患者双手"把手放到后背"的姿势提示融合部位远端的桡骨呈成角和旋后畸形。幸运的是,他的上肢在身体前、后的功能一直,且良好,他接受的唯一手术是并指分指术

图 8.4　桡骨肱骨融合,尺骨肱骨融合。a. 5 岁男孩,双侧融合,该表现更加常见。左侧肱骨桡骨融合,尺骨与肱骨仍有一定间隙,其间填充软骨样组织,之后发展为融合。桡骨短,进而引起腕关节桡偏。手部有两根手指和一个拇指。b. 右侧出现一短小尺骨,牵拉造成桡骨弓形改变和前臂旋后畸形。手部缺陷严重,仅有 2 个手指。(a 和 b 由 A.Alharthy 博士友好提供)

不需要任何外科治疗(图 8.6)。

　　肱尺融合相较其他两种类型罕见。与肱桡融合相比,该类型手术预后较差,尤其是肱尺关节发育相对良好时。该类型见于一些桡侧发育不良的患者,例如 VACTERL 相关疾病、Nager 综合征和 Holt-Oram 综合征。这些疾病的肢体明显短,可伴肩关节发育不良,腕、手屈曲旋前畸形,也可见肩关节和颈部畸形,常见高肩胛畸形。这些患者的手部和肘关节有很大差异,通常伴有双前臂发育不良。骨骼发育成熟时,尺桡骨都可能与肱骨融合,手部可有拇指发育不良或尺侧列的短小或缺如(图 8.7、图 8.8 和图 8.9)。

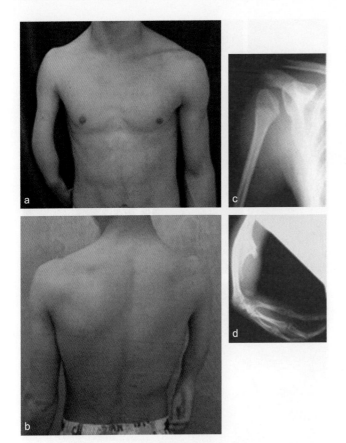

尺桡骨近端融合(图8.10)是3种融合模式中最常见的一种,这被认为是纵向分离时出错所致;桡骨和尺骨近端区域内的间质组织一直存在,而无分离之势,之后经历软骨化、骨化,最终骨性融合。大约50%的病例是双侧畸形,男、女发病率相当[1]。前臂通常融合在适度旋前位,患者多通过内旋肩关节来代偿前臂内旋受限(图8.4)。已经有几种分类系统被提出[2-4],但都未被广泛采用。然而,大多数学者认为桡尺骨近端融合,从纤维束带融合到完全骨性融合,有不同的融合程度。

桡尺骨近端融合(图8.10、图8.11和图8.12)可合并拇指发育不良,腕关节融合,跗骨融合,马蹄内翻足,Madelung畸形,以及多指、并指等。也可存在于多种综合征中,包括:Apert综合征(尖头并指畸形),Crouzon综合征,Pfeiffer综合征,颅面骨骼发育不良,Nievergelt综合征,Funston颈肋综合征,多发性外生骨疣。一项研究认为桡骨头后脱位和桡尺骨近端骨融合有某种发育性关联,有两种临床表现支持该种推测,其一这两种畸形可同时见于同一患者,其二这两种畸形发生在不同患者中,但这些患者具有同样的基因型[5]。

图8.7 尺骨肱骨融合。a. 青少年男性患者,桡侧发育不良伴整个右上肢发育不良。胸壁肌肉完整。b. 图片显示发育不全的肩胛骨,肌肉发育不良,高肩胛。c. 注意肱骨头发育不良。d. 肱骨桡骨完全坚强融合,手、腕关节桡偏、屈曲畸形。发育不良的桡骨可见明显的骨化。

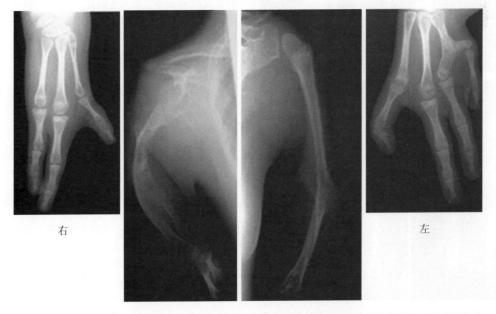

右　　　　　　　　　　　　　　　　　　　　左

图8.8 尺骨肱骨融合。成年人患者,Nager综合征,显示双上肢发育不良。左侧肩关节比右侧发育更差。肱骨、尺骨、桡骨在肘关节水平完全融合,伴不同程度的拇指发育不良和尺侧发育不良。肩、腕关节活动度非常受限

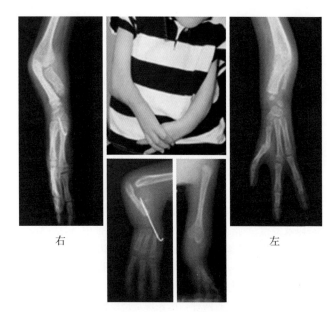

图 8.9 肘关节融合。与 VACTERL 相关的男孩中也发现了该种肘关节融合。右侧出生时只见尺骨,在 10 岁时见肱尺完全融合。左侧,出生时未见尺桡骨,但 10 岁时,肱桡骨融合,伴尺骨发育不良。双手可见拇指发育不良和尺侧列缺如。腕关节腕骨融合常见

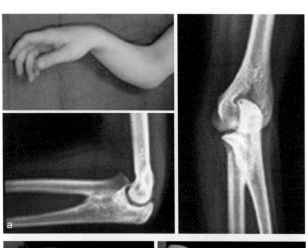

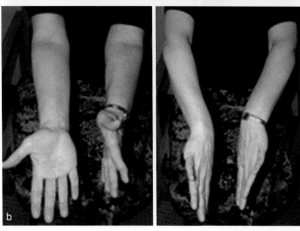

图 8.10 桡骨尺骨近端融合。a. 9 岁男性患儿,桡骨尺骨近端融合,前臂位于完全旋前。X 线显示发育良好的肱骨小头和前移的桡骨头融合到尺骨上。b. 该名成人也存在桡尺骨近端融合,手部位于中立位,通过腕部活动前臂可达到完全旋前位,但通过前臂没有旋前和旋后活动度

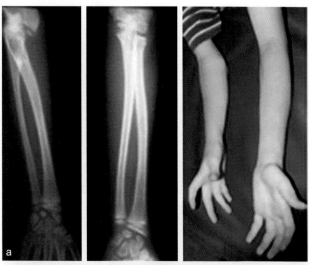

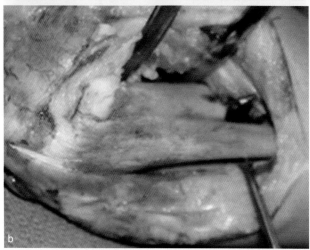

图 8.11 桡骨尺骨近端融合。a. 12 岁男性患儿,桡骨尺骨近端融合,右上臂短小。肘关节伸直达 130°。前臂旋转活动度很小。握力和捏力的强度是对侧的一半。b. 发育良好的桡骨头,"侧方 - 侧方"融合到尺骨近端

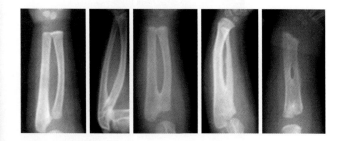

图 8.12 桡骨尺骨融合。这些系列 X 线片显示进行性桡骨尺骨融合,开始最左侧 X 线片是正常的,逐渐累及前臂近端三分之一,最右侧是最终桡骨和尺骨全长的融合。肘关节桡骨头通常在半脱位或脱位的位置上与尺骨融合。最右侧是一个 Holt-Oram 综合征患儿的前臂,尺桡骨之间几乎完全的骨化

参考文献

1. Jeanty M. La synostose radiocubitale congénitale. Acta Orthop Bel.

1964;30:294-302.

2. Wilkie DPD. Congenital radio-ulnar synostosis. Br J Surg. 1914;1:366-75.

3. Cleary JE, Omer GE. Congenital proximal radio-ulnar synostosis: natural history and functional assessment. J Bone Joint Surg [Am]. 1985;67:539-45.

4. Blauth W, Rothkirch T von. Zur frage der operativen behandlung von isolierten, angeborenen radioulnaren synostosen. Z Orthop. 1989;127: 631-8.

5. Elliott AM, Kibria L, Reed MH. The developmental spectrum of proximal radioulnar synostosis. Skeletal Radiol. 2010 Jan;39(1):49-54.

相关综合征

Antley-Bixler 综合征

Pfeiffer 综合征

胎儿酒精综合征（FAS）

Crouzon 综合征

Pierre Robin 综合征（桡尺骨融合）

多发融合综合征

Miller 综合征

Apert 综合征

Alagille 综合征

Klinefelter 综合征（47 XXY 非整倍体男性）

XXX（X）Y 综合征

XYY 综合征

8 号染色体三体综合征

三 X（XXX）综合征

四 X（XXXX）综合征

Nager 综合征

Grebe 综合征

股骨发育不良——不寻常面容综合征

Holt-Oram 综合征

Nievergelt-Pearlman 综合征

Funston 颈肋综合征

Juberg-Hayward 综合征

Liebenberg 综合征

Lenz-Majewski 综合征

Antley-Bixler 综合征

别称

ABS（缩写）

多发性骨性结合骨发育不全

梯形颅 - 多发融合综合征

特征 颅缝早闭，后鼻孔闭锁，桡骨肱骨融合。相应的首字母缩略词是 CCR，对应颅缝早闭（craniosynostosis）、后鼻孔闭锁（choanal atresia）和桡骨肱骨融合（radiohumeral synostosis）。

背景 在 1975 年 Antley 和 Bixler[1] 描述一例新生儿，患一种不寻常的综合征，包括复杂颅缝早闭伴面中部发育不良，耳和鼻发育不良，桡骨肱骨融合，新生儿股骨骨折，以及上呼吸道异常。

病因 ABS 有几个病因：①染色体 10q26 上成纤维细胞生长因子受体 2（*FGFR2*）基因突变，为常染色体显性遗传；②染色体 7q11.23 上细胞色素 P450 氧化还原酶基因（*POR*）突变，为常染色体隐性遗传；③宫内暴露于氟康唑[2]。

临床表现 因呼吸系统并发症和呼吸暂停，新生儿期早期死亡发生率为 54%~80%，但随着年龄增长，预后会有所改善。多发关节挛缩会损害患者功能。尝试分离肘关节融合可能会恢复部分运动，但融合的复发率高。

全身肌肉骨骼 患者有多发关节挛缩。

上肢 桡骨肱骨融合（图 8.13a）常见，也可见皮肤型并指、蜘蛛指样指畸形、手指细长偶伴有手指僵硬，以及屈曲指和缺指畸形[3]（图 8.13a），另外还可见多发手指关节挛缩、腕关节僵硬和新生儿肱骨骨折[4]。在一例报告中，患者伴有肘关节挛缩与桡骨尺骨融合，而不是桡骨肱骨融合[5]。另外也可见桡骨和尺骨弓形改变。

下肢 股骨弓形改变，股骨骨折，摇椅状足。另外可能有中间楔骨 - 第二跖骨融合，距跟骨中部融合，外侧楔状骨 - 骶骨融合，以及中、远节趾骨融合[6]。

颅面 最一致发现是短头、前额隆起、颅缝早闭和鼻梁凹陷（图 8.13b）。其他异常包括后鼻孔狭窄 / 闭锁和耳发育不良。

其他系统 泌尿生殖系统畸形已被描述过[7,8]。

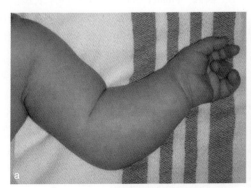
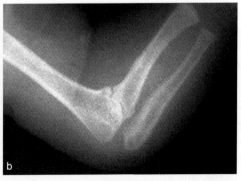

图 8.13 Antley-Bixler 综合征患儿。a. 由于肘关节融合，肘关节于屈曲位畸形。b. X 线片显示尺骨肱骨融合

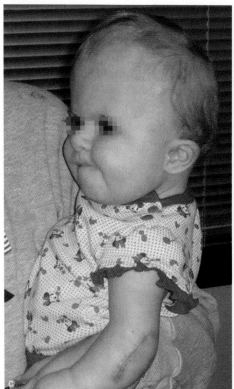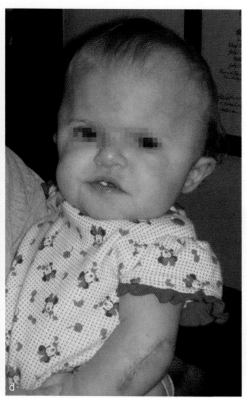

图 8.13（续） Antley-Bixler 综合征患儿。c. 面部轮廓显出前额突出和短头。d. 还可见前额隆起和鼻桥凹陷

参考文献

1. Antley R. M., Bixler D. Trapezoidocephaly, midface hypoplasia and cartilage abnormalities with multiple synostoses and skeletal fractures. Birth Defects Orig. Art. Ser. XI (2): 397-401, 1975.

2. Aleck KA, Bartley DL. Multiple malformation syndrome following fluconazole use in pregnancy: report of an additional patient. Am. J. Med. Genet. 1997; 72: 253-6.

3. Jones K. Smith's recognizable patterns of human malformation, 6th edition. 2006. Elsevier Saunders Philadelphia Pennsylvania. Page 488-91.

4. Antich J, Iriondo M, Lizarraga I, et al. Radiohumeral synostosis, femoral bowing, other skeletal anomalies and anal atresia, a variant example of Antley-Bixler syndrome？ Genet Couns. 1993; 4 (3): 207-11.

5. Crisponi G, Porcu C, Piu ME. Antley-Bixler syndrome: case report and review of the literature. Clin Dysmorphol. 1997 Jan; 6 (1): 61-8.

6. Nakamura N, Adachi M, Machida J, et al. Foot anomalies in Antley-Bixler syndrome: three case reports. J Pediatr Orthop B. 2008 Sep; 17 (5): 241-5.

7. McGlaughlin KL, Witherow H, Dunaway DJ, et al. Spectrum of Antley-Bixler syndrome. J Craniofac Surg. 2010 Sep; 21 (5): 1560-4.

8. OMIM #207410 Online Mendelian Inheritance in Man. Johns Hopkins University. 2007. Available at: http://www.omim.org/.

Pfeiffer 综合征

别称

尖头并指畸形 V 型

颅面 - 骨骼 - 皮肤发育不良

Noack 综合征（尖头多并指畸形 I 型）

特征 颅缝早闭和短头，宽拇指和大足趾，并指畸形。建议的首字母缩写词为 CBTT，代表颅缝早闭（craniosynostosis）、宽拇指（broad thumbs）和足趾（大）［thumbs and toes（large）］。

背景 Pfeiffer[1] 在 1964 年报告了 8 例患这个疾病的三代人。Noack[2] 在 1959 年报道一例 43 岁男性患者及其女儿，两人都表现出尖头畸形和多指并指畸形，同时伴有该综合征的其他特点。该病在人群中的发病率为 1：100 000。

病因 Pfeiffer 综合征有 3 种临床表型[3]：I 型为常染色体显性遗传，由染色体 8p11.22-12 上的成纤维细胞生长因子受体 1（*FGFR1*）基因突变所致；II 型和 III 型是散发的，由位于染色体 10q25-26 的 *FGFR2* 基因突变引起。

临床表现 I 型：典型表现为，颅缝早闭，宽拇指和大足趾，短指，和中面部发育不良（图 8.14～图 8.17）。II 型：为四角型颅，中枢神经系统受累，肘关节强直 / 融合和内脏异常。III型：与 II 型相似，但无四角型颅[3]。I 型患者可存活，而 II 型和 III 型患者会早期死亡。该综合征的特征是颅骨过早成熟并融合（颅缝早闭），使得颅骨不能正常生长并影响头部和面部的形态，导致眼睛大而凸出。

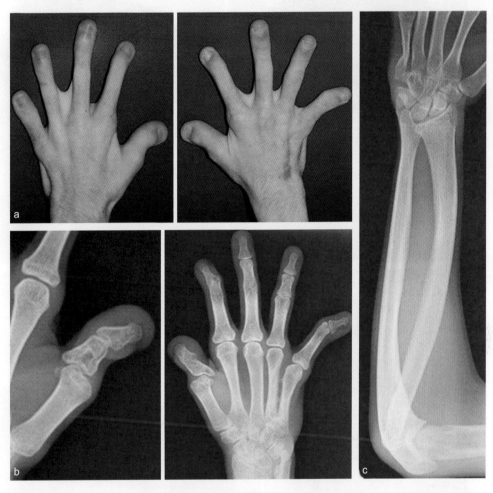

图 8.14 Pfeiffer 综合征,18 岁男性患者。a. 手部并指,通常是简单或皮肤性的。手指形状良好,指间关节活动度受限。拇指成角畸形通过矫形和骨移植治疗。b. 虽然进行了早期植骨治疗,因近节指骨(三角形指骨)不对称生长,拇指桡侧偏斜仍复发。c. 近端桡骨 - 尺骨融合,桡骨弓形改变和腕关节尺骨正变异。第 4 和 5 掌骨融合已行分离手术

上肢 很像 Apert 患儿,盂肱关节经常发育不良,随着生长发育肩外展逐渐受限(图 8.15)。然而,关节间隙完好且不会融合。肩胛骨可能发育不良。拇指异常包括:拇指宽大伴偏斜,末节指骨桡偏。拇指桡侧偏斜是因纵向骨骺向桡侧缘呈括弧状改变所致。实际上,该括弧样改变限制了指骨桡侧缘的纵向生长,像被钉子钉住一样。随着骨骼生长手指偏斜、成角加重(图 8.16 和图 8.17)。其他的手指异常包括:手指中节指骨发育不良、短指和并指[4]。相比于 Apert 患者,他们有着相似的面容异常,但 Pfeiffer 患者的并指相对简单,完全或不完全并指。虎口可有狭窄(图 8.14)。

可存在腕关节融合,头状骨 - 钩骨最常见。近指间关节强直常见,因此也导致了 PIP 关节横纹缺失。生长板缺乏导致了短指。小指远指间关节可能融合。肘关节不同程度的活动度受限常见,很多 Pfeiffer 患儿因肱骨桡骨融合或肱骨尺骨融合,而有严重的肘关节屈曲挛缩[5]。桡尺骨近端融合也非常常见[6]。

下肢 足部胚胎在上肢发育 3 天后形成,故受影响较小。足部畸形表现包括:第一足趾末节指骨宽阔,向内侧偏斜,第一足趾三角形趾骨,中节趾骨小伴并趾畸形[3,5]。

脊柱 可能会出现 Arnold-Chiari 畸形、脑积水、椎体融合和骶尾部畸形。

颅面 畸形包括:颅缝早闭,短头,眼距宽,眼窝浅,侧睑裂下斜,眼球突出,斜视,小鼻,低鼻梁,上颌骨窄。大部分患者有轻度到重度的听力损失。

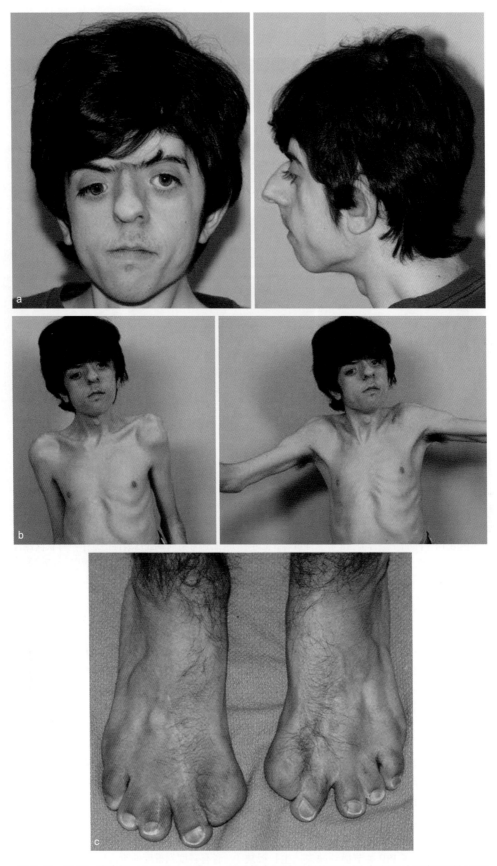

图 8.15　Pfeiffer 综合征, 18 岁男性患者。a. 这种综合征的面部特征包括, 轻微的中面部后缩、眼眶移位、耳位低、眼距宽和由颅缝早闭导致的颅骨畸形。b. 双侧肩关节发育不全, 活动度尤其是外展受限, 并且青春期畸形生长迅速。c. 双侧第一足趾因为指甲感染和穿鞋困难行截趾。已完成几个指蹼的并指分指手术

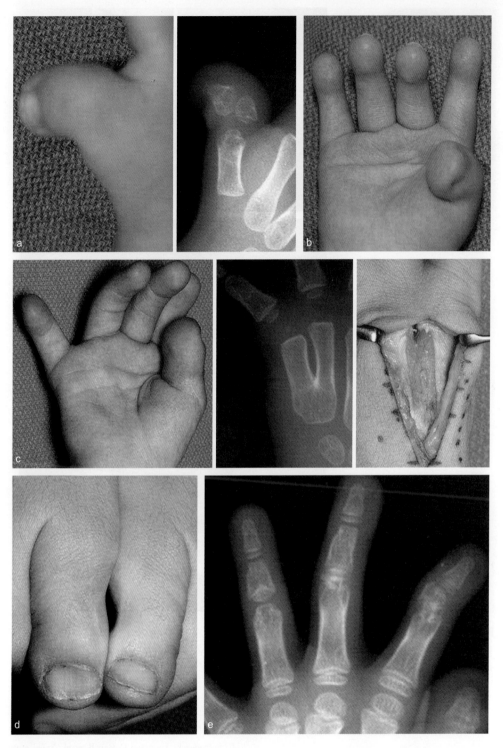

图 8.16　Pfeiffer 综合征，手部。a. 桡侧偏斜或"搭便车"拇指，这是近节指骨异常和随着生长发育偏斜导致的。指骨桡侧的骨骼发育不足。b. 手指短，PIP 水平没有屈曲指横纹，提示关节僵直。c. 小指通常第 4、5 掌骨融合而出现外展。掌指关节活动受限。d. 尽管将拇指矫正变直，但仍表现为水平宽，纵向短。e. 这些手部的中节指骨通常是小的，伴生长板发育不良

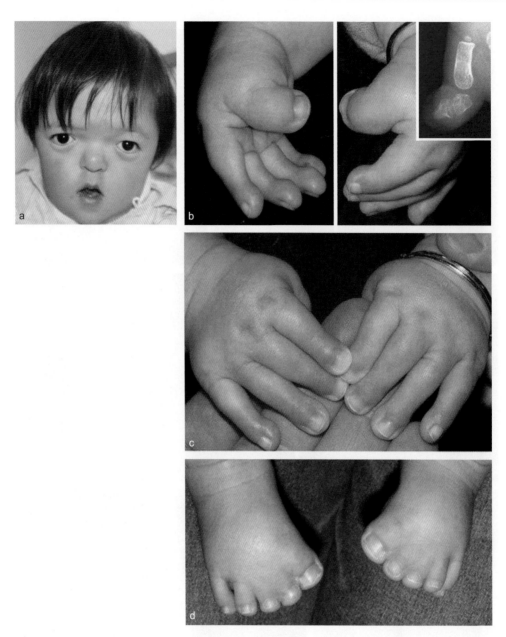

图 8.17 Pfeiffer综合征,患儿。a. 年龄小的患儿,Pfeiffer综合征,表现为眼距增宽,前额宽,中面部后缩。鼻气道通气困难,上腭高弓。b. 双侧拇指桡侧偏斜,其他手指外观正常。c. 手指力线良好,指蹼间隙正常。然而指间关节活动度缺失。d. 第一足趾宽且短。可见完全和不完全并指

参考文献

1. Pfeiffer RA. Dominant erbliche Akrocephalosyndaktylie. Z Kinderheilkd. 1964;90;301-20.

2. Noack M. Ein Beitragzum Krankheitsbild der Akrozephalosyndaktylie (Apert). Arch. Kinderheilk. 160;168-171,1959.

3. Cohen MM Jr. Pfeiffer syndrome update,clinical subtypes,and guidelines for differential diagnosis. Am J Med Genet. 1993;45;300-7.

4. Jones K. Smith's recognizable patterns of human malformation,6th edition. 2006. Elsevier Saunders Philadelphia Pennsylvania. Page 472-3.

5. Shotelersuk V,Ittiwut C,Srivuthana S,et al. Distinct craniofacialskeletal-dermatological dysplasia in a patient with W290 C mutation in FGFR2.

Am. J. Med. Genet. 113;4-8,2002.

6. Schaefer F,Anderson C,Can B,et al. Novel mutation in the FGFR2 gene at the same codon as the Crouzon syndrome mutations in a severe Pfeiffer syndrome type 2 case. Am. J. Med. Genet. 75;252-255,1998.

胎儿酒精综合征

别称

FAS(缩写)

酒精相关的出生缺陷

特征 产前生长迟缓,小头畸形,眼睑裂短,中枢神经系

统异常。

背景　Lemoine[1]在 1968 年首次描述这个疾病。活产婴儿的发病率为 1/1 000。

病因　这个疾病是宫内乙醇暴露引起的,酗酒女性有 30%~50% 的风险会生出 FAS 子女。

临床表现　这个疾病导致了精神和身体上的异常,可能会发生在首次妊娠饮酒的母亲的孩子上。患儿表现为出生时低体重、肌张力低。随后会有成长障碍和发育迟缓。这个疾病是 100% 可预防的。中枢神经系统损害是 FAS 的主要特点,眼 - 手协调性差,智力低下。

全身肌肉骨骼　产后生长发育缺陷和迟缓,肌张力降低和发育迟缓和协调性差。

上肢　先天性截肢以上肢缺肢的形式发生,双手轴前多指畸形在 FAS 病例中报道过[2]。前臂和手部末端横向缺陷也有报道[3]。其他表现:手指短,通常是小指(75%),桡骨尺骨融合,手指屈曲,肘关节屈曲挛缩(50%)[4]。掌骨短,末节指骨小,掌横纹走行改变,桡骨尺骨融合[5],这些是上肢畸形主要表现[6],指甲发育不良也可发生。

颅面　小头畸形,眼睑裂短,上颌发育不良,小鼻和人中平滑。

其他系统　室间隔缺损,房间隔缺损可能会导致心脏杂音。

参考文献

1. Lemoine P et al. Les enfants de parents alcoholiques. Ovest Med 21:476;1968.

2. Pauli RM, Feldman PF. Major limb malformations following intrauterine exposure to ethanol:two additional cases and literature review. Teratology. 1986 Jun;33(3):273-80.

3. Froster UG, Baird PA. Congenital defects of the limbs and alcohol exposure in pregnancy:data from a population based study. Am J Med Genet. 1992 Dec 1;44(6):782-5.

4. Spiegel PG, Pekman WM, Rich BH, et al. The orthopedic aspects of the fetal alcohol syndrome. Clin Orthop Relat Res. 1979 Mar-Apr;(139):58-63.

5. Jones K. Smith's recognizable patterns of human malformation, 6th edition. 2006. Elsevier Saunders Philadelphia Pennsylvania. Page 646-51.

6. Uthoff K, Bosch U. Proximal radioulnar synostosis within the scope of fetal alcohol syndrome. [Article in German] Unfallchirurg. 1997 Aug;100(8):678-82.

第三部分
前臂 / 腕

第三部分

前臂 / 腕

9 第九章 桡侧缺陷

桡侧纵列缺陷(radial longitudinal deficiency,RLD)也被称为桡侧半肢畸形、桡侧部分缺损和桡侧发育不良。该疾病也被俗称桡侧枴棒手。桡侧纵向缺陷是桡侧轴前缺陷的一种,累及上肢,其严重程度最小为鱼际肌发育不良,大到轴前结构完全缺如[1]。桡侧纵列缺陷是最常见的先天性上肢纵向缺陷,活产婴儿的发病率为 1/30 000 [2]。桡侧纵列缺陷的临床表现多样,从轻度的桡侧手指缺陷,到前臂、腕关节桡侧半、拇指和手指的完全缺如。病变包括肘关节、前臂、腕关节、手指关节、骨骼、肌肉、外周神经和血管。

在部分桡侧发育不全或完全桡侧发育不全中,手部呈棒样、桡偏,前臂短,尺骨可有弓形改变,桡侧腕骨缺陷,以及不同程度的拇指发育不良,完全缺如最为常见。桡骨完全缺如,手部的自然病史是可预测的(图 9.1)。如果不做任何干预,腕关节和手部会逐渐发展为严重的屈曲、桡偏,呈枴棒手姿

势。没有桡骨远端,手部就缺乏充分的平台支持。如果将手、腕通过手术的方式置于尺骨远端(中央化或桡侧化),压力负荷和尺腕关节的活动会刺激尺骨远端的生长,并随时间使之增宽。但是术后腕关节活动度也不会正常,异常的结构仍使腕部有屈曲、桡偏之势。在青少年中延迟诊断或复发的病例,传统的中央化或桡侧化手术,不再是好的选择,应行挽救性的尺腕关节融合术[3]。

根据影像学分型,包括 4 种类型[4,5]:I 型(15%),桡骨短,这是因为桡骨远端骨骺延迟出现,桡骨远端骨骺较尺骨远端骨骺以近 >2mm;II 型,桡骨明显短,远、近端骨骺生长不足;III 型是桡骨的部分缺如,远端骺板缺失;IV 型(27%)是桡骨完全缺如(图 9.2)。另一改良的分类系统又额外增加了两种类型,占其所报告病例的 52%:N 型,患者桡骨长度正常,腕骨和拇指发育不良;O 型,桡骨长度正常,桡侧腕骨异常。

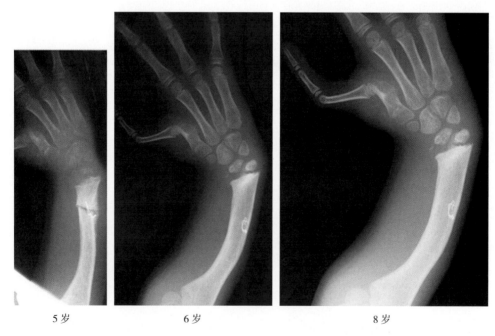

5 岁　　　　　6 岁　　　　　8 岁

图 9.1 桡侧枴棒手的生长。1 岁,桡骨完全发育不全,尺骨中央化术后。1 年后同侧手完成了示指拇化手术。5 岁时,桡骨远端截骨来纠正弓形弯曲和枴棒手。骨内钢丝用于固定闭合楔形截骨,同时可用来记录 12 年来尺骨近端和远端纵向生长的情况。注意到随着时间的推移尺骨远端增宽,在骨骺闭合后,尺骨远端看起来更像桡骨远端。另外随着时间推移和生长发育,手部向更加桡偏移位,并有轻微的屈曲。由于外在屈肌腱的强大牵拉导致肌肉力量不平衡是导致生长过程中持续形变的原因。这个钢丝标志显示了相对于对侧健侧(骨成熟时桡骨长度为 16cm),桡骨两端的进行性生长都有缺陷

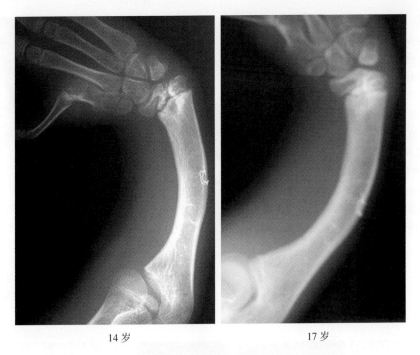

14 岁　　　　　　　　　17 岁

图 9.1(续)　桡侧枴棒手的生长

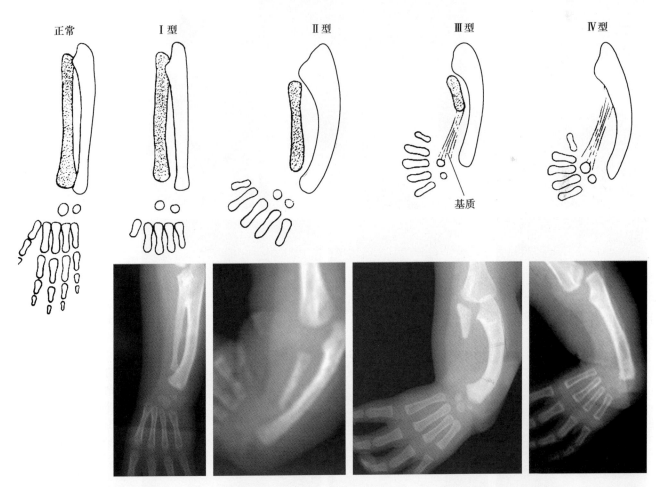

图 9.2　桡侧枴棒手的分型(源于[4])。前臂桡侧发育不良最常用的分型系统,分为4型。Ⅰ型:桡骨短,但肘关节,腕关节和手部是正常的。Ⅱ型:桡骨小,短缩,有近端和远端骨骺,尺骨轻微弯曲,手部和腕关节桡偏。Ⅲ型:桡骨部分缺如,尺骨弓形,手部和腕关节桡偏、旋前和屈曲。Ⅳ型:桡骨完全缺如,尺骨可能弯曲,手部和腕关节同Ⅲ型。每张X线片对应上述描述。虽然这个系统不包括相关的近端肢体缺陷。但前臂和手的严重程度与肘、肱骨、肩畸形以及同侧颈和胸壁畸形有直接关系。在Ⅱ、Ⅲ和Ⅳ型中可见中度或明显的桡侧偏斜。(Mathes, SJ, Hentz, VR.(2006)Plastic Surgery, Vol. 8. Saunders; 2nd. Edition, p. 64, Illustration by Jean Biddl)

Goldfarb 等[6]研究了 RLD 的发病率,发现大约三分之一的患者为单独的畸形,余下 67% 患者是综合征性的或有相关的系统性或肌肉骨骼畸形,最常见的合并畸形是脊柱侧凸。其他相关的上肢异常包括肱骨发育不良、尺桡骨近端融合、先天性桡骨头脱位和手指僵直。后者,常被称为屈曲指,桡侧手指更加严重。最桡侧的手指的指间关节水平屈曲僵直,而最尺侧的手指通常具有一定的活动度和功能(图 9.3)。若患者 RLD 越严重合并其他相关疾病的百分比可能会增加。此外,三分之一的患者为综合征性 RLD,包括血小板减少 - 桡骨缺如(thrombocytopenia absent radius,TAR)综合征、Holt-Oram 综合征、VACTERL 和 Fanconi 贫血。尽管在治疗这些肢体畸形方面取得了许多进展,但和正常肢体仍有较大差距(图 9.4)。

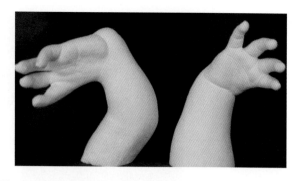

图 9.3 桡侧/发育不良。这些手模具,可见两种类型的"枴棒手"姿势:左侧Ⅳ型(桡骨完全缺如),右侧Ⅱ型(桡骨小)。都有拇指的完全缺如。注意桡侧手指都有特征性的屈曲,屈曲横纹减少,指蹼间隙小。左侧的手桡偏,腕、手完全脱位。右侧者手、腕偏斜因桡骨短小及腕骨缺如或部分缺如所致,特别是大多角骨、舟状骨和月骨的缺如。桡骨的长度和桡偏、屈曲的严重程度直接相关。综合征和非综合征患者均有不同程度的变异

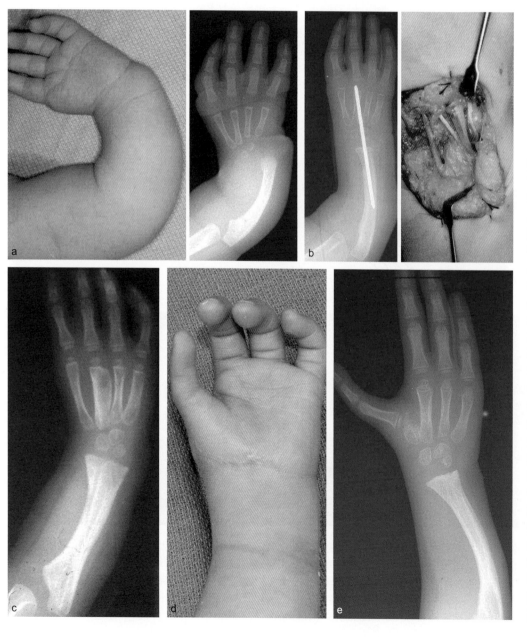

图 9.4 拇指和桡骨发育不良。a. 患儿为Ⅳ型桡侧发育不良,29 年前应用牵引和夜间支具治疗。b. 5 月龄时进行了标准的中央化手术。术后 6 个月取出固定钢针。中央化手术中,可见中央化的伸肌腱装置。c. 腕关节活动和动力压应力下,尺骨远端迅速增宽。注意第三掌骨的增大,这是 Steinman 针导致的。d. 2 岁时行示指拇化术。因为这个手指的所有 3 个关节在术前的活动度都是减少的,因此新拇指的外展较正常指减少。术后活动度也受限。e. 1 年内,第三掌骨被重塑。左手仍处于中央化位置。在对侧上肢,桡骨正常,拇指发育不良为ⅢA 型,行再造手术。在大学期间,他成为一名曲棍球队出色的中场球员

参考文献

1. Upton J Ⅲ. Management of transverse and longitudinal deficiencies (Failure of formation). Chapter 203；51-138，in Mathes Plastic Surgery vol 8. Hentz V（editor）. Saunders Elsevier 2006.

2. Green DP，Hotchkiss RN，Pederson WC，et al. Operative hand surgery. 5th ed. New York；Churchill Livingstone；2005.

3. Rayan GM. ulnocarpal arthrodesis for recurrent radial club hand deformity in adolescents. JHS 1992；17 A 24-7.

4. Bayne LG，Klug MS. Long-term review of the surgical treatment of radial deficiencies. *J Hand Surg*［*Am*］. 1987；12：169-79.

5. James MA，McCarroll HR Jr Manske PR. The spectrum of radial longitudinal deficiency：a modified classification. *J Hand Surg*［*Am*］. 1999；24：1145-55.

6. Goldfarb CA，Wall L，Manske PR. Radial longitudinal deficiency：the incidence of associated medical and musculoskeletal conditions. *J Hand Surg*［*Am*］. 2006；31：1176-82.

相关综合征
TAR 综合征
VACTERL 相关
Nager 综合征
Goldenhar 综合征
Duane 综合征
半侧面部矮小和桡侧发育不良
Baller-Gerold 综合征
Fanconi 全血细胞减少症综合征
Holt-Oram 综合征
Juberg-Hayward 综合征
Levy-Hollister（LADD）综合征
Keutel Kindermann 综合征
沙利度胺综合征
猫眼综合征
Aase 综合征（Diamond-Blackfan 贫血）
小胃畸形 - 肢体缩小复合体
Cornelia de Lange 综合征
Goldenhar 综合征
Roberts 综合征
Rothmund-Thompson 综合征
18- 三体综合征
Laurin-Sandrow 综合征
Townes-Brocks 综合征
Steinfeld 综合征

TAR 综合征

别称
血小板减少 - 桡骨缺如综合征

血小板减少 - 桡骨发育不良综合征

血小板减少症 - 短肢畸形综合征

特征 血小板减少，双侧桡骨缺如，尺骨发育不良。

背景 TAR 是血小板减少和桡骨缺如（thrombocytopenia absent radius）的首字母缩略词。在 1956 年，Gross 等[1]可能是第一个描述该病的学者。来自 Johns Hopkins 医院的 McKusick 组的 Hall 等[2]，将其命名为 TAR。该病在桡侧发育不良或桡侧纵列缺陷中是一种罕见的疾病。活产婴儿的发生率是 0.42：100 000。

病因 原因为染色体 1q21.1 上的微小缺失，RNA- 结合调节蛋白 8A 基因突变所致，为常染色体隐性遗传。

临床表现 出生时患儿双侧桡骨完全缺如，拇指看似完好，就需要考虑诊断为 TAR，除非有其他明确诊断（图 9.5~ 图 9.9）。

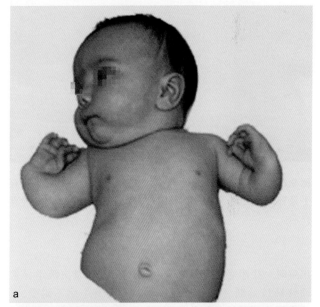

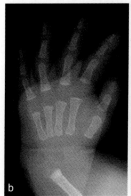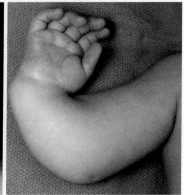

图 9.5 临床表现。a. 典型 TAR 患儿的外观，双侧拐棒手姿势，拇指完好，上臂和前臂短小。注意颅骨短，下颌后缩畸形，鼻尖翻转。胸壁正常。b. 桡骨完全缺如。前臂非常短，手部位于肘前窝。完好的双指骨拇指内收对掌

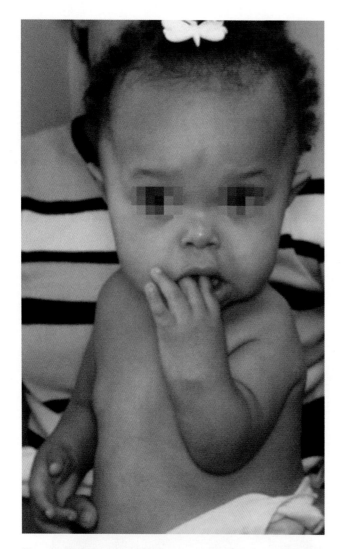

图 9.6　临床表现。1 岁婴儿，患 TAR 综合征，在中央化后双手具有一定功能。肩关节窄，盂肱关节完好。拇指屈曲和伸直存在

出生时一些患者由于牛奶过敏或不耐受以及血液学异常而怀疑该诊断。因为大概一半患儿会有牛奶不耐受[3]，这会产生嗜酸性粒细胞增多、类白血病反应和导致血小板减少。

TAR 患者血液学异常表现为血小板减少，通常在出生时出现，最有可能是由于病毒性疾病引起的巨核细胞增生异常所致。血小板减少症伴缺巨核细胞缺陷导致易瘀血，反复出血，包括流鼻血和其他出血。颅内出血可以危及生命。骨髓细胞减少。出生时会有血液学异常发现，在婴儿早期最严重，但 1 年后会有所缓解，在儿童后期继续改善。TAR 成人没有这些持续的血液学问题。主要后遗症包括颅内出血，

严重神经功能缺陷和早期死亡。大约 40% 的患儿在新生儿期死亡。

相比之下，Fanconi 贫血伴全血细胞减少症出现较晚，拇指比桡骨更受影响。拇指可能发育不良，但通常都有拇指[4]。这见于（Blauth 分型）Ⅳ型桡侧发育不良，拇指外形成相对良好，有掌骨和完好的 TM 关节。

全身肌肉骨骼　患者可能身材矮小。除非有血液系统、神经系统或心脏问题，生长发育可能正常。

上肢　肩关节发育不良（图 9.6），肱骨较正常小，肘关节水平良好，屈曲和伸直正常。100% 的病例有双侧桡骨发育不良和尺骨发育不全。20% 的病例可能有双侧尺骨缺如，单侧尺骨缺如占 10%[5]。这些肢体为经典的桡侧枴棒手，拇指完整，但形态体位和功能上差异巨大，不同病例表现不同。该畸形拇指较正常拇指又宽又平，指腹周长减少。IP 关节屈曲和伸直程度差异较大，但明显受限。拇指 MP 关节常表现为屈曲对掌（图 9.5），但是与和关节挛缩中的"扣拇"畸形不同。这些拇指外形不正常，但具有功能，患儿逐步适应后，可以拿握对捏。鱼际内在肌通常存在，但力量较弱，对 IP 关节伸直和 MP 关节屈曲有增强作用。手指发育不良从桡侧到尺侧逐渐减轻，小指是相对最正常的手指（图 9.7、图 9.8 和图 9.9）。示指的桡侧偏斜常见。拇指外在肌，正常的情况起自桡骨和骨间膜，表现为缺如。第三至第六背侧伸肌间室存在，拇长伸肌（EPL）位于第三间室，清晰可见（图 9.7）。手指伸肌较屈肌发育良好。

偶尔可有短肢畸形，肩关节发育不良，指、腕骨融合，并指、指偏斜畸形[6,7]。可能存在异常的肌肉，被认为是肱腕肌，起自肱骨上部延伸到腕骨和手部，这是加重桡侧枴棒桡偏畸形力量来源[8]。虽然这个肌肉在一些非 TAR 桡侧纵列缺陷的患者中也出现，但大部分 TAR 患者都有这个肌肉，但并不是全部。也有学者认为另一个妨碍手部被动牵拉到中立位的紧张结构为挛缩的"桡"神经。

下肢　可能存在的畸形包括：髋关节脱位，膝关节半脱位，膝关节僵直，膝内翻，髋外翻，髌骨脱位。足部可能有马蹄内翻足畸形和第五趾重叠[6]。

脊柱　脊柱裂和侧弯。

颅面　患者可能有小颌畸形、前额突出、耳位低、腭裂和颅内血管畸形。头部短，下颌骨后缩，鼻部翻转。

其他系统　血小板减少症、巨核细胞缺乏或发育不全、类白血病粒细胞增多、嗜酸性粒细胞增多和贫血是最常见的系统异常。在男性和女性中都有肾脏异常伴性腺发育不全的报道[7]。先天性心脏异常可能包括 Fallot 四联症、室间隔缺损、房间隔缺损和主动脉缩窄。两岁以内可因消化道出血而需要输血。不易出现病毒或细菌感染，但曾有一例低丙球蛋白血症的报道[3]。

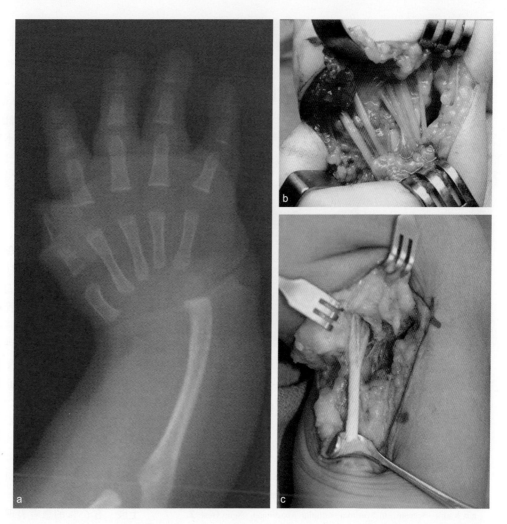

图 9.7 解剖结构。a. 桡骨完全缺如,肱尺关节完好。桡侧腕骨此时未骨化,也有缺陷。拇指掌骨 TM 关节完好。b. 第三,四和五间室可见伸肌腱,EPL 肌腱通常位于最左边。c. 在正中位置可见一大的桡神经,也称为"桡"神经,被认为是导致桡侧紧张的结构之一

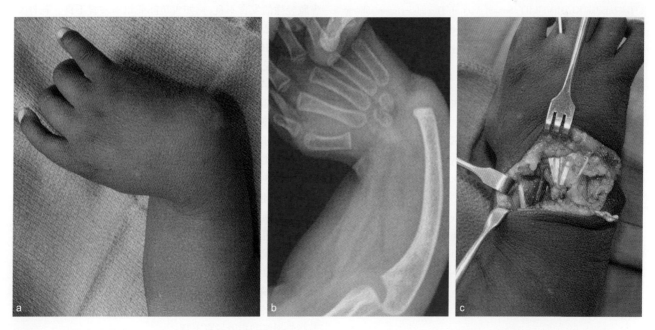

图 9.8 手部及手指姿势。a. 在出生时,手部和腕关节与尺骨远端脱位,呈"枴棒手"姿势。注意示指和小指列边界内,固有伸肌腱完整。拇指因其位于手掌内无法见到。桡侧手指较尺侧指僵硬。皮肤冗余,延伸到尺骨远端。b. X 线片显示桡骨缺如和尺骨弓形改变。c. 伸肌腱在中央化手术时重新排列。可见拇指完好和独立的 EPL

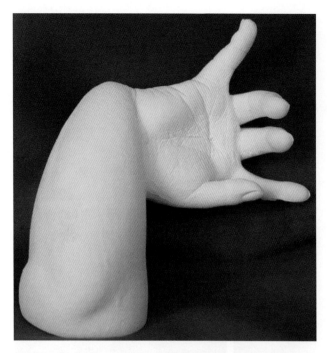

图 9.9　TAR 腕关节和手部。这个 TAR 手部的模具包含所有典型特征：患者桡骨完全缺如，腕关节和手部完全脱位。边缘列的手指伸直，中央列手指屈曲，拇指具有完整的双指骨，屈曲位，虎口中度减小

参考文献

1. Gross H, Groh C, Weippl G. Kongenitale hypoplastische Thrombopenie mit Radius-Aplasie, ein Syndrom multipler Abartungen. Neue Oest. Z. Kinderheilk. 1：574 only, 1956.

2. Greenhalgh KL, Howell RT, Bottani A, et al. Thrombocytopeniaabsent radius syndrome：a clinical genetic study. J Med Genet. 2002；39：876-81.

3. Hall JG, Levin J, Kuhn JP, et al. Thrombocytopenia with absent radius (TAR). Medicine 48：411-439, 1969.

4. Goldfarb CA, Wustrack R, Pratt JA, et al. Thumb function and appearance in thrombocytopenia：absent radius syndrome. J Hand Surg Am. 2007. Feb；32（2）：157-61.

5. Jones K. Smith's recognizable patterns of human malformation, 6th edition. 2006. Elsevier Saunders Philadelphia Pennsylvania. Page 364-5.

6. Poznanski A. The hand in radiographic diagnosis, 2nd edition. WB Saunders, 1984, page 587-9.

7. Temtamy S and McKusick V. The genetics of hand malformations. 1978；Alan R. Liss Inc., New York. Page 106-13.

8. Oishi S, Carter P, Bidwell T, et al. Thrombocytopenia absent radius syndrome：presence of a brachiocarpalis muscle and its importance. J Hand Surg, 34 A：1696-1699, 2009.

VACTERL 相关联合

别称

VATER 相关联合

VACTERR 相关联合

特征　VACTERL 是首字母缩写，分别为脊椎缺陷（vertebral defects）、肛门闭锁（anal atresia）、心血管异常（cardiovascular anomalies）、气管食管瘘（tracheoesophageal fistula）、肾脏闭锁（renal atresia）和轴前肢体畸形（preaxial limb anomalies）。相关是一种非随机的倾向，即某些畸形的发生概率比偶然发生的概率要高，但不是一种综合征。原始的首字母缩写词为 VATER，现在已经扩增到 VACTERL。值得注意的是，VACTERL 本身不是一个具体的诊断或综合征，而一些非随机的缺陷的联合。

背景　Quan 和 Smith[1]于 1972 年描述了上述合并畸形。活产婴儿的发病率是 1/6 000。

病因　该病散发，糖尿病母亲的后代发病率增加。基因突变已定位在同源框 D13 基因（HOXD13）[2]。

临床表现　原始首字母缩略词 VATER 代表椎体（vertebral）、肛门（anal）、气管食管（tracheoesophageal）和桡侧发育不良（radial dysplasia）。VATERR 中新增的 R 为肾脏（radial dysplasia）。VACTERL 中的额外 C 为心脏（cardiac）。这些畸形非随机的结合[3]，如果 7 个表现中的 3 个出现时即可诊断。患儿期初可能无法存活，但有正常的认知。畸形表现在胃肠道和泌尿生殖系统使得临床上有别于 Holt-Oram 综合征。一般情况下这些患者有很多系统性问题，比肌肉骨骼问题更加严重，因此后者常延迟诊断，直到危及生命的心脏、胃肠道和/或肾脏问题获得解决才发现（图 9.10、图 9.11 和图 9.12）。这些患儿通常要到三级保健中心因为他们的护理困难，且需要专业医师的多学科协作。

上肢　有 65% 的患者表现为桡侧发育不良，多为双侧，包括拇指或桡骨发育不全。通过仔细检查对侧上肢，可发现患肢轻微的发育不良，例如大鱼际肌组织发育不良。腕骨发育不良少见，但随着生长发育会变得明显。

不到 10% 的患儿存在高肩胛畸形和肱骨发育不良。前臂时最常见的畸形部位，可见各种不同程度的桡侧发育不良（图 9.10）。与 TAR 综合征相比，该病无特定类型的桡侧缺陷。前臂和手部缺陷常不对称，从出生时即有生长延迟之势。上臂和前臂肢体不等长在出生时就有，持续至骨骼成熟期。有很多术式可用于治疗这些患手（图 9.13 和图 9.14）。

在该类患者中可见到各种不同严重程度的拇指发育不良[4]。那些手及前臂有严重桡侧纵列缺陷的患者其近端可有更多畸形，包括肘关节，上臂和肩关节（图 9.11）。肘关节伸直，缺乏关节横纹，提示没有屈肘肌，如肱二头肌和肱肌。该问题需要在任何远端肢体手术之前先处理（见图 9.10）。

桡侧发育不良的对侧肢体可伴有桡侧多指、并指畸形[5]。尺侧多指常见，但仅限于外显率很高的家系。单侧并指也常见，常累及第一、二指蹼间隙。拇指通常缺如。并指常为简单并指，没有骨性融合，可为完全的或不完全性并指。也可见三节指骨拇指和指甲发育不良。

下肢　下肢畸形少见，包括腓骨缺如、第一足趾缺如和内翻足。

脊柱　可有椎体异常（70%）[5]（见图 9.11），如半椎体和骶骨畸形或缺如[6]。脊柱侧凸或侧后凸畸形在这些患儿中往

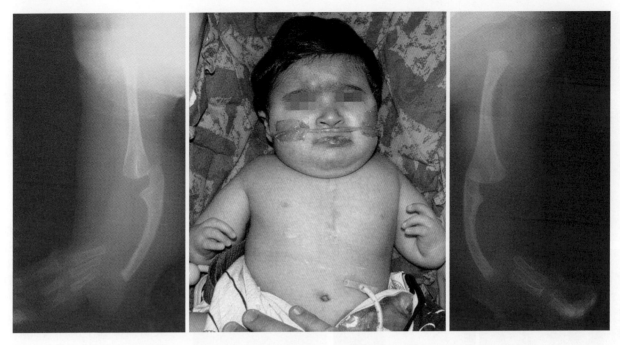

图 9.10 VACTERL。该婴儿表现为双侧桡骨缺如,手部仅有三指。进行了多次食管瘘的重建手术和肛门闭锁的结肠造口手术。因肺发育不良她需要持续氧气吸入。同时伴有锥体和肩胛骨畸形。双上肢全长 X 线片显示,桡骨、拇指和示指列完全缺如

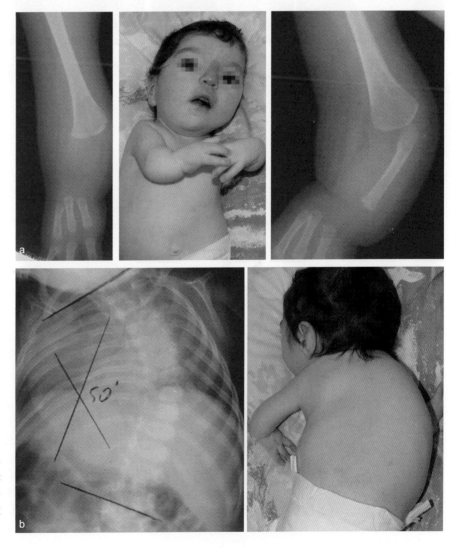

图 9.11 VACTERL。a. 另一个患儿,显示双侧拇指和示指缺如,右侧前臂骨缺如,左侧尺骨小。还有斜颈和单侧变形斜头畸形。b. 因胸中部半椎体畸形而致严重的脊柱畸形

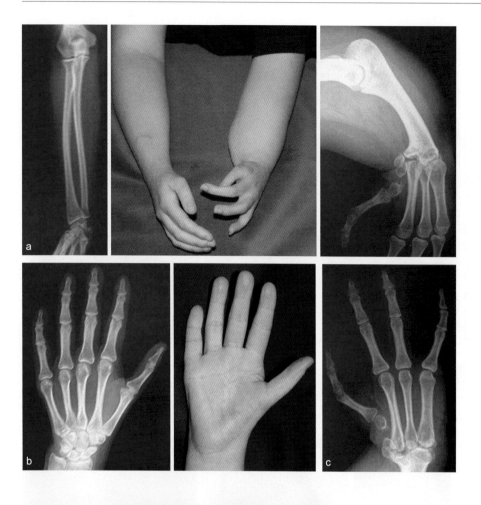

图 9.12　VACTER。L a. 35 岁女性，患 VACTERL，前臂不等长且不成比例。由于右前臂桡骨头的细微变化及桡骨的轻微弯曲，使右前臂旋前、旋后受限。左手及腕部的中央化手术需要切除一些腕骨。b. 右手大鱼际肌缺如行小指外展肌肌肉移位（Huber），侧副韧带重建和指蹼间隙增宽治疗虎口开大术。c. 放射影像学显示左示指僵硬，因此示指拇化后的拇指仅能作为一个静态支撑柱。该患者已适应了肢体畸形，她同时还伴有咽喉狭窄、食管狭窄及心脏畸形

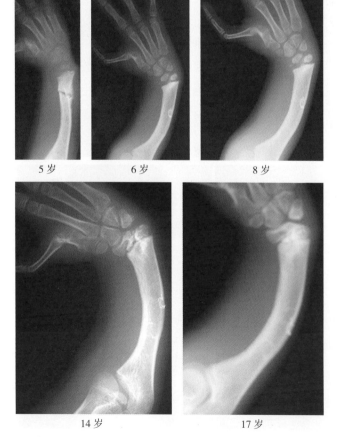

5 岁　　　　6 岁　　　　8 岁

14 岁　　　　17 岁

图 9.13　VACTERL。前臂生长的一系列 X 线片。该名婴儿生后第一年的 X 线片显示桡骨完全发育不良，手和腕骨行尺骨中央化手术，术中未切除腕骨。1 年后该手行示指拇化。在 5 岁 6 个月时，行尺骨远端截骨术来纠正弓形弯曲和枴棒手畸形。钢丝在确保骨端闭合的同时，可以用于记录 12 年来尺骨远、近端纵向生长情况。随着时间发展，尺骨弓形弯曲仍在进展，而尺骨远端逐渐增宽，骨骼成熟后其外形像是桡骨。手部继续桡偏并有轻度屈曲畸形。外在屈肌腱的强大牵拉力量造成了肌力失衡，是持续形变的原因。术中这个钢丝标记证实了中央化的尺骨仍在继续生长，但较对侧前臂仍显不足，对侧未受累前臂，在骨骼成熟时相对长了 16cm。（经许可引自 Mathes, SJ, Hentz, VR.（2006）Plastic Surgery, Vol. 8. Saunders；2nd. Edition, p. 66]

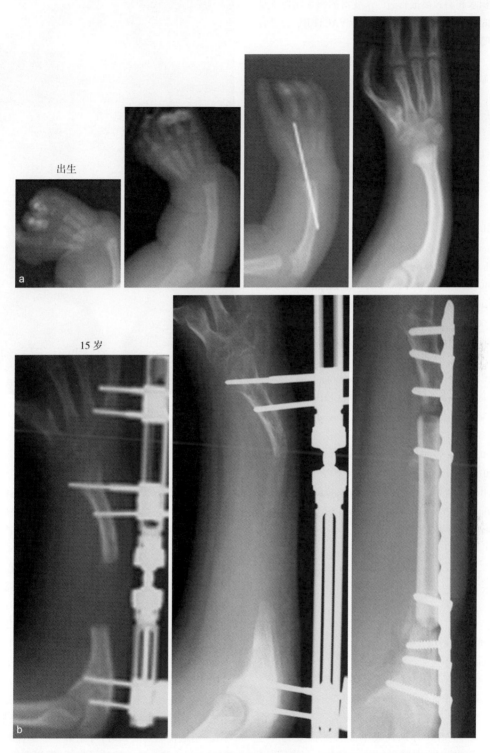

图 9.14 中央化手术及尺骨延长。a. 患儿Ⅳ型桡侧发育不良,一系列的 X 线片显示了特征性的生长模式。在持续牵引后,4 月龄时在没有切除腕骨的情况下进行了中央化手术。五周后,取出克氏针,开始主动活动。在 18 月龄进行了示指拇化手术。中央化手术和肌腱平衡手术防止桡偏复发,同时使尺骨远端大大增宽,使之更像桡骨。b. 十几岁时,患者要求延长前臂。使用单平面外架进行延长,在 12 周后产生 95.0mm 的间隙。间隙使用去矿化异体骨移植,并使用钢板和螺钉固定(下方)。值得注意的是,在缓慢的牵引下,他前臂的屈肌和伸肌肌力未被减弱,大小与年龄成比例。(经许可引自 Mathes,SJ,Hentz,VR.(2006) Plastic Surgery, Vol. 8. Saunders;2nd. Edition,p. 131)

往极为严重。

颅面 脑积水和斜颈被报告过[7]。变形的斜头畸形不是这个联合疾病的一部分，但在很多诊断为 VACTERL 的患者中发现存在该畸形（见图 9.10）。

其他系统 肛门闭锁，有或无瘘（80%），T-E 瘘伴食管闭锁（70%），心脏缺陷（53%），肾脏异常（53%）和单脐动脉（35%）都被报告过[5]。心血管缺陷包括动脉导管未闭、房间隔缺损、室间隔缺损、大动脉转位和 Fallot 四联症。泌尿生殖道异常包括发育不全、发育不良、异位肾、输尿管反流、子宫骨盆交界处梗阻和男性尿道下裂。

参考文献

1. Quan L., Smith D. W. The VATER association：vertebral defects，anal atresia，tracheoesophageal fistula with esophageal atresia，radial dysplasia. Birth Defects Orig. Art. Ser. 8(2)：75-78，1972.

2. Garcia-Barcelo MM，Wong KK，Yuan Z，et al. Identification of a HOXD13 mutation in a VACTERL patient. Am J Med Genet 146 A：3181-3185，2008.

3. Barnes JC，Smith WL. The VATER Association. Radiology. 1978 Feb；126(2)：445-9.

4. Fernbach SK，Glass RB. The expanded spectrum of limb anomalies in the VATER association. Pediatr Radiol. 1988；18(3)：215-20.

5. Jones K. Smith's recognizable patterns of human malformation，6th edition. 2006. Elsevier Saunders Philadelphia Pennsylvania. Page 756-9.

6. OMIM #192350. Online Mendelian Inheritance in Man. Johns Hopkins University. 2007.

7. Al Kaissi A，Ben Chehida F，Safi H，Nassib N，et al. Progressive congenital torticollis in VATER association syndrome. Spine (Phila Pa 1976). 2006 May 20；31(12)：E376-8.

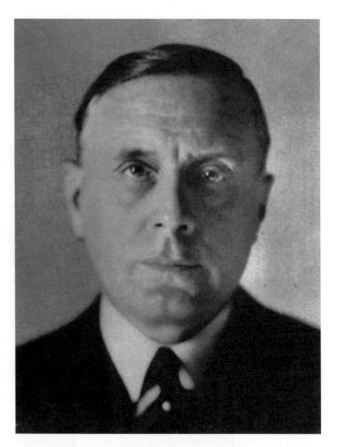

图 9.15　Felix R. Nager（1877—1959）

Nager 综合征

别称

面骨发育不全（AFD 1）

下颌骨颜面发育不全

分裂手畸形 - 下颌骨颜面发育不全

Treacher-Collins 样综合征

特征 桡侧发育不全，下颌骨颜面发育不全，耳畸形。建议首字母缩略词 MER 分别代表下颌骨颜面发育不全（mandibulofacial dysostosis）、耳畸形（ear anomalies）和桡侧发育不全（radial hypoplasia）。

背景 Felix R. Nager[1]是一位来自苏黎世的耳鼻喉科医生（图 9.15），1948 年，他与和 deReynier 合作报告了一例下颌骨颜面发育不全和桡侧缺陷的患者，建议将其命名为肢端面骨发育不全。用名字命名是 Temtamy 增加的[2]。该病罕见，至今报道不到 100 例。

病因 大多数病例散发，可能是常染色体显性遗传[3]。特定的基因尚未确定。有人认为是染色体 9q32 上特定区域的变化导致。

临床表现 Nager 综合征是第一、二鳃弓的异常发育引起的。第一鳃弓产生了支配咀嚼、下颌骨、两块中耳骨和部分耳郭的神经和肌肉。第二鳃弓产生了支配面部表情、一块中耳骨、大部分外耳和部分上颚的神经和肌肉。Nager 综合征男女发病率相同。该综合征有 20% 的围产期死亡率，但随后的生长发育和身高可达正常，通常智力正常。面部畸形可导致气道阻塞和喂养困难。肢体畸形可与 Treacher-Collins 综合征鉴别，后者也可有不同程度的下颌骨和颧骨发育不全。

上肢 肢体畸形的严重程度和下颌骨和上颌畸形程度成正比。这些患者有不同程度的桡侧发育不良，通常是双侧桡骨缺如和继发尺骨畸形。在一些严重畸形的患者中可有肱桡骨融合（图 9.16），导致前臂短。即使存在肘关节，其活动度也不正常。桡尺骨近端融合常见（图 9.17）。经常还有拇指发育不良，当最桡侧列缺如时，可见第一二掌骨水平的融合（见图 9.16）。其他较少发生的畸形包括：拇指多指、三节指骨拇指、简单的完全或不完全性并指畸形，指偏斜畸形，体积掌骨融合。在本书编者之一（J.U.；Boston Children's Hospital）诊所里的肢体最常见的表现为ⅡB 型、Ⅳ型和Ⅴ型拇指发育不良和桡尺骨近端融合（图 9.17）。

下肢 足趾缺如或发育不全，先天性髋关节脱位，足趾软组织并趾，踇趾宽和内翻足。

脊柱 脊柱侧凸，有时可见颈椎椎体畸形。

颅面 耳畸形包括双侧外耳道闭锁，耳郭畸形，外耳道缺

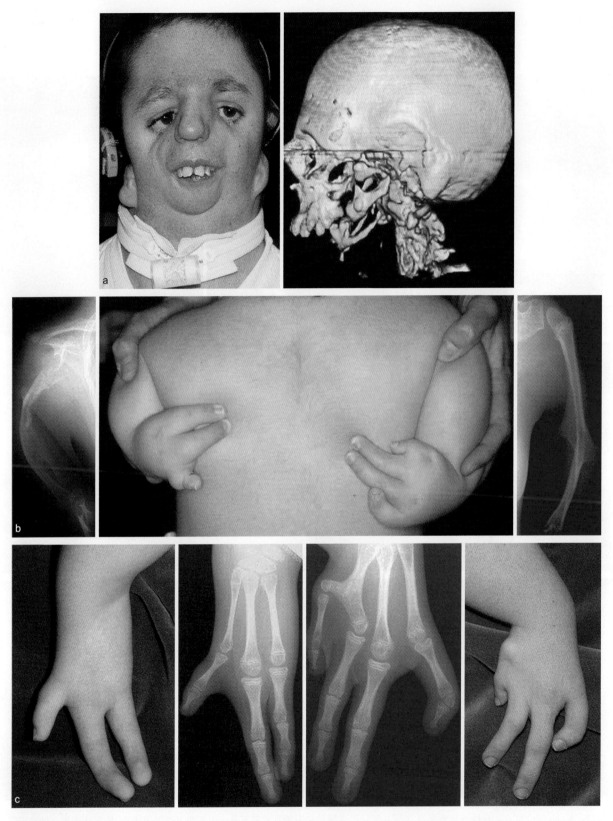

图 9.16 Nager 综合征。a. 该患者自出生后就接受气管切开术,因颧骨和下颌骨的缺如导致明显的面部畸形。因内耳发育不良导致重度听力缺失。低耳位,无颧骨隆凸。三维 CT 扫描显示小下颌骨。b. 双侧肩关节发育不全,上臂/前臂在肘关节水平融合。左侧尺骨肱骨融合。前臂和手部可置于身体前、后。右侧桡骨完全缺如,左侧部分缺如。c 双手多指缺如。右手可见手指偏斜和三节指骨手指。桡侧边缘小的手指可能是示指或中指列的一个多指。左侧可见三列,最尺侧的最小。拇指和示指缺如

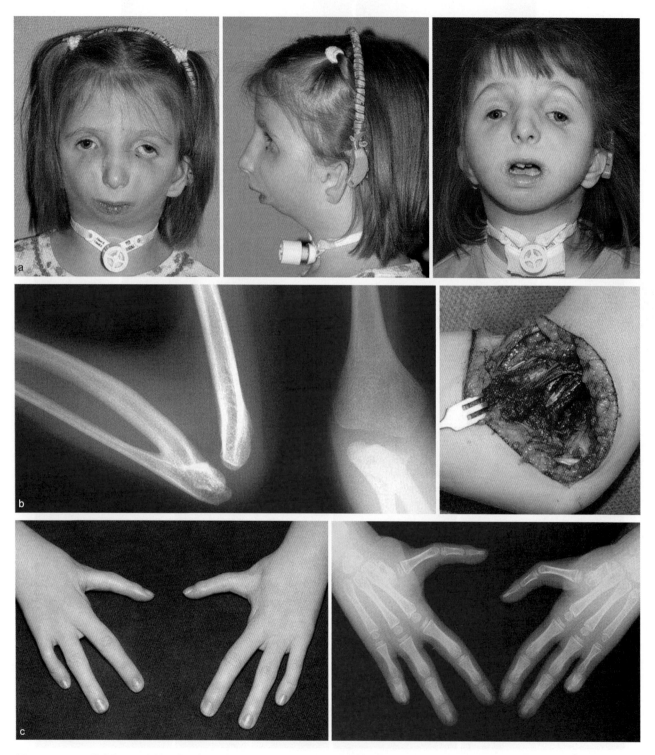

图 9.17 Nager 综合征。a. 女性患儿面部, 3 张图片显示严重颧骨和下颌骨发育不全。由于颞下颌关节强直, 她无法张嘴。她已行气管切开术并佩戴了传导性助听器。b. 滑车切迹发育不良, 严重的肘关节屈曲挛缩, 活动受限。双侧桡尺骨近端融合。肱二头肌和肱肌肌肉直接附着于融合部位。c. 双侧拇指缺如, 已行示指拇化术。(经许可引自 Mathes, SJ, Hentz, VR.(2006) Plastic Surgery, Vol. 8. Saunders; 2nd. Edition, p. 62)

陷导致的传导性耳聋,耳位低伴向后旋转、副耳。眼睛有反先天愚型样的倾斜,下眼睑有 V 形缺口(眼组织缺损),以及下睫毛缺失。常有面骨、下颌骨和颞下颌关节发育不良,巨口和小颌畸形。另有头皮毛发延伸至脸颊,小眼畸形,腭裂,腭发育不良,后鼻孔闭锁,高鼻桥[3,4](图 9.16)。还可见因内耳畸形导致的中重度听力损失。

其他系统　患者可能有隐睾症,心脏缺陷,或先天性巨结肠病。

参考文献

1. Nager F. R.,de Reynier J. P. Das Gehoerorgan bei den angeborenen Kopfmissbildungen. Pract. Otorhinolaryng. 10 (suppl. 2):1-128, 1948.

2. Temtamy S and McKusick V. The genetics of hand malformations. 1978;Alan R. Liss Inc.,New York. Page 92.

3. Aylsworth A. S.,Friedman P. A.,Powers S. et al. New observations with genetic implications in two syndromes:(1) father to son transmission of the Nager acrofacial dysostosis syndrome;and(2)parental consanguinity in the Proteus syndrome. Am. J. Hum. Genet. 41:A43 only,1987.

4. OMIM #154400 Online Mendelian Inheritance in Man. Johns Hopkins University. 2007. Available at:http://www.omim.org/.

Goldenhar 综合征

别称
眼耳脊椎系谱(OAVS)
眼耳脊椎发育不良
面耳脊椎序列

特征　半侧小脸,椎体缺陷,眼球上皮样囊肿,偶有桡侧发育不良。

背景　该病于 1952 年由 Maurice Goldenhar[1]首次描述。他是一个美国眼科医生和全科医生,1940 年从比利时来到美国,在第二次世界大战后返回欧洲继续进行医学研究。后来他回到美国,并以他的名字描述了该综合征。活产婴儿的发生率估计为 1∶3 000~1∶15 000。男性发病率稍高(3∶2)。

病因　大多数病例散发,但可为常染色体显性遗传[2]。2% 以上的一级亲属有其他相关的异常。

临床表现　这些患儿生来就有一系列缺陷,包括第一和第二鳃弓。不同程度的半侧小脸畸形(图 9.18a),椎体缺陷,肾脏畸形,眼部畸形,包括眼球皮样囊肿。同侧手部可能有桡侧纵列发育不良,可以是双侧的。在一项 294 例的研究中,Rollnick 等[3]发现男性发病率稍高,超过三分之二为高加索人种。

全身肌肉骨骼　虽然大多数患儿比兄弟姐妹矮小,但生长发育在正常范围内。智力和认知发育正常。然而,智力缺陷可以发生(13%)。

上肢　在一些病例中,桡侧发育不良可出现在半侧面部畸形的同侧上肢。桡骨呈完全或部分缺如伴桡侧拐棒手姿

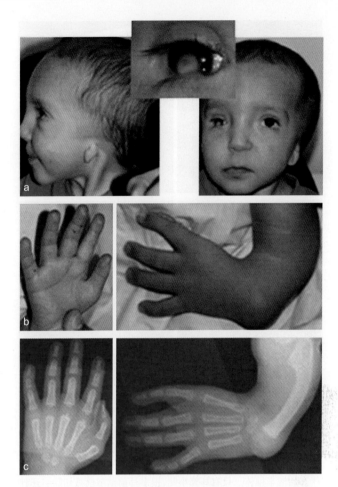

图 9.18　Goldenhar 综合征(眼耳脊椎系谱)。a. 该患儿右侧上颌骨、下颌骨及被覆的软组织发育不良,小眼,宽鼻梁,牙齿咬合不良,双侧耳郭畸形,左侧听力损失。眼球皮样囊肿可能诊断 Goldenhar。b. Ⅲ A 型(German 分型)右手拇指发育不良,大鱼际肌欠饱满和虎口狭小。c. 在左侧,桡骨完全缺如、桡侧拐棒手姿势和拇指缺失,可能也有舟骨和大多角骨缺如。双侧面部和上肢受累少见

势(图 9.18b,c)对侧手部可有轻微桡侧发育不良。拇指可有拇指发育不良[4]和桡侧多指畸形,尤见于桡侧发育不良时(图 9.19b)。也可见末节指骨肢端骨溶解[5]。

下肢　可见缺足或足趾畸形。

脊柱　颈椎水平最常见半椎体或椎体发育不良,胸椎和腰椎水平也可见。颈椎融合和多发腰脊柱裂伴斜颈可见。

颅面　半侧小脸、面部不对称、上颌骨和下颌骨发育不良,颞下颌关节发育不良,牙齿萌出延迟和伴软组织发育不良(图 9.19a)。偶有面神经衰弱。可见不同程度的耳部畸形,从副耳到完全小耳畸形[6],可致听力丢失。一项研究[3]显示,在大部分患者有双侧对称性小耳畸形。可能有腮腺发育不良,和口腔唾液形成减少。患者有眼球皮样囊肿、结膜脂肪皮样囊肿和上眼睑缺口(图 9.18a 和图 9.19a)。

其他偶发畸形包括:唇裂及腭裂,上睑缺损,耳畸形,半鼻孔畸形,气管食管瘘伴或不伴食管闭锁[5]。

其他系统　被报告的先天性心脏缺陷包括膜部或肌部室间隔缺损、房间隔缺损、Fallot 四联症和肺动脉闭锁[7,8]。

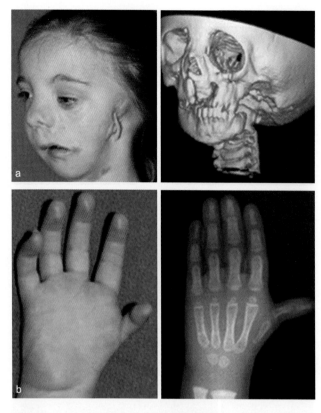

图 9.19 Goldenhar 综合征（眼耳脊椎系谱）。a. 尽管对左侧面部软组织的不对称及发育不良进行了矫正，但左眼眶仍小，颧骨缺如，上颌骨发育不全，颞下颌关节缺如，半侧下颌骨发育不全。还伴有颈椎半椎体。只有耳郭小叶，很多耳前结节已被切除。还伴有咬合不正。b. 面部畸形的同侧手部为ⅢB 型拇指发育不良

参考文献

1. Goldenhar M. Associations malformatives de l'oeil et de l'oreille. J Genet Hum 1：243，1952.

2. Regenbogen L.，Godel V.，Goya V.，et al. Further evidence for an autosomal dominant form of oculoauriculovertebral dysplasia. Clin. Genet. 21：161-167，1982.

3. Rollnick BR，et al：Oculoauriculovertebral dysplasia and variants：phenotypic characteristics of 294 patients. Am J Med Genet 26：631，1987.

4. OMIM # 164210 Online Mendelian Inheritance in Man. Johns Hopkins University. 2007. Available at：http://www.omim.org/.

5. Das A，Ray B，Das D，Das S. A case of Goldenhar-Gorlin syndrome with unusual association of hypoplastic thumb. Indian J Ophthalmol. 2008；56（2）：150-2.

6. Derbent M.，Yilmaz Z.，Baltaci V.，et al. Chromosome 22q11.2 deletion and phenotypic features in 30 patients with conotruncal heart defects. Am. J. Med. Genet. 116 A：129-135，2003.

7. Digilio M. C.，Calzolari F.，Capolino R.，et al. Congenital heart defects in patients with oculo-auriculo-vertebral spectrum （Goldenhar syndrome）. Am. J. Med. Genet. 146 A：1815-1819，2008.

8. Ozdemir O，Arda K，Turhan H，et al. Goldenhar's Syndrome. Asian Cardiovasc Thorac Ann. 2002 10（3）：267-9.

Duane 综合征

别称

Duane 后缩综合征

Duane 桡侧发育不良综合征

Duane 桡侧列综合征

先天性后缩综合征

Okihiro 综合征

Stilling-Turk-Duane 综合征

特征　眼球运动障碍和桡侧发育不良。建议首字母缩略词为 ER，代表眼球运动障碍（eye movement disorder）和桡侧发育不良（radial dysplasia）。

背景　Alexander Duane（图 9.20）是一位美国眼科医生。他不是第一个描述该病的医生，但在 1905 年，他报告了 54 例，总结了所有的临床表现，回顾了以前的工作，并报道了该病的发病机制和治疗[1]。1977 年 Okihiro 等报道一个 Duane 综合征家系，三代人中的 5 位有大鱼际肌肉发育不良[2]。

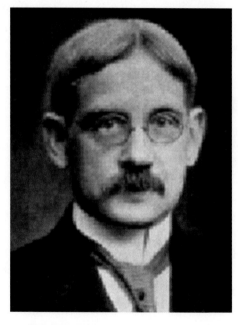

图 9.20　Alexander Duane（1858—1926）

病因　这个综合征的致病基因位于染色体 8q13 或染色体 2q31，突变基因为 *CHN1* 基因。

临床表现　该病是外展神经，即第六对颅神经正常发育异常所致，造成了眼球外展、内收受限或缺失。

上肢　桡侧发育不良和拇指发育不全（图 9.21a）是常见的上肢表现，可累及双侧。虽然局部外展神经麻痹可能是单侧的，但桡侧发育不良的严重程度和眼外神经麻痹的位置没有特定关系。双侧桡侧发育不良往往是对称的。整个上肢可受到远端畸形的严重影响。偶有胸肌发育不良、并指畸形、屈曲指、桡尺骨融合和多指畸形[3]。多拇畸形也有报道[4]，但拇指发育不良是主要畸形。该综合征的手部畸形和 Moebius 和 Poland 综

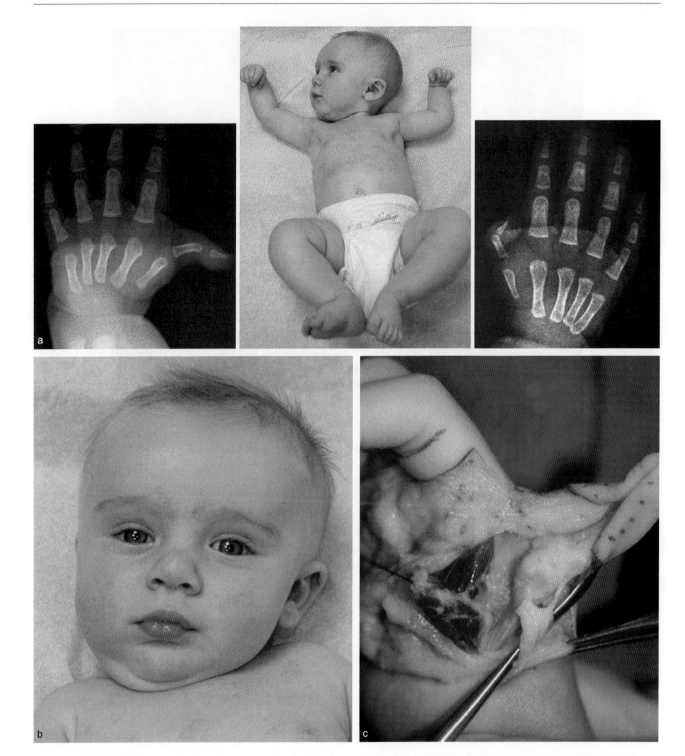

图 9.21 Duane 综合征。a. 婴儿,双侧拇指发育不良,右侧为ⅢA 型,左侧为ⅢB 型。注意胸肌完好,下肢正常。b. 右眼轻度上睑下垂。c. 发育不良的拇指切除后行示指拇化手术

合征有明显差异,后者可见不同程度的短指并指畸形。

下肢 没有典型的足部或足趾畸形。

脊柱 可存在 Klippel-Feil 颈椎畸形,也可见脊柱侧弯和侧后凸畸形。

颅面 眼部表现为斜视(图 9.21b 和图 9.22 c),特征为先天性水平眼肌麻痹或眼球内收或外展运动缺乏,或两者都存在,即眼球运动缺乏。也可存在耳畸形与腭裂,变形性斜头畸形。

其他系统 可能存在耳聋、肾脏和心脏异常[3,5]。

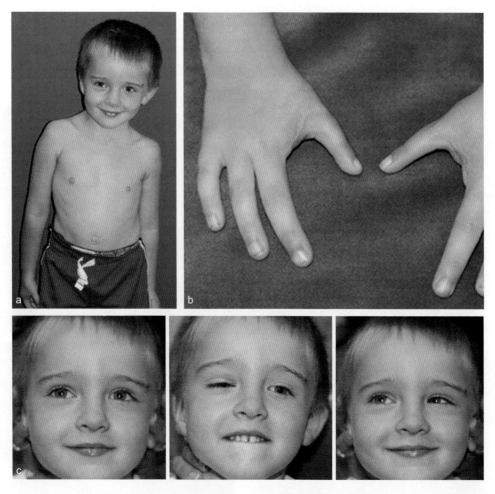

图 9.22 Duane 综合征。a. 图 9.21 的同一个患儿，6 岁。相对于同龄人，他个头矮小。左肩关节凹陷，双上肢较正常短。斜颈和斜头畸形获得改善。通过一系列支具治疗矫正轻度的脊柱侧凸。b. 切除发育不良的拇指后行示指拇化术。c 向前凝视双眼都是直的。(左) 单侧上睑下垂。(中央) 右眼外展神经麻痹，向右侧凝视时明显 (右)

参考文献

1. Duane A. Congenital deficiency of abduction, associated with impairment of adduction, retraction movements, contraction of the palpebral fissure and oblique movements of the eye. 1905. *Arch Ophthalmol*. Oct 1996; 114 (10): 1255-6; discussion 1257.

2. Okihiro MM, Tasaki T, Nakano KK, et al. Duane syndrome and congenital upper-limb anomalies: a familial occurrence. Arch. Neurol. 34: 174-179, 1977.

3. Temtamy S and McKusick V. The genetics of hand malformations. 1978; Alan R. Liss Inc., New York. Page 133-134.

4. Parentin F, Perissutti P. Solitary median maxillary central incisor Duane retraction syndrome, growth hormone deficiency and duplicated thumb phalanx: a case report. Clin Dysmorphol. 2003 12 (2): 141-2.

5. OMIM # 126800 Online Mendelian Inheritance in Man. Johns Hopkins University. 2007. Available at: http://www.omim.org/.

半侧小脸伴桡侧缺陷

别称

Goldenhar 综合征伴同侧桡侧缺陷

半侧小脸与同侧桡侧缺陷

眼耳脊椎系谱伴桡侧缺陷

特征   这是累及第一、二鳃裂的缺陷合并桡侧发育不良，包括半侧小脸、单侧外耳畸形、同侧半小脸和椎体畸形。

背景   Gorlin[1] 在 1963 年提出了术语眼耳脊椎发育不良。Hodes 等[2] 报道了一位患者，有 Goldenhar 综合征的临床特点和同侧桡侧发育不良。颅颌面和口腔颌面外科医师更喜欢使用半侧小脸畸形或颅面短小的说法。半侧小脸畸形是一组常见的畸形，累及第一、二鳃弓的衍生物。除上颌骨和下颌骨缺陷外可能还有颅内异常，以及心脏、椎体、中枢神经系统和眼部异常。Vendramini 等推断桡侧发育不良伴眼耳脊椎系列异常是该综合征的一个亚型。

病因   大多数报道的病例为散发，但也有有家族史的病例,表现为常染色体显性遗传,为 7 号染色体三体嵌合体。

临床表现 母亲可能有在妊娠最初 3 个月服用避孕药和抗组胺药的既往史。这个综合征在巴西患者中被报告[3,4]。出生时畸形都已出现,但表现轻微。很多患者由儿科医生首次诊断,然后转诊至颅颌面或颌面外科医生进行面部畸形矫正,之后再到上肢外科医生处进行桡侧列发育不良的治疗。

全身肌肉骨骼 患者可能有低体重和矮小。

上肢 同侧桡侧发表不良是这个综合征的显著特征。三节指骨拇指、多拇、拇指发育不全和拇指缺如都曾被报道[1,4,5]。桡侧发育不良可能是双侧的,但和面部畸形同侧的肢体畸形更加严重。当一侧出现严重的畸形如桡侧枴棒手、前臂短和拇指缺如时,对侧可表现为一定程度的桡侧发育不良(图 9.23)。以先天性肢体截肢为表现的横向缺陷也被报告过,但是罕见[3]。失语和肩胛骨畸形可能存在,上臂短小常见。

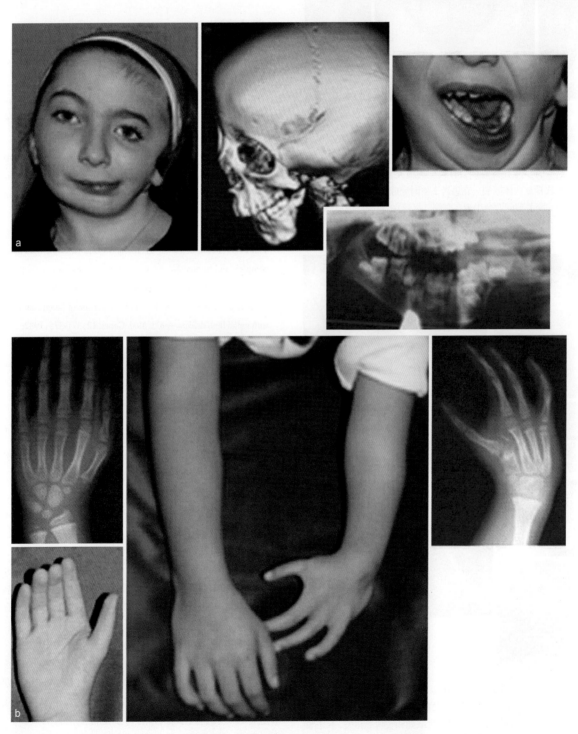

图 9.23 HFM 伴桡侧发育不良。a. 面部和骨骼外观,年轻的女性患者,Ⅱ型 HFM(OMIM 分类)。左侧下颌骨和上颌骨有严重狭窄。X 线片显示牙齿拥挤和磨牙缺失。b. 她的右手为典型重建后的ⅢA 型拇指。注意舟骨缺如和轻微桡偏。左侧发育不良更为严重,已行示指拇化,中央化手术十年后,尺骨远端增宽

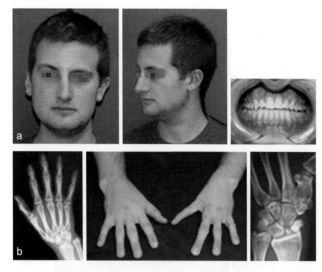

图 9.24　HFM 拇指发育不良和缺如。a. 20 岁男性患者，可见左侧面部轻微畸形，上颌骨和下颌骨增大。正畸手术需要进行来纠正口腔咬合问题。b. 右侧ⅢA 型拇指发育不良，已行手术。桡骨短窄，舟骨缺如。这些青少年在青春期会有典型的腕关节问题，如尺骨撞击和三角纤维软骨复合体撕裂。在患者 2 岁时完成了左手的示指拇化手术。类似的腕关节问题会出现在对侧。尽管舟骨存在，但有硬化

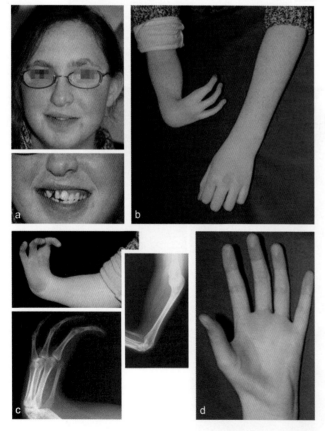

图 9.25　HFM，唇裂和桡侧发育不良。a. 十几岁女性患者，唇裂和腭裂修复良好，这与上颌骨，下颌骨发育不全有关。她同时伴有先天性小耳畸形和同侧听力损失。侧切牙缺如和裂畸形相关。b. 右侧重度桡侧发育不良和拇指缺如，示指存在，左侧ⅡA 拇指发育不良。c. 尽管在 1 岁时行腕关节中央化手术，但在青春期桡侧偏斜复发，腕、肘关节融合。d. 右侧，行虎口开大和肌腱移位、拇外展功能重建术

脊柱　可见斜颈和半椎体畸形。

颅面　颅颌面畸形的程度与肢体缺陷的严重程度没有直接的相关性（图 9.24）。可能会有面部不对称、唇腭裂（图 9.25）、舌裂、口腔裂、副耳和耳部凹陷，以及皮肤附属物伴下颌骨发育不良。还可见许多的口腔内、外的畸形，如包括牙齿咬合不正，小颌和挛缩。

其他系统　存在动脉导管未闭、胸主动脉狭窄和右肺动脉发育不良。

参考文献

1. Gorlin RJ, Jue KL, Jacobsen V, et al. Oculoauriculovertebral dysplasia. J. Pediat. 63:991-999, 1963
2. Hodes ME, Gleiser S, DeRosa G, et al. Trisomy 7 mosaicism and manifestations of Goldenhar syndrome with unilateral radial hypoplasia. J. Craniofac. Genet. Dev. Biol. 1:49-55, 1981
3. Vendramini S, Richieri-Costa A, Guion-Almeida ML. Oculoauriculovertebral spectrum with radial defects: a new syndrome or an extension of the oculoauriculovertebral spectrum: report of fourteen Brazilian cases and review of the literature. Europ. J. Hum. Genet. 15:411-421, 2007
4. Van Bever Y, van den Ende JJ, Richieri-Costa A. Oculo-auriculovertebral complex and uncommon associated anomalies: report on 8 unrelated Brazilian patients. Am. J. Med. Genet. 44:683-690, 1992
5. Moeschler J., Clarren S. K. Familial occurrence of hemifacial microsomia with radial limb defects. Am. J. Med. Genet. 12:371-375, 1982.

Baller-Gerold 综合征

别称

颅缝早闭 - 桡侧发育不良综合征

特征　冠状位颅缝早闭伴短头和桡侧发育不良。建议的首字母缩略词是 CBR，代表颅缝早闭（craniosynostosis）、短头（brachycephaly）和桡侧发育不良（radial aplasia）。

背景　两位德国内科医生 Friedrich Baller[1] 和 M.Gerold[2] 分别在 1950 年和 1959 年报道了该病。该病非常罕见，活产婴儿的发病率为 1：1 000 000。

病因　为常染色体 8q24.3 的 DNA 解旋酶，RecQ 状，4 型（*RECQL4*）基因突变，为常染色体隐性遗传。该病似与 Rothmund-Thomson 综合征（RTS）和 RAPADILINO 综合征有关。

临床表现　大约 20% 的活产婴儿在第一年会意外死亡。智力通常正常，但可能有智力缺陷。

全身肌肉骨骼　生长迟缓和身材矮小。

上肢　桡侧发育不良 / 发育不全（70%），可以是双侧的，短尺骨、弓形弯曲（68%），拇指缺如或发育不良（100%），腕关节融合，以及腕骨、掌骨、指骨特别是桡侧指骨的缺如。

下肢　髌骨缺如或发育良，偶有足多趾畸形。

颅面　颅缝早闭（100%），耳位低和后旋（64%），小颌畸形（50%），鼻桥突出（42%），睑裂下斜（32%），小口畸形（32%）、内

眦赘皮褶皱(27%)[3],前额扁平(27%)。其他畸形包括腭裂和眼球震颤。

其他系统　肛门畸形(40%)如异位肛门[4]和肛门闭锁,泌尿生殖道畸形(35%),心脏缺陷,特别是房间隔缺损和右位心[5]。还可出现皮肤脱色和萎缩,婴儿期可见皮肤异色病。

参考文献

1. Baller F. Radiusaplasie und Inzucht. Z Mens Vererb Konst. 1950;29: 782-90.

2. Gerold M. Frakturheilung bei einemseltenen Fall kongenitaler Anomalie der oberen Gliedmassen. Zentralbl Chir. 1959;84;831-4.

3. Jones K. Smith's recognizable patterns of human malformation,6th edition. 2006. Elsevier Saunders Philadelphia Pennsylvania. Page 492-3.

4. Anoop P,Sasidharan CK. Baller-Gerold syndrome. Indian J Pediatr. 2002 Dec;69(12):1097-8.

5. Ceylan A,Peker E,Dogan M,et al. Baller-Gerold syndrome associated with dextrocardia. Genet Couns. 2011;22(1):69-74.

第十章 尺侧缺陷

该病被称为尺侧纵列缺陷(ulnar deficiency,UD)、尺侧发育不良和尺侧枴棒手。这是前臂尺侧缘轴后形成失败所致,伴尺骨缺失。表现为不同程度的累及腕尺侧和尺侧手指的缺如。相对桡侧发育不良,单纯的 UD 罕见,活产婴儿的发病率为 1/100 000[1]。该病可散发也可双侧受累。还可伴桡侧发育不良、桡骨短缩伴弓形弯曲。有许多相关综合征,轴后形成失败是一个组成部分。

UD 的表现形式多种多样,有很多肌肉骨骼畸形的组合,通用的分型难以实现[2]。Swanson[3]将尺侧缺陷进行影像学分型:Ⅰ型,发育不良;Ⅱ型,部分发育不全;Ⅲ型,完全发育不全和肘关节异常;Ⅳ型,桡侧缺陷伴桡骨肱骨融合,并伴或不伴手部完全或部分截肢(图 10.1)。

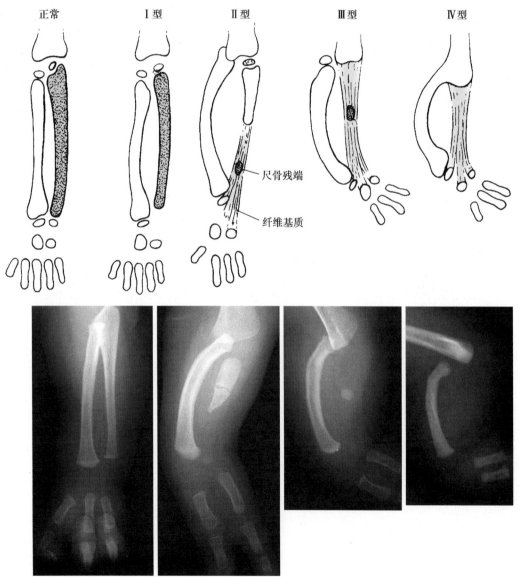

| 正常 | Ⅰ型 | Ⅱ型 | Ⅲ型 | Ⅳ型 |

尺骨残端

纤维基质

图 10.1 尺侧发育不良的分型。分型包括前臂情况。下方的 X 片线和其上的描述相对应。相比正常的尺骨(阴影),所有的类型都是短的。Ⅰ型,尺骨存在,但长度短,手部完好,可能有一列缺失。Ⅱ型,尺骨存在但发育不良,腕有明显的尺偏畸形,桡骨弓形弯曲。手部尺侧有一或两个序列缺失。Ⅲ型尺骨发育不良,尺骨缺如处可有纤维原基内的骨化。手及腕关节的尺偏畸形更加明显,手部尺侧有多列缺失。Ⅳ型,偏斜更加严重,出现弯曲,手部缺陷明显。可伴肱骨桡骨融合。(经许可引自 Mathes,SJ,Hentz,VR. (2006) Plastic Surgery, Vol. 8.Saunders;2nd. Edition,p.302)

当肩关节包括肩胛骨发育不全时,远端肢体可见更严重的发育不良(图10.2)。肘关节通常是成角、僵硬和比上肢剩余部位大。

也可有桡骨头脱位伴肘关节僵硬,罕有海豹肢畸形出现。腕部常有尺侧腕骨发育不良伴尺偏畸形。缺失尺骨多由致密纤维索条替代,产生形变(图10.3)。手部的畸形多样,包括:尺侧手指发育不全或发育不良,简单或复杂并指畸形,掌骨融合,指骨僵直,双指骨手指,拇指发育不良,甚至可有桡侧多指畸形。可能出现一指、二指或三指手(图10.4)。所有这些畸形会以严重影响手部功能。最严重的功能损害的情况为二指或三指手,因肘关节水平的融合使得手部置于后背(图10.5)。该综合征可能合并下肢骨骼肌肉的畸形,例如

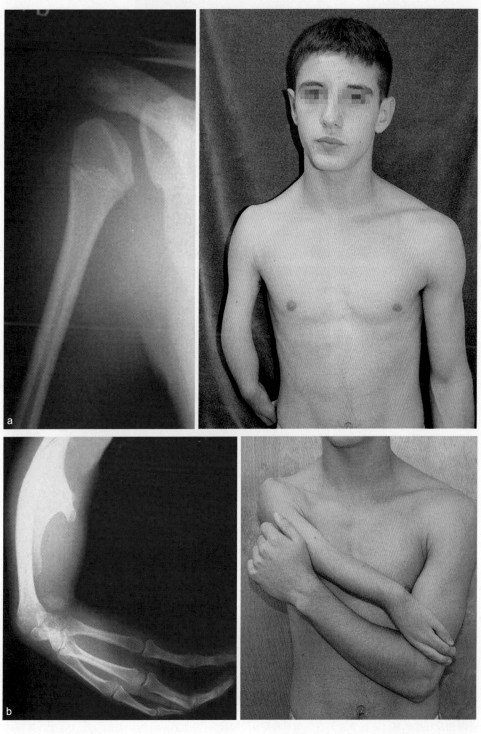

图10.2 Ⅳ型尺骨畸形,肩关节和前臂。a. 通常会忽视这些患者的同侧肩关节发育不良。关节盂和肱骨头是有缺陷的。b. 肱骨桡骨融合常伴前臂短小。目前可做的手术仅是手部矫形。待青少年时进一步行上臂和前臂的延长

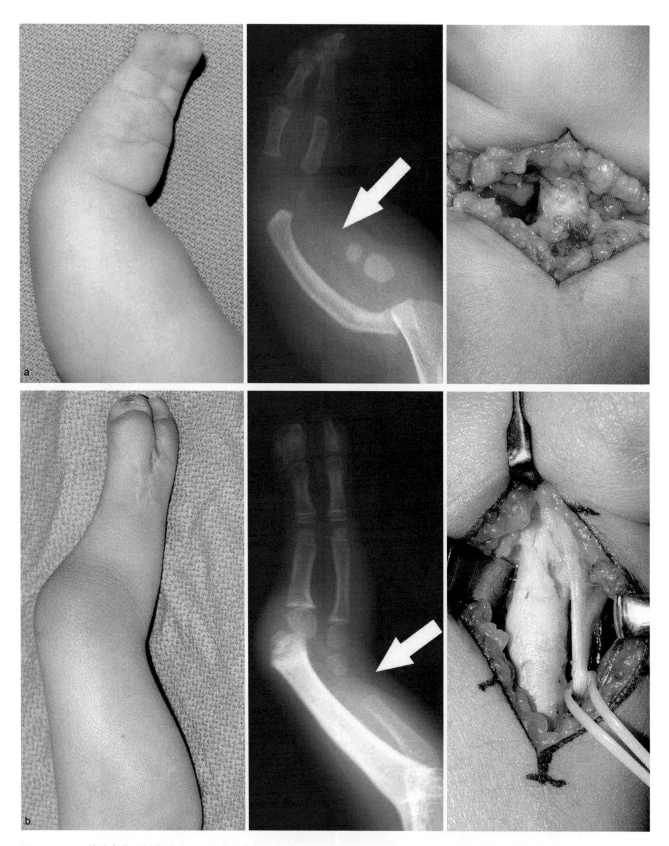

图 10.3 UD,前臂弯曲及纤维原基。a. 这个患儿有二指手和Ⅲ型尺侧缺陷,箭头指示纤维原基的位置。这个纤维核的组织学通常显示为软骨,代表了原始骨。b. 另一患儿,手部为二指手,有类似的Ⅱ型尺侧缺陷。牵引环标记为由软骨组成的纤维原基

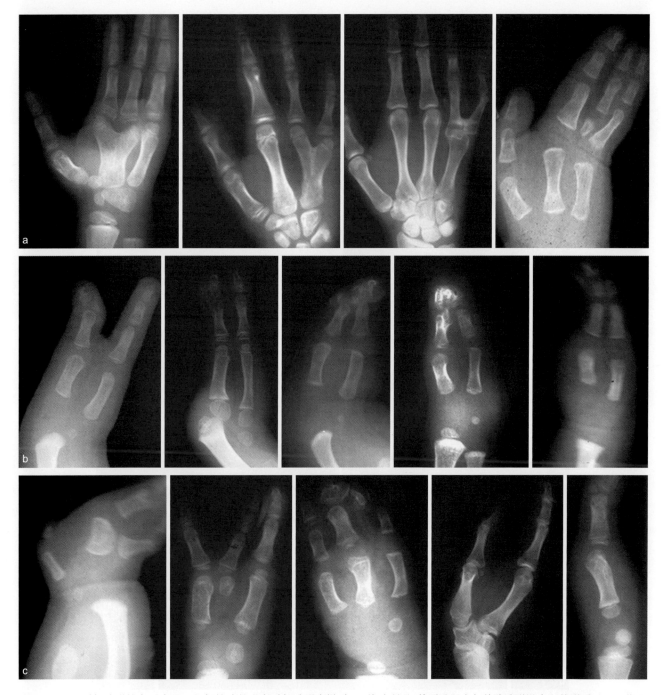

图 10.4 UD 手部畸形的广泛表现。尺侧缺陷的患者手部畸形多样,如 X 线片所示,其严重程度与前臂畸形没有必然联系。a. 四指和五指手,拇指游离,可见多种类型的掌骨融合。也可见中央位置的指骨,没有和掌骨成关节。b. 二指手,手指完全并指畸形,伴有不同类型的尺侧缺陷,但大多数是Ⅲ和Ⅳ型。c.其他形式的一指、二指和三指手,伴或不伴骨性融合

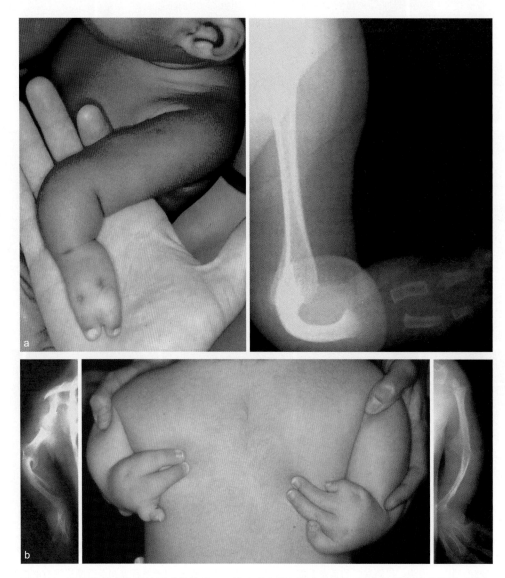

图 10.5　肱骨桡骨融合和放置后背的手。a. 该患者上肢"放置后背的手"姿势是明显的桡骨远端相对融合部位的成角和旋后导致的。这个患者有 Cornelia de Lange 综合征。b. 同样的手部姿势也可见于 Nager 综合征患儿。尺侧缺陷双侧不对称,左侧为Ⅳ型,右侧为Ⅲ型

先天性髋关节脱位、股骨近端局灶性缺陷、腓骨缺陷、髌骨缺如和脊柱侧凸。

参考文献

1. Birch-Jensen A. Congenital Deformities of the Upper Extremities. Copenhagen：Ejnar Munksgaard Forlag；1950.

2. Upton J Ⅲ，Management of transverse and longitudinal deficiencies（Failure of formation）. Chapter 203；101-110，in Mathes Plastic Surgery vol 8. Hentz V（editor）. Saunders Elsevier, 2006.

3. Swanson A，Tada K，Yonenobu K. Ulnar ray deficiency：its various manifestations. JHS 1984；658-64.

相关综合征
Cornelia de Lange 综合征
股骨 - 腓骨 - 尺骨综合征
尺骨 - 乳腺综合征
Gene-Wiedemann 综合征
TAR 综合征
Holt-Oram 综合征
Miller 综合征
Baller-Gerold 综合征
牙本质发育不良综合征
Weyers 尺侧列 / 少指综合征
小胃 - 肢体短缩复合

Cornelia de Lange 综合征

别称

Brachmann-de Lange 综合征

de Lange 综合征

Amsterdam 综合征

CDLS1

特征 面部多毛伴连眉、上唇下翻和四肢小。建议的首字母缩写词为 HUD，代表多毛症（hirsutism）、尺侧发育不良（ulnar dysplasia）和身材矮小（diminutive stature）。

背景 Cornelia de Lange 是一名来自阿姆斯特丹[1]的儿科医生（图 10.6）。1933 年她把该病描述为一种"新型退变"。1916 年，Brachman[2]在尸检中报告了一例与该综合征相似的孩子。该病新生儿的发病率为 1：10 000~1：30 000。

病因 该病为常染色体显性遗传，为染色体 5p13.1 上 *NIPBL* 基因的杂合突变引起。

临床表现 可以作产前诊断。常见出生低体重、生长缓慢、身材矮小和智力低下。其他早期常见表现包括喂食困难、易怒、声音嘶哑、癫痫发作和四肢关节僵硬。行为问题、自我伤害倾向、发育迟缓、胃肠道症状和癫痫发作等可在后期逐渐

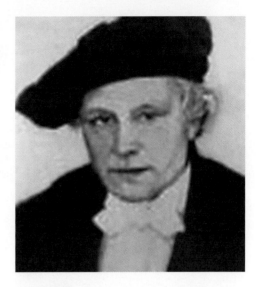

图 10.6　Cornelia de Lange（1871—1950）

出现[3,4]。

上肢 常见尺侧发育不良（图 10.7 和图 10.8），表现为尺骨部分或完全缺如，伴桡侧发育不良和肘关节融合，例如肱骨桡骨融合。一项研究[6]表明，在上肢手部永远是受累（100%），肘关节通常也受累（47%）。以尺侧为主的缺指畸形是常见的（见图 10.7 和图 10.8），偶有病例仅有拇指单指存留。许多仅有二指患者因腕掌关节缺乏支撑，看起来像典型分裂手，有非常深的中央裂。小指 Kirner 畸形常见，也可有通贯掌表现。手部可仅有 1 指，也可有 5 指。尺侧列缺如较桡侧更多。桡侧的拇指存在，常为双指骨拇指（图 10.8）。许多有 2 根或 3 根手指的手会有软组织并指。儿科和遗传学文献中这些一指和两指手通常被称为缺指畸形。短肢畸形和肘前翼状胬肉可能存在，俗称为"鸡翼状附肢"（因桡骨头脱位继发肘关节挛缩引起）[5]。这些挛缩在出生时就已出现，如果不进行手术会持续存在（图 10.7）。这些患儿的上肢通常为肘关节僵硬伸直畸形，手部屈曲尺偏。此外，盂肱关节运动常受限。多数患儿的另一侧上肢可能正常。

下肢 可能存在足趾并指畸形、足趾发育不全、胫骨缺如、短肢畸形和跖内收。也有文献报告合并马蹄内翻足和 Legg-Perthes 病[6]。

脊柱 可有脊柱侧凸[6]。

颅面 面部特征明显，容易诊断。常见特征包括面部和全身多毛，睫毛长卷，眉毛浓密相连，前后发际线低。双侧眉毛连接是特征性表现。可能存在小头畸形，小而稀疏的牙齿延迟萌出，上唇薄，嘴角向下弯曲，偶有高拱腭和腭裂。下嘴唇薄向下翻转、鼻子上翘，耳位低，因中耳炎可致听力受损，还可见近视、视觉异常及短颈畸形（图 10.7）。

其他系统 患者常有胃肠道反流和幽门狭窄。泌尿生殖系统异常包括男性生殖器发育不全，隐睾症和尿道下裂。常见的神经系统表现包括智力、语言发育迟缓和肌张力高。可存在先天性心脏病。

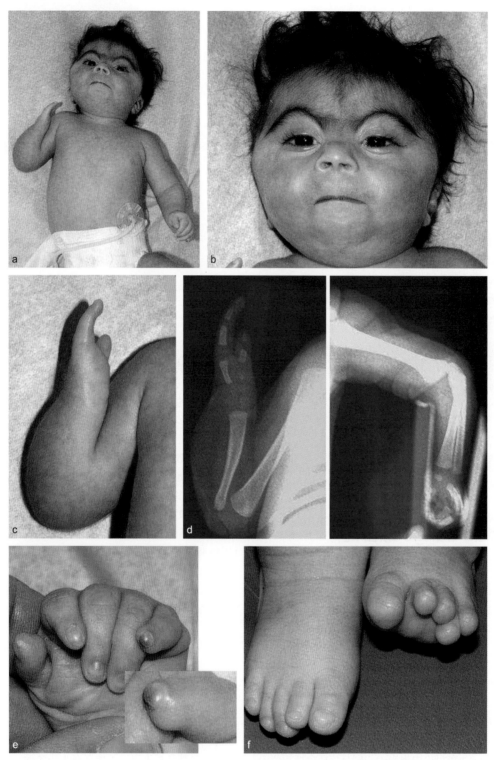

图 10.7 Cornelia de Lange 综合征。a. 患儿出生时身材矮小、低体重。生后不久癫痫发作，喂养困难，四肢僵硬。b. 患儿出生时身材矮小、低体重。生后不久癫痫发作，喂养困难，四肢僵硬。c. 右尺骨缺如，桡骨存在。肘关节没有主动或被动活动度。肘关节主被动活动消失。手指和拇指活动度小 d. 左前臂双骨存在，功能活动度范围为 30°。桡骨头半脱位。e. 手部五列。小指 Kirner 畸形。f. 第二足趾发育不全，无软组织并指畸形

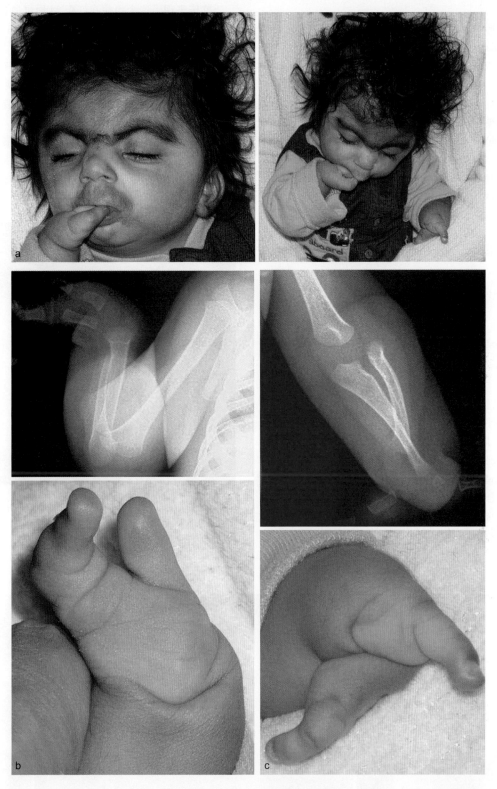

图 10.8 Cornelia de Lange 。a. 另一个患者,有相似面部表现,包括面部毛发过多,上下睫毛卷曲。双手有严重的缺陷,肘关节活动度受限。b. 右侧肘关节完全屈曲位强直。尺骨存在,但小,导致二指手尺偏和屈曲。桡骨远端宽,为拇、示指列提供一个良好的支撑平台。鱼际肌缺如。c. 左侧尺骨存在,桡骨头脱位。该侧二指无 CMC 关节支撑。每根手指有一节小的掌骨和两节指骨。肘关节活动范围为 60°

参考文献

1. de Lange C. Sur un type nouveau de degenerescence (typus Amstelodamensis). *Arch Med Enfants* 36:713-719, 1933.

2. Brachmann W. Ein fall von symmetrischer monodaktylie durch Ulnadefekt, mit symmetrischer flughautbildung in den ellenbeugen, sowie anderen abnormitaten (zwerghaftogkeit, halsrippen, behaarung). *Jarb Kinder Phys Erzie* 84:225-235, 1916.

3. Jones K. Smith's recognizable patterns of human malformation, 6th edition. 2006; Elsevier Saunders Philadelphia Pennsylvania. Pages 82-7.

4. OMIM # 122470 Online Mendelian Inheritance in Man. Johns Hopkins University. 2007. Available at: http://www.omim.org/.

5. Temtamy S, McKusick V. The genetics of hand malformations. 1978; Alan R. Liss Inc., New York. Pages 149-54.

6. Roposch A, Bhaskar AR, Lee F, et al. Orthopaedic manifestations of Brachmann-de Lange syndrome: a report of 34 patients. J Pediatr Orthop B. 2004 13 (2): 118-22.

股骨 - 腓骨 - 尺骨综合征

别称

FFU 综合征

股骨 - 腓骨 - 尺骨复合体

近端股骨局灶缺陷 (PFFD) 综合征

特征　股骨、腓骨和尺侧列缺陷。

背景　Kuhne 等[1]在 1967 年报告了 6 例并从文献中收集 55 例该综合征，均有股骨、腓骨和尺骨缺陷。据报道，活产婴儿发生率为 0.15/10 000 和 1/14 000。随后，1993 年 Lenz 报道分析了 491 例该综合征[2]。

病因　大多数是散发的，家族发病罕见[2]。

临床表现　这个疾病在妊娠 24 周可通过超声诊断[3]。上肢和下肢的不对称受累[4]。腓骨异常通常在股骨缺陷的对侧。上肢比下肢更易受累；右侧和男性更多受累，但对这个趋向没有明确的解释。该病在同卵双胞胎中被报告过。Temtamy 和 McKusick[4]把股骨近端局灶性缺陷也归为 FFU 综合征，现在看来 FFU 综合征是有别于近端股骨局灶性缺陷的一个独立疾病。

上肢　可有缺肢畸形、半肢畸形、无手畸形或四肢不全畸形 (peros; 希腊语为肢解) 伴尺侧发育不良和尺侧列缺陷 (图 10.9 和图 10.10)。也可见肱骨发育不良和桡骨肱骨融合。这

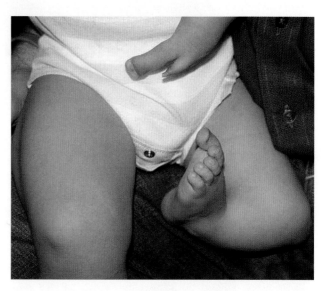

图 10.9　股骨 - 腓骨 - 尺骨综合征。患儿经典外观，左上肢发育不全，两根手指，其中一个手指在指骨水平分叉。尺骨短，导致腕关节尺偏和屈曲。同侧下肢受累

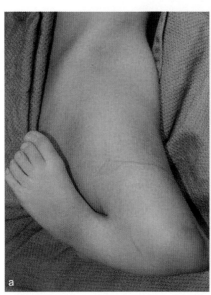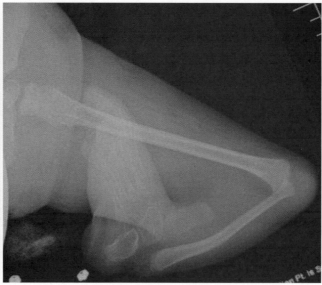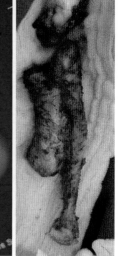

图 10.10　股骨 - 腓骨 - 尺骨综合征。a. 同一患者的 X 线片，显示髋、膝关节完好，后者有轻度屈曲挛缩。腓骨小，胫骨更小，在明确截肢时被移除

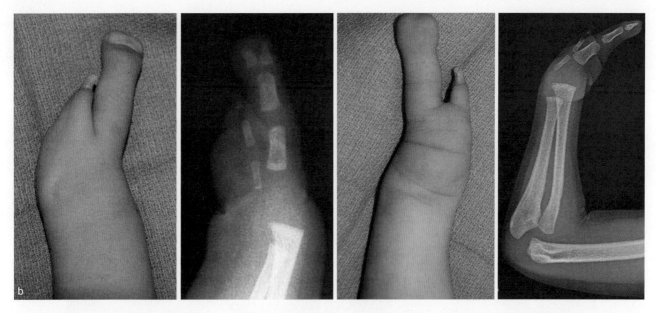

图 10.10（续） 股骨 - 腓骨 - 尺骨综合征。b. 尺侧手指极度发育不全，与腕关节不成关节。最中央的手指有远端两节指骨。桡骨和尺骨发育良好，与肘关节正常形成关节

些患儿的手部畸形表现不同，最尺侧手指通常为锥样，逐渐变细，被覆发育不良的指甲，与相临指呈裂手样分开。腕骨远端剩余手指可能分叉。残余的两指也可有并指畸形。这些畸形使得重建手术非常困难（图 10.11）。

下肢 股骨近端局灶性缺陷可有可无。可见股骨下段和腓骨发育缺陷[5]。半肢畸形，例如可能存在通过胫腓骨的先天性截肢，足部可见缺趾畸形和复杂性并趾畸形（图 10.12）。

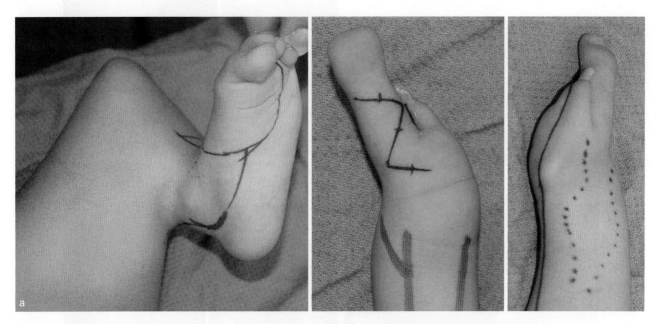

图 10.11 股骨 - 腓骨 - 尺骨综合征。a. 足趾移植来修复拇指功能，使该指更为实用

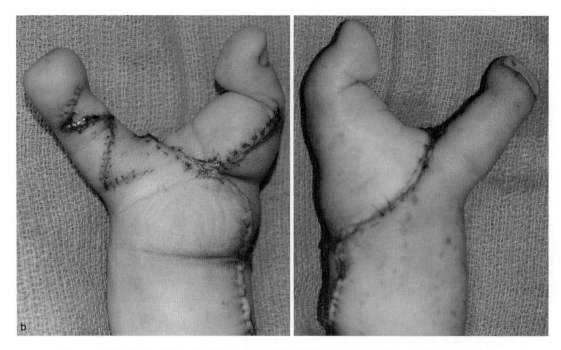

图 10.11（续） 股骨 - 腓骨 - 尺骨综合征。b. 利用显微技术完成足趾移植，重建运动和感觉功能

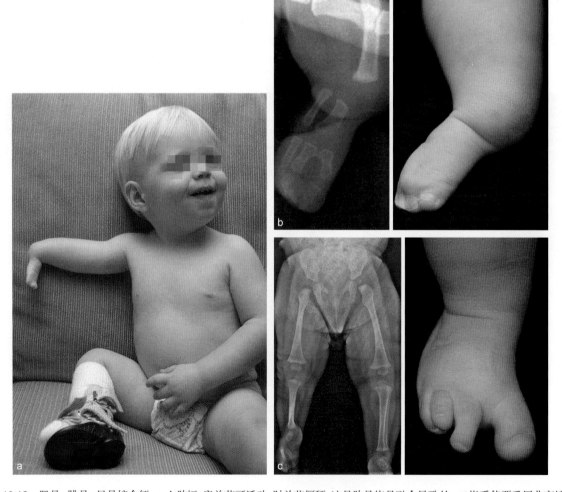

图 10.12 股骨 - 腓骨 - 尺骨综合征。a. 上肢短，肩关节可活动，肘关节僵硬，这是肱骨桡骨融合导致的。二指手伴严重屈曲挛缩。指骨水平可见并指、多指畸形。b. 手指呈完全并指。重复的桡侧手指甲基质和甲板相连。腕关节屈曲、不稳定。这个年龄未见腕骨骨化中心出现。c. 胫骨小、腓骨缺如，足部非常不稳定，需要支架固定。足部内侧发育较外侧良好。外侧列之一缺如

参考文献

1. Kuhne D, Lenz W, Petersen D, et al. Defekt von Femur und Fibula mit Amelie Peromelie oder ulnaren Strahldefekten der Arme: ein Syndrom. Humangenetik 3: 244-263, 1967.

2. Lenz W, Zygulska M, Horst J. FFU complex: an analysis of 491 cases. Hum Genet. 1993; 91: 347-56.

3. Capece G, Fasolino A, Della Monica M, et al. Prenatal diagnosis of femur-fibula-ulna complex by ultrasonography in a male fetus at 24 weeks of gestation. Prenatal Diag. 14: 502-505, 1994.

4. Temtamy S and McKusick V. The genetics of hand malformations. 1978; Alan R. Liss Inc., New York. Page 156-7.

5. Richieri-Costa A, Opitz JM. Ulnar ray a/hypoplasy: evidence for a developmental field defect on the basis of genetic heterogeneity: report of three Brazilian families. Am. J. Med. Genet. 2 (suppl.): 195-206, 1986.

尺骨 - 乳腺综合征

别称

Schinzel 综合征

Pallistar- 尺骨 - 乳腺综合征

特征 尺侧肢体或尺侧列缺陷，汗腺和乳腺发育不良或功能障碍。

背景 1882 年由 Gilly[1]首次描述，一例女性患者，乳房发育不全伴尺骨和尺侧手指缺如。Pallister 等[2]在 1976 年和 Schinzel[3]在 1987 年分别详细阐述了该病。

病因 常染色体显性遗传疾病，*TBX3* 基因杂合突变导致。

临床表现 这个疾病男性和女性都会受累。当女性患病时，乳腺组织会缺失，乳头和乳晕发育不良，会影响哺乳。当男性患病时，患者会变肥胖，青春期延迟。男女双方都会出现腋毛缺如、体臭和腋臭。智力发育迟缓少见。

全身肌肉骨骼 可见身材矮小。

上肢 尺骨发育不全或发育不良可与短桡骨同时出现。尺侧列发育不良的严重程度从僵硬的小指末节指骨发育不良，到环、小指列的完全缺如。尺侧多指畸形也曾被报道。偶有肩胛骨、锁骨或肱骨发育不良。也可有腕骨异常，如缺如、融合和半肢畸形。

下肢 偶有短趾畸形。

颅面 患者可有齿列异常和腭裂[4]。鼻尖宽、下颌宽、颏部突出和舌系带[5]。

其他系统 女性偶有处女膜闭锁，男性偶有小阴茎和隐睾[6]。

参考文献

1. Gilly E, Absence complete des mamelles chez unne femme mere: Atrophie du membre superieur droit. Courier Med. 32: 27, 1882.

2. Pallister PD, Herrmann J, Opitz JM. A pleiotropic dominant mutation affecting skeletal, sexual and apocrine-mammary development. Birth Defects Orig. Art. Ser. XII (5): 247-254, 1976.

3. Schinzel A. Ulnar-mammary syndrome. J. Med. Genet. 24: 778-781, 1987.

4. OMIM #181450 Online Mendelian Inheritance in Man. Johns Hopkins University. 2007. Available at: http://www.omim.org/.

5. Joss S, Kini U, Fisher R, et al. The face of Ulnar Mammary syndrome? Eur J Med Genet. 2011 May-Jun; 54 (3): 301-5.

6. Jones K. Smith's recognizable patterns of human malformation, 6th edition. 2006. Elsevier Saunders Philadelphia Pennsylvania. Page 342-3.

Gene-Wiedemann 综合征

别称

轴后面骨发育不全

Miller 综合征

特征 轴后发育不良，加上特殊面容，包括颧骨发育不全、侧睑裂下斜、下眼睑缺陷和耳畸形。建议的首字母缩略词为 EMU，代表眼睛异常（eye anomalies）、下颌骨或颧骨发育不全（mandibular）和尺侧发育不良（ulnar dysplasia）。

背景 该病在 1969 年由 Gene[1]首次描述，将其视为下颌骨颜面发育不全。Wiedemann[2]在 1973 年也描述了上述表现，但认为其是一个单独的疾病。Miller 等[3]在 1975 年报告了 3 例患者，有轴后性肢体缺陷、杯状耳和颧骨发育不全，用轴后面骨发育不全综合征来命名该疾病。

病因 该病罕见，为常染色体隐性遗传，是 *DHODH* 基因复合杂合突变所致[4]。

临床表现 患者一般智力正常，但有听力下降，面部畸形随着年龄增大而逐渐明显。有一例报告了存在父母近亲婚配[5]。胎儿暴露于甲氨蝶呤也可能是病因之一[6]。

全身肌肉骨骼 有些患者可出现出生后生长缺陷。副乳头也有报道[7]。

上肢 尺侧发育不良是一个持续表现，可有尺侧手指缺如，特别是小指，包括第五掌骨，该表现可累及双侧。这个综合征也可能表现为不同程度的尺骨缺陷，伴前臂弯曲。也可见并指畸形。

下肢 在所有病例中，第五足趾多有缺如，偶有第三、四足趾缺如。

颅面 面部特征 Treasure-Collin 综合征相似。最明显的是下睑外翻，几乎所有的患者都有。还可见眼睑缺损、侧睑裂下斜和耳畸形，上述畸形持续存在。在一份报告中[8]，10 例患者中有 9 例伴有颧骨发育不全、小颌畸形和腭裂，2 例伴有唇裂。

其他系统 有文献报告肠旋转不良、胃扭转和肾脏畸形[9]。

参考文献

1. Genee E. Une forme extensive de dysostose mandibulo-faciale. J. Genet.

Hum. 17:45-52,1969.

2. Wiedemann HR. Missbildungs-Retardierungs-Syndrom mit Fehlen des 5. Strahls an Haenden and Fuessen Gaumenspalte,dysplastischen Ohren und Augenlidern und radioulnarer Synostose. Klin. Paediat. 185: 181-186,1973.

3. Miller M,Fineman R,Smith DW. Postaxial acrofacial dysostosis syndrome. J. Pediat. 95:970-975,1979.

4. OMIM # 263750 Online Mendelian Inheritance in Man. Johns Hopkins University. 2007. Available at:http://www.omim.org/.

5. Fineman R. M. Recurrence of the postaxial acrofacial dysostosis syndrome in a sibship:implications for genetic counselling. J. Pediat.

98:87-88,1981.

6. Ng SB,Buckingham KJ,Lee C,et al. Exome sequencing identifies the cause of a mendelian disorder. Nature Genet. 42:30-35,2010.

7. Jones K. Smith's recognizable patterns of human malformation,6th edition. 2006. Elsevier Saunders Philadelphia Pennsylvania. Page 286-7.

8. Donnai D,Hughes HE,Winter RM. Postaxial acrofacial dysostosis (Miller)syndrome. J. Med. Genet. 24:422-425,1987.

9. Ogilvy-Stuart AL,Parsons AC. Miller syndrome(postaxial acrofacial dysostosis):further evidence for autosomal recessive inheritance and expansion of the phenotype. J. Med. Genet. 28:695-700, 1991.

Phocomelia 在希腊语中为海豹肢，后来用于描述畸形有一定贬义。这种畸形指上肢形成过程中出现嵌插或节段性失败，导致整个肢体的严重短小。该病在 20 世纪 60 年代常见，因服用沙利度胺控制早孕反应而出现，但后来变得非常罕见，发生率为 1∶800 000[1,2]。该畸形通常累及双侧，占先天肢体畸形的 0.8%[3]。

海豹肢畸形可分为 3 种类型[4]：Ⅰ型，完全海豹肢畸形，这是最严重的，上臂和前臂完全缺如，手部直接和躯干连接；Ⅱ型，近端海豹肢畸形，上臂缺如，前臂和躯干连接；Ⅲ型，远端海豹肢畸形，前臂缺如，手部连接到肱骨（图 11.1）。许多不同累及前臂管状骨的嵌插缺失类型，不适合该分型系统。

反应停胚胎病

这被错误地称为沙利度胺综合征。沙利度胺是 20 世纪 50 年代末在欧洲推出的一种药物，用作孕妇晨吐的镇静和止吐。该药 1957 年到 1961 年间被出售，后因其引起严重的出生缺陷而退出市场。它目前在美国被有限地用于治疗多发性骨髓瘤[5]、麻风病[6]和抗血管生成的癌症治疗药物。20 世纪 50 年代末流行期间，大多数这些患儿死于更加严重的内脏器官畸形。德国汉堡遗传学教授 Widukind Lenz 通过对大量病例分析，明确了该病因。超过 80% 的患儿有肢体畸形[7]。更早在 1836 年，St. Hilaire 创造了令人反感的词——海豹肢畸形（海豹肢，phoceomelia）。

沙利度胺悲剧造成无数的肢体缺陷为全世界执业医师众所周知，由此使药物、杀虫剂的审批和销售变得更加严格，因为它们都可能有致畸作用。沙利度胺的使用现受严格控制。其他导致类似畸形的药物还有甲氨蝶呤，乙醇（过量）、苯巴比妥和丙戊酸。

沙利度胺作为致畸品和许多可能的机制被提出来。发育肢体的新生血管缺失被认为是主要致畸机制。沙利度胺插入到富含鸟嘌呤的 DNA 区域，进而影响控制肢体、耳和眼睛发育的基因组启动子区域[8]。大量不同的个体其上肢都具有相似表型，预示着控制分化过程的因素很多。

这些患儿出生就有严重的嵌入性肢体缺陷，这些肢体并不是完全镜像的，有不同的严重程度（图 11.1）。上肢缺失重于下肢，而下肢的发育较上肢大约滞后三天。

在上肢所有类型的海豹肢畸形都会发生，典型病例为Ⅰ型和Ⅱ型。可见手部未充分发育，伴节段性手指（图 11.2）。手的外在肌通常缺如，只有存有小的内在肌，使 MP 屈伸和内收 / 外展。肱骨段可能完全缺失，桡骨和 / 或尺骨段通常严重受累。该畸形与四肢短肢畸形（Roberts 综合征）不同，后者四肢均发育不全或缺如。海豹肢桡侧列缺陷通常比尺侧列更严重。母亲开始服用沙利度胺的时间点不同可使肢体畸形的类型有很大差异。发育早期出现紊乱可导致无肢畸形或海豹肢畸形，晚期会导致肱骨短和桡侧列缺陷 / 缺如、拇指发育不良，发育的更晚期出现异常可有桡侧多指畸形或三节指骨拇指畸形。海豹肢畸形可能在母亲妊娠 38~41 天服用药物后发生，而下肢缺如则是妊娠第 41~45 天服药所致。因此，沙利度胺摄入可导致许多不同表型的畸形，累及前臂、腕关节、手部、手指或拇指。当合并其他脏器畸形时，这些肢体畸形可能是特定综合征的一部分，例如 Roberts 综合征（四肢短肢畸形）、Schninzel 综合征（尺骨和腓骨缺如）、软骨发育不全综合征等。

尽管上臂、肘关节和前臂骨骼部分肌肉组织的间生缺如或严重发育不良，很多类型的海豹肢畸形的手部有四或五列，并含有内在肌。但所有在手指水平的外在屈、伸肌肌肉都是缺如的。内在肌驱动的 MP 屈曲，指间关节伸直使得这些手指尚存有功能。鱼际肌通常都存在。

因为下肢在胚胎发育过程中对药物的敏感期靠后，故下肢较上肢受累较少（图 11.3），而髋部发育不良常见。颅面受累表现为无耳或小耳畸形伴耳聋。副耳、内耳缺如，第Ⅶ颅神经和眼神经麻痹也可能存在。内脏异常包括十二指肠闭锁、直肠狭窄、阑尾或胆囊发育不全，另外，五分之一的患者存在心脏畸形，25% 的患者伴有尿道畸形。

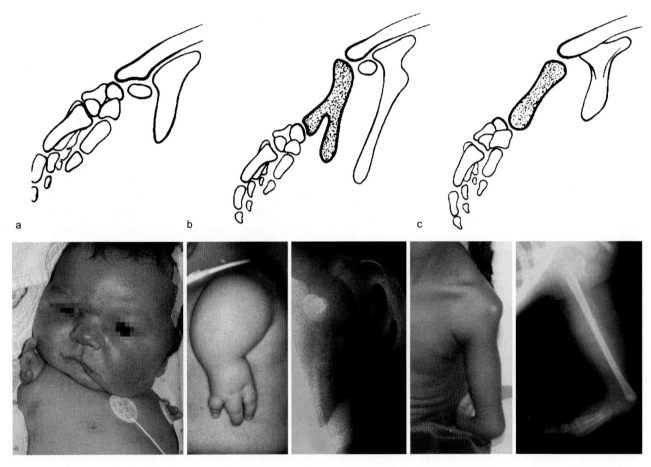

图 11.1   海豹肢畸形分型。a. Ⅰ型,海豹肢畸形最严重类型,小手与锁骨和肩胛骨相连。b.Ⅱ型,肱骨嵌插性缺失,前臂小,桡骨尺骨融合,与小手成关节,尺侧缺陷比桡侧缺陷严重。c. Ⅲ型,肱骨存在,可能具有一定长度,与发育不良的手相关节,手部通常有一到三列。手部畸形形式多样。(经许可引自 Mathes,SJ,Hentz,VR.(2006)Plastic Surgery, Vol. 8. Saunders; 2nd. Edition, p. 53, Illustration by Jean Biddl.)

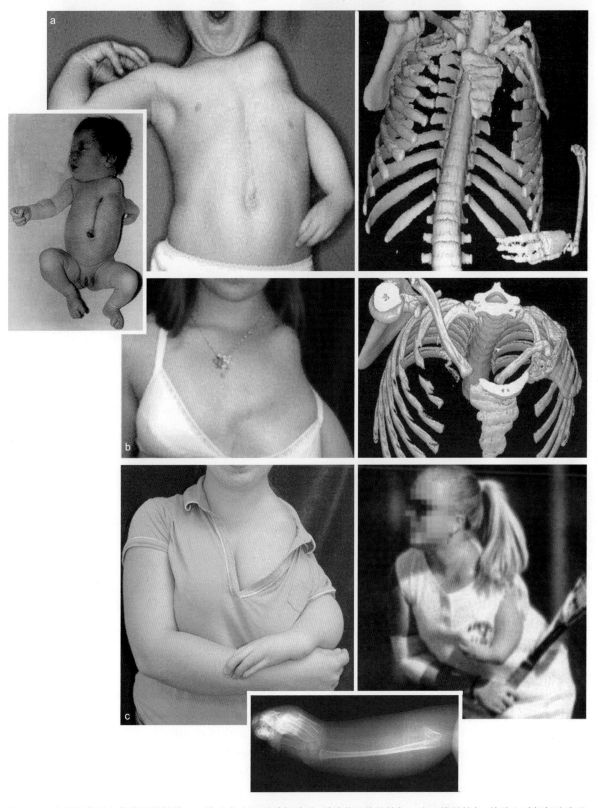

图11.2 桡侧发育不良伴嵌插性缺陷。a. 该患儿出生时单侧肱骨、肘关节和桡骨缺如。由于桡骨缺如，前臂和手部似从胸壁伸出，呈枴棒手样。中线皮肤缺陷，表皮发育不全与胸壁或心脏畸形无关。三维 CT 显示肩胛骨、锁骨发育不全，前置。b. 随着生长发育，肩胛骨和锁骨移至侧后方，使她能更容易地穿衣服。术前锁骨和肩胛骨的位置与健侧相对比。c. 像多数儿童一样，她适应得很好。作为助手的左前臂和手部无需手术。她是她所在的高中网球队中的一名主力队员。X线显示桡骨完全缺如。（经许可引自 Mathes，SJ，Hentz，VR.（2006）Plastic Surgery，Vol. 8. Saunders；2nd. Edition，p. 52）

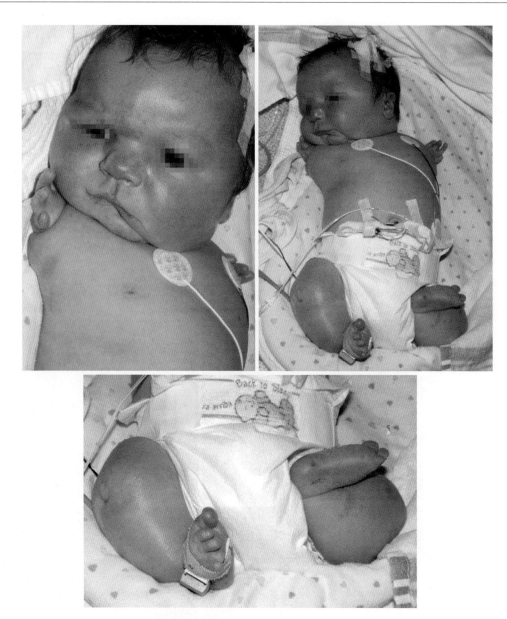

图 11.3 沙利度胺。上臂和前臂缺如,上肢发育不良,手部残基出现在肩关节水平,无面部异常。由于下肢发育较上肢晚 3 天,故包含有更多的结构。患儿有严重的胫腓骨发育不良,双足内翻畸形。(Courtesy of MichaelLewis MD)

参考文献

1. Birch-Jensen A. Congenital deformities of the upper extremities. Odense: Andelsbogtrykkeriet; 1949.

2. Flatt AE. The care of congenital hand anomalies. 2nd ed. St. Louis: Quality Medical Pub; 1994.

3. Upton J Ⅲ, Management of transverse and longitudinal deficiencies (Failure of formation). Chapter 203; 51-138, in Mathes Plastic Surgery vol 8. Hentz V (editor). Saunders Elsevier, 2006.

4. Frantz CH, O'Rahilly R. Congenital skeletal limb deficiencies. *J Bone Joint Surg [Am]*. 1961; 43: 1202-24.

5. Weber D, Rankin K, Gavino M, et al. Thalidomide alone or with dexamethasone for previously untreated multiple melanoma. J Med Oncol 21 (1): 16-19, 2003

6. Silverman W. The schizophrenic career of a "monster drug." Pediatr 110 (2): 404-406, 2002

7. Lenz W and Knapp K. Thalidomide embryopathy. Arch Environ Health. 1962 Aug; 5: 100-5.

8. Stephens TD, Bunde CJ, Fillmore BJ. Mechanism of action in Thaledomide teratogenesis. Biochemical Pharm 59 (12); 1489-99, 2000.

相关综合征

Roberts 综合征

Al-Awadi/Raas-Rothscild 综合征
（Schinzel 海豹肢畸形）

Grebe 综合征

Holt-Oram 综合征

Cornelia de Lange 综合征

TAR 综合征

软骨成长不全综合征

小胃 - 肢体短缩复杂

Adactyly adontia 综合征

DK 海豹肢综合征

SC 海豹肢综合征

Rodriguez 面骨发育不全

Roberts 综合征

别称

四肢发育不全 - 少毛症 - 面部血管瘤综合征

假性沙利度胺综合征

SC 海豹肢畸形综合征

特征　上下肢体形成失败，颅面特征性畸形，生长缺陷伴或不伴智力低下。建议首字母缩略词为 FP，代表面部异常（facial abnormalities）和短肢畸形（phocomelia）。

背景　John B. Roberts[1] 在 1919 年报告了该畸形，并首次提供了遗传学病因的依据，患者为意大利一家 3 堂兄弟姐妹。

病因　往往为常染色体隐性遗传。然而，可能有常染色体显性基因新突变。这个综合征是位于 8p21.1 的 *ESCO2* 基因突变所致。

临床表现　三维超声可以用于产前诊断，曾有一例报道[2]。有些患者可能在婴儿期就死亡，那些存活下来的患者可伴有严重生长受限和一些智力缺陷[3]。

全身肌肉骨骼　畸形通常是对称的，所有四肢都缺如，即四肢短肢畸形。残存的四肢可伴有多发关节挛缩。

上肢　部分或完全海豹肢畸形，或以先天性截肢、桡侧或尺侧发育不良为表现的形成失败。所有长骨缺如或发育不良，例如，先天性四肢缺如，或发育不良导致的短肢。患者可能有缺指畸形、指偏斜畸形或并指畸形[4]。

下肢　股骨、胫骨或腓骨缺如。

颅面　包括：小短头，部分上下唇腭裂，鼻翼发育不全，鼻喙状畸形、人中短、三角嘴、耳发育不良伴耳位低、眼距增宽、角膜混浊，突眼。

其他系统　先天性心脏缺陷，如心房间隔缺损，隐睾症。

参考文献

1. Roberts JB. A child with double cleft of lip and palate, protrusion of the intermaxillary portion of the upper jaw and imperfect development of the bones of the four extremities. Ann. Surg. 70：252-254，1919.

2. Dulnuan DJ，Matsuoka M，Uketa E，et al. Antenatal three-dimensional sonographic features of Roberts syndrome. Arch Gynecol Obstet. 2011 Jul；284（1）：241-4.

3. Jones K. Smith's recognizable patterns of human malformation，6th edition. 2006. Elsevier Saunders Philadelphia Pennsylvania. Page 334-7

4. Zergollern L，Hitrec F. Three siblings with Robert's syndrome. Clin Genet. 1976；9（4）：433-6.

Al-Awadi/Raas-Rothschild 综合征

别称

AARR 综合征

Schinzel 海豹肢畸形综合征

肢体 / 骨盆发育不良 / 发育不全综合征

特征　海豹肢畸形，肢体 / 骨盆发育不良 / 发育不全。

背景　1985 年 Al Awadi 等[1] 报道了一对约旦近亲父母的女儿和儿子的病例。Raas-Rothschild 等[2] 于 1988 年报道了一个东方犹太血统家庭存在该综合征。Schinzel[3] 在 1990 年描述了同样的综合征。这些人的名字和这些相同的异常相互联系在一起[4]。该综合征不同于 Schinzel- 尺骨 - 乳腺综合征。

病因　常染色体隐性遗传，为染色体 3p25.1 上无翅型 MMTV 整合位点家族，成员 7A（*WNT7A*）基因突变所致。

临床表现　该综合征可以产前诊断[5]。患者可能为死胎，但存活的患者会有肥胖和青春期延迟[6]。

全身肌肉骨骼　身材矮小。

上肢　可见海豹肢畸形，裂手，缺指畸形；掌骨和或指骨发育不良 / 发育不全。尺侧列缺陷，豌豆骨缺如，三角骨月骨融合和头钩骨融合，末节指骨发育不良，特别是小指，伴指甲发育不良[6]。右锁骨假关节，肱骨尺骨融合，肱骨 - 尺骨 - 桡骨融合也被报告过[7]。

下肢　跗骨、跖骨或趾骨发育不良 / 发育不全，髋关节脱位，足部发育不全，少趾畸形。

脊柱　患者有骨盆骨缺如或发育不全[5]。

颅面　枕部脑脊膜膨出，大耳伴发育不良，腭高而窄[6]，腭裂，眼距宽，小颌畸形。

其他系统　肾脏畸形，子宫缺如，隐睾症，外阴小，肛门闭锁[6]。

参考文献

1. Al-Awadi SA，Teebi AS，Farag TI，et al. Profound limb deficiency，thoracic dystrophy，unusual facies，and normal intelligence：a new syndrome. J. Med. Genet. 1985；22：36-8.

2. Raas-Rothschild A.，Goodman R. M.，Meyer S.，et al. Pathological features and prenatal diagnosis in the newly recognised limb/pelvishypoplasia/aplasia syndrome. J. Med. Genet. 25：687-697，1988.

3. Schinzel A. Phocomelia and additional anomalies in two sisters. Hum

Genet. 1990;84:539-41.

4. Lurie IW, Wulfsberg EA. On the nosology of the "Schinzel-phocomelia" and "Al-Awadi/Raas-Rothschild" syndromes (Letter). Am J Med Genet. 1993;47:1234.

5. Olney RS, Hoyme HE, Roche F, et al. Limb/pelvis hypoplasia/aplasia with skull defect (Schinzel phocomelia):distinctive features and prenatal detection. Am J Med Genet. 2001 Nov 1;103(4):295-301.

6. Temtamy S and McKusick V. The genetics of hand malformations. 1978;Alan R. Liss Inc.,New York. Page 156.

7. OMIM # 276820 Online Mendelian Inheritance in Man. Johns Hopkins University. 2007. Available at:http://www.omim.org/. Accessed 2014.

上肢横向形成失败也被称为先天性截肢或横向缺陷。其严重程度各不相同,根据截肢的水平进行分型:指骨(aphalangia),掌骨(ametacarpia),手部(peromelia),腕关节(achiria),前臂(hemimelia),上臂(amelia)。横向缺陷是特定阶段胚胎肢芽形成失败,这决定了截肢的平面。旧术语以拉丁文和希腊文为基础至今仍在使用,但易混淆。前缀"a"被用来确定骨骼结构缺失的程度(图12.1)。

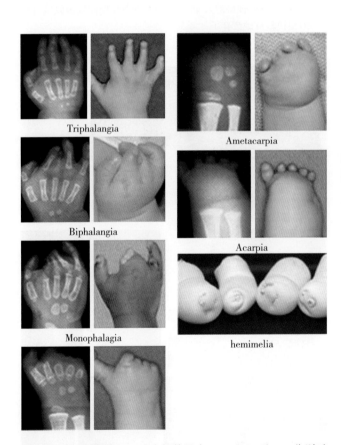

图12.1　手指指骨(phalang)的数目有 mono-、bi- 和 tri- 分别对应 1 个、2 个和 3 个指骨。Acarpia 也指完全发育不全(peromelia);腕关节水平为 achiria;前臂水平为 hemimelia;上臂水平为 amelia。注意所有这些病例中,可能存有手指和／或拇指残基

最常见的截肢水平或横向缺失是在指骨水平。残肢通常被皮下组织填充包被,但骨性过度增生会随着其上覆盖的皮肤软组织相对弱小而进展。这病通常是单侧,双侧受累多见

于综合征。对于手外科医生来说,羊膜束带综合征最为常见。先天性截肢可能与上肢不同肌肉的缺失有关,包括胸肌,这可见于 Poland 综合征。综合征性大多数是同侧发病,可能累及超过一个肢体,伴胸壁和胸廓畸形。

活产儿横向缺陷的发病率为 1:270 000,半肢畸形发生率为 1:22 000,无手畸形为 1:65 000[1]。先天性截肢的放射影像学[2]表现为骨骼远端残余部分可有畸形(图12.2)。在前臂水平,长度有很大差异,有无完整的肘关节与能否安装假体,以及后续功能有很大关系。残肢终末部分也有其用途。桡骨和尺骨会从近端长出,可能融合、分离或弯曲。较长的残基有更多的潜在功能。截肢残基可为扁平、锐利或尖锐的外形。残基中也可见软组织钙化(图12.3和图12.4)。

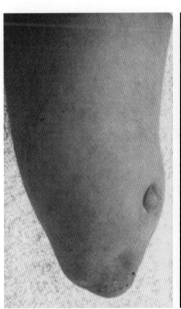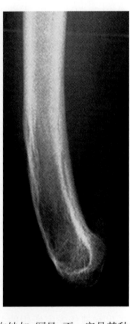

图12.2　Amelia,先天性肱骨水平横向缺如,罕见,不一定是某种综合征

手部包括腕骨、桡骨和尺骨远端完全缺失,相对少见。很多这样的患儿出生时可能有软骨性腕骨,但在 X 线光片上看不到,在后期也不会骨化。手指或拇指残端的凹陷和回缩提示和近端肌肉肌腱装置有小的连接,但几乎无功能。然而,患儿在心理上常常已经适应这些残端,并学会了如何使

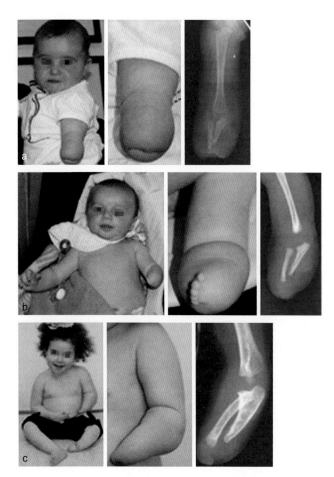

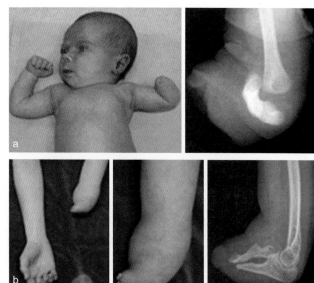

图 12.4 Hemimelia，前臂水平。a. 前臂仅有一个变形的桡骨，提示其生长潜力极小，但可有肘关节屈曲功能。b. 该患者 35 岁，律师，桡骨直到童年晚期才出现。她肘关节功能很好，使用短小的手在电脑上每分钟可键入 45 个单词。青少年期间她曾佩戴过假肢，但很快就被她废弃了

图 12.3 Hemimelia，前臂水平。a. 很多前臂水平截肢的病例多为左侧，单侧受累，男女发病率相当，且是非综合征性的。该患儿在骨骼和皮肤之间有一短的残基和纤维束带，产生了凹陷。b. 另一个婴儿，有类似的截肢和 5 个残缺的手指。c. 该综合性患儿左前臂有相似的截肢，伴其 3 个肢体的畸形

用它们。他们的父母通常会拒绝切除这些残基。这些手也会有一定辅助功能，对于单侧畸形，假肢通常是不必要的。（图 12.5）。

手部横向缺陷可能反映了不同程度的骨发育不良，包括受累手指和相邻手指，这些患儿适应的很好，使用也非常灵巧，但在公共场合会因难堪而不使用[3]（图 12.6）。

先天性手部及上肢的差异很大，因此每一组相关症状都可产生相应的分型体系。很明显，分子生物学家和外科医生会分别从氨基酸序列和解剖异常的角度进行思考，因为他们的分型目标分别在于畸形产生的机制和如何解剖矫正。儿科医生和遗传学家所用的分型系统可能与外科医生不同。这本书中尝试使之条理更清晰。上面所用的术语出自旧的德国和法国文献。很多人认同如果先天性截肢最远端有手指或手，则使用短并指畸形更为准确。许多人认为，如果存在手部残基，该肢体就不能被认为是先天性横向缺失。上肢最末端的部分是手部，可能会有很多部位缺失或发育不良。大多数分型侧重于缺失的骨性部分，但仍有一些使用非特异的术语，如短指型、裂手（非典型裂手）型、单指型和四肢不全型（图 12.7）。

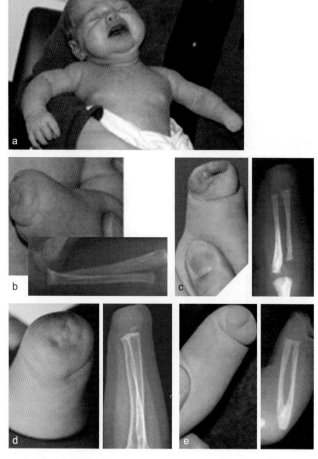

图 12.5 Peromelia，腕关节水平。a. 该患儿肩、肘关节正常，前臂较长，有更多潜在的功能。b~e. 桡骨或尺骨弯曲不常见，前臂旋前和旋后充分。手部的残桩由无毛皮肤和皮下指腹组织组成。指尖两点辨别觉和对侧完好一致，范围为 3~4mm

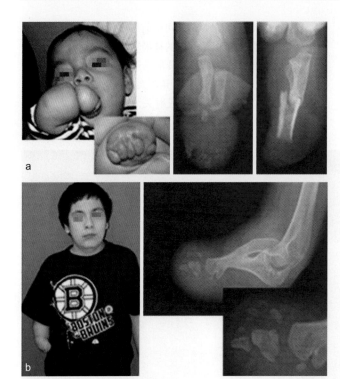

图12.6　手部水平缺失和羊膜缩窄束带。a. 该患儿的右手有羊膜缩窄束带，未在宫内自行截肢。出生时有明确的假关节和小的钙化，代表手指。终端残端被保留并行植骨术。b. 15岁后，生长受限但功能改善。但很少在社交场合使用这只手。注意腕骨和掌骨的融合

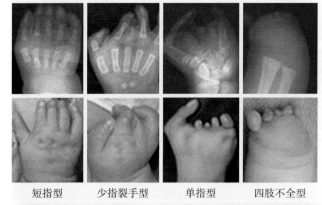

短指型　　少指裂手型　　单指型　　四肢不全型

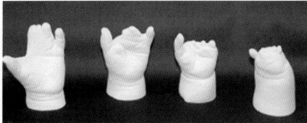

图12.7　基于短指并指的分型。4型：①短指型；②少指裂手型；③单指型；④四肢不全型

参考文献

1. Birch-Jensen A. Congenital deformities of the upper extremities. Andelsbogytrykkeriet. Odense Denmark 1949.

2. Poznanski A. The hand in radiographic diagnosis. 2nd edition. WB Saunders, 1984, page 256-7.

3. Upton J Ⅲ, Management of transverse and longitudinal deficiencies (Failure of formation). Chapter 203; 51-138, in Mathes Plastic Surgery, vol 8. Hentz V. (ed). Saunders Elsevier, 2006.

相关综合征
Adams-Oliver 综合征
Grebe 综合征
Hanhart 综合征
口腔下颌 - 肢体发育不良系谱
Robert 综合征
Goltz 综合征
Cornelia de Lange 综合征
Mobius 综合征
股骨 - 腓骨 - 尺骨综合征
胎儿乙内酰脲（苯妥英钠）综合征
Coffin-Siris 综合征
小胃 - 肢体短缩复合体
CHILD 综合征
MURCS 相关联合
Leri-Weill 软骨骨生成障碍
Mesomelia- 融合综合征

Adams-Oliver 综合征

别称

AOS

先天性皮肤发育不全伴肢体终末横向缺陷

特征　皮肤发育不全和先天性肢体截肢。建议首字母缩略词是 AS，代表缺肢（amelia）和皮肤发育不良（skin dysplasia）。

背景　Adams 和 Oliver[1]于1945年报告了一例小腿中下段以远先天性截肢的男孩，双手手指及右手部分掌骨缺如，伴颅骨骨性缺损。头皮和 / 或颅骨缺损和远端肢体畸形的综合征通常与该病有关。单独的皮肤发育不全并无是 AOS1。

病因　Adams-Oliver 综合征（AOS1）为染色体显性遗传，是染色体 3q13 上 ARHGAP31 基因杂合突变所致。Adams-Oliver 综合征（AOS2）为常染色体隐性遗传，是染色体 19p13.2 上 DOCK6 基因突变引起[2]。

临床表现　上、下肢均可见先天性毛细管扩张性大理石样皮肤。在很多病例中，受累的皮肤可产生溃疡和皮肤萎缩，使得皮肤呈大理石样外观，并散布毛细血管扩张。皮肤发育

不良,头皮厚度正常但毛发缺如,在出生后早期就已明显(图12.8),秃头区域会通过自发上皮化逐渐愈合。大面积脱发有潜在的部分或全层颅骨缺损,这使得这些患儿有出血和继发脑膜炎的风险。这些缺陷都是出现在中线,上矢状窦出血可危及儿童的生命,而大多数病例预后良好。

全身肌肉骨骼　这些患儿可能有轻度生长缺陷和发育迟缓。综合征本身并不包括潜在的神经功能缺陷。

上肢　主要畸形为缺如,最常累及手、足部的指(趾)骨。这些先天性的横向截肢表现差异较大,从远端指甲和终末关节缺失,到腕关节水平的手部或肘关节水平的上肢缺失。短

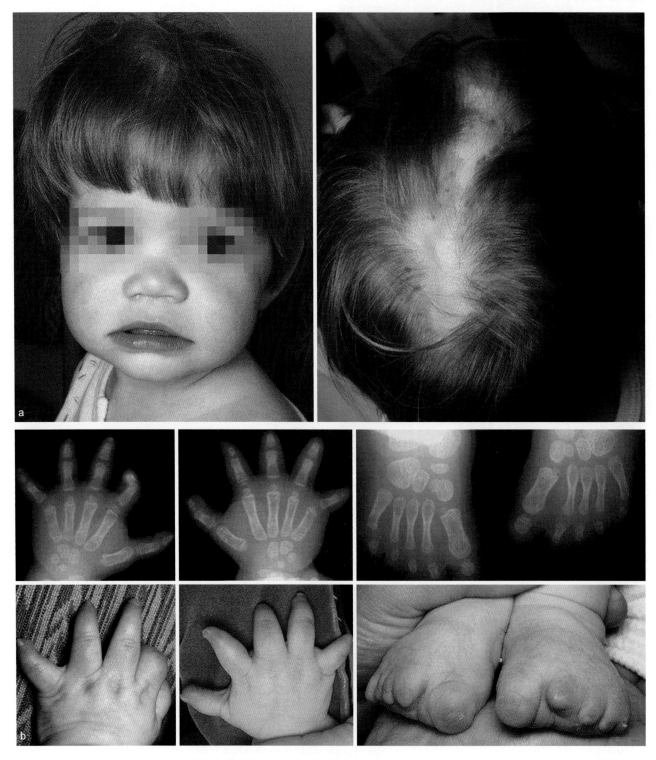

图 12.8　Adams-Oliver 综合征。a. 患儿在出生时有中线的结痂,自发愈合。深层的窦未出血,残留一个小的颅骨缺损。b. 所有手指和组织的末端缺损,软组织和指骨都缺如。在手部,末节指骨存在,指甲发育不良,中节指骨缺如。在足趾,甲基质小,甲板存在,远端两节趾骨缺如

指伴手指残端的发育不良常见。拇指近节不受累。尽管遗传学文献大多认为手的畸形为横向性截肢而这些短指和拇指可能伴有发育不良，指端薄而尖，和羊膜缩窄束带有相似之处（图12.9）。甲板通常呈窄、穹顶样，常有缺如。示指和小指列的偏斜畸形是典型表现。近节指骨水平的横向指骨缺失通常需考虑羊膜缩窄束带可能，但后者无头皮和颅骨缺陷。简单的不完全的短并指畸形也常见，没有侧方骨性融合[3]。

高压。中枢神经系统异常如中枢性肌张力减退和胼胝体小也曾有报道[6]。

参考文献

1. Adams FH, Oliver CP. Hereditary deformities in man due to arrested development. J. Hered. 36:3-7, 1945.

2. OMIM # 100300. Online Mendelian Inheritance in Man. Johns Hopkins University. 2007. Available at: http://www.omim.org/.

3. Kuster W, Lenz W, Kaariainen H, et al. Congenital scalp defects with distal limb anomalies (Adams-Oliver syndrome): report of ten cases and review of the literature. Am. J. Med. Genet. 31:99-115, 1988.

4. Farrell SA, Warda LJ, LaFlair P, et al. Adams-Oliver syndrome: a case with juvenile chronic myelogenous leukemia and chylothorax. Am. J. Med. Genet. 47:1175-1179, 1993.

5. Santos H, Cordeiro I, Menezes I. Aplasia cutis congenita associated with congenital heart defect, not a coincidence? (Letter) Am. J. Med. Genet. 34:614-615, 1989.

6. Papadopoulou E, Sifakis S, Raissaki M, et al. Antenatal and postnatal evidence of periventricular leukomalacia as a further indication of vascular disruption in Adams-Oliver syndrome. Am. J. Med. Genet. 146 A:2545-2550, 2008.

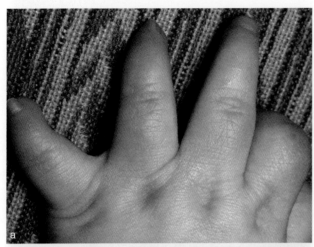

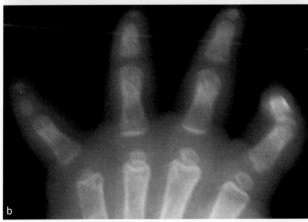

图 12.9　Adams-Oliver 综合征。a. 近距离观察手指尖逐渐变细，甲板大小不一。中指指甲宽而平，而小指指甲长而窄。近指间关节正常。b. 近距离观察手指尖逐渐变细，甲板大小不一。中指甲宽而平，而小指指甲长而窄。近指间关节正常

下肢　先天性肢体缺陷的表现从短指到先天性下肢缺失，表现多样。如足趾甲发育不良或缺失、足趾畸形和足趾并指畸形[3]。一份文献综述（102 例）显示，78% 的患者有下肢缺陷，59% 的患者有上肢缺陷[4]。

颅面　片状毛发缺损以及颅骨骨性缺损常见[3]。那些缺损面积大一直延伸至中线的患者需要行适当的重建手术。

其他系统　粒细胞白血病和乳糜胸被报道过[4]。Fallot 四联症、主动脉缩窄和房室间隔缺损可以出现[5]，伴发肺动脉

Grebe 综合征

别称

Grebe 软骨发育不良

Quelce-Salgado 非致命性软骨成长不全

特征　身材矮小和严重肢体缺陷。建议首字母缩略词为BDL，代表 Brazelian 侏儒症（Brazelian dwarfism）和肢体缺陷（limb deficiency）。

背景　Grebe[1] 于 1955 年详细报道了两个侏儒症姐妹的临床和影像学特点，其父母为近亲但未受累。1964 年，Quelce-Salgado[2] 报告了巴西的 5 个大的近亲家系中 47 名患者。

病因　该病为常染色体隐性遗传，为染色体 20q11.2 上编码软骨源性形态发生蛋白 -1（CDMP-1）基因突变所致。

临床表现　在巴西流行[2,3]，患者难以行走，但尝试适应。精神正常。

上肢　患者可能会有不同程度的上肢横向缺陷，从缺肢畸形（amelia），海豹肢畸形（phocomelia）（图 12.10），肢体前臂或小腿短肢畸形（mesomelia），到四肢不全畸形（peromelia）。可能有桡骨和尺骨的发育不全，短手。手指可能伴有发育不良、短指。肱骨可能变形。也偶见多拇畸形[4]。

下肢　腿比上肢受累更重。下肢的海豹肢曾被报道，伴腓骨和/或胫骨的发育不良或缺如、拇外翻和跖内收[5,6]。

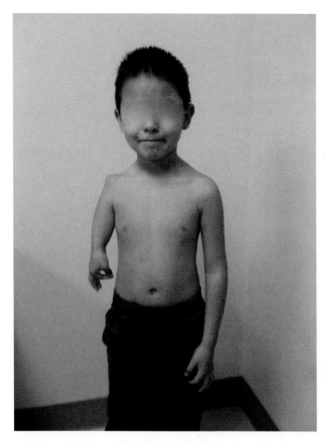

图 12.10   南美患儿，遗传性 Grebe 综合征，表现为右上肢海豹肢畸形。智力正常，较同龄人矮小，无颅面部畸形

参考文献

1. Grebe H. Die Achondrogenesis：ein einfach rezessives Erbmerkmal. Folia hereditaria et pathologicae Pavia. 1952；11：23-29.

2. Costa T，Ramsby G，Cassia F，et al. Grebe syndrome：clinical and radiographic findings in affected individuals and heterozygous carriers. Am J Med Genet. 1998 Feb 17；75（5）：523-9.

3. Quelce-Salgado A. A new type of dwarfism with various bone aplasias and hypoplasia of the extremities. Acta genetica et statistica medica Basel. 1964；25：68-72.

4. Rao N，Joseph B. Grebe syndrome with bilateral fibular hemimelia and thumb duplication. Skeletal Radiol. 2002 Mar；31（3）：183-7.

5. Jones K. Smith's recognizable patterns of human malformation. 6th ed. Philadelphia：Elsevier Saunders；2006. p. 338-9.

6. OMIM ＃ 200700 Online Mendelian Inheritance in Man. Johns Hopkins University. 2007. http://www.omim.org/. Accessed 2014.

Hanhart 综合征

别称
口腔下颌 - 肢体发育不良系谱
无舌无指

舌 - 指发育不全综合征
四肢不全伴小颌畸形综合征

特征   下颌发育不良，无舌／舌发育不良，肢体缺陷。建议的缩写为 AMP，代表无舌（aglosia）、小颌畸形（micrognathia）和四肢不全（peromelia）。

背景   1950 年 Ernest Hanhart[1]（图 12.11）在德国文献中描述了 3 例综合征，现在以他的名字命名。Hall[2] 将舌 - 指发育不全综合征分为 5 型，有不同的畸形组合，但都包含无舌／舌发育不良和肢体缺陷。

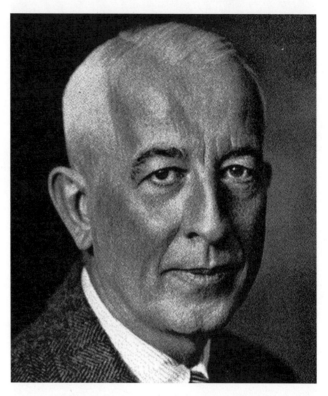

图 12.11   Ernest Hanhart（1891—1973）

病因   不明，大多数病例散发。

临床表现   患者会有喂养困难。智力通常正常。

全身肌肉骨骼   上肢和下肢短可同时发生，通常是双侧、对称的严重肢体畸形。

上肢   该病肢体缺陷表现严重，不对称，累及超过一个肢体，往往累及四肢。横向形成失败可能发生在肘关节、前臂，通常为手部水平（图 12.12）。幸运的是，大多数患者一侧上肢会有短并指和缺指畸形[3]。若腕关节或掌骨水平有严重的横向缺失，可见残基，已示手指发育不良。

下肢   横向缺陷通常对称，可能在踝关节或胫骨中段水平，也可为足趾缺失。另外可见足趾并趾畸形、跗趾骨融合和短趾[4]。

颅面   小颌畸形，可伴有严重的小舌或者无舌，颌后缩，小口畸形，下切牙缺如和中耳畸形。

其他系统   复杂先天性心脏病可能存在[5]。

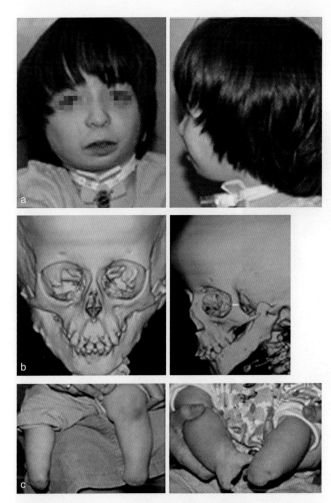

图 12.12 Hanhart 综合征。a. Hanhart 儿童面容显示下颌中度发育不良，合并舌发育不全、失语，气道严重阻塞。b. 面部 CT 显示颌后缩。c. 双足横向缺失（左）。双手发育不良

参考文献

1. Hanhart E. Über die Kombination von Peromelie mit Mikrognathie, ein neues Syndrom beim Menschen, entsprechend der Akroteriasis congenita von Wriedt und Mohr beim Rind. Arch Klaus Stift Vererbungsforsch. 1950; 25: 531-543.

2. Hall BD. Aglossia-adactylia. Birth Defects Orig Art Ser 1971; Ⅶ (7): 233-236.

3. OMIM # 103300 Online Mendelian Inheritance in Man. Johns Hopkins University. 2007. http://www.omim.org. Accessed 2013.

4. Mishima K, Sugahara T, Mori Y, et al. Case report: hypoglossia-hypodactylia syndrome. J Craniomaxillofac Surg. 1996 Feb; 24 (1): 36-9.

5. Elalaoui SC, Ratbi I, Malih M, et al. Severe form of hypoglossiahypodactylia syndrome associated with complex cardiopathy: a case report. Int J Pediatr Otorhinolaryngol. 2010 Sep; 74 (9): 1092-4.

口下颌肢体发育不良

别称

舌 - 指发育不全综合征

无舌 - 无指综合征

舌腭的强直综合征

面部 - 肢体破裂系谱

四肢不全与小颌畸形

特征　无舌 / 舌发育不全和各种肢体缺陷。

背景　Rosenthal 描述了无舌和舌发育不全失语以及伴发的多种不同的肢体缺陷[1]。40 年后，其他人注意到这个疾病和其他颅面畸形例如 Moebius 综合征和颜面短小畸形有类似之处，这些疾病也有上肢畸形，重点在于上肢序列发育缺陷[2-4]。Hall 首次将该综合征根据口腔下颌和肢体情况分为 5 型：Ⅰ型，单独的舌发育不全和无舌；Ⅱ型，舌发育不全伴少指；Ⅲ型，腭咽强直伴舌发育不全失语和少指；Ⅳ型，另有口内束带表现；Ⅴ型，综合征性，如 Hanhart，Pierre Robin，Moebius，羊膜缩窄带。由于 Hall 发现舌和手指完全缺如从未见报道，考虑使用术语舌 - 指发育不全综合征会更好。

病因　Poswillo 的实验[4]和随机散发的病例表明远端枝芽和发育中面部结构都有类似 Moebius 序列的局部出血，随后出现了破坏性序列。妊娠第 56~66 天之间的进行绒毛取样，和使用堕胎药物米索前列醇，都与该综合征有关[6]。

临床表现　这些患儿生来就有明显的肢体缺陷，通常是横向缺陷。他们可能有呼吸和进食困难，之后出现说话困难。那些有四肢先天性截肢的患者可能有高热的问题。

上肢　手部缺陷表现多种多样。最严重者为腕关节和手部缺如（图 12.13），这些患儿通常合并先天性膝关节以下截肢。手部畸形不总是对称的，双手受累概率相同。缺陷的范围从指骨水平发育不全开始，进展到中央列缺陷，如短指并指，还可延伸至前臂和腕关节发育不良，桡侧多于尺侧。如果腕手部受累，常表现为出生时紧张地屈曲状。

下肢　下肢可能存在同样的表现，常不对称，一侧可有严重发育不良，伴内翻足和足趾发育不良。双足存在时，第五列通常发育不良或缺如。

颅面　除了无舌或舌发育不全，这些患儿会有小口畸形，中重度的颌后缩伴小下颌、牙齿小或缺如，可能有腭裂和上气道狭窄。颅神经麻痹可能与 Moebius 类似，第Ⅶ颅神经不总是有缺陷。面部还可有不对称、下眼睑缺陷、眼距过宽、耳位低。

其他系统　脾性腺融合可能存在[5]。

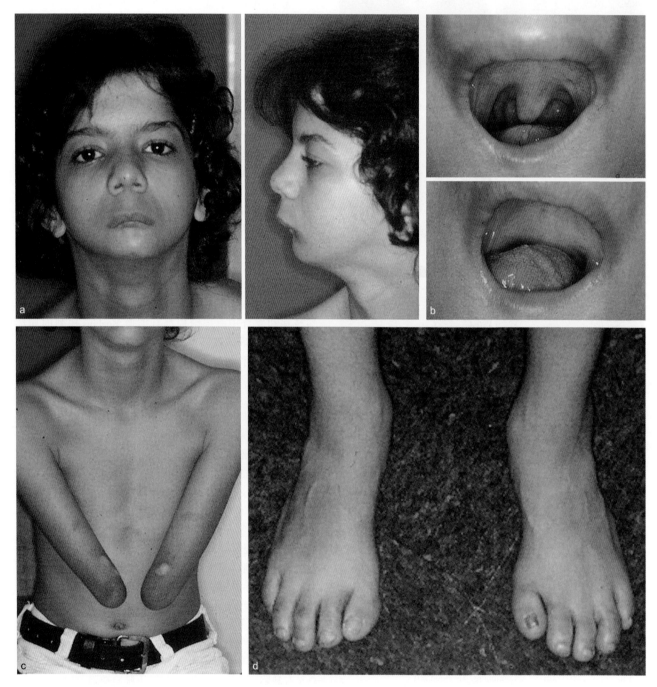

图 12.13 口下颌 - 肢体短缩。a. 一名患有中重度颌后缩和下颌骨发育不良的青少年。鼻子和脸中部正常。b. 口很小,张嘴受限。腭部完好,舌发育不良,牙齿发育不良。无颅神经麻痹。c. 先天性双侧对称性肘关节以远横向截肢。d. 踝关节和足底完好,中足平,所有的足趾存在但都发育不良。左侧第一足趾趾甲发育不良

参考文献

1. Rosenthal R. Aglossia congenital. A report of the condition combined with other congenital malformations. Am J Dis Child 1932;44:383.

2. Kaplan P,Cummings C,Fraser FC. A "community" of face and limb malformation syndromes. J Pediatr 1976;89:241.

3. Hall BD. Aglossia-adactylia. Birth Defects Orig Art Ser. 1971;Ⅶ(7):233-6.

4. Poswillo D. The pathogenesis of the first and second branchial arch syndrome. Oral Surg. 1973;35:302.

5. Pauli RM,Greenlaw A. Limb deficiency and splenogonadal fusion. Am J Med Genet. 1982;13:81.

6. Lipson AH,Webster WS. Transverse limb deficiency and mandibular limb hypogenesis sequences and chorionic villus biopsy:Human and animal experimental evidence for a uterine vascular pathogenesis. Am J Med Genet. 1993;47:144.

13 第十三章 短肢畸形

Rhizomelia 一词涉及肢体近端部分,包括上肢肩关节和上臂,以及下肢的髋关节和大腿。近段短小畸形(Rhizomelia)被定义为肢体近端长度比例失调,并伴有畸形,累及肩关节、上臂或髋关节和股骨。Mesomelic 一词指包括前臂和腿在内的肢体中间部分。中段短小畸形(Mesomelia)指前臂和小腿异常的短小或畸形。不论是近段短小还是中段短小的肢体在发育时都可有弓形弯曲发生。两种类型肢体短小可见于侏儒症患者,包括骨软骨发育不良。近段和中段肢体发育不良和身材矮小可见于同一患者[1]。该病通常分为近段短小侏儒症,例如骨畸形性发育不良和软骨发育不全,以及中段短小侏儒症如 Leri-Weill 和 Robinow 综合征。

参考文献

1. Ross JL, Bellus G, Scott CI Jr, et al. Mesomelic and rhizomelic short stature:The phenotype of combined Leri-Weill dyschondrosteosis and achondroplasia or hypochondroplasia. Am J Med Genet A. 2003 Jan 1; 116 A(1):61-5.

相关综合征

软骨发育不全
Robinow 综合征
Mesomelia- 融合综合征
肢根斑点状软骨发育异常
Langer mesomelic 发育不良

Leri-Weill 综合征
Acromesomelic 发育不良
口面指综合征
Grebe 软骨成长不全
Nievergelt 综合征
纤维软骨生成综合征
骨发育不全症综合征
短肋多指综合征
June 胸腔发育不良
假性软骨增生
Kniest 发育不良
Dyggve-Melchior-Clausen 综合征

Geleophysic 发育不良
软骨外胚层发育不良(Elis-van-Creveld 综合征)
弯曲变形发育不良
干骺端发育不良 McKusick 型
软骨发育不良
致死性发育不良
脊椎骨骺发育不良
锁骨颅骨发育不全
肢端发育不全
Bloch-Sulzberger(色素失禁症)综合征
胎儿甲氨蝶呤综合征
Melnick-Needles 综合征
Peters-Plus 综合征
Larsen 综合征

软骨发育不全

别称 ACH

特征 侏儒症伴四肢短小,以近端(rhizomelic)节段短为主,头大伴前额突出,中脸部发育不良,三叉戟手。

背景 Langer 等[1]1967 年报告了 101 例软骨发育不全的影像学表现及其自然史。

病因 该病是染色体 4p16.3 上成纤维细胞生长因子受体 3 基因(FGFR3)杂合突变所致。

临床表现 产前[2]和出生后可诊断,典型表现为胸腰椎驼背样改变伴继发性腰椎过度前凸。智力通常正常[3]。脑积水和脑干压迫可出现呼吸功能异常。患者可伴有关节问题、中耳炎和睡眠呼吸暂停。

全身肌肉骨骼 身材极其矮小(图 13.1),婴儿期通常肌张力低,全身多数关节广泛过伸,特别是膝关节。

上肢 肢体短缩,特别是近端部分明显,如肱骨。因此,使用肢体近段或肢芽根部描述。患者可能有肘关节屈曲畸形,伴伸直受限。前臂也可旋转受限。手部为三叉戟状,手指短粗,中环指分离伴拇指发育不良。

下肢 肢体以近端短为主,如股骨。常有胫骨弓形改变。

脊柱 可能有腰椎椎管狭窄和后凸畸形。

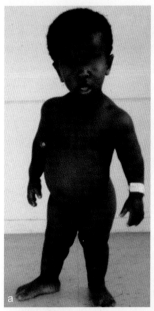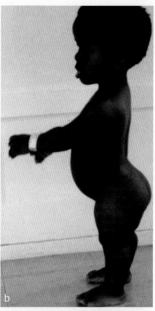

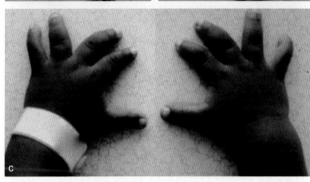

图 13.1 患儿软骨发育不全。a. 该男孩为典型近段短小侏儒症。他有突出的前额和非常明显的腰椎前凸。b. 上肢和下肢近端短。c. 这个患者有典型的三叉戟手，拇指发育不良、手指短粗、中环指分离

颅面 患者头大，前额隆起，中面部发育不良。颅骨基底和大脑不相称，导致一些患者脑内积水[4]。中耳疾病可伴听力异常。

其他系统 通过电诊断检查有脊髓型颈椎病的报道[5]。

参考文献

1. Langer LO Jr Baumann PA, Gorlin RJ. Achondroplasia. Am J Roentgen. 1967;100:12-26.

2. Cordone M, Lituania M, Bocchino G, et al. Ultrasonographic features in a case of heterozygous achondroplasia at 25 weeks' gestation. Prenat Diagn. 1993 May;13(5):395-401.

3. Hecht JT, Thompson NM, Weir T, et al. Cognitive and motor skills in achondroplastic infants: neurologic and respiratory correlates. Am J Hum Genet. 1991;41:208-11.

4. Pierre-Kahn A, Hirsch JF, Renier D, et al. Hydrocephalus and achondroplasia: a study of 25 observations. Child's Brain 1980;7:205-19.

5. Boor R, Fricke G, Bruhl K, et al. Abnormal subcortical somatosensory evoked potentials indicate high cervical myelopathy in achondroplasia. Europ J Pediat. 1999;158:662-7.

Robinow 综合征

别称

Robinow-Silverman-Smith 综合征

Robinow 侏儒症

胎儿脸综合征

肢端骨发育障碍伴面部和生殖器异常

Mesomelic 侏儒症 - 小生殖器综合征

肋椎节段缺陷伴 mesomelia

COVESDOM 综合征

特征 肢体中段短小、扁平脸和生殖器发育不全。建议首字母缩写为 MFG，代表肢体中段短小（mesomelia）、面部发育不全（facial dysplasia）和生殖器发育不良（genital hypoplasia）。

背景 1969 年 Meinhard Robinow[1] 首次描述了该病，并将其命名为"胎儿脸"综合征。1987 年，他建议术语 COVESDEM[2] 从文献中移除，以避免术语混淆。后来沙特阿拉伯和科威特报告了该病。土耳其和捷克斯洛伐克也有报告。

病因 这种综合征有两种形式存在：隐性，趋于严重，显性，趋于轻微。染色体 9q22 上 ROR2 基因突变导致常染色体隐性遗传。染色体 3p 上 WNT5A 基因突变导致常染色体显性遗传。

临床表现 肺或心脏畸形会导致早期死亡。存活的患者可有发育迟缓，但通常智力正常。

全身肌肉骨骼 短肢型侏儒症，偶有关节活动度过大。

上肢 上肢中段短小可伴有短指、斜指、缺指畸形和指甲发育不良（图 13.2）。指甲在垂直和水平维度都存在发育不良。关节完整，但随着年龄会逐渐僵硬。桡骨特别是尺骨短而宽，桡骨弓形弯曲。Madelung 型畸形伴桡、尺骨远端 V 型改变可能存在，旋后受限。手部小，由于中节指骨发育不良或缺失可见短指畸形。尽管无多指畸形，手指和拇指的末节指骨可有分叉。少见的问题还有拇指宽且发育不良和缺指畸形。

下肢 下肢中段短小合并小足和足趾短。末节趾骨可有分叉。

脊柱 因椎体节段畸形，如半椎体和蝶形椎体，可导致脊柱侧凸。可伴有肋骨融合或缺如。

颅面 "胎儿脸"，表现小脸、眼距宽和双眼突出。前额短突出，鼻子上翘和鼻梁扁平，嘴唇上翘[3,4]。

其他系统 小阴茎畸形和阴蒂，尿道下裂。

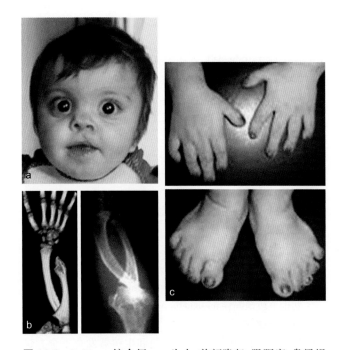

图 13.2　Robinow 综合征。a. 头大，前额隆起，眼距宽，鼻梁塌陷，眼球突出。上唇的人中长。b. 前臂短（肢体中段短小型），常伴尺骨发育不良及桡骨弓形改变。c. 双手及足小，手指、脚趾因指（趾）骨发育不良或缺如而短小。（a 来自 Amigos Robinow Chili）

参考文献

1. Robinow M, Silverman FN, Smith HD. A newly recognized dwarfing syndrome. Amer J Dis Child. 1969;117:645-51.
2. Robinow M. Comment on COVESDEM syndrome. (Letter) Am J Med Genet. 1987;27:725.
3. OMIM # 268310 Online Mendelian Inheritance in Man. Johns Hopkins University. 2007. http://www.omim.org/. Accessed 2014.
4. Jones K. Smith's recognizable patterns of human malformation. 6th ed. Philadelphia: Elsevier Saunders; 2006. p. 136-9.

肢体中段短小 - 骨融合综合征

别称

8q13 染色体缺失综合征

肢体中段发育不良伴肢端融合

Verloes-David-Pfeiffer- 型肢体中段发育不良

特征　肢体中段发育不良，腕骨 / 掌骨、跗 / 跖骨肢端骨融合，面部发育不良。

背景　Verloes 和 David[1]及 Pfeiffer 等[2]于 1995 年描述了这种以肢体中段短为主的矮小伴骨骼改变。

病因　常染色体显性遗传，也可为散发。为染色体 8q13 上 SULF1 和 SLCO5A1 基因缺失所致[3]。

临床表现　肢体畸形严重，临床进程缓慢。智力发育正常，但其他方面发育，如语言发育，可有延迟。

全身肌肉骨骼　肢体中段短小型侏儒症。

上肢　前臂短、对称的腕掌关节融合、近排腕骨间及掌骨间融合。其他异常包括肱骨假关节、桡、尺骨发育不良伴桡骨头半脱位、前臂成角畸形以及腕骨短。

下肢　下肢中段短小、对称跗跖关节融合和跖骨短。

颅面　睑裂下斜、眼距宽、上睑下垂、小颌后缩、横向发育不全的软腭和腭裂、轻度喙状鼻、小口畸形和耳郭畸形。

其他系统　心脏畸形包括房间隔缺损、室间隔缺损和主动脉缩窄。另外还可见输尿管畸形[4]。

参考文献

1. Verloes A, David A. Dominant mesomelic shortness of stature with acral synostoses, umbilical anomalies, and soft palate agenesis. Am J Med Genet. 1995;55:205-12.
2. Pfeiffer RA, Hirschfelder H, Rott HD. Specific acromesomelia with facial and renal anomalies: a new syndrome. Clin Dysmorph. 1995;4: 38-43.
3. Isidor B, Pichon O, Redon R, et al. Mesomelia-synostoses syndrome results from deletion of SULF1 and SLCO5A1 genes at 8q13. Am J Hum Genet. 2010 Jul 9;87(1):95-100.
4. OMIM # 600383 Online Mendelian Inheritance in Man. Johns Hopkins University. 2007.http://www.omim.org/. Accessed 2014.

近段肢体短小点状软骨发育不良

别称

近段肢体短小点状软骨发育异常I型

斑点状钙化性软骨发育异常

特征　点状骨骺钙化、肢体近段短小和冠状位椎体裂。

背景　欧洲儿科放射学会（European Society of Pediatric Radiology）在巴黎的会议建议将该表型称为斑点状软骨发育异常（chondrodysplasia punctata）[1]。

病因　该病为常染色体隐性遗传，为 PEX7 突变所致。发病率为 1 : 100 000。也有其他疾病会合并点状钙化[2]。该综合征有 3 型，所有类型都与过氧化物酶代谢异常有关。

临床表现　大约 50% 的患儿无法存活到 6 岁。常见呼吸系统问题和癫痫发作。上臂和股骨近段短，X 线可见长管状骨有点状软骨发育不良。患者还伴有智力迟钝、发育迟缓和呼吸系统问题[3,4]。

全身肌肉骨骼　患者为肢体近段短小型侏儒症，常伴有关节挛缩。

上肢　常见肱骨短，腕骨可见短小、锥形骨骺和钙化改变[5]。肘关节可有屈曲挛缩。

下肢　股骨短，膝关节干骺端展开呈杯状，可伴有髋、膝关节屈曲挛缩。

脊柱　椎体异常，表现为冠状面分裂，偶尔有颈椎管狭窄症。

颅面　常见婴儿早期白内障，偶有唇裂和腭裂。

参考文献

1. Maroteaux P. Nomenclature internationale des maladies osseuses constitutionelles. Ann Radiol. 1970;13:455-64.

2. Spranger JW, Opitz JM, Bidder U. Heterogeneity of chondrodysplasia punctata. Humangenetik. 1971;11:190-212.

3. OMIM # 215100 Online Mendelian Inheritance in Man. Johns Hopkins University. 2007. http://www.omim.org/. Accessed 2013.

4. Jones K. Smith's recognizable patterns of human malformation. 6th ed. Philadelphia:Elsevier Saunders;2006. p. 440-1.

5. Poznanski A. The hand in radiographic diagnosis. 2nd ed. WB Saunders;1984. p. 383-7.

Langer 肢体中段短小发育不良

别称

LMD

纯合子软骨发育不良

肢体中段短小型侏儒,伴尺骨腓骨和下颌骨发育不良

特征 尺骨和腓骨严重发育不良,桡骨和胫骨骨皮质增厚、骨干弯曲,下颌骨发育不良。

背景 在 1967 年 Langer 等[1]描述了一种严重的前臂和腿部发育不良,并导致手足畸形移位。

病因 Zinn 等[2]认为 LMD 是 *SHOX*(身材矮小同源框-包含)基因完全缺失所致。其纯合子型为 Leri-Weill 综合征。

临床表现 孕中期可通过超声行产前诊断[3]。大多数患者智力正常,但也可见智力发育迟缓者。

全身肌肉骨骼 不成比例的肢体中段短小型侏儒症。

上肢 桡骨 Madelung 畸形,桡骨桡背侧弯曲,肘关节提携角增大,手部宽大、短指[4,5]。

下肢 胫骨和腓骨近端发育不全,或未发育。

颅面 小颌畸形和高弓腭。

参考文献

1. Langer LO Jr. Mesomelic dwarfism of the hypoplastic ulna, fibula, mandible type. Radiology 1967;89:654-60.

2. Zinn AR, Wei F, Zhang L, et al. Complete SHOX deficiency causes Langer mesomelic dysplasia. Am J Med Genet. 2002 Jun 15;110(2):158-63.

3. Evans MI, Zador IE, Qureshi F, et al. Ultrasonographic prenatal diagnosis and fetal pathology of Langer mesomelic dwarfism. Am J Med Genet. 1988;31:915-20.

4. OMIM # 249700 Online Mendelian Inheritance in Man. Johns Hopkins University. 2007. http://www.omim.org/. Accessed 2013.

5. Jones K. Smith's recognizable patterns of human malformation. 6th ed. Philadelphia:Elsevier Saunders;2006. p. 512-3.

14

第十四章　Madelung 畸形

Guillain Dupuytren 于 1834 年首次描述该病,后来因 Madelung 畸形而为人所知。Otto Wilhelm Madelung(图 14.1) 是一名德国外科医生,在 1878 年的第七届德国外科大会上, 首次对该病进行全面临床描述,如今该病以他的名字进行了 命名[1,2]。他描述手部有自发的向前半脱位,临床进展轻微, 直至青春期才突显。(图 14.2)。Madelung 畸形特点是桡骨掌 尺远端骺板发育不良,导致桡骨远端关节面向掌尺侧过度倾 斜。桡骨远端尺侧通常可见纤维索条牵拉尺侧关节面,从而 导致发育不良的骺板区域早闭,并在桡骨骺板形成骨桥。由 此腕骨和手部逐渐掌侧半脱位,尺骨头于腕背侧突出。桡、尺 骨远端逐渐分离,伴腕骨特别是月骨,向近端移位。连接月骨 和桡骨的组织,是月骨近端移位的原因[3]。解剖异常和腕骨 半脱位造成了腕关节和手部餐叉样畸形(图 14.3),桡骨通常 短并伴成角畸形。桡骨远端尺偏角增大,在极为严重的病例 中可见桡尺远端关节水平呈明显的 V 形改变。尺骨虽然也短, 但关节面成角畸形较轻,其表现为背侧的脱位或半脱位[4-7]。

该病可单独发生,不伴身材矮小或肢体中段短小型侏儒 症,也可是综合征的一部分,特别是 Leri-Weill 软骨发育不良。

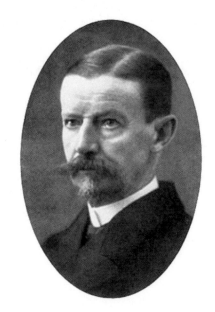

图 14.1　Otto Wilhelm Madelung(1846—1926)

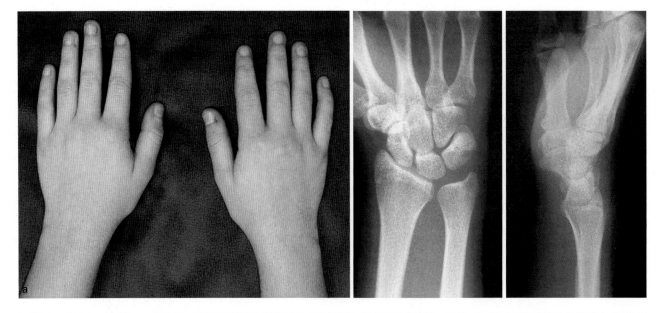

图 14.2　Madelung 畸形。a. 青少年,右腕关节疼痛,临床外观未见任何成角或半脱位畸形。X 线 AP 位显示桡骨远端尺偏增大,侧位片 见腕关节略向掌侧移位

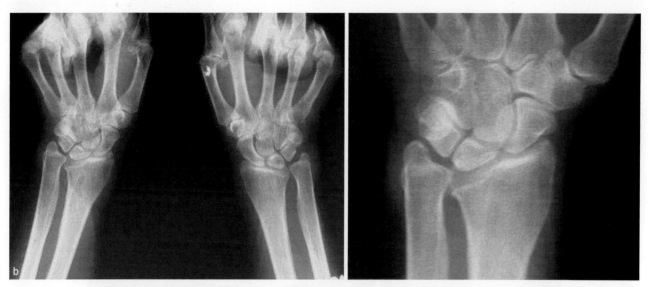

图 14.2（续） Madelung 畸形。b. 患儿奶奶,83 岁,有轻微的症状,该病终末阶段可见尺骨正性变异,尺骨背侧半脱位,桡骨远端月骨窝呈扇形改变,桡尺远侧关节损伤,月骨和舟骨近极变平,头骨近端移位

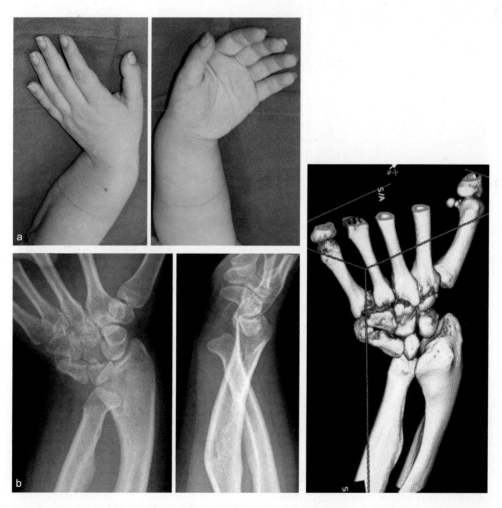

图 14.3 Madelung 畸形。a. 青少年女性,可见更严重的偏斜,阳性家族史,女性亲属患病。b. X 线显示桡侧远端关节面几乎垂直成角,尺骨远端向掌侧移位,前臂可触及包块,腕部呈"银叉"样畸形,腕骨中央部分和桡骨没有接触。三维 CT 扫描更加准确显示了三维关系

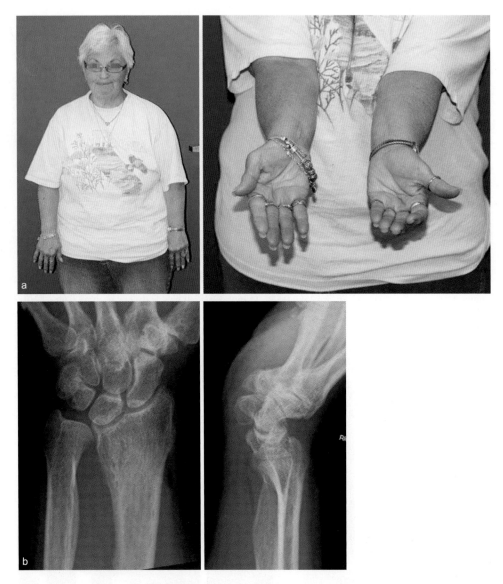

图 14.4　Madelung 畸形。a. 图 14.3 的外祖母,身材矮小。她的双手从未有临床症状,上肢短。她从来没有注意到她不能完全旋后。b.X 线显示桡骨远端掌倾增大,舟骨窝和月骨窝扇形改变,尺骨正变异,无尺骨背侧半脱位

在这些情况中,该病通常双侧对称性发病。同样的临床外观可见于多发性外生骨疣。大多数 Madelung 畸形伴发软骨发育不良。桡骨远端骺板骨折或反复创伤(如体操运动员),可以导致类似 Madelung 畸形的临床姿势表现。

该病发病年龄为 8~13 岁,主要为青春期女性,女男发病率比例为 4:1,但当男性发病时其严重程度较女性轻。最常见的主诉是双侧腕关节进行性畸形,在运动和使用过程中有不适感。在家系研究中,发现女性有轻、中度骨骼畸形并不少见,但畸形从未被发现或引起症状(图 14.4)。

McCarroll 等[8]描述了 Madelung 畸形的放射学诊断标准。包括桡骨尺偏角≥33°,月骨下沉≥4mm,月骨窝角≥40°,腕关节掌侧移位≥20mm。同一作者的在另一项研究中[9]对比了正常腕关节和 Madelung 畸形腕关节,观察到两组之间的差异主要在月骨窝角,这可能是该病的一个早期征象。

参考文献

1. Madelung OW. Die spontane Subluxation der Hand nach Vorne. Verhandlungen der deutschen Gesellschaft für Chirurgie Berlin. 1878;7:259-76.

2. Arora AS, Chung KC. Otto W. Madelung and the recognition of Madelung's deformity. J Hand Surg Am. 2006 Feb;31(2):177-82.

3. Vickers D, Nielsen G. Madelung deformity:surgical prophylaxis (physiolysis) during the late growth period by resection of the dyschondrosteosis lesion. J Hand Surg Br. 1992 Aug;17(4):401-7.

4. Zebala LP, Manske PR, Goldfarb CA. Madelung's deformity:a spectrum of presentation. J Hand Surg (Am). 2007;32(9):1393-401.

5. Schwartz RP, Sumner TE. Madelung's deformity as a presenting sign of Turner's syndrome. J Pediatr. 2000;136(4):563.

6. Fagg PS. Wrist pain in the Madelung's deformity of dyschondrosteosis. J Hand Surg(Br). 1988;13:11-5.

7. Poznanski A. The hand in radiographic diagnosis. 2nd ed. WB Saunders;1984. p. 195-6.

8. McCarroll HR Jr James MA, Newmeyer WL 3rd Manske PR. Madelung's deformity:diagnostic thresholds of radiographic measurements. J Hand Surg Am. 2010;35(5):807-12.

9. McCarroll HR, James MA, Newmeyer WL, et al. Madelung's deformity: quantitative radiographic comparison with normal wrists. J Hand Surg (Br). 2008;33(5):632-5.

相关综合征
Léri-Weill 综合征（软骨发育不良）
Langer 肢体中段短小发育不良 SHOX（身材矮小同源异型盒）综合征 指甲 - 髌骨综合征 Ollier 病 多发外生骨疣 Turner 综合征

Leri-Weill 综合征

别称

Leri-Weill 软骨发育不良

Leri-Weill 综合征

软骨发育不良

LWD

特征　肢体中段短小，身材矮小，Madelung 腕关节畸形。建议的首字母缩略词为 MM，代表肢体中段短小和 Madelung 畸形。

背景　该病于 1929 年由 A.Leri 和 J. Weill[1]首次报告。

病因　常染色体显性遗传，由于 X 和 Y 染色体假常染色体区域的 Xp22.3 上的同源盒（SHOX）基因突变或缺失所致[2]。

临床表现　该病在儿童期逐渐发展，青春期变得明显。身材出现不成比例的矮小，伴关节僵硬和腕关节畸形，后者主要是桡侧骺板发育不良所致（图 14.5）。肘关节继发僵硬，该病在女性中更为常见和严重[3]，患者智力正常。

全身肌肉骨骼　骨骼发育不良伴身材矮小，主要为远端肢体短小，例如桡骨和尺骨（图 14.5），和胫骨和腓骨。

上肢　上肢双侧受累。Madelung 畸形，肢体中段短小（前臂短），继发腕骨畸形，桡骨成角畸形，尺骨头背侧脱位，由此可引起腕、肘关节活动受限。手部可能有短指畸形，偶有短掌骨畸形[4,5]。

下肢　下肢骨短，胫骨弓形改变，可能有腓骨缺如[6]。

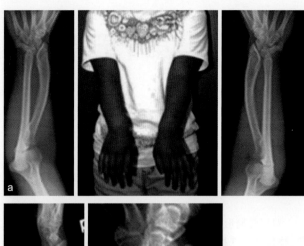

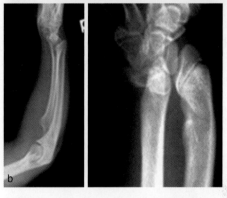

图 14.5　Leri-Weill 综合征，腕关节典型严重 Madelung 畸形。a. 年轻女孩，前臂短。右侧和左侧腕关节和前臂的后前位 X 线片显示桡骨弯曲，前臂短。b. 腕关节和前臂侧位片和后前 X 线片显示桡骨弯曲和前臂短缩

脊柱　有时可见侧凸。

颅面　患者可能有中耳畸形，引起传导性耳聋，也可见高弓腭。

参考文献

1. Leri A, Weill J. Une affection congenitale et symetrique du developpement osseux:la dyschondrosteose. Bull Mem Soc Med Hop Paris. 1929;53:1491-4.

2. Belin V, Cusin Viot G, et al. SHOX mutations in dyschondrosteosis (Leri-Weill syndrome). Nat Genet. 1998;19:67-9.

3. Ross JL, Kowal K, Quigley CA, et al. The phenotype of short stature homeobox gene (SHOX) deficiency in childhood:contrasting children with Leri-Weill dyschondrosteosis and Turner syndrome. J Pediat. 2005;147:499-507.

4. Jones K. Smith's recognizable patterns of human malformation. 6th ed. Philadelphia;Elsevier Saunders;2006. p. 510-1.

5. OMIM 127300 Online Mendelian Inheritance in Man. Johns Hopkins University. 2007. http://www.omim.org/. Accessed 2014.

6. Dawe C, Wynne-Davies R, Fulford GE. Clinical variation in dyschondrosteosis:a report on 13 individuals in 8 families. J Bone Joint Surg Br. 1982;64:377-81.

第十五章　双尺骨畸形（镜影手）

双尺骨畸形是重复畸形的一种，典型表现包括尺骨的重复，桡骨缺如，7 指或 8 指的多指和拇指缺如。手部外观奇特，因手部、腕和前臂的尺侧在冠状面上对称地映衬于对侧，故该畸形通常称为"镜影手"[1]。

该畸形于 1587 年被最早报告，但第一个有详细记录的病例是由 Jackson[2]报道，他在尸检时描述了镜影手伴尺骨

重复畸形。患者是一位德国的机械师，生前他发现多余的手指跨度大，操作范围广，因此在工作和弹钢琴时很有用；患者在 1852 年死在波士顿。Ainsworth 解剖了该肢体，随后由 Jackson 进行了详细描述。目前该标本保存于美国哈佛医学院的沃伦博物馆中（图 15.1）。

通过禽类肢芽极化区的胚胎学研究显示肢体的发育有

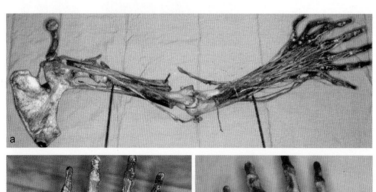

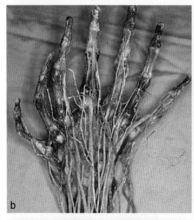
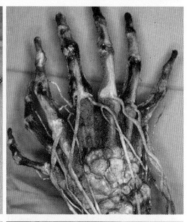

Jackson
Am J Med Sci
25:91,1853

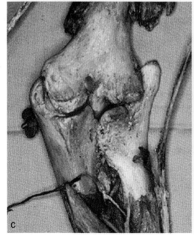
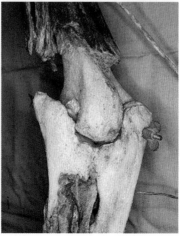

图 15.1　镜影手，解剖标本（Warren 博物馆，哈佛大学医学院）。a. 显示了上臂、肘和前臂的内侧，以及手掌的解剖标本（双尺骨畸形）。两条尺动脉（红色）及一些屈肌腱（白色）被完好地保存。前臂和上臂大肌腹已经不在。骨骼部分仍然保留关节。b. 手部掌侧（左）和背侧（右）显示 4 列整齐的手指和额外的 3 个指列，从尺侧至桡侧逐渐变得发育不良。出现多个腕骨，与两个形态良好的头状骨相关节。在背侧两套伸肌腱穿过两个独立的伸肌支带，后者已被切除。c. 肘关节前面（左）和后面（右）可见两尺骨近端骨性联合（融合）。这两个前臂骨内侧的尺骨近端、滑车和滑车切迹相对正常

3 个生长平面[3]。第一个平面是具有瞬时细胞的胚胎肢芽进展区（progress zone, PZ）形成近端结构，如上臂。第二个平面形成背腹轴，与手臂屈伸成分相对应。第三个平面是桡尺侧或称为轴前 - 轴后。Saunders 和 Gasseling 于 1968 年描述了一沿肢体轴后缘发育的极化区域（zone of polarizing activity, ZPA）。Wolpert 通过沿着肢芽前后轴移植极化区域到不同部位已经制造出了"镜影手"[4]。他认为镜影手与肢芽前边存在额外的极化区域有关[5]。

该畸形在上肢先天畸形中最罕见，文献[7]报告可能少于100 例，因此很难确定其发生率。镜影手通常不遗传，但可能合并下肢胫骨缺如和腓骨重复，这种情况称为 Laurin-Sandrow 综合征。多数镜影手为单侧，只累及一侧上肢，但也可累及双侧，包括双手、双足。镜影手临床表现差异很大，可累及整个上肢（图 15.2）。

该畸形临床表现差异大，每只手有 7 或 8 个手指，可呈杯状。除了桡侧列，包括舟骨、大多角骨、小多角骨、掌骨和拇指指骨，所有成分都是重复的。腕关节通常屈曲，可能偏向一侧，这取决于现有腕骨的结构和两根尺骨的长度。该畸形掌横弓宽大，通常为 8 个手指，并偶发并指畸形。该类型副示指列通常缺如，发育不良，或与另一示指形成并指。多数手指因伸肌腱缺如或发育不良而呈屈曲状[5]。外侧手指通常更加灵活，功能更好。在肘关节水平，两个尺骨分别与肱骨相关节，没有桡骨。肱骨没有肱骨小头，而有两个发育不良的滑车[8]（图 15.3）。

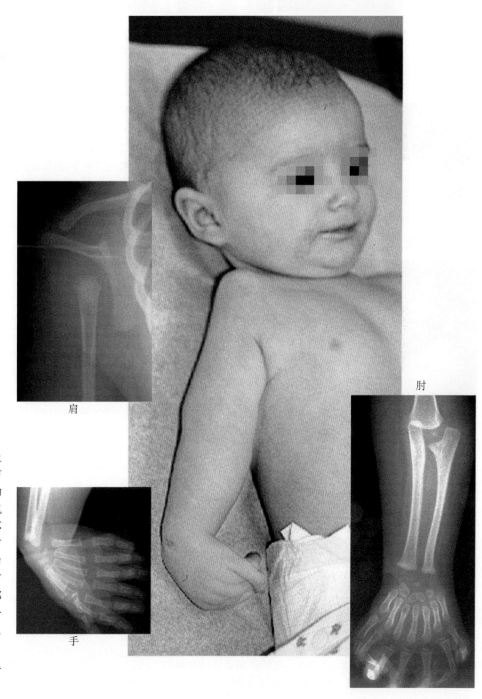

图 15.2　镜影前臂 / 手。通常上肢各节段都存在异常。盂肱关节完好，但发育不良，无肩外展功能，可稍微前屈或伸展。三角肌和肩胛上肌肉发育不良或发育不全。由于屈肘肌肉缺失，肘关节多伸直畸形。而由于掌侧屈肌力量过强，而桡侧伸腕缺失，腕关节和手呈屈曲尺偏。因此在对手部进行治疗前，要先评估好这三个层级的畸形以及矫形的可能性。（经许可引自 Mathes, SJ, Hentz, VR. (2006) Plastic Surgery, Vol. 8. Saunders; 2nd. Edition, p. 252）

肩

肘

手

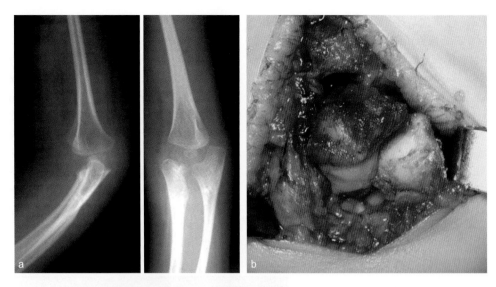

图 15.3 镜影肘。a. X 线片显示尺骨与肱骨远端关节处不对称。两尺骨近段融合处已被切除。b. 肘关节前面外观。由于无屈肘功能,行胸大肌移位重建屈肘功能

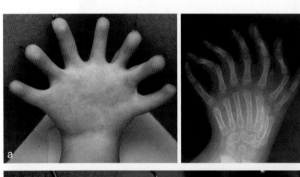

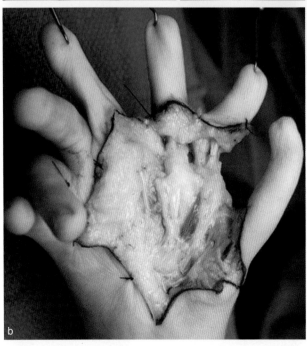

镜影手的手功能可明显受限,尤其是前臂及肘部均受严重影响时。肘关节多处于伸直位,活动度减少。上臂屈肌包括肱二头肌和肱肌发育不良。这些肌肉经常附着在肱骨远端,并不跨越肘关节,而前臂肌肉往往缺如,旋前和旋后受限。前臂短,伸肌发育不良,导致手腕常成屈曲尺偏畸形。镜影手中往往尺侧手指具有一定的功能,而桡侧的 3 或 4 个手指通常会阻碍尺侧手指发挥功能(图 15.4)。

参考文献

1. Upton J Ⅲ, Management of transverse and longitudinal deficiencies (Failure of formation). In: Hentz V, editor. Mathes Plastic Surgery, vol 8. Saunders Elsevier; 2006. p. 51-138.

2. Jackson B. Malformation in an adult subject consisting of fusion of two upper extremities. Am J Med Sci. 1853; 25: 91-3.

3. Wolpert L, Hornbruch A. Positional signalling along the anteroposterior axis of the chick wing: the effects of multiple polarizing region grafts. J Embryol Exp Morphol. 1981; 63: 145-59.

4. Wolpert L. Position and pattern formation. Dev Biol. 1971; 6: 183.

5. Barton NJ, Buck-Gramcko D, Evans DM. Soft Tissue Anatomy of mirror hand. J Hand Surg. 1986; 11B: 307-319.

6. Sandrow R, Sullivan RD, Steel H. Hereditary ulna and fibular dimelia with peculiar facies. J Bone Joint Surg. 1970; 52 (A): 367-70.

7. Kelikian H. Congenital Deformities of the Hand and Forearm. Philadelphia: WB Saunders; 1974.

8. Tsuyuguchi Y, Tada K, Yonenobu K. Mirror hand anomaly: reconstruction of the thumb, wrist, forearm and elbow. Plast Reconstr Surg. 1982; 70 (3): 384-7.

图 15.4 镜影手;手部 X 线片和术中情况。a. 患儿的手掌,右手镜影手(双尺骨畸形)和相应 X 线片。尺侧 4 根手指指向左侧,桡侧 3 指相对屈曲指向右侧。注意在远排腕骨中央头状骨融合。b. 在手术中,探查手部桡侧无大鱼际肌。屈肌腱、蚓状肌、骨间肌肉和神经血管结构发育不良。所有屈肌经过同一个腕管

相关综合征

Laurin Sandrow 综合征

Laurin Sandrow 综合征

别称

Sandrow 综合征

镜影手和脚鼻缺陷

镜像多指

腓骨和尺骨重复伴胫骨和桡骨缺如

特征 重复或镜影手和足，伴鼻部畸形的特殊面容。建议缩写是 UN，为尺骨重复（ulnar dimelia）联合鼻发育不良（nasal dysplasia）。

背景 在 1964 年 Lauren 等[1]描述一例双侧桡骨、胫骨缺如，腓骨与尺骨重复的病例。随后，Sandrow 等[2]于 1970 年又报告了一例，患者镜影手，腓骨、尺骨重复，胫骨和桡骨缺如伴鼻裂。

病因 病变基因定位于 14q13。

临床表现 这是非常罕见的综合征，大约有 10 篇文献有关于 15 例患者的个案报告[4]。可能还有新的患者出现，有一例患者伴有智力低下[5]。

上肢 与单独的双尺骨畸形不同，该畸形极为罕见，还同时累及面部中线和下肢。手部有 7 到 8 根掌骨，足部有 7 或 8 根跖骨，上肢桡骨、下肢胫骨缺如。手和足的手指和足趾呈杯状，类似玫瑰花蕾外观（图 15.5）。也可合并并指畸形，这会掩盖手指数目的增加（图 15.6）。这类畸形在遗传和儿科文献中多被归为多指和并指畸形。

下肢 腓骨和足部重复表现为镜影足（图 15.6）。每只脚可能有 11~12 个足趾。跗骨严重畸形并伴有骨性融合。

颅面 主要异常表现与鼻中线相关，从鼻尖宽阔到 V 形鼻裂，伴眼距过宽。

其他系统 中枢神经系统异常也有报道[6]。

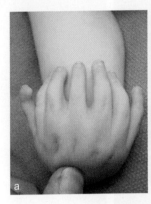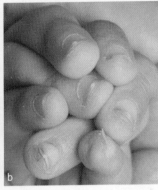

图 15.5 Laurin Sandrow 综合征。a. 患者双尺骨畸形（镜影手）。b. 当手指拢在一起时似玫瑰花蕾

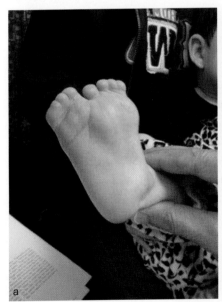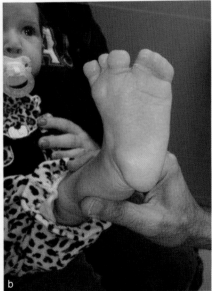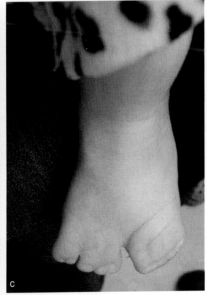

图 15.6 Laurin-Sandrow 综合征。a,b,c. 双侧的镜影足合并并趾

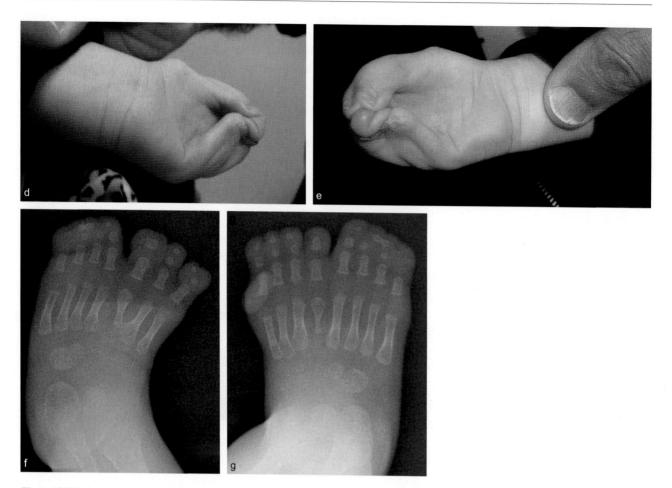

图 15.6(续) Laurin-Sandrow 综合征。d,e. 双侧镜影手合并并指和被并指掩盖的多指。f,g. X 线片显示足部 7 个和 8 个跖骨,远节趾骨有重复和骨性融合

参考文献

1. Laurin CA,Favreau JC,Labelle P. Bilateral absence of the radius and tibia with bilateral reduplication of the ulna and fibula:a case report. J Bone Joint Surg Am. 1964;46:137-42.

2. Sandrow RE,Sullivan PD,Steel HH. Hereditary ulnar and fibular dimelia with peculiar facies. J Bone Joint Surg. 1970;52:367-70.

3. Hatchwell E,Dennis N. Mirror hands and feet:a further case of Laurin-Sandrow syndrome. J Med Genet. 1996;33:426-8.

4. OMIM # 135750 Online Mendelian Inheritance in Man. Johns Hopkins University. 2007. http://www.omim.org/. Accessed 2014.

5. Kantaputra PN. Laurin-Sandrow syndrome with additional associated manifestations. Am J Med Genet. 2001;98:210-5.

6. Marino-Enriquez A,Lapunzina P,Omenaca F,Morales C,Rodriguez JI. Laurin-Sandrow syndrome:review and redefinition. Am J Med Genet. 146 A:2557-2565,2008.

腕骨连接(synostosis)指腕骨融合,与腕骨联合(coalition)同义。这两个名词手外科医生都可使用。先天性腕骨融合是由于胚胎发育期间肢体分化障碍进而继发关节形成障碍。然而,有人认为腕骨融合可能是胚胎早期分化障碍所致,因为在胚胎早期,腕骨软骨原基超过8个。在出生时并没有骨化中心,骨化中心随生长逐渐出现。事实上,X线片的腕骨骨化常常用来确定病人的年龄。然而,对于上肢先天畸形的患者,这种预测往往是不准确的。对于单独出现的腕骨融合,而不是综合征型的,融合常发生于近排腕骨(图16.1)。远排腕骨融合也可单独出现,但多是综合征表现的一部分。当两排腕骨同时受累时,有近90%的概率为综合征,尤其是双侧、多发融合的患者[1]。Apert综合征通常表现为腕骨,掌骨,跖骨和指(趾)骨的融合(图16.2b~d)。当拇指和四指发育完全时,大多角骨和舟骨间远近排间的腕骨融合极为罕见,但多见于手部发育不良和手指部分缺如的患者(图16.2a和图16.3)。最近的文献报道了一例大、小多角骨融合、桡舟骨融合和拇指发育不良的病例[2]。

腕骨融合的排列和组合形式多样,但最常见的是近排月骨和三角骨之间的骨融合,其次是远排头状骨和钩骨的融合,后者常见于Apert综合征的患儿[3]。并不是所有的腕骨融合在儿童早期就有明显表现,因为不论是否合并综合征,许多患儿出生后只有一个软骨原基和多个骨化中心,随着年龄增长,腕骨间的骨融合才趋于明显(图16.4)。

孤立的腕骨融合,特别是远排腕骨的融合,通常无症状,不影响手腕的功能,常常是偶然发现。腕中关节的融合常导致腕关节活动受限。在非洲人群尼日利亚发病率位9.5%,明显高于高加索人,后者为0~2%[4-6]。

月三角骨的腕骨融合最为常见,DeVilliers等将其分为4型[5]:1型为不完全骨融合,在X线上,月骨和三角骨之间表现为假关节;2型为月骨三角骨融合处有深浅不一的凹痕;3型为月骨三角骨完全融合;4型为月骨三角骨完全融合伴其他腕骨融合。

腕骨融合可为双侧对称发病[7,8]。常合并其他上肢的骨骼肌肉异常,例如多指、裂手、镜影手、马德隆畸形、先天性关节强直、先天性多关节挛缩症、心手(Holt-Oram)综合征和Ellis van Creveld综合征。

月骨三角骨融合可减少腕关节矢状面上14°的运动,而舟骨和月骨融合可减少腕关节在冠状面的25°的活动度。尽管如此,上述活动度的减少并没有影响腕关节功能。但是,没用发现运动障碍导致的功能受限[9]。一些纤维软骨的融合可能导致疼痛,但大多数先天性腕骨骨性融合并无症状。

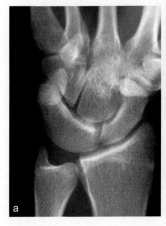
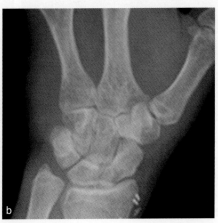

图16.1　近排腕骨融合。a. 单独出现的腕骨融合最常见的是月骨三角骨融合。腕关节活动度无明显丢失。b. 舟月融合罕见,该患者仅有拇指和其余2个手指。早期的关节间隙为软骨融合,几年之后发展为完全的骨性融合。该患者还伴有尺骨正向变异。微血管夹被应用在游离皮瓣移植重建第一指蹼

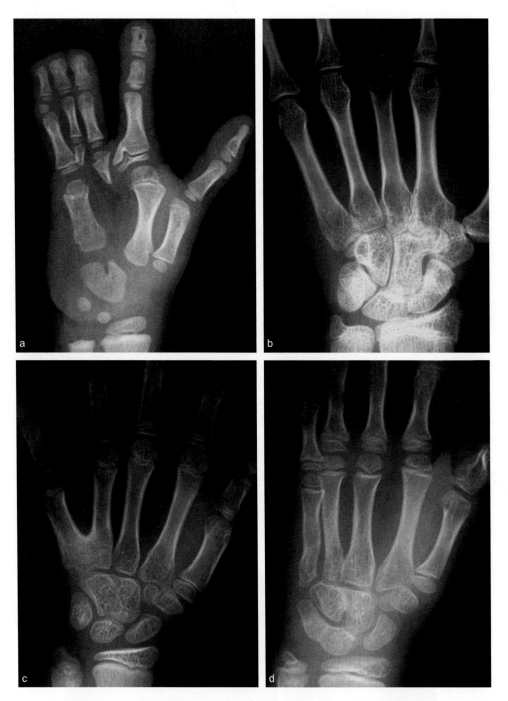

图 16.2 远排腕骨融合，累及远排腕骨的融合常与综合征相关。a. 4 岁患者少见的 X 线片表现，头钩骨部分融合，示指增大，其近节指骨与第 2、3 掌骨相关节，4 个手指，但中央的掌骨缺如。b. Apert 综合征患者可见头状骨小多角骨融合，少见。c. Pfeiffer 综合征女孩，可见完全的头钩骨融合，合并掌骨部分融合。在颅缝早闭的患者中，这两种融合常同时出现。d. 远近排腕骨间融合常与综合征有关。此 Apert 综合征成年患者，为了改善活动和外观，已行掌骨融合分离术。腕骨融合累及头状骨、钩骨、月骨和三角骨

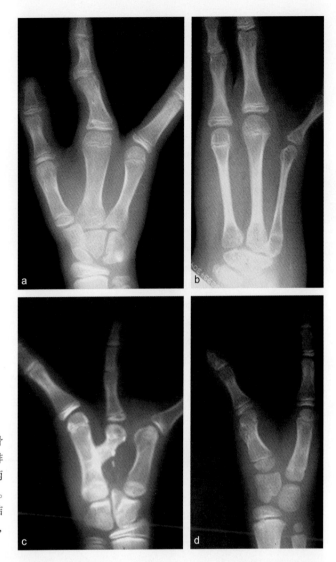

图 16.3 远近排腕骨融合。a. 该患者仅有拇指和两个手指,舟骨大多角骨融合,少见。其余出现的腕骨为头状骨和钩骨。b. 远排腕骨完全融合成一块横形的腕骨,伴有细小发育不良的拇指和两个手指。c. 该患者只有 3 个手指,可见两块腕骨,提示腕骨融合。这个患者的运动平面发生于桡腕关节。Y 形的掌骨是手术后的结果,用以保留中央的手指。d. 该患者仅有 1 个拇指,一个其余手指,仅有两块腕骨,排为一排。拇指桡侧掌指关节水平多指已被切除

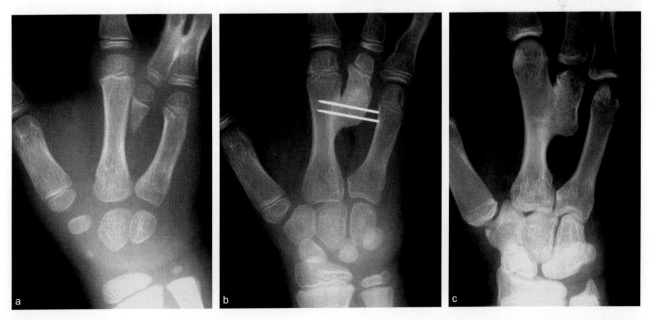

图 16.4 腕骨融合的表现。a. 该男孩有 1 个拇指、3 个其他手指,其骨化中心的出现可以预测患儿的生长。b. 中间游离的掌骨通过手术与示指融合在一起。此时所有腕骨相互分离。c. 当患者骨骼成熟后,钩骨、三角骨和豌豆骨骨性融合。请注意两边的掌骨要比中间的生长快。腕关节活动没有变化

参考文献

1. Friedman T, Reed M, Elliott AM. The carpal bones in Poland syndrome. Skeletal Radiol. 2009 Jun; 38 (6); 585-91.

2. Loveland DM, Carmichael KD. Carpal coalition with radioscaphoid synostosis and hypoplastic thumb. Am J Orthop. 2011; 40 (12); E262-3.

3. Upton J Ⅲ, Management of transverse and longitudinal deficiencies (Failure of formation). In; Hentz V, editor. Mathes plastic surgery, vol 8. Saunders Elsevier; 2006. p. 51-138.

4. Temtamy S, McKusick V. The genetics of hand malformations. New York; Alan R. Liss Inc.; 1978. p. 53.

5. Minaar De Villiers. A Congenital fusion of the lunate and triquetral bones in the South African Bantu. JBJS Br. 1952; 34; 45-58.

6. Gross S, Watson. K, Strickland J et al. Triquetro-lunate arthritis secondary to synostosis. JHS. 1989; 14; 95-102.

7. Moreel P, Wilson SM, Descamps S, et al. Bilateral congenital fusion of the scaphoid and the trapezium. A case report. Rev Chir Orthop Reparatrice Appar Mot. 2008 Feb; 94 (1); 84-6.

8. Poznanski A. The hand in radiographic diagnosis. 2nd ed. WB Saunders; 1984. p. 206.

9. Ruby LK, Cooney WP, An KN, et al. Relative motion of selected carpal bones; a kinematic analysis of the normal wrist. JHS A. 1988; 13; 1-10.

相关综合征

Muenke 综合征

Nievergelt-Perlman 综合征

多发骨性融合综合征

脊柱关节骨性融合综合征

Holt-Oram 综合征

Hand-foot-uterus 综合征

Ellis-van Creveld 综合征

Apert 综合征

骨畸形性发育不良

Leri-Weil 软骨生成障碍

Levy-Hollister 综合征

Turner 综合征

Cornelia de Lange 综合征

Schinzel 综合征

Klein-Waardenberg 综合征

Townes-Brocks 综合征

Oto-palato-digital 综合征

Baller-Gerold 综合征

Poland 综合征

Steel 综合征

Liebenberg 综合征

Muenke 综合征

别称

Muenke 颅缝早闭

FGFR3- 相关冠状缝早闭综合征

特征　冠状缝早闭，巨头畸形，面中部发育不良和发育迟滞。其他特征可能包括耳聋、短指畸形、手指弯曲畸形。

背景　Muenke 等[1]于 1997 年描述了一种新的临床综合征，与以往的颅缝早闭综合征不同，其表现还包括腕骨融合、感音神经性听觉丧失、不同程度的认知功能障碍和双侧肢体发育畸形。

病因　本病是常染色体显性疾病，是由染色体 4p16 上的成纤维细胞生长因子受体 -3 基因突变所致。

临床表现　其临床表现多样，从微小的异常到复杂的面部和四肢复合畸形 (图 16.5)。除了头颅畸形，患者还有面中部发育不良、发育迟缓和非对称性的双侧肢体畸形。患者可能有发育迟缓和智力低下的生长缺陷。据报道，这种情况女性比男性更严重[2]。

临床上，有许多综合征包括颅顶和手部畸形。基因检测对区分本综合征与 Apert 综合征、Jackson-Weiss 综合征、Saethre-Chotzen 综合征、Carpenter 综合征和 Pfeiffer 综合征至关重要，所有这些症状都被应用于颅面畸形诊疗和遗传诊断。

上肢　无明显的颅面部畸形的患者可能会伴有短指和指屈曲偏斜畸形，无外伤史。手指和拇指屈伸功能正常，但做剪东西的动作受限。拇指短且向桡侧屈曲偏斜，伴有纵向括弧型骨骺，与 Apert 综合征患者的拇指相似。短指多因中节指骨水平发育不良所致。手部管状骨的骨骺呈锥状 (图 16.6e)。屈曲指 / 趾也可单个或多个骨软骨瘤继发引起。幼儿期，X 线检查可发现手部管状骨锥形骨骺、所有手指的中节指骨短且呈顶针形和腕骨融合。所有手指的短指和偏斜畸形均因骨骺发育异常所致。临床上，也有患者合并高肩胛[3]。异常的骨骺附近可见骨软骨瘤出现[6]。

下肢　大踇趾宽大并向内侧偏斜、并趾、跗骨融合，如跟骨融合，另外足部、胫腓骨或股骨也可见多发骨软骨瘤 (图 16.6)。

脊柱　Klippel-Feil 畸形[3]。

颌面　狭颅症是累及单侧或双侧冠状缝，常伴有巨头畸形和面中部发育不良，包括上颌后缩、鹦鹉喙样的鼻子和牙咬合畸形。还可见方颅畸形和眼距宽也可出现[4,5]。颞窝膨大也有报道[2]。面部特征性的表现还包括眼睑裂向下倾斜、上睑下垂、眼距宽和颞窝膨膨大隆起 (图 16.6)。内耳异常已报道，并可能引起感音神经性听觉丧失[7,8]。

其他系统　中枢神经系统异常也有报道[9]。另外包括房间隔、室间隔缺损、食管闭锁与食管气管瘘等[10]。

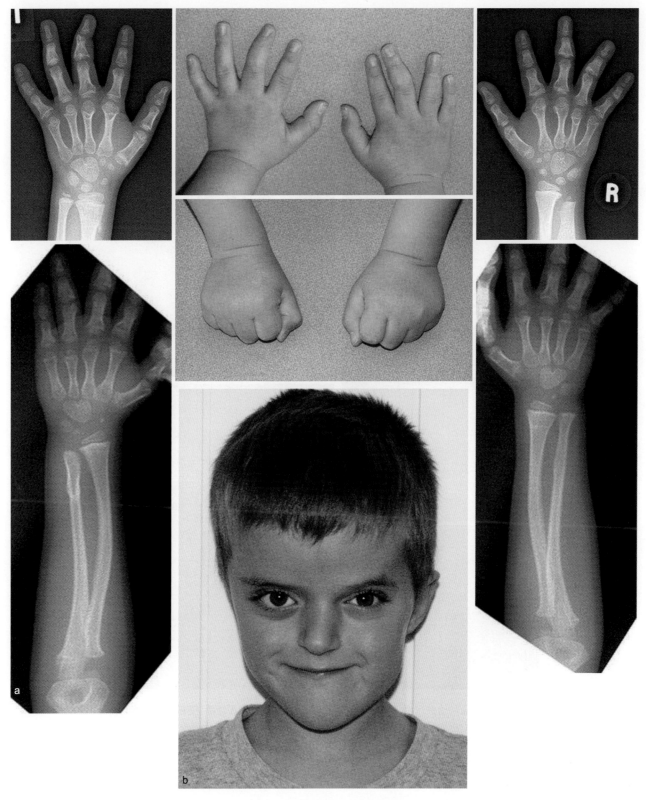

图 16.5 Muenke 综合征。a. 本患儿表现为双侧短指和双侧中指不对称性偏斜。屈伸功能正常。X 线片显示异常的锥状骨骺、手和前臂的多发性骨软骨瘤。双侧头状骨钩骨融合。b. 本例颌面部畸形诊断为单侧冠状缝早闭, 巨颅和面中部发育不良, 符合 Muenke 综合征

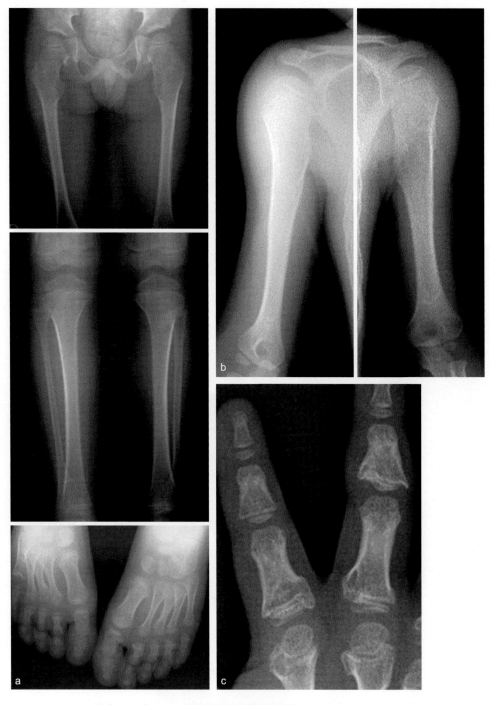

图 16.6　Muenke 综合征 X 线片。a. 多发性骨软骨瘤除了手部，在骨盆、腿和脚趾有类似表现。b. 双侧肱骨增宽伴多发性骨软骨瘤。c. 类似的骨骺异常和骨软骨瘤在双足的表现

参考文献

1. Muenke M, GrippKW, McDonald-McGinn DM, et al. A unique point mutation in the fibroblast growth factor receptor 3 gene (FGFR3) defines a new craniosynostosis syndrome. Am J Hum Genet. 1997;60:555-64.

2. Lajeunie E, El Ghouzzi V, Le Merrer M, et al. Sex related expressivity of the phenotype in coronal craniosynostosis caused by the recurrent P250R FGFR3 mutation. J Med Genet. 199936:9-13.

3. Lowry RB, Jabs EW, Graham GE, et al. Syndrome of coronal craniosynostosis Klippel-Feil anomaly, and Sprengel shoulder with and without pro250arg mutation in the FGFR3 gene. Am J Med Genet. 2001;104:112-9.

4. OMIM # 602849 Online Mendelian Inheritance in Man. Johns Hopkins University. 2007. http://www.omim.org/. Accessed 2014.

5. Jones K. Smith's recognizable patterns of human malformation. 6th ed. Philadelphia: Elsevier Saunders; 2006. p. 480-1.

6. Talbot S, Upton J, Rogers GF. Muenke syndrome with multiple osteochondromas. J Craniofac Surg. 2012;23 (2):e115-7.

7. Hollway GE,Suthers GK,Battese KM,et al. Deafness due to pro250-to-arg mutation of FGFR3. Lancet. 1998;351:877-8.

8. Mansour SL,Twigg SRF,Freeland RM,Wall SA,Li C,Wilkie AOM. Hearing loss in a mouse model of Muenke syndrome. Hum Molec Genet. 2009;18:43-50.

9. Abdel-Salem GM,Flores-Sarnat L,El-Ruby MO,et al. Muenke syndrome with pigmentary disorder and probable hemimegalencephaly. Am J Med Genet. 2011;15A:207-14.

10. Escobar LF,Hiett AK,Marnocha A. Significant phenotypic variability of Muenke syndrome in identical twins. Am J Med Genet. 2009;149 A:1273-6.

Nievergelt 综合征

别称

Nievergelt-Pearlman 综合征

近指关节僵直

Nievergelt 中段肢体发育不良

特征 肢体中段畸形、关节强直、桡骨头脱位和腕骨融合。建议用缩写 MDR 表示肢体中段短小性侏儒症(mesomelia dwarfism)、尺桡骨融合(radioulnar synostosis)或桡骨头脱位(head dislocation)。

背景 Nievergelt 于 1944 年报告了一个父亲和他的 3 个非婚生儿子相关病例[1]。Pearlman 等[2]将桡骨头脱位也作为该综合征的一部分。

病因 这是一种常染色体显性遗传疾病。

临床表现 这是一种罕见的疾病,特征为桡骨、尺骨、胫骨和腓骨畸形。

全身肌肉骨骼 肢体中段短小性侏儒症[3]。

上肢 尺桡骨融合,桡骨小头脱位和短指。桡骨增宽呈梯形,桡骨远端和尺骨近端增宽、肱桡关节融合。腕骨融合常见。另外缺指[3]、短指及屈曲指畸形也有报道。

下肢 跗骨融合,胫骨和腓骨呈菱形改变、生长板偏斜,踝和第一足趾畸形和马蹄足[4,5]。

颅面 有传导性耳聋的报道[6]。

参考文献

1. K Nievergelt. Positiver Vaterschaftsnachweis auf Grand erblicher Fehlbildungen der Extremitäten. Archiv der Julius Klaus Stiftung für Vererbungsforschung Soziälanthropologie und Rassenhygiene. Zürich;1944. p. 157-94.

2. Pearlman HS,Edkin RE,Warren RF. Familial tarsal and carpal synostosis with radial-head subluxation(Nievergelt's syndrome). J Bone Joint Surg A. 1964;46:585-92.

3. Tuysuz B,Zeybek C,Zorer G,et al. Patient with the mesomelic dysplasia Nievergelt syndrome,and cerebellovermian agenesis and cataracts. Am J Med Genet. 2002;109:206-10.

4. Temtamy S,McKusick V. The genetics of hand malformations. New York:Alan R. Liss Inc.;1978. p. 173.

5. OMIM # 163400 Online Mendelian Inheritance in Man. Johns Hopkins University. 2007. http://www.omim.org/. Accessed 2014.

6. Murakami Y. Nievergelt-Pearlman syndrome with impairment of hearing. Report of three cases in a family. J Bone Joint Surg Br. 1975 Aug;57(3):367-72.

17

第十七章　过度生长（巨指）

巨指是一类表现特殊但大家了解较少的先天性手部畸形。巨指（希腊语 *makros* = 大；*dactylos* = 手指）书面的意思是巨大的手指，然而这种畸形并不局限于手指，部分病例可能仅单独累及手指或拇指，部分病例则会累及整个上肢，甚至包括同侧的胸部及胸腔[1,2,3]。术语中，手指巨大是首要的表现，因为其强调所有组织增大，包括骨组织[2]。巨指可能累及一个或多个手指。过度生长是一种先天性的病理性增长过程，多种组织受累，包括软组织和骨组织[3]。病理学家习惯使用非特异性术语：错构瘤（希腊语，*hamartia*= 犯罪），即各种类型的组织发育不良。实际上，多种疾病可以表现为过度生长。部分疾病与不同类型组织的分化障碍相关，例如：血管畸形（动脉、静脉、淋巴，以及混合畸形）、内生软骨瘤（Ollier 病和 Maffucci 综合征）、骨样骨瘤、骨纤维异常增殖症（McCune-Albright）和脂肪瘤病。既往曾经使用 Klippel-Trenaunay +/- Weber 综合征来描述部分或完全性的上肢增大。然而上述两种综合征都包含特定类型的血管畸形。Klippel-Trenaunay 综合征（KTS）涉及慢流速的血管病变，包括毛细血管、淋巴管和静脉畸形。Parkes Weber 综合征（PWS）涉及快流速畸形，包括动 - 静脉畸形和动 - 静脉瘘（AVM 和 AVF）。没有将两者合并称为 Klippel Trenaunay Weber 综合征的总称。部分肢体的选择性过度生长在 KTS 和 PWS 中均可出现（见第 4 章）。本节中我们将描述最常见的累及上肢的过度生长（表 17.1）。由于肢体的过度生长和血管畸形综合征之间容易发生混淆，并且部分存在重叠，因此，表 17.2 总结了包含血管成分的快流速和混合性慢流速综合征。

通过了解肢体过度生长的方式和全面的临床检查，临床医生可以进行准确的诊断，并提出合理的治疗建议。血管的检查项目包括是否存在毛细血管畸形或其他的血管畸形，以及血管的血流动力学异常。其他的检查项目还包括受累肢体的增长模式、骨骼的 X 线改变、生长速率、周围神经的受累情况、异常发育脂肪的堆积、肌肉异常、凝血障碍、心脏异常、中枢神经系统的受累情况、相关肿瘤、皮肤异常和已知基因的检测。MRI 和 CT 扫描，以及 X 线和超声检查多用于临床上不能确诊的病例。

过度生长可能累及手指、手掌或整个上肢，该类患者仅占先天性手部畸形中很小的一部分。巨指存在广泛的表型变异，本章只是概述，许多病例也出现在特定的综合征。既往，过度生长根据生长速度可以分为静止型和进展型[4]，这种分类方法在当时条件下简单实用。静止型患儿在出生时患指即出现增大，患指的生长与其他正常手指的生长保持恒定的比例；进展型患儿的患指或近端肢体生长迅速，速度超过正常部位，并导致患指的旋转和成角畸形。Proteus 综合征是典型的进展型巨指。Flatt[1]根据病理基础将巨指分为 4 型：Ⅰ型为脂肪纤维瘤型巨指，Ⅱ型为神经纤维瘤型巨指，Ⅲ型为骨性肥大型巨指，Ⅳ型为偏身肥大型巨指。Upton 等进一步增加了有关过度生长的其他类型，例如神经源性巨指等。

目前，Flatt 的分型已经扩充至十种以上的上肢过度生长的类型。以后还应进一步细化各个类型和并对每种类型进行更具体的定义。

巨指和过度生长相关血管畸形在第四章血管畸形中有更详尽的描述。Mulliken[5]根据内皮细胞类型将血管畸形分为毛细血管型、静脉型、动脉型和淋巴管型；根据血流动力学分为慢流速病变和快流速病变，后者包括动静脉瘘。过度生长可以是某种综合征的表现，例如 Klippel-Trenaunay 综合征是慢流速的静脉 - 毛细血管畸形和混合性淋巴 - 血管的畸形；Parkes Weber 综合征是快流速的血管 - 毛细血管畸形；Maffuci 综合征则由多发内生软骨瘤和慢流速的静脉畸形组成。非综合征性的过度生长多表现为单发的慢流速病变和骨性肥大。

偏身肥大　该型是一种罕见的过度生长类型，表现为出生后很快出现单侧上肢和下肢的过快生长，并可能累及胸部。骨骼和肌肉的长度可能并不增加，仅表现为直径和周长的增大。偏身肥大型不伴有血管病变，随着生长，手指的屈曲挛缩会逐渐加重。严重的病例，表现为手部明显增大，腕关节屈曲，以及手指尺偏。相对于其他类型的巨指，偏身肥大型患者的手部的增大并不明显或形状特殊。大鱼际和小鱼际的肌肉肥大通常造成外观异常但功能基本正常。偏身肥大型巨指也可能与肾、肾上腺和脑肿瘤有关。Proteus 综合征的外观具有明显的特征性，其过度生长的自然病程，皮肤的改变，颅面部骨骼的改变，内分泌相关的肿瘤，以及躯干和脊柱畸形容易进行鉴别。影像学变化及相关的骨骼肿瘤容易与骨性肥大型相混淆，尤其当存在关节软骨肿时。通过相关的临床表现和生长模式可以区分偏身肥大型巨指和 Proteus 综合征，目前基因检测可以明确诊断。

骨性肥大　该型临床上多表现为局限性、非对称性，并且邻近关节的骨软骨增大[6,7]。肿块会逐渐增大，部分肢体会因为骨骺损伤而导致生长受限。

脂肪瘤　过度生长的表现多种多样。当单个手指的两

表 17.1　过度生长综合征的比较

	Klippel-Trenaunay 综合征（KT）	Parkes-Weber 综合征（PW）	脂肪瘤	CLOVES 综合征
毛细血管痣	有,深紫色	有,粉红色,常常弥散	很少	有,粉红色,弥漫性,躯干部
进展性的过度生长	有	有	有,对称的	有,经常广泛性的
血流动力学	慢血流	快血流	慢血流	慢血流
血管畸形	静脉畸形、淋巴血管畸形	动静脉畸形,动静脉瘘	无	静脉畸形、淋巴血管畸形,淋巴管畸形
伴发畸形	常见:GI,GU,生殖器淋巴管发育不良 深静脉畸形	很少,科布综合征（Cobb syndrome）	无	不累及内脏
肢体增大	中度,不对称的 手指和脚趾常见	上肢、下肢不等长	中度,神经源性	中度
肢体受累情况	上肢 5%,下肢 95%	上肢 23%,下肢 77%	相等	无差别
骨骼变化	少见,大的病损可发生	常见,直接受累,骨密度减低	常见,对称性	明显的脊柱侧弯,下肢畸形
巨指	弥漫性肿大	轻到中度	中度到巨大	周径增加或增长伴屈曲挛缩
脂肪增生	有,并有畸形	有	有,整个肢体和腋窝	有
神经受累	无	无	间断的	有时
肌肉异常	被静脉畸形,淋巴血管畸形所替代	被畸形替代	无	无
相关肿瘤	无	无	无	无
凝血障碍	有	无	无	无
增加心输出量,充血性心力衰竭	无	有	有	无
临床预后	稳定	经常逐步恶化,窃血现象,更严重有充血性心力衰竭或截肢	较好,与肢体的重量和大小有关	广泛性肢体受累的预后较差
风险	深静脉血栓,术后风险增加	感染,充血性心力衰竭,坏疽	继发性关节炎	脊柱侧弯,肺损害
遗传学	不明	不明	不明	不明

续表

	偏侧肥大	Proteus 综合征	Maffucci 综合征
毛细血管痣	不常见	有,粉红色,常常弥散	有(报道很少)
进展性的过度生长	既可过度生长,也可发育不全	出生时正常,常偶然发现,无休止的,非对称性	继发于内生软骨瘤的生长,中到重度
血流动力学	慢血流	慢血流	慢血流
血管畸形	无	静脉畸形、淋巴管畸形、CM	包括骨组织、手部在内的静脉畸形
伴发畸形	皮肤、中枢神经系统,心脏,泌尿生殖系统,牙齿或其他部位	手掌或脚掌脑回状增生,丛状神经纤维瘤,脂肪瘤,肺囊性肿瘤,面部特殊面容	无
肢体增大	巨指、并指、多指畸形,足畸形	明显,非对称性	不均衡的
肢体受累情况	手和上肢受累概率相同	上肢和下肢,手和足受累概率相同	全部受累
骨骼变化	髋关节发育不良,脊柱侧弯,骨龄增加	颅骨骨质增生、椎体发育不良	严重变形,不对称,肢体不等长,脊柱侧弯,身材矮小,骨折
巨指	手指增长伴屈伸挛缩	不对称,中度到巨大	手指增长合并非对称的肿物,体积增加由肿瘤导致
脂肪增生	多发脂肪瘤	脂肪瘤,局部脂肪缺失	偶尔出现
神经受累	无,挛缩会导致压迫性神经病变	无	无
肌肉异常	常见,隔代遗传的内在肌和外在肌	无	无
相关肿瘤	肾、肾上腺和中枢神经系统	卵巢癌,腮腺	软骨肉瘤(17.5%~30%),其他不常见,卵巢,中枢神经系统
凝血障碍	无	无	无
增加心输出量,充血性心力衰竭	无	无	无
临床预后	渐进性挛缩(屈肌或伸肌,内在肌)	受累肢体生长受限	局部 Rx 预后较好,Ollier 病患者问题较多
风险	肿瘤:嗜铬细胞瘤、Wilm 瘤、肝母细胞瘤	肿瘤,肺栓塞,抑郁症	病理性骨折
遗传学	不明 	不明 	不明

表 17.2　四肢快速流动与合并畸形的比较

	Parkes-Weber（PWS）综合征	Ostler-Rendu-Weber 综合征	CM-AVM 综合征（毛细血管畸形、动静脉畸形综合征）
相关名词	Parkes-Weber；AVMwAVF（动静脉畸形合并动静脉瘘）	HHT 遗传的出血性毛细血管扩张症	CM-AVM
血管畸形	弥漫性动静脉畸形合并动静脉瘘、淋巴水肿	毛细血管畸形，肝和肺内的动静脉畸形	小血管及毛细血管畸形，粉红色
皮肤外观	皮肤淋巴水肿表面假的毛细血管畸形	毛细血管扩张症的嘴唇，手指及鼻腔黏膜出血	粉红色的病变 / 红晕
血流动力学	快血流	快血流 动静脉瘘	快血流 30%
心脏损害	常见	少见，贫血	可能
动静脉瘘	多发，常形成动脉瘤		无
侧支 / 深静脉畸形	无	无	无
凝血功能障碍	无	无	无
部位	上肢 >> 下肢		嘴唇，口腔内
遗传学	不明	HHT1 内皮糖蛋白突变 HHT2 *ALK1* 突变	*RASA1* 突变；阳性家族史
伴发畸形	偶见骨盆的动静脉畸形；科布综合征	脑、脊髓、肝和肺内的动静脉畸形	脑部动静脉畸形 7%，无内脏病变
肢体肥大	明显，可发生不同程度的骨溶解	无	无
症状	皮温增高、疼痛、肥大、出汗	鼻出血、胃肠道出血、贫血	皮温增高、疼痛、肿块
静脉淤血、皮肤溃疡	缺血性改变；假性卡波西变化	毛细血管扩张症 + / − 出血	无
临床预后	差，逐渐扩大	好	随动静脉瘘进展

续表

	PTEN-AVM	CLM	Klippel-Trenaunay 综合征
相关名词	PTEN 错构瘤综合征(PTHS), Cowden, BRR	CLM; CM-LM 与 CLOVES 综合征相混淆	KT; CLVM
血管畸形	多发的动静脉畸形, 静脉畸形	毛细血管畸形, 淋巴管畸形	毛细血管畸形; 静脉畸形(静脉曲张)淋巴管畸形
皮肤外观	毛细血管畸形, 静脉畸形可能变成浅蓝色	毛细血管畸形	毛细血管痣、紫红色、囊肿、萎缩
血流动力学	50% 动静脉畸形为快血流	慢血流	慢血流
心脏损害	无	无	可能
动静脉瘘	多病灶的	无	无
侧支/深静脉畸形	异常血管团	引流静脉迂曲	常见; 静脉曲张
凝血功能障碍	罕见	无	有
部位	腿部 > 手臂/手	四肢比例相同	下肢 >> 上肢
遗传学	PTEN 突变	无	不明
伴发畸形	巨颅; 阴茎雀斑(男性); 脂肪瘤	无	常见: 消化系统、泌尿生殖系统
肢体肥大	无	少见, 可发生	轻到中度
症状	疼痛、肿物、功能障碍	蜂窝织炎、大小和体积有关	溃疡、蜂窝组织炎、体重增加和体积增大
静脉淤血、皮肤溃疡	无	水疱	常见
临床预后	进展性	好	稳定, 重度过度生长常见

侧均受累时，手指无偏斜。当一侧受累时，手指则会发生偏斜，因此被命名为神经支配区域相关性巨指（nerve territory-oriented macrodactyly，NTOM）。目前该类型均命名为脂肪瘤型巨指。新定义的 CLOVE 综合征包括躯干的毛细血管畸形（capillary malformations，CM）、脂肪过度生长（lipomatous overgrowth，LO）、血管畸形（lipomatous overgrowth，V）和表皮痣。脂肪瘤型巨指手部和足部的过度生长与淋巴管畸形和偏身肥大型的表现相似。

神经纤维瘤 该型的丛状神经纤维瘤可能与骨骼过度生长相关，但多数病例存在明显的软组织、丛状肿块。神经纤维瘤病（Recklinghausen 病）为常染色体显性遗传，可以导致巨肢。该病具备下述特点：①至少 6 处皮肤色素沉着区域（牛奶咖啡斑）；②带蒂的皮肤肿瘤（纤维软疣）；③多发性周围神经肿瘤。神经纤维瘤病的发病率大约为 1/3 000[8]。掌骨和指骨骨骺周围的骨软骨肿块可以造成手指的增大和弯曲，导致功能障碍[9]。受累神经可以出现增大和迂曲，手指增大常为双侧。

Edgerton 等[10]发现神经纤维瘤型巨指和神经纤维瘤病之间存在相似性，并认为两者可能是同一疾病过程的不同阶段。神经纤维瘤型的特征性表现使的该型的诊断相对容易。神经纤维瘤型累及骨骼可以导致脊柱侧弯、脊柱后凸与胫骨假关节。中枢神经系统受累可引起癫痫发作和颅内肿瘤，如星形细胞瘤、神经胶质瘤和嗜铬细胞瘤。周围神经肿瘤表现形式为"丛状神经纤维瘤"[11]。

随着更多的遗传学、生长特点、病理学，以及疾病自然转归知识的积累，上述疾病能够获得更为迅速的诊断和治疗。但是鉴别由于畸形或是肿瘤导致的过度生长仍然非常困难。

参考文献

1. Flatt A. The Care of Congenital Hand Anomalies. St. Louis：CV Mosby Co；1977.

2. Edgerton M，Tuerk D. Macrodactyly（digital gigantism）：Its nature and treatment. In：Littler J，Cramer L，Smith J，editors.Symposium on Reconstructive Hand Surgery，vol 9. St. Louis：CV Mosby Co；1974. p. 157-72.

3. Upton J. Congenital anomalies of the hand and forearm. In：McCarthy J，May JW Jr Littler JW，editors. Plastic surgery，vol 8，The Hand Part 2. Philadelphia：WB Saunders；1990.

4. Carty MJ，Taghinia A，Upton J. Overgrowth conditions：a diagnostic and therapeutic conundrum. Hand Clin 2009；25（2）：229-45.

5. Mulliken J，Glowacki J. Hemangiomas and vascular malformations in infants and children：a classification based on endothelial characteristics. Plast Reconstr Surg. 1982；69：412-20.

6. Heiple K，Elmer R. Chrondromatous hamartomas arising from the volar digital plates. J Bone Joint Surg. 1972；54（A）：393-8.

7. Hensinger R，Rhyne D. Multiple enchondromatous hamartomas. Report of a case. J Bone Joint Surg. 1974；56（A）：1068-70.

8. Temtamy SA，McKusick V. Carpal/tarsal synostosis. Birth defects. 1978；14：503.

9. Dell P. Macrodactyly hand：Congenital deformities of hand. 1985；1（3）：511-24.

10. Edgerton M，Tuerk D. Macrodactyly（digital gigantism）：Its nature and treatment. In：Littler J，Cramer L，Smith J，editors. Symposium on Reconstructive Hand Surgery，vol 9. St. Louis：1974，CV Mosby Co. 157-72.

11. Johnson R，Bonfiglio M. Lipofibromatous hamartoma of the median nerve. J Bone Joint Surg 1969；51A：984-90.

相关综合征

偏身肥大综合征
Proteus 综合征
脂肪瘤巨指综合征
McCune Albright 多发骨纤维异常增殖症
Sotos 综合征

Von Recklinghausen 病（Ⅰ型神经纤维瘤病）
骨性肥大型巨指
Maffucci 综合征
Ollier 综合征
Nonne-Milroy 综合征
Goldenhar 综合征
先天性淋巴水肿（Milroy 病）

偏身肥大综合征

别名
偏身肥大
孤立性偏身肥大（IH）
偏侧增生
HEMI-3 综合征

特征 一个或多个部位增生，呈非对称性过度生长。术语增生更适合于偏身肥大，它更能精确描述患肢实际细胞数量的增加。

背景 早期的报道认为一个或多个肢体特发性过度生长病例中肾母细胞瘤的发病率增高[1]。这个大宗病例的报道包括了最初的分类系统：复杂型偏身肥大，累及半侧躯体至少包含一侧上肢和下肢（图 17.1~ 图 17.4）；简单型偏身肥大仅涉及一个肢体和面部，可累及一侧的面部。Biesecker 描述了偏身肥大和 Proteus 综合征的差异，并将偏身肥大定义为静态型或缓慢进展型的多发脂肪瘤[2]。HEMI-3 型是偏身肥大的一个亚型，表现为偏身感觉障碍，偏身反射消失和脊柱侧弯。骨骼增宽但不增长，面部不受累[3]。受累部位的肌肉增生肥大。

病因 细胞遗传学的基因定位于 11p15。

临床表现 患者软组织和骨骼结构的增大范围超过身体的一半。一个或多个肢体和面部可能受累。受累部位在儿童早期加速增长并成比例进展，不同于 Proteus 综合征的快速进

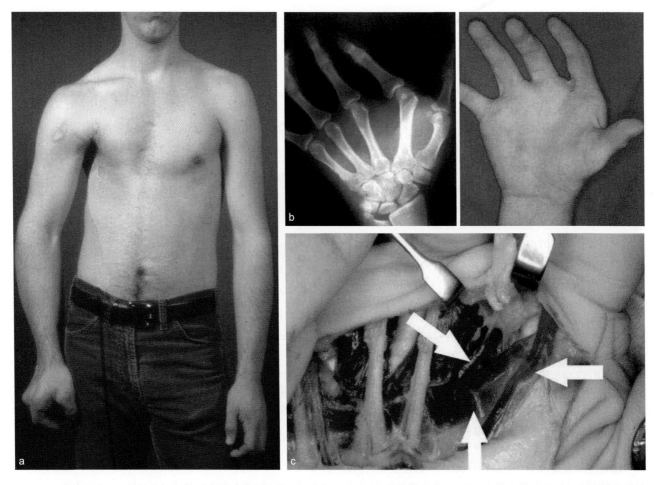

图 17.1 偏身肥大。a. 男性少年患者，右侧半身典型性软组织增大。生后不久切除异常增生的脂肪和淋巴管畸形。肩、肘和腕的活动受限明显。b. 7 岁时，逐渐出现右手掌增宽和手指尺偏。掌指关节屈曲挛缩进展，并且掌指关节的尺偏无法被动纠正。c. 可见具有返祖特征的多发的手内在肌沿示指分布。这些异常分布的内在肌肉分别止于伸肌腱装置、近节指骨远端尺侧和屈肌腱鞘，并造成手指屈曲挛缩。掌骨间隙中内在肌肉的增加加剧了手掌的增宽和手指的尺偏。示指的尺偏要比其他手指轻

展。出生时即可发现该异常，发病率为 1/86 000 新生儿。约 20% 的患儿存在轻度至中度的智力发育迟滞。

全身肌肉骨骼　通常累及半侧躯干和同侧上肢，同侧下肢和足部可能不受累。面部可能单独累及。

上肢　手部和上肢的偏身肥大少见，并且没有文献具体描述偏身肥大时手部的具体特征。手部受累的程度不同，从形态正常、腕部增大，直至手部巨大。手部的畸形包括掌横弓变平，中、环、小屈曲挛缩，示指挛缩程度较轻，拇指掌指关节挛缩可能伴有尺偏。第一掌骨短缩，拇指序列过度外展。探查可见掌腱膜层次中存在大量的肌肉，呈返祖现象。掌短肌往往肥大（图 17.5），其他内在肌肉也呈纵行和斜行分布。患儿的屈指浅肌较正常人群肥大数倍，随着成长，屈肌的张力逐渐增高，导致手指屈曲挛缩加重。早期神经功能正常，但可能出现腕管综合征。关节挛缩常由于外在和内在因素造成，不适合单纯夹板治疗。

畸形的自然病程通常在青春期生长发育的快速期迅速进展，表现为腕关节过伸和掌指关节屈曲（图 17.1）。手内在肌紧张，手指尺偏加重，腱帽和矢状束的稳定作用减弱，伸指肌腱在掌骨头处发生尺侧滑脱。掌骨头关节面平坦。示指尺偏的严重程度较中、环、小指轻。肌腱平衡和松解手术的效果较截骨矫形手术更难预测。

患者患侧和健侧的胸壁及上肢可有淋巴管畸形（LMs）（图 17.1 和图 17.6）。过度生长和淋巴管畸形已经证实与 *PIK3CA* 基因相关。

下肢　偏身肥大可以发生在腿部和足部。

脊柱　脊柱存在侧凸，胸部、乳房和乳头位置的不对称。

颅面　偏身肥大患者于患侧颅面部可能存在异常表现。但上肢或下肢肥大的患者，颅面部不一定存在异常表现。

其他系统　患者可能伴发肾母细胞瘤，并且罹患胚胎性肿瘤的风险增高。

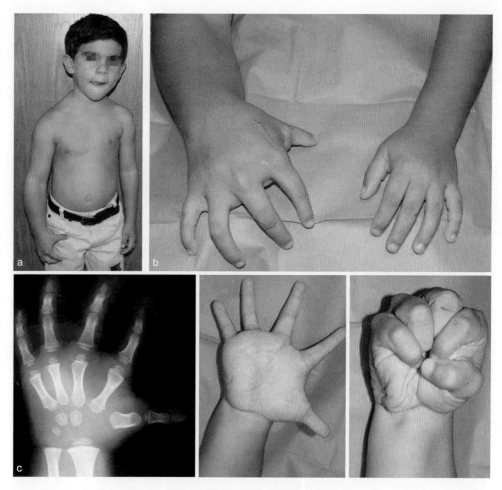

图 17.2　偏身肥大。a. 患儿童年早期，表现为右侧整个胸部和上肢的增大，无腋窝肿块。b. 体积增大的主要原因是软组织结构异常。c. X 线片显示第 1~3 掌骨间隙增宽和拇指的异常外展。尽管肥大，手指的屈伸功能正常

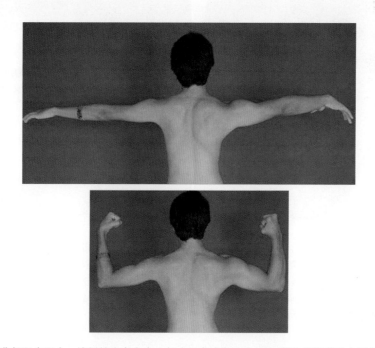

图 17.3　背部肌肉肥大。该男性患者在青少年成长高峰期阶段，臂后部和肩胛带肌肉肥大更加明显

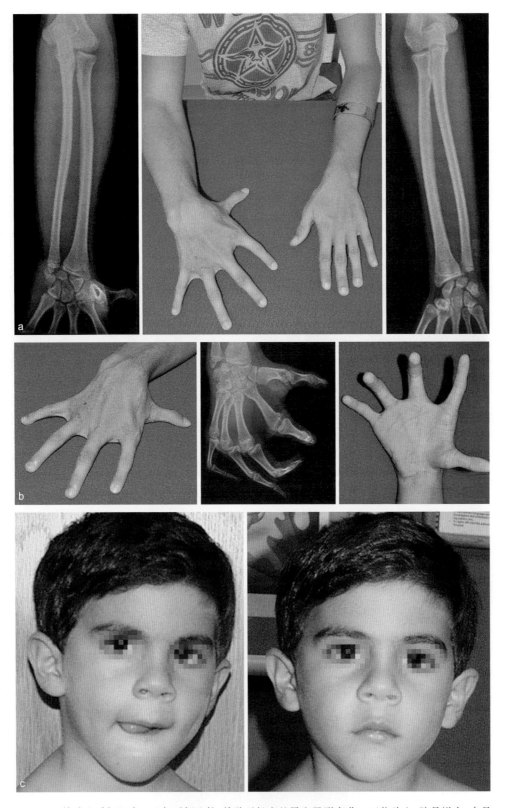

图 17.4 前臂和手部肥大。a. 与对侧比较,前臂无长度差异和弓形弯曲。正位片上,腕骨增大,舟骨呈典型的三角形,尺骨为中性变异。b. 手内在肌的增生导致掌骨头分离,手掌增宽且掌横弓变平。拇指序列相对于手部纵轴外展 90°,掌指关节过伸。其余手指细长,指蹼正常。c. 该患儿的面部虽然表现为右侧稍大,但标准的正面照片显示,在 3 个面部区域(上、中、下段)软组织比例基本正常,不同于通常所见的面部轻度不对称

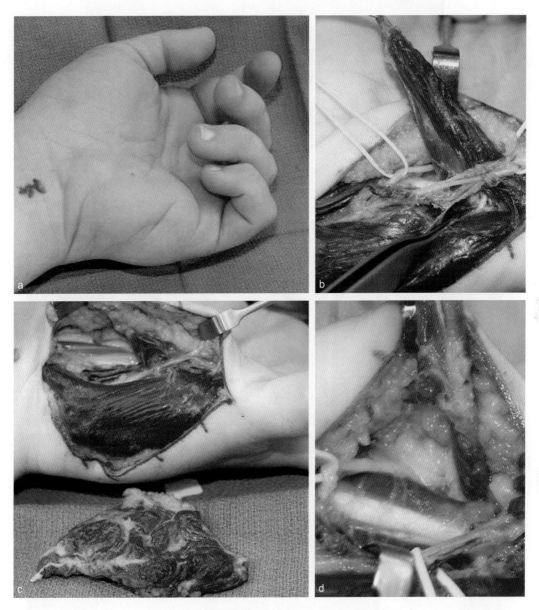

图 17.5　手内在肌肥大。a. 手掌纵弓正常，大鱼际增大，小鱼际肌也较正常明显增大。手掌尺侧缘皮肤表面形态不规则并存在皱褶。b. 切除肥大的掌短肌起点。c. 尺侧神经血管束背侧存在斜行的返祖的内在肌肉，其止点位于支持带鞘管、近节指骨和掌骨间韧带。d. 切除止于近节指骨尺侧的肌肉止点。这些肌肉破坏了正常的张力平衡，导致掌指关节屈曲挛缩

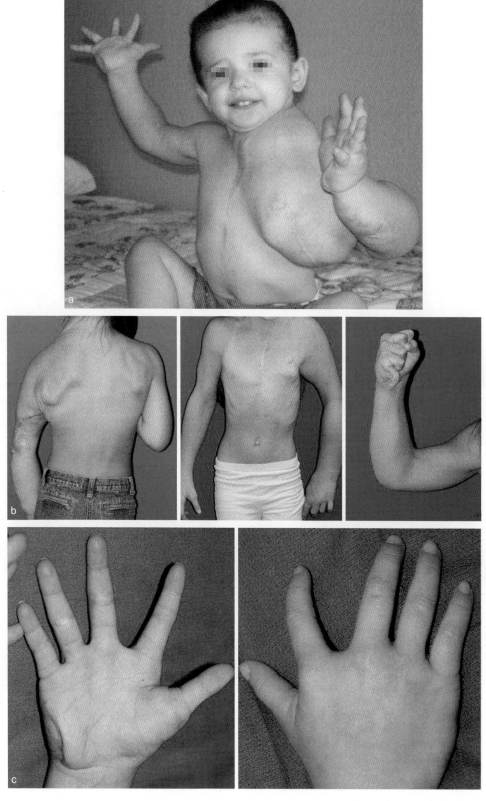

图 17.6 手部淋巴管畸形和偏身肥大。a. 女性患儿,18 个月,出生时发现左侧颈部和胸壁巨大的淋巴管瘤,微囊型淋巴管瘤混合不典型增生脂肪主要累及左手、腕部、前臂及上臂。右侧为与图 17.4 相似的手部偏身肥大表现。淋巴管瘤和肢体肥大部位分离出 *PIK3CA* 基因。b. 左肩下垂是由于肌麻痹以及之前的病灶切除术。右侧显示各部位的肌肉肥大。c. 手部增宽呈铲状,中、环、小指轻度尺偏。示指挛缩较轻。注意显著挛缩的小鱼际肌及肥大的掌短肌

参考文献

1. Hoyme HE, Seaver LH, Jones KL, et al. Isolated hemihyperplasia (hemihypertrophy): report of a prospective multicenter study of the incidence of neoplasia and review. Am J Med Genet. 1998;79:274-8.

2. Biesecker LG, Peters KF, Darling TN, et al. Clinical differentiation between Proteus syndrome and hemihyperplasia: description of a distinct form of hemihyperplasia. Am J Med Genet. 1998;79:311-8.

3. Nudleman K, Andermann E, Andermann F, et al. The hemi 3 syndrome: hemihypertrophy, hemihypaesthesia, hemiareflexia and scoliosis. Brain 1984;107:533-46.

Proteus 综合征

别称

Wiedemann 综合征

Elattoproteus 综合征

特征　特征性表现包括偏侧肢体肥大、皮下肿瘤、巨颅畸形、手部和足部的增大和色素痣。建议用缩写 MO 代表巨颅和肢体的过度增长。

背景　1983 年，德国儿科医生 Hans Rudolf Wiedemann 等[1]，在不知晓 Cohen 和 Hayden 的早期论文[2,3]的情况下，描述了一种新的综合征。病例为 4 个无关联的男孩，均表现为巨大手部或足部、色素痣、偏侧肥大、皮下肿瘤和巨颅。他们命名为 Proteus 综合征，用以描述患者的临床表现类似于希腊海神 Proteus，能够改变自己外形。1976 年，Temtamy 和 Rogers[4]也描述了类似的疾病。

该病可能造成令人恐惧的容貌，英国绅士 Joseph Merrick，被称为"象人"，他是 Proteus 综合征患者，而非神经纤维瘤病。1885 年，Patrick Treves[3]在其医学文献中详细介绍了临床表现，并转述 Joseph Merrick 的解释，即他的母亲在怀孕时被一个马戏团里的大象踢伤。该故事已被广泛传播，出版了两本书，多个出版物，甚至一部电影（图 17.7）。他作为一个"奇异的人"进行了多年的展览，死后他的骨骼被永久的陈列在伦敦皇家博物馆（图 17.7b）。他的面容成为奇形怪状畸形的代名词。其生前被诊断为神经纤维瘤病（NF），现在非常常见的一种诊断。根据在巨指章节中每种诊断的细节，应该有很大概率得到正确的诊断，但当时 Proteus 综合征很少为人所知，而神经纤维瘤病相对多见，与现在的情况类似。Cohen 认为当时做出这样的诊断有几个重要的原因[3,5]。首先，该病例具有明显的历史价值。其次，诊断神经纤维瘤病可减轻患者家庭的心理负担，减少下一代发生同样极端缺陷的恐惧。现在，Proteus 综合征和神经纤维瘤病都可以通过基因进行诊断。检查 Merrick 的脊柱会发现其改变更像是 Proteus 综合征，而非神经纤维瘤病。

病因　该综合征的发生与染色体 14q32.3 的 *AKT1* 基因嵌合体激活突变有关[6,7]。本病罕见，文献报道少于 200 例。

临床表现　大多数患儿在出生时可能表现为正常，仅

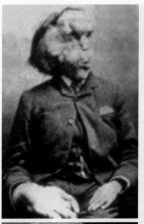
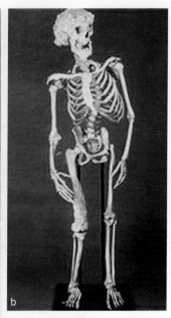
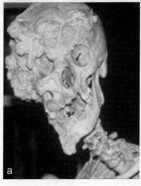

图 17.7　Proteus 综合征和 Joseph Merrick。a. Cohen[5]认为脑沟回样的面部肿物、特殊面容、胸壁不对称，同侧上肢和手受累等表现符合 Proteus 综合征，而非 Von Recklinghausen 病（神经纤维瘤）。尽管错误的诊断已经沿用了 1 个世纪。去除肿大的软组织后，整个右侧颅面部骨骼显著增生。骨骼上存在众多外生骨疣。b. 骨骼标本显示重度脊柱侧凸畸形和右股骨远端和上肢远端过度生长。（MD M. Michael Cohen）

少数在出生时有异常表现。其临床表现形式复杂多样，可累及多个系统，并伴有肢体的过度生长。该综合征的表现个体差异大，没有完全一致的肢体表现。查体可见手部或足部的过度生长，病灶可累及皮肤、结缔组织、神经、骨骼、肌肉、脂肪组织、血管和淋巴管。皮肤表现可用于对该病的诊断（图 17.8b）。患者容易发生肿瘤，并可能由于畸形血管造成致命的血栓栓塞。严重的过度生长和屈曲挛缩是影响患者肢体功能的主要原因[8-10]。

全身肌肉骨骼　皮肤的变化包括色素沉着和色素痣。可能伴发脂肪瘤、血管畸形，以及偏身肥大。与其他形式的过度生长相比，本病进展快速，导致肢体变形及毁容。本病可以局限于面或和/或四肢，也可以弥漫的累及整个胸部、骨盆和下肢。过度生长畸形通常随着患儿成长而加剧，特点是快速扩张。

上肢　本病的典型特征是不成比例的巨大上肢。拇指和手指不对称的过度生长（图 17.9a），来源于或邻近指间关节掌板的软骨性肿块。手掌或足底无毛发区域皮肤过度角化所形成的特征性外观，是 Proteu 综合征绝对的诊断指标[7,8]。皮肤科医生称之为结缔组织痣。可能伴发腕管综合征和其他的神经卡压。即便未行手术[5,7]，增厚的角化皮肤浅触觉和移动两

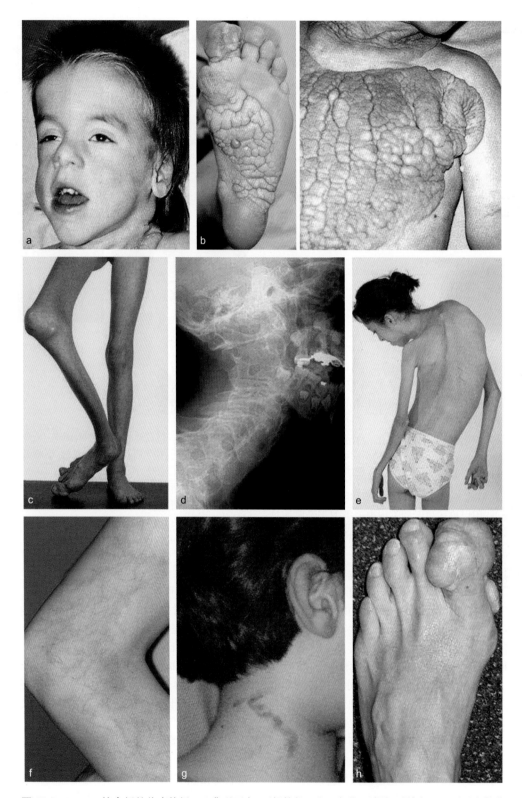

图 17.8 Proteus 综合征的临床特征。a. 典型面容：面部较长，开口畸形，面部相对前突。b. 无毛发部位及胸部的脑沟回状结缔组织痣。c. 进行性非对称肢体过度生长，累及关节间隙，皮质骨变薄。d. 颈椎发育异常，椎体不对称且过度生长。e. 脊柱侧凸。f. 静脉来源的血管畸形。g. 线状痣。h. 与骨骼过度生长相关的皮下肿块

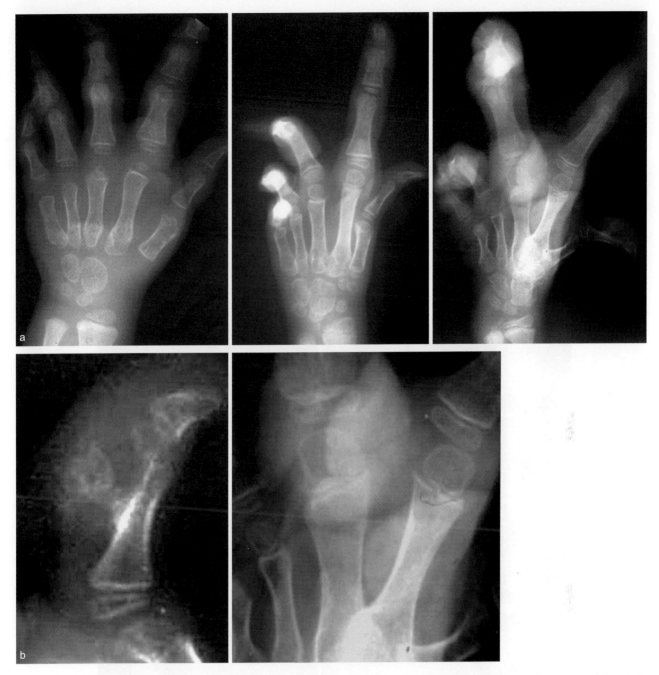

图 17.9 Proteus 综合征手部 X 线片。a. 分别在 5 岁、8 岁和 14 岁时，左手示指、中指、头状骨和钩骨不断的过度生长。示、中指逐渐出现活动受限和屈曲挛缩。b. 指腹软组织内钙化常见。过度生长表现在 3 个维度：长度、宽度和周径。所有骨骼和软组织结构均肥大。示指和中指的掌骨过度生长，但环、小指未累及

点辨别也会减退。皮肤肥厚和掌侧皮肤的脑沟回样改变造成手部功能障碍。

患指增长、成角、僵直，以及可移动肿块影响关节活动。骨质增生往往会延伸至关节腔。当一个或多个肢体受累时，继发的生长改变无任何特征。儿童早期软组织钙化不常见，但在青春期的生长发育高峰时很常见（图 17.9b）。指间关节增大与活动障碍有 3 个原因：软组织阻隔、软骨肿物和指间关节变形。指间关节变平，丧失弧形轮廓。继发关节退行性改变并非脂肪瘤型巨指那样显著。上述影像学改变通常可以区别于其他类型的骨质增生和滑膜软骨瘤病综合征。

腕骨和尺、桡骨可能受累，但更常见由于软组织肿块导致的肢体变形。骨骼的过度生长发生于 3 个维度，即长度，宽度和周长，并像面部畸形一样进展快速。受累的腕骨不成比例的增大导致其余结构的变形，无副腕骨。手部受累区域的腕骨会过度生长，但并不按照神经支配区域的模式。同样，桡骨和尺骨的近端部分也可能受累。上述管状骨的骺板可能出现不对称的受累表现。无腕骨融合，除非由于炎症发生自发融合。上臂和前臂常存在软组织、肌肉的发育不良和活动受限。管状骨的皮质较薄。锁骨和肩关节常常发育不全（图 17.7b）。

下肢 巨大的下肢和足部是偏身肥大的一部分。足部皮

肤病变多见于足底,而足背皮肤并未累及,或仅部分受累(图17.10)。皮肤的病变可与大的皮下结节相连。骨盆、髋关节、股骨、胫骨、腓骨可能单独或共同参与过度生长。部分患者生长发育停止后仍存在过度生长。

脊柱　脊柱侧凸发生在颈椎、胸椎和腰椎,严重程度差异较大。成年后,脊柱畸形可能导致严重的外源性肺损伤。盆腔和下肢变形会加重原有的脊柱畸形。

颅面　巨颅畸形多累及所有的颅面部骨骼,包括下颌骨都可能发生骨质增生,并造成耳聋和失明。不同类型的骨质增生能够产生异常的骨性凸起和软组织钙化(图17.8a)。眼

球表层的皮样囊肿非常常见。面部畸形多为进展性,特征性表现为面部较长、睑裂下斜、下颌前突、开口畸形、低鼻梁和鼻翼前倾。一旦皮肤受累,会加重面部发育的不对称,导致面部外观变得更为突出。然而,大多数儿童和成人患者并没有面部显著的皮肤病变。

其他系统　成年后,内脏畸形和恶性肿瘤可能包括卵巢瘤和脑膜瘤。脾肿大既往也有报道[3]。癫痫发作,智力残疾和脑畸形也存在相关报告。

1998年3月,国家卫生研究院的研讨会制定了该病的诊断标准[11]。标准包括通用标准和特殊标准。通用标准是必

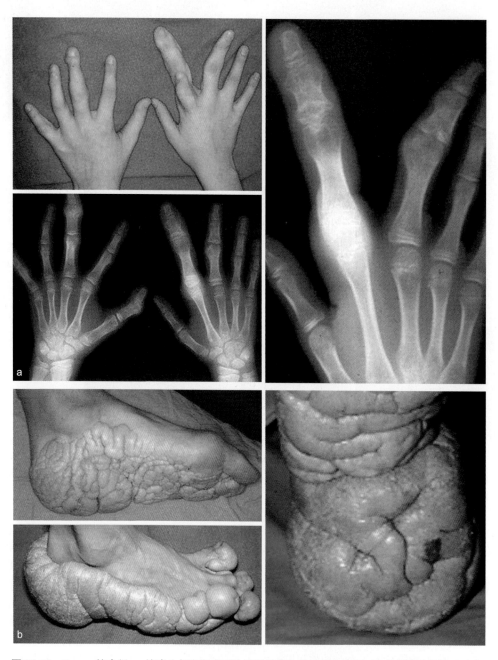

图17.10　Proteus综合征。a.该青少年患者表现为进行性增大的示指和中指。注意受累手指并不对称。右手示指序列全部受累增大,右环指和左示指只是部分累及。右手示指背侧皮下存在硬纤维性肿块。b.双足从幼儿期患病,类似"鹿皮鞋足"。浸渍、溃疡、感染和恶臭的气味非常明显。仅足部表现即可诊断Proteus综合征。该女性患儿后来出现卵巢囊腺瘤和右侧乳房过度肥大

须满足的,特殊标准分为 A、B 或 C 三类。A 类特殊标准满足一条可以确诊为 Proteus 综合征,B 类需满足两条,C 类需满足三条也可以确诊。

参考文献

1. Wiedemann H-R, Burgio GR, Aldenhoff P, et al. The Proteus syndrome: partial gigantism of the hands and/or feet, nevi, hemihypertrophy, subcutaneous tumors, macrocephaly or other skull anomalies and possible accelerated growth and visceral affections. Europ J Pediat. 1983;140:5-12.

2. Cohen MM Jr Hayden PW. A newly recognized hamartomatous syndrome. New York: Alan R. Liss Inc, The National Foundation-March of Dimes BD: OAS XV (5B): 291-296, 1979

3. Cohen MM Jr. The elephant man did not have neurofibromatosis. Proc Greenwood Gen Ctr. 1987;6:187-92.

4. Temtamy S, Rogers J. Macrodactyly, hemihypertrophy, and connective tissue nevi: Report of a new syndrome and review of the literature. J Pediat. 1976;89(6):924-7.

5. Cohen MM Jr. Understanding proteus syndrome, unmasking the elephant man, and stemming elephant fever. Neurofibromatosis. 1988; 1:260-80.

6. OMIM # 176920 Online Mendelian Inheritance in Man. Johns Hopkins University. 2007. http://www.omim.org/. Accessed 2013.

7. Lindhurst MJ, Sapp JC, Teer JK, et al. A mosaic activating mutation in AKT1 associated with the proteus syndrome. N Engl J Med. 2011;365 (7):611-619.

8. Upton J Ⅲ. Failure of differentiation and overgrowth. In: Mathes S, editor. Mathes S, Hentz V, editors. Plastic surgery, vol 8. Saunders Elsevier; 2006. p. 265-322.

9. Clark R, Donnai D, Rogers J, et al. Proteus syndrome: An expanded phenotype. Am J Med Genet. 1987;27:99-117.

10. Vaughn R, Selinger AD, Howell CG, et al. Proteus syndrome: diagnosis and surgical management. J Pediatr Surg. 1993;28:5-10.

11. Biesecker LG, Happle R, Mulliken JB, et al. Proteus syndrome: diagnostic criteria, differential diagnosis, and patient evaluation. Am J Med Genet. 1999;84:389-95.

McCune-Albright 综合征

别称

MAS

Albright 病

麦 - 奥二氏综合征

多发性骨纤维发育不良（PFD）

特征　三大特征:骨骼损害、性早熟和牛奶咖啡斑。

背景　1938 年,Lichtenste 提出了骨纤维发育不良,表现为骨骼发育不良,髓腔被纤维组织替代[1]。病灶可能累及一个或多个骨骼,表现为单发性或多发性骨纤维发育不

良[2]。此后,Donovan McCune(图 17.11a)和 Fuller Albright(图 17.11b) 发现部分多发性骨纤维发育不良的患儿存在异常的色素沉着(牛奶咖啡斑)、内分泌异常、甲状腺功能亢进,因此,他们详细描述阐述了该综合征,并以他们的名字命名[3,4]。

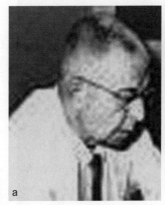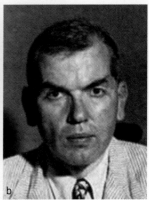

图 17.11　a. Donovan McCune(1902—1976)。b. Fuller Albright(1900—1969)

病因　胚胎早期合子体在 *GNAS1* 基因发生突变,特别是位于 cAMP 调节蛋白 Gsα 的突变[5]。突变的方式为嵌入(仅累及病变组织的细胞)

临床表现　该病罕见,患病率估计为 1/100 000 至 1/1 000 000,通常表现为三大特征中的 2 项或 3 项(图 17.12)。受累骨骼可以变得很大,患者表现为疼痛、病理性骨折,以及脊柱、面部和下肢的畸形。上肢受累较少。最常见受累的骨骼包括:上颌骨、下颌骨、股骨和胫骨。X 线片表现为典型的毛玻璃外观,但确诊需要活检。单发病变(图 17.13)约是多发病变的 6 倍。诊断本病必须合并内分泌异常。许多内分泌异常在儿童后期表现明显,尤其是男性患儿的性早熟。肢体畸形在出生时和儿童期通常不明显。

虽然该病是一种少见的导致手部增大的疾患,但该病是上肢巨指常常需要鉴别的情况之一。全身骨骼均可受累,但主要发生在颅面部、脊椎和下肢。患儿多表现为颅面部的不对称和 / 或颅神经卡压。

上肢　上肢罕见,但既往有病例报道。单发病变中,远节和近节指骨偶有报道[6-9]。常见部位包括肱骨、桡骨和尺骨,骨质部分或全部被纤维组织替代(图 17.12)。受累骨骼表现为病理性骨折和局部包块。X 线片显示内源性膨胀性病灶伴发纤维组织充填,呈毛玻璃外观,膨胀性溶骨性病灶,以及皮质骨变薄。破坏性和侵蚀性的变化不占主导地位。

下肢　长骨可能受累,股骨可能表现为骨皮质变薄并且弯曲成角的牧羊拐畸形。

脊柱　存在脊柱侧弯和脊柱后凸畸形。

颅面　上颌骨、下颌骨、蝶骨和其他参与构成面部的骨骼最常受累。失明和耳聋可能是由于骨性结构膨胀生长造成一根或多根颅神经卡压,以及眼眶结构受压而引起。面部受累范围广,不对称常见(图 17.12)。

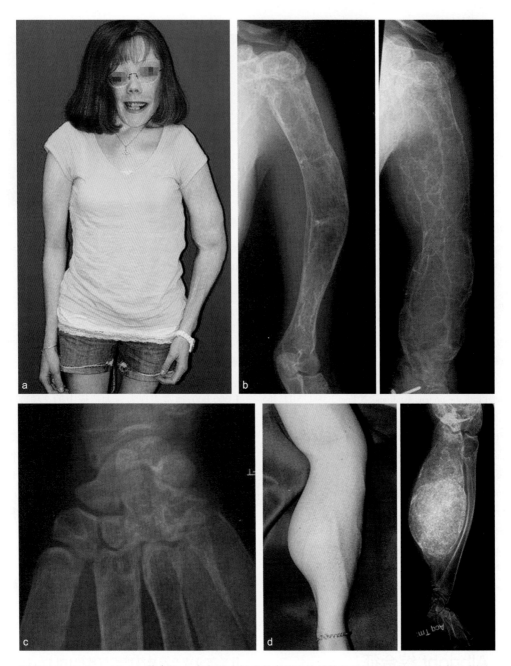

图 17.12　McCune Albright 综合征。a. 年轻的女性患儿表现出性早熟和面部不对称。她的右侧上颌骨、下颌骨和颞骨已经进行了多次手术以保护她的听力、视力和功能性咬合。b. 青少年期，她的左肱骨进展为 Shepard 畸形，X 线片显示髓腔完全受累，呈毛玻璃外观。皮质菲薄，可见多处细微的骨折。c. 同侧腕骨（月骨、三角骨和钩骨）受累，但少有骨破坏。d. 前臂尺侧肿物已经替代了正常的结构，压迫尺神经和正中神经，引起手外在屈肌的功能障碍

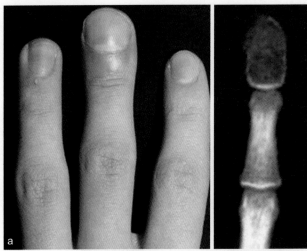

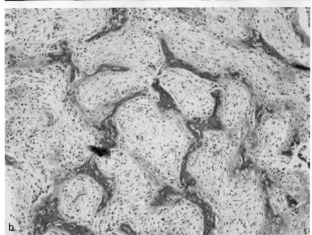

图 17.13 单发远节指骨的纤维结构不良。a. 中指远节指骨宽而长，呈匙状。X 线片显示局部呈膨胀、毛玻璃状改变，骨皮质扭曲，皮质变薄伴多发穿孔。b. 病理学检查显示骨组织被周围的致密的纤维间质[9]所替代

其他系统 内分泌异常包括性早熟、甲状腺功能亢进、甲状旁腺功能亢进、库欣综合征、肢端肥大症和高泌乳素血症。

参考文献

1. Lichtenstein L. Polyostotic fibrous dysplasia. Arch Surg. 1938;36:874-898.

2. McCune DJ, Bruch H. Progress in pediatrics: osteodystrophy fibrosa. Am J Dis Child. 1937;54:806-848.

3. Albright F, Scoville B, Sulkowitch HW. Syndrome characterized by osteitis fibrosa disseminata, areas of pigmentation, and a gonadal dysfunction: further observations including the report of two cases. Endocrinology. 1938;22:411-21.

4. Jaffe HL, Lichtenstein L. Fibrous dysplasia of bone. Arch Pathol. 1942; 33:777-816.

5. Bianco P, Riminucci M, Majolagbe A, et al. Mutations of the GNAS1 gene, stromal cell dysfunction, and osteomalacic changes in McCune-Albright fibrous dysplasia of bone. J Bone Miner Res. 2000;15:120-128.

6. Attard G, Zammit J, Sciberras C. Case of monostotic fibrous dysplasia in the hand. Malta Med J. 2002;14:45-46.

7. Hatanaka H. Monostotic fibrous dysplasia of the middle phalanx. Hand Surg. 2007;12:91-95.

8. Mailander P, Schaller E. Fibrous bone dysplasia of the proximal phalanx of the middle finger (Description of the disease picture based on a case report [in German]). Chirurg. 1986;57:109-110.

9. Borys D, Canter R, James M. Monostotic fibrous dysplasia of the distal phalanx: case report. J Hand Surg. 2010;35(8):1294-6.

脂肪增生型巨指综合征

别称

巨指

神经分布相关的巨指（NTOM）

脂肪纤维瘤型巨指

脂瘤性营养异常性巨大发育

特征 手和手指的过度生长，以及过多的脂肪组织增生。

背景 该型是外科医生最常见到的上肢过度生长的类型。Kelikian 认为造成手指偏斜通常与神经支配的范围相关[1]。然而也有报道认为，相同的情况下，手指偏斜与神经支配并无相关性[2-5]。

病因 体细胞内一种与过度生长相关的基因，*PIK3CA* 发生突变[6]。

临床表现 过度生长在出生后或出生不久即可出现，不伴有神经纤维瘤病典型的牛奶咖啡斑。文献报道男女比例为3：2，但我们的患者中女性略多。病例的外观各异，有的在出生时就非常明显（图 17.14）。正中神经感觉支配区最常受累，第 2、3 指序列最常见。严重的病例约占 10%，患儿增大的手指偏斜，合并关节活动受限。当手指两侧均受累时，手指无明显偏斜。多个手指受累比单一手指更常见。拇指和所有手指均过度生长时，常合并整个肢体过度生长。腕管综合征常见，尤其是老年患者（图 17.15）[2,4,5,7,8]。

Delaurenzi[9] 和 Barsky[2] 描述了两种类型的过度生长：静止型和进展型。但没有明确的生物学基础区别两种分型。静止型，出生时即可存在，受累部位与身体其他部位成比例生长。进展型中，部分病例在出生即有表现，2 岁后常生长变慢，手指或手部的增大不成比例（图 17.16）。该病在手指长度和周径上均存在过度生长，骨骼发育成熟后停止生长。在早期，很难区分静止型和进展型。随着患儿生长发育，出现骨关节增大和关节间隙改变，主动和被动活动均受影响。增长速度在早期很难预测。一些患儿软组织和骨骼不成比例的逐渐增长；而另一些患儿，在出生后的第一年，手指可能达到成人的长度。畸形的加剧主要由于过度生长和生长板受累，可能并不对称。过度生长可能造成任何平面的神经卡压[10-16]（图17.17）。严重的过度增长可能需要早期截肢。对于肢体的过度增生，存在多种容易混淆的术语，包括脂瘤性营养异常性发育、神经纤维性脂肪增多症和各种错构瘤等等。随着更多的

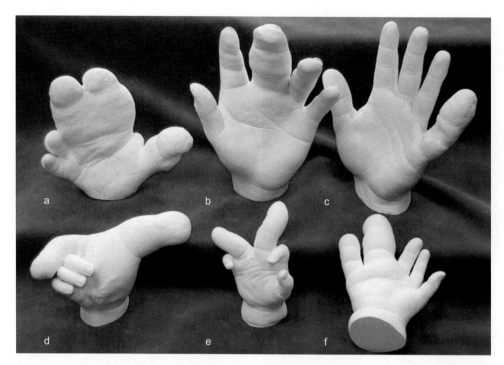

图 17.14　过度生长,6 个手部模型均为脂肪增生型过度生长。a.患儿表现为软组织和骨组织的过度生长,按照正中神经支配区域分布的巨指。并指预防了可能出现的示、中指偏斜。b.另一例巨指(NTOM)患儿,中指严重过度生长,第 2、3 手指间隙受累,示指尺侧和中指桡侧软组织轻度过度生长。发育异常的脂肪组织延伸至手掌远端。c.患儿双侧小指和小鱼际区域受累。d.男性患儿,1 岁,脂肪瘤型巨指,表现为明显的过度生长和偏斜。并未发现神经受累。患儿前臂、上臂和腋部有大量的脂肪堆积。e.NTOM 巨指的患儿,中、环指并指分离后,过度生长和偏斜逐渐加重。f.脂肪瘤型巨指患儿环、小指对称性增大,掌骨和所有指骨过度生长,但未发生偏斜

分子生物学研究和临床信息的采集[11-14,16-18],过度生长的疾患将会依据自然病程和生长模式进行更具体的分类[19]。

全身肌肉骨骼　该病的过度生长一般仅限于受累的肢体。虽然有超过一个以上肢体受累,但大多数情况下只累及一个肢体,而在 CLOVES 或 FAVA 综合征中,发育异常在四肢均可出现。手部和足部为最常受累部位。

上肢　上肢的任何部位均可能受累,可为单发或作为纵向或环行过度生长的一部分。发育异常的脂肪组织主要集中在皮下组织。脂肪组织可能通过腋窝弥漫增生到臂丛神经,但通常无臂丛神经压迫的症状。发育异常的脂肪可沿浅筋膜扩张,但很少向深部的肌肉蔓延。若存在明显的肌肉内受累,可能是由于其他的原因造成。多数情况下,患肢的前臂和手部功能良好。

拇指受累的特征性表现为拇指伸直外展,并可见大鱼际和腕部受累(图 17.16)。手指可一侧受累或双侧同时受累。若双侧对称性增大,则不会发生继发的骨骼偏斜(图 17.18)。仅累及一侧上臂或前臂的病例已有报道。骨骼过度生长部位可能早期发生骨关节炎(图 17.19)。而足趾移植到病灶部位则不会发生类似的退变。

过度生长的手部组织通常涉及所有组织成分,但脂肪和结缔组织层更为显著。这种发育异常的脂肪存在颜色差异,但包含正常脂肪组织中的所有成分,如 Cleland 和 Grayson 韧带,以及指腹部位的纤维索条,脂肪组织质地柔软,容易和相邻结构分离(图 17.20)。血管、肌腱、韧带和滑车等结构均正常,但体积增大。神经外膜和神经束膜可能受累,但术前很难区分。术中鉴别容易,除非之前手术存在明显瘢痕。压迫性神经病变常见,存在散发的神经脂肪浸润,但很难预测。许多患儿的神经组织并未受累,有些则表现为散发的脂肪浸润(图 17.21)。无毛发区域的皮肤表面随着时间的推移逐渐发生角化,并导致触觉功能逐渐减退。患者在青少年和成年人阶段,两点辨别觉降低,浅触觉消失。感觉功能还可能因为侵袭性的软组织和骨组织减容手术而丧失。受累区域皮肤角化增厚,经过这些区域的切口可能出现增生。

受累手指和手部的病理学表现特殊。可见大量不典型增生的脂肪,神经外膜和神经束膜出现纤维化。骨组织显示大量的破骨细胞和成骨细胞,并伴有骨重建加速的表现。动脉增粗,但肌层和内膜层均无增生表现。未行治疗的成人巨指患者通常表现为典型的血管功能不全和畏寒症状。结缔组织、韧带、肌腱和腱膜系统都伴随手部或手指成比例的增大。若不典型增生的脂肪组织超比例增大,则可能累及上肢的任何部分(图 17.22)。腋窝部位的增生通常伴有手部和腕关节水平的改变。桡骨发育不良罕见(图 17.23)。患肢可在早期出现退行性关节改变[20]。

下肢　下肢的受累形式与上肢相似,但相对少见。足踝部脂肪瘤性的过度生长通常会归类至 CLOVES、KT、或 PW 综合征中。

脊柱　脊柱后凸。

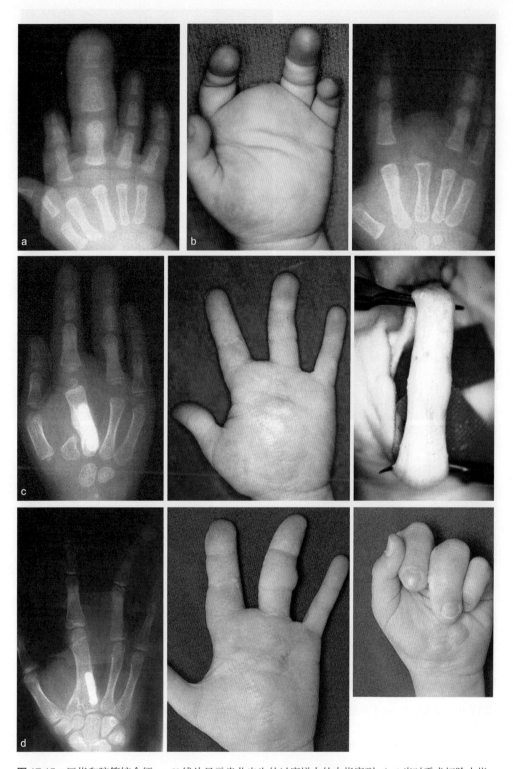

图 17.15 巨指和腕管综合征。a. X 线片显示患儿出生的过度增大的中指序列。b. 1 岁时手术切除中指。c. 2 年后将示指移位至中指。手掌肿块为增大的正中神经，可以看出两个部位明显受压（注意压痕）。d. 10 年后，手部的活动度仍保留。示指和环指中度增粗，皮肤软组织增厚。两点辨别觉 8mm，健侧为 5mm

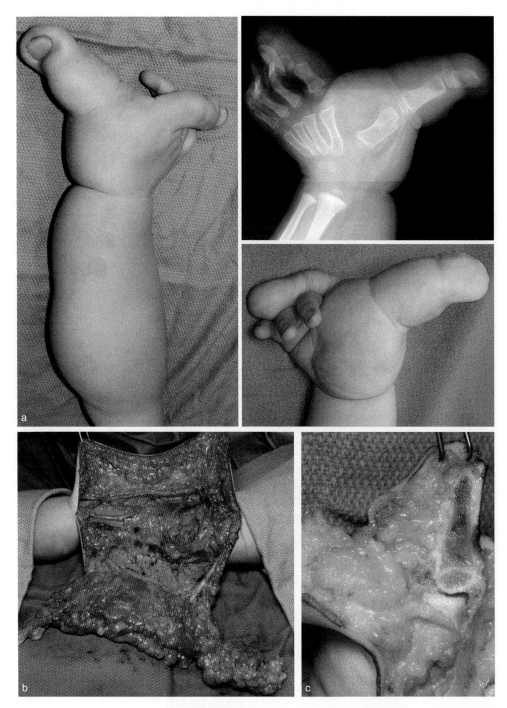

图 17.16 显著增大。a. 1 岁患儿,前臂、腕部和手部桡侧两列过度增大,骨骼的过度生长导致运动功能丧失。b. 异常的脂肪组织位于皮下。肘部的正中神经未累及。c. 从骨骼的断面可以看到,所有的骨骼结构均增大,关节面平坦。脂肪组织生长失控

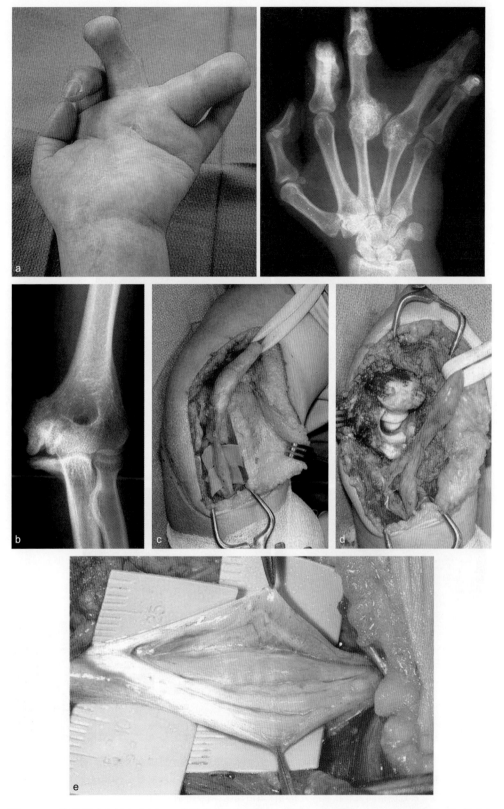

图 17.17　脂肪增生和神经卡压。a. 患者为成年女性移民，尽管已行减容手术，但仍存在畸形。注意过度生长区域的关节退行性改变和掌侧肿物。b. 肘内侧的局部增大导致继发性高位尺神经麻痹。c. 多个部位神经严重受压和增厚。d. 打开的关节间隙可见大量的骨赘。e. 神经松解时可见尺神经内神经束受压

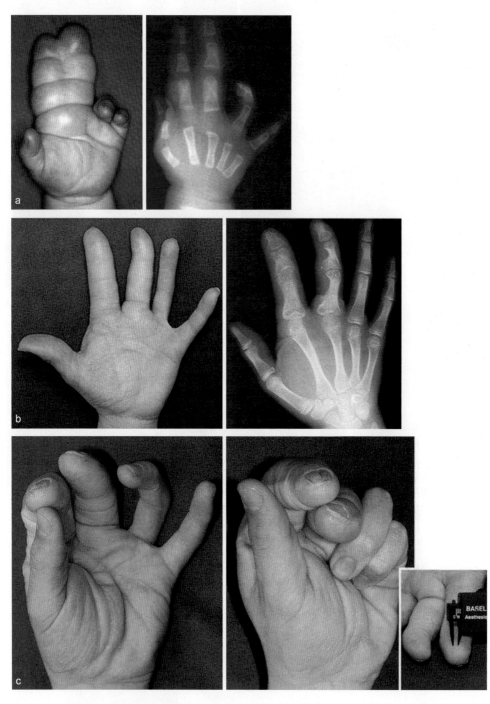

图 17.18　过度生长和并指。a. 受累手指伴有完全性简单型并指的外观和 X 线片。患儿同时合并正中神经在腕部卡压。b. 在后续的 20 年中,手指行减容术,并在适当的时候行骨骺融合。注意关节的退行性改变。c. 近侧指间关节和掌指关节均保留活动度,两点辨别觉 7.0mm

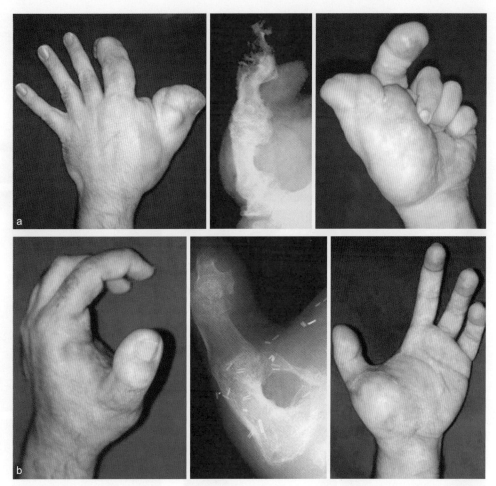

图 17.19　脂肪瘤型巨指和骨关节炎。a. 患者,28 岁,图书管理员。病变拇指和示指序列经过多次(> 10)减容手术,但效果欠佳。软组织仍然增大和硬化,拇指序列在 3 个水平均发生了严重的骨关节炎。b. 关节出现自发融合。治疗包括拇、示指切除以及第一拇指移植。45 岁时,转移的拇指出现骨赘

图 17.20　脂肪瘤型巨指的手指。a. 通过侧正中切口,可见致密浸润的不典型增生的脂肪和纤维组织。b. 有助于神经血管束的定位 Cleland 和 Grayson 韧带确实存在,但均已移位。分别显露指动脉、指固有神经和指神经背侧支。c. 远端更多的指神经节段受累,并未进一步处理

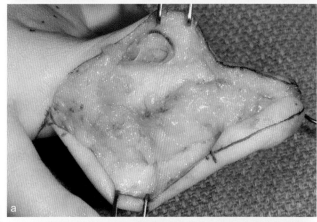

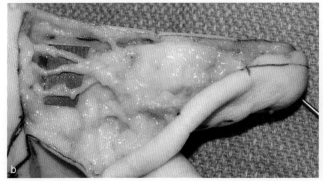

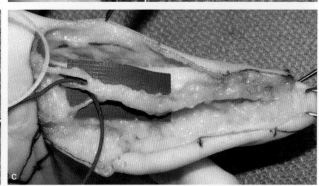

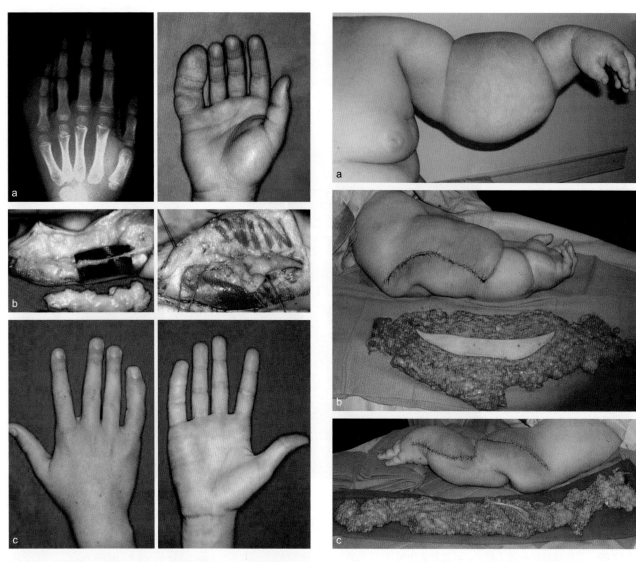

图 17.21 单发脂肪瘤型巨指的手指。a. 男性青少年患者，因手指增大被误诊为神经纤维瘤病。小鱼际区增大。软组织肿块导致运动受限。b. 减容手术中，神经血管束完全游离（左）。手掌内的尺神经严重浸润。注意肥厚的掌短肌纤维移位至垂直方向。下面可见完整的小指展肌。c. 18 年后，无明显复发，运动功能保留

图 17.22 巨大的脂肪瘤型过度生长。a. 男性患儿，9 岁，手部中度过度生长，左上肢严重过度生长，过度沉重并且外观臃肿的上肢困扰患者。b. 术中从上臂和前臂内侧切除脂肪组织。由于肢体周径过大，二期手术从上臂和前臂外侧切除了更多的脂肪组织

图 17.23 前臂脂肪瘤型过度生长和桡骨发育不良。a. 左前臂可见脂肪瘤型过度生长，合并腕关节桡偏。b. 该患者的 X 线片显示桡骨远端发育不良和尺、桡骨长度不匹配，手部和腕部桡偏

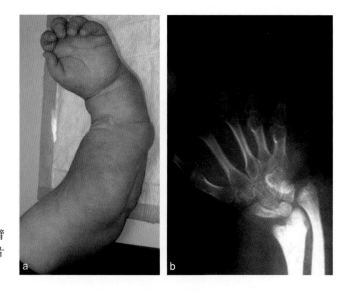

颅面　面部可有脂肪增多，但通常单发，并且与肢体肥大不相关。软组织和骨骼的生长方式可能类似于四肢，尤其是CLOVES综合征。

其他系统　可见肾母细胞瘤。

参考文献

1. Kelikian H. Congenital Deformities of the Hand and Forearm. Philadelphia；1974.

2. Barsky A. Macrodactyly. J Bone Joint Surg. 1967；49-A：1255-66.

3. Flatt A. The Care of Congenital Hand Anomalies. St. Louis：C.V. Mosby；1977.

4. Edgerton M，Tuerk D. Macrodactyly (digital gigantism)：Its nature and treatment. In：Littler J，Cramer L，Smith J，editors. Symposium on Reconstructive Hand Surgery，vol 9. St. Louis：CV Mosby Co；1974. p. 157-72.

5. Upton J. Congenital anomalies of the hand and forearm. McCarthy J，May JW Jr Littler JW. Plastic surgery，vol 8，The hand Part 2. Philadelphia：WB Saunders；1990.

6. Rios JJ，Paria N，Burns DK，et al. Somatic gain of function mutations in PIK3CA in patients with macrodactyly. Hum Mol. 22 (3)444-451 2013.

7. Dell P. Macrodactyly hand：congenital deformities of hand. 1985；1 (3)：511-24.

8. Wood V. Macrodactyly. J Iowa Med Soc. 1969；59：922-928.

9. DeLaurenzi V. Macrodattilia de Medio. Gior Med. Military1962；112：401-5.

10. El-Shami I. Congenital partial gigantism. Case report and review of literature. Surgery. 1969；65：683-8.

11. Johnson R，Bonfiglio M. Lipofibromatous hamartoma of the median nerve. J Bone Joint Surg. 1969；51A：984-90.

12. Frykman G，Wood V. Peripheral nerve hamartoma with macrodactyly in the hand：report of three cases and review of the literature. J Hand Surg. 1978；3：307-12.

13. Hueston J，Millray B. Macrodactyly associated with hamartoma of major peripheral nerves. Aust NZ J Surg. 1968；37：394-7.

14. Ranawat C，Arora M，et al. Neurodystrophia lipomatosa with carpal tunnel syndrome. J Bone Joint Surg. 1968；50 (A)：1242-4.

15. Tsuge K，Ikuta Y. Macrodactyly and fibrofatty proliferation of the median nerve. Hiroshima J Med Sci. 1973；22：83-100.

16. Ogino T. Macrodactyly. In：D Buck-Gramcko，editor. Congenital malformations of the hand and forearm，vol 1. London：Churchill Livingstone；1998；183-93.

17. Heiple K，Elmer R. Chondromatous hamartoma arising from the volar digital plates. J Bone Joint Surg. 1972；54 (A)：393-8.

18. Hensinger R，Rhyne D. Multiple enchondromatous hamartomas. Report of a case. J Bone Joint Surg. 1974；56 (A)：1068-70.

19. Carty MJ，Taghinia A，Upton J Ⅲ. Overgrowth conditions：a diagnostic and therapeutic conundrum. Hand Clin. 2009；25 (2)：229-45.

20. Upton J Ⅲ. Failure of differentiation and overgrowth. In：Mathes S，editor. Plastic surgery，Hentz V，vol 8. Saunders Elsevier；2006. p. 265-322.

Sotos 综合征

别称

巨脑畸形

染色体 5q35 缺失综合征

特征　肢端过度生长，手部和足部增生肥大，患者协调性差。建议的缩写是OP，即身体和四肢的过度生长（overgrowth）和认知或协调性差（poor）。

背景　Sotos 等[1]在 1964 年描述了 5 例患儿，临床表现为过快发育、骨龄提前、肢端肥大和智力发育迟滞的脑功能障碍，以及硬腭高拱和下巴突出。

病因　本病是常染色体显性遗传，由 NSD1 基因的突变或 5q35 区域缺失导致[2]。

临床表现　过度生长在出生前出现，并在出生的第 1 年持续快速的过度增长。常见的特征表现为协调能力差和智力低下[3]。可出现癫痫发作。发育迟缓随年龄增长有所改善。

全身肌肉骨骼　可见肌张力减退、皮肤皱褶过多和关节活动亢进[4]。

上肢　表现为手部和上肢成比例的过度生长（图 17.24）。已有指甲发育不良且易碎的报道[5]。

下肢　已有关节松弛合并先天性肌张力低下或淋巴水肿的报道，尤其是膝关节和踝关节[6]，并伴发扁平足[5]。

脊柱　既往有椎体异常报道[7]。

颅面　巨颅和粗糙面容，伴发前额突出、硬腭高拱，下巴突出和过大耳郭等均有报道，并且合并视神经萎缩[8]（图 17.24）。

其他系统　已有关于肠道错构瘤性息肉和阴茎黑色素

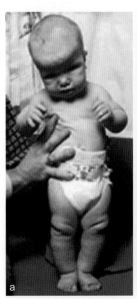
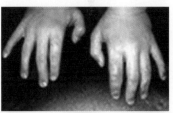
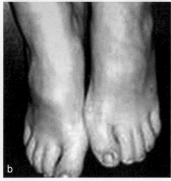

图 17.24　Sotos 综合征。a. Sotos 综合征婴儿，具有肢端肥大的特征、巨颅和前额突出的粗糙面容。b. 另一例 Sotos 综合征患者，手部和足部过度生长

斑点的报道[9]。此外,先天性心脏病、双肾缺如和隐睾症也有报道[7]。

参考文献

1. Sotos JF,Dodge PR,Muirhead,et al. Cerebral gigantism in childhood:a syndrome of excessively rapid growth with acromegalic features and a nonprogressive neurologic disorder. New Eng J Med. 1964;271:109-116.

2. OMIM # 117550 Online Mendelian Inheritance in Man. Johns Hopkins University. 2007. http://www.omim.org/. Accessed 2014.

3. Hook EB,Reynolds JW. Cerebral gigantism:endocrinological and clinical observations of six patients including a congenital giant,concordant monozygotic twins,and a child who achieved adult gigantic size. J Pediat. 1967;70:900-14.

4. Robertson SP,Bankier A. Sotos syndrome and cutis laxa. J Med Genet. 1999;36:51-56.

5. Jones K. Smith's recognizable patterns of human malformation. 6th ed. Philadelphia:Elsevier Saunders;2006 p. 163-7.

6. Opitz JM,Weaver DW,Reynolds JF Jr. The syndromes of Sotos and Weaver:reports and review. Am J Med Genet. 1998;79:294-304.

7. Fryssira H,Drossatou P,Sklavou R,et al. Two cases of Sotos syndrome with novel mutations of the NSD1 gene. Genet Counsel. 2010;21:53-9.

8. Scarpa P,Faggioli R,Voghenzi A. Familial Sotos syndrome:longitudinal study of two additional cases. Genet Counsel. 1994;5:155-9.

9. Ruvalcaba RHA,Myhre S,Smith D. Sotos syndrome with intestinal polyposis and pigmentary changes of the genitalia. Clin Genet. 1980;18:413-6.

分裂手是指手和手指的中央列发育不全的一系列畸形。这种少见的先天性手部畸形常常有奇特的临床表现，但具有足够功能(图18.1)。目前该疾病的分类和分型比较混乱。"分裂手"这个术语被广泛接受用于许多不同类型的中央列发育不全。很多术语被用来描述这些不寻常的手。这些包括："缺指畸形"，"龙虾爪手"，"蟹爪手"，"中心性发育不全"，"复杂分裂手"，"复杂分裂手/脚"，"复杂并指/分裂手"，以及"典型和非典型分裂手"。这些不同的名称导致在手外科文献中交流起来十分困难[1]。把这些先天畸形称为龙虾爪或蟹爪对儿童的父母是非常不尊重的。

儿科的、遗传学的和手外科的文献中广泛使用缺指畸形来描述。这个词的词源是希腊语(*ecktrosis* = 失败, *daktylos* = 手指)，它用于描述手指或脚趾的先天性缺如。这种缺如可发生在许多先天性异常中，但在文献中主要指的是分裂手畸形中的缺如。这个术语过去常被误用于描述手部短并指畸形。

由于本病的术语存在过度的混乱，使得交流困难。因此需要简要地回顾主要分类系统。早在1937年Lange[2]将分裂手分为两种类型，典型和非典型。这种分类现已不经常使用，因为非典型类型的分裂手现在分组在短并指畸形中。Sandzen[3]将其分成3型，其中短并指畸形作为2型。Lange非典型的和Sandzen的2型与典型的分裂手相比都是自然散

发和单侧受累，有U形裂口和未充分发育的肉赘。Blauth[4]在德国文献中将分裂手分为3组：①裂手合并发育不良；②裂手合并骨性融合；③裂手合并发育不良和骨性连接。Ogino[5]的更全面的分类包括分裂手、并指和多指畸形。在该分类中，骨性融合分级如下：S-0 = 无融合，S-1 = 远节指骨，S-2 = 中节指骨，S-3 = 近节指骨，S-4 = 掌骨。多指畸形的程度同样划分了等级：P-0 = 无，P-1 = 远节指骨，P-2 = 中节指骨，P-3 = 近节指骨，P-4 = 掌骨。最近，Manske和Halikis[6]认为手的功能比缺陷更为重要，根据虎口的形态进行分类，共分为5型[6]：I型，虎口正常；II型，虎口轻度狭窄；III型，并指指蹼；IV型，虎口融合；V型，虎口缺如。这种分类与手功能及手术适应证相关。Upton[1]将Manske分型的V型又增加为两种亚型：VA型表示桡侧列部分缺损，VB型表示桡侧列完全缺损(图18.2)。现在分裂手主要指典型分裂手。

中央型分裂手的最简单的识别方法是区分典型的分裂手和短并指畸形。前者通常是双侧的，具有遗传倾向，在形态上各不相同，足部可受累，并且是许多综合征的一部分。后者是单侧的，没有遗传因素，一般与综合征无关。短并指畸形仅出现在少数几个综合征，会在单独的章节概述。典型的分裂手有许多解剖学特征(图18.3)，而短并指畸形则没有。

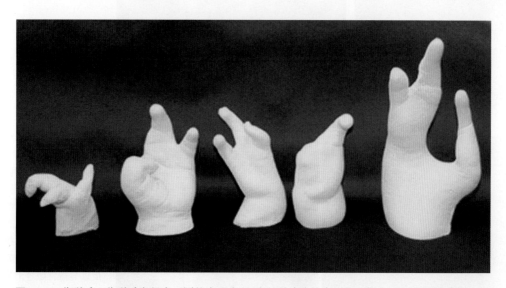

图18.1 分裂手。分裂手有很多不同的表型表现，有的是许多综合征的一部分，也有许多不是特定综合征的一部分。左边的两只手的模型是综合征的部分表现，而其他是散发的。单指手(左起第4个)是一种类型的分裂手，其桡侧4根手指完全未发育

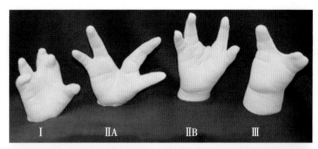

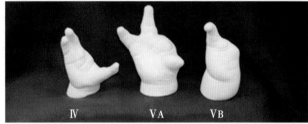

图 18.2　分裂手分型;这种根据虎口的分型更被手外科医师接受。依据虎口将手分为 5 种类型[6];Ⅰ型,虎口正常;ⅡA 型,轻度虎口狭窄;ⅡB 型,中度虎口狭窄;Ⅲ型,拇、示指完全或不全并指;Ⅳ型,示指列发育不良,虎口与裂口融合;VA 型表示拇指部分发育,VB 型表示拇指完全无发育

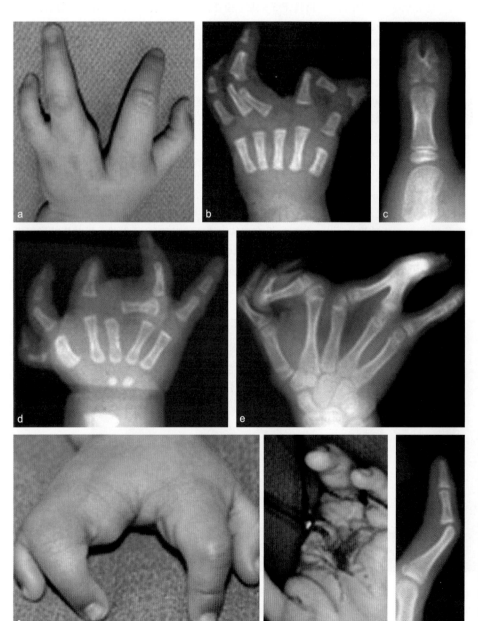

图 18.3　典型的分裂手的解剖学特征。a. 外观呈 V 形。b. 拇指示指并指在这个病例中的为完全复杂性并指,也可以是简单并指。c.桡侧多指发生在各个节段,该图可见远节指骨分叉。d. 本分裂手合并拇指多指,部分示指缺如,两列间存在横向指骨关节连接。e. 中环指近节指骨融合形成大手指。f. 缺如手指的肌肉肌腱附着于邻近手指导致过度屈曲,使分裂手呈屈曲状。g. 三指节拇指

分裂手的发病率从 4/100 000 到 1.4/100 不等。日本的大型登记数据表明分裂手是第五大最常见的先天性手部畸形[7]。Birch-Jensen 称发病率为 1/90 000[8]，而 Flatt[9] 在 2 758 例手部畸形中发现分裂手占 2.9%。以上数据难以解释，因为短并指可能被包括在一些报告中，并且这种描述可能包括多种多样的临床类型[10]。双侧分裂手和分裂足被认为是常染色体显性遗传。

德国文献[11]表明，分裂手是由顶端外胚层脊（apical ectodermal ridge，AER）的中心缺陷未发育引起的，而短并指是由骨形成中的原发间质不平衡引起。Maisels 的向心抑制理论[10]也得到了一些认同，这个理论描述了自手板中心部分开始的环周抑制。轻度抑制将导致没有骨骼畸形的简单中央软组织裂口。中度抑制导致桡侧纵列发育不全，包括桡侧列三个手指完全或部分发育不全。重度则尺侧列发育也会受到抑制，导致无指手。这种由桡侧向尺侧发展的发育抑制在更极端的情况下形成仅有第 5 指的单指手（图 18.2ⅤB）。相反，在严重的短并指畸形中，患者往往仅有拇指残余。

Ogino[12]研究了致畸剂的因素，通过 myleran（一种抗肿瘤药）作用在胚胎发育的各个阶段，能够在小鼠中产生所有见于人类的分裂手类型。在这些实验动物中也产生了并指和多指。这个重要的发现与临床上看到的许多变化相关。

少数分裂手是散发的，大多数患者表现为分裂手和分裂足，这种混合型被称为裂手裂足（split hand and split foot，SHSF）复合体。SHSF 复合体为常染色体显性遗传，具有可变的外显率，其中三分之二携带该基因的人有表型异常。染色体 3q.27 区域的异常在顶端外胚层嵴的中心部分的发育中起重要作用，具有这些畸形表现的各种 SHSF 综合征列举如下。

典型的分裂手表现为单侧或双侧的中部 V 形分裂。裂口深度可变，轻度无明显累及骨骼。手部第 3 列最常受累（图 18.4）。裂口旁常有并指和其他手指畸形。可累及单侧或双侧上肢，通常双侧累及足部时，表现为综合征的表现。严重时可有拇指示指并指或环小指并指畸形。2、3 列完全缺如导致分裂手呈 V 形。剩余正常的手指和拇指可能有发育不全，尤其当合并累及示指的完全并指时。残余的管状骨在裂口部位呈横向或交叉[13]。掌骨或指骨水平的骨性融合导致巨大指常见。早期 X 线显示有分节良好的关节，童年期软骨桥逐渐闭合。腕骨通常不受累，尺桡骨正常。通常，前臂和手的大小与健侧相同的，其发育不受影响，并且存在大鱼际、小鱼际和骨间肌。

软组织异常合并骨骼畸形。当掌骨缺如时，外侧屈伸肌腱在裂口基底部形成腱环。这在 Manske V 型桡侧列缺如的情况下常见（图 18.5）。当有部分骨骼缺失，肌腱附着到相邻的手指则造成近端指间关节的屈曲指畸形。

手的外观虽出奇的差，但功能通常令人相当满意。即 Flatt 所谓的"功能性的胜利和社交上的灾难"（见图 18.1）[9]。尽管儿童有明显的适应性，手的握紧和抓捏通常功能受损。

分裂手可合并严重的肌肉骨骼畸形和任何器官系统的畸形。最常见的是足畸形，通常比手少见，但裂口深度可以与手一样（图 18.6）。常见的下肢异常包括短股骨、胫骨缺损和分裂足。常见的上肢畸形包括短肱骨、肘关节骨性融合、尺骨缺如和翼状胬肉（图 18.7）。这些儿童疼痛和行走困难可以通过手术显著改变下肢的功能，而且手术可比同部位上肢早。

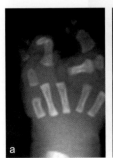
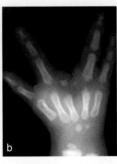
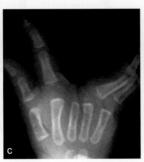
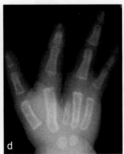
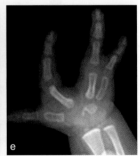

图 18.4　中心型分裂手 X 线片。第 3 列是分裂手最常见的受累部位。a. 中指缺如，3、4 列间由横向管状骨关节连接，组合的环指成为巨大指。b. 更明显的手部中心缺损的表现，中指仅剩较小残端。c. 中指列在本图仅能见到掌骨。此掌骨有内在肌附着。d. 裂口深至掌骨中部，并且可见发育不全的第三掌骨。e. 裂口深至腕骨水平，第三列完全缺如

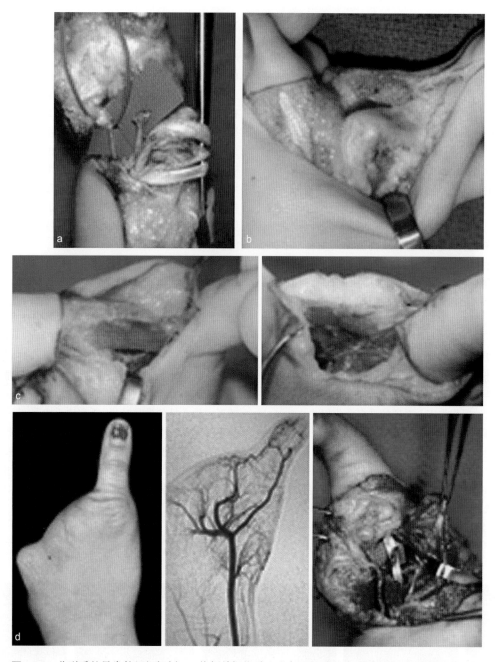

图18.5 分裂手的异常软组织解剖。a. 桡侧单拇指手正准备足趾移植术,掌侧屈肌腱包绕掌骨远侧残端并与背侧伸肌腱连接。使得肌腱在两个方向都能完美的不受阻碍。b. 邻近列来源的肌腱附着在第三掌骨顶端。c. 异常蚓状肌横跨虎口。d. 此单手指中,动脉畸形伴随骨骼发育不良。没有桡动脉,掌动脉弓的桡侧部分也缺失

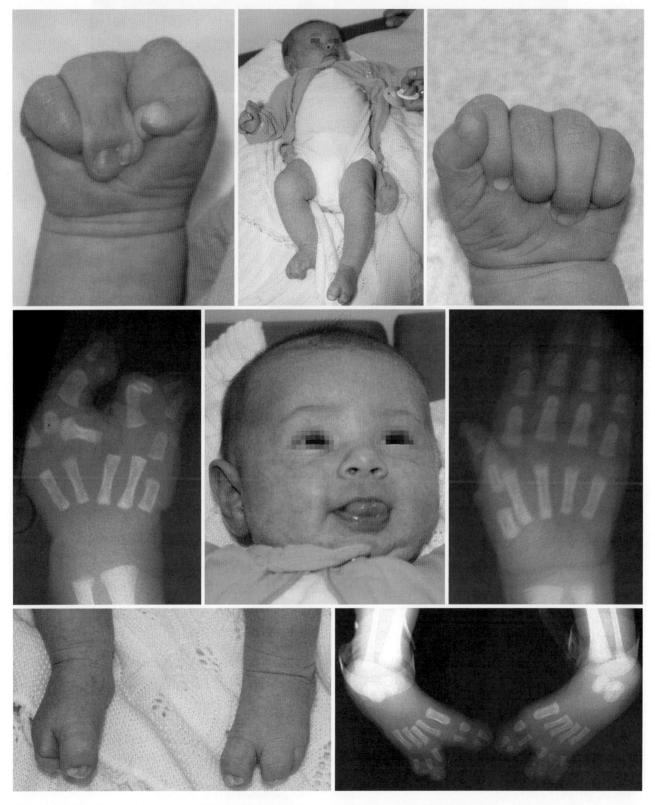

图18.6　典型的婴儿分裂手 / 足。这个婴儿表现单侧分裂手合并双侧分裂足。手部表现为Ⅲ型的拇示指的完全复杂性并指。可见环指位置的巨大指和中环指掌指关节处共同的指骨关节连接。对侧手正常。双足均为第 3 列部位的分裂。

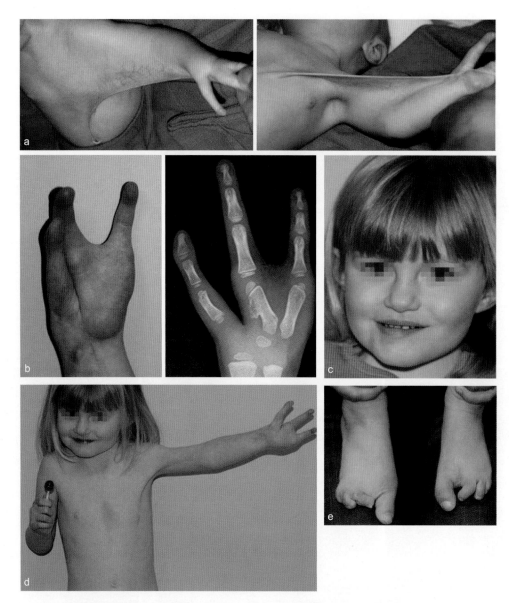

图 18.7 分裂手和翼状胬肉的患者。 a.该患儿单发的上肢翼状胬肉由腋窝延伸至腕部,有Ⅳ型分裂手,示指中指完全缺如。b.裂口深至腕掌关节,没有大鱼际肌。c.她的眼睛、皮肤、头发和牙齿均正常,面部骨骼正常,耳朵正常。d.手术重建后的外观。e.分裂足仅累及脚趾

参考文献

1. Upton J Ⅲ, Management of transverse and longitudinal deficiencies (Failure of formation). In: Mathes S, Hentz V, editors. Plastic Surgery, vol 8. The Hand and Upper Limp, part 2. Saunders Elsevier; 2006. p. 51-138.

2. Lange M. Grunds.täliches über die Beurteilung der Enstehung und Bewertung atypischer Hand- und Fußmissbildungen. Verh Dtsch Orthop Gessell. 1937; 66(S): 80-7.

3. Sandzen SJ. Classification and functional management of congenital central defect of the hand. Hand Clin. 1985; 1: 483-498.

4. Blauth W. Die operative Behandlung der angeborenen Fehlbildungen der Hand. Verh Dtsch Ges Orthop Traumat. 55th Congress Kassel Bücherei des Orthop. 1969; 3: 386-402.

5. Ogino T. Teratologic relationship between polydactyly, syndactyly and cleft hand. J Hand Surg. 1990; 15B: 201-9.

6. Manske PR, Halikis MN. Surgical classification of central deficiency according to the thumb web. J Hand Surg (Am). 1995; 20(4): 687-97.

7. Tsuge K, Ishil S, Ueba Y, et al. Report of the Japanese Society for Surgery of the Hand Committee on Congenital Malformation of the Hand. Ortho Surg (JPN). 1980; 31: 1959-1603.

8. Birch-Jensen A. Congenital deformities of the upper extremities. Odense: Andelsbog Trykkeriet; 1949.

9. Flatt A. The care of congenital hand anomalies. St. Louis: C.V. Mosby Co; 1977.

10. Maisels DO. Lobster-claw deformity of the hands and feet. Br Jour Plast Surg. 1970; 23: 269-82.

11. Müller W. Die angeborenen Fehlbildungen der menschlichen Hand.

Leipzig：Thieme；1937.

12. Ogino T. Teratologic relationship between polydactyly，syndactyly and cleft hand. J Hand Surg. 1990；15B：201-209.

13. Upton J. Simplicity and the treatment of the typical cleft hand. Handchir Mikrochir Plast Chir. 2004；36：152-60.

相关综合征
先天性缺指（趾）- 外胚叶发育不全 - 唇 / 腭裂（EEC）综合征
Goltz-Gorlin 综合征
Prader-Willi 综合征
VATERR 综合征
Cornelia de Lange 综合征
股骨 - 腓骨 - 尺骨综合征
Mobius 综合征
胫骨缺如缺指畸形综合征
胎儿乙内酰脲（苯妥英钠）综合征
Wolf-Hirschhorn 综合征
Silver-Russell 综合征
分裂手 / 足伴长骨缺如

EEC 综合征

别称

EEC1

缺趾 - 外胚层发育不全 - 唇腭裂综合征

先天性缺指（趾）- 外胚叶发育不全 - 唇 / 腭裂综合征

外胚层发育不良症

特征　一个或多个中心列指（趾）缺如，外胚层发育不良累及头发，牙齿，指甲，唇裂合并 / 不合并腭裂。缺指畸形作为通用术语指是手指中央列手指部分 / 完全缺失。建议缩写为 EEC 是指外胚层发育不良（ectodermal dysplasia）、唇腭裂（cleft lip-palate）和分裂手（cleft hand）。

背景　本综合征和 Roelfsema 和 Gulienetii[1] 在 1961 年报道的其中一个患者相同。在 1996 年 Roelfsema 和 Cobben[2] 分析报道了 230 例 EEC 病例。在 Rudiger 等[3] 的报道中首次使用该名字。其报道为一个女孩双侧面裂合并肢体畸形。

病因　本病为常染色体显性遗传，分为三型，1 型与染色体 7q11.2-q21.3 有关，2 型与 19 号染色体有关，3 型与 3 号染色体有关。

临床表现　患儿智力正常，Roelfsema 和 Cobben[2] 发现散发病例比家族性病例发病更严重。除了手足畸形，患者经常有少汗症。皮肤干燥经常伴局部的色素沉着，角化过度和湿疹（图 18.8）患者可能有眼部、上呼吸道和泌尿系统的反复感染，这仅仅是解剖异常引起的而不是因为免疫系统异常[4]。

上肢　上肢畸形除了中心型分裂手（84%）外，还有并指、多指、弯曲指和指甲发育不良[4,5]。分裂手的类型和受累列发

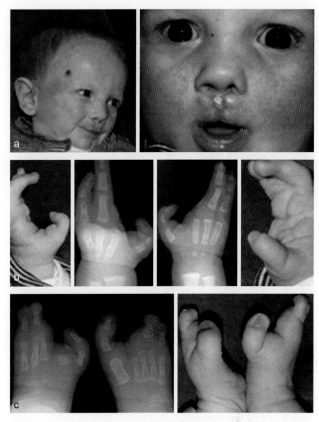

图 18.8　EEC 综合征。a. 这个年幼的 EEC 综合征患者有稀薄的睫毛和眉毛，稀疏的头发和与双侧唇裂（已修复）引起的上颌发育不全。他皮肤无汗，湿疹常需要治疗。因为唇裂为非完全性，所以他没有特征性的鼻翼扇动的扁平鼻。b. 双侧分裂手畸形合并拇指发育不良，指间关节屈曲，掌指关节不稳定，示指列缺如，环指 MP 屈曲挛缩和环指的不全并指。c 在两只脚第二趾位置上可见到类似的缺陷和裂口深度同示指的部位，他的脚在很早期便有症状

育异常的严重程度与其他综合征或分裂手类型并无相关。当手受累较重时，足部受累也严重。双侧上肢均可受累，畸形表现并不对称。三指节拇指和桡侧多指可发生在同侧肢体或不对称地发生在两个上肢。

少汗或无汗皮肤常见，但伤口愈合不受影响。指甲发育不良，甲板短而窄。横嵴是特征表现，甲沟炎和甲上皮炎经常发生。在 EEC 综合征病例报道的肢体畸形有巨大的表型变异[6]。在这个诊断分类中，没有主要发病的分裂手类型。

下肢　80% 报告的病例中分裂足合并缺趾畸形。文献关于缺趾畸形的描述与某些严重类型的分裂手畸形相似。此外，并趾、跗多趾和趾甲发育不良也常见。

颅面　68% 的病例中有唇裂合或不合并腭裂。分裂手患者不一定都有面裂，但是在唇腭裂家谱中通常存在家族史（图 18.9）。眼部异常常导致畏光和异常流泪。包括泪道异常如泪点闭锁、复发性泪囊炎、眼睑炎、睑板腺炎和角膜炎。若 Stinson 管缺失会伴口干。患者内耳发育异常，导致听觉丧失、低位、后旋转的小耳畸形。牙齿异常可以包括部分无齿或少齿症。牙齿发育小，缺失，缺少釉质，并容易龋齿。患者也可

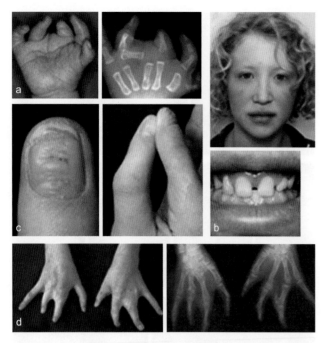

图 18.9 EEC 综合征。a. 该 EEC 患者的特别异常的手部畸形包含：V 型拇指多指，三指节拇指，示指远端缺如，中指列位置有裂口，中环指列间管状骨骑跨连接掌指关节，无名指屈曲畸形，小指轻度桡侧倾斜。b. 她的头发金色稀疏，睫毛薄。她的母亲和一个兄弟有类似唇裂的畸形。她的恒牙很小，容易龋齿。c. 指甲细长，狭窄，具有凹坑和横向皱襞。掌内肌缺少神经支配导致拇指示指捏指功能受限。d. 双手均受累。她接受过多次手术矫正，这张照片显示了她 12 岁时在许多钢琴比赛中获奖后的临床外观和 X 线。注意，右拇指的多指已经横向转移为示指远端的自由皮瓣

有上颌发育不全、颧骨发育不全、人中短和宽鼻尖[4-6]。头发通常是浅金色，非常稀疏，特别是在头皮区域。睫毛很薄，会阴部和腋部毛发稀疏。少汗症常见。

其他系统　约一半报告病例中存在泌尿生殖系统异常。这些包括小阴茎、巨型输尿管、肾盂输尿管重复畸形、膀胱输尿管反流、输尿管疝、肾脏发育异常、肾积水和肛门闭锁[7]。

参考文献

1. Rosselli D, Gulienetti R. Ectodermal dysplasia. Brit J Plast Surg.1961; 14:190-204.

2. Roelfsema NM, Cobben JM. The EEC syndrome:a literature study.Clin Dysmorphol. 1996 Apr;5(2):115-27.

3. Rudiger P, Haase W, Passarge E. Association of ectrodactyly, ectodermal dysplasia and cleft lip and palate. Am J Dis Child 1970; 120:160-163.

4. OMIM # 129900. Online Mendelian Inheritance in Man. Johns Hopkins University. 2007. http://www.omim.org/. Accessed 2014.

5. Jones K. Smith's recognizable patterns of human malformation. 6th ed. Philadelphia:Elsevier Saunders;2006. p. 330-1.

6. Bigatà X, Bielsa I, Artigas M, et al. The ectrodactyly-ectodermal dysplasia-

clefting syndrome(EEC):report of five cases. Pediatr Dermatol.2003 Mar-Apr;20(2):113-8.

7. Nardi AC, Ferreira U, Netto NR Jr, et al. Urinary tract involvement in EEC syndrome:a clinical study in 25 Brazilian patients. Am J Med Genet. 1992;44:803-6.

Goltz-Gorlin（局灶性真皮）综合征

别称
Goltz-Gorlin 综合征
局灶性真皮发育不全（FDH）

特点　皮肤、手和牙齿受累，表现为局灶性真皮发育不全、皮肤异色症、分裂手和牙齿异常。

背景　1962 年，Goltz 及其同事 Gorlin 等[1]首次描述了该病，之后 Gorlin 等[2]发表了另外一篇报道。因此，称为 Goltz-Gorlin 综合征。此后，出现了许多报道。

病因　许多病例是偶发性的，但 X 连锁显性遗传是由于在 Xp11.23 位点 PORCN 基因突变导致。

临床表现　该病女性多见，但存在父传女（图 18.10）。患者出生时即有皮肤表现，包括萎缩和线性色素沉着，以及真皮缺陷导致的脂肪疝。可能有毛细血管扩张和萎缩性红斑。可有多发的黏膜或皮肤的乳头状瘤，尤其于会阴、外阴和肛周区域。头发稀疏、脆弱易脱发。可有智力障碍，但无明显的神经系统病变。

全身肌肉骨骼　身材矮小，上肢和下肢可不对称行受累，主要累及手和足。

上肢　手部畸形有缺指畸形、分裂手、并指畸形、发育不良、多指和屈曲指畸形[3-8]。手部畸形双侧不对称。分裂手和并指是最常见的。分裂手是特征性的，裂口通常不贯穿第三列。少见病例中，裂口穿过第 4 列且多数有桡侧手指不发育。可有 2 个手指的手（图 18.11）。分裂手裂口的两侧均会出现屈曲指畸形和严重的屈曲挛缩。指甲发育不良常见，偶见锁骨发育不良[3,4]。指甲常有发育不良的横纹。文献报道了许多缺指和少指畸形，这意味着手指在手部各个平面都有横向缺失。许多患儿手外科医生诊断为短并指畸形或典型的分裂手。裂口主要在第三列，相邻列手指可能有并指，裂口没有任何特定一致的表现。指尖通常是尖细和萎缩。

下肢　包括并趾和分裂足（图 18.10、图 18.11 和图 18.13）。

脊柱　可有因椎体异常引起的脊柱侧凸[5]和胸骨分裂。

颅面　面部偏侧肥大，狭鼻梁，低位耳和尖下巴（图 18.12）。眼部表现包括虹膜囊肿，斜视和小眼畸形。喉乳头瘤常见。牙齿异常包括牙釉质发育不全、牙齿咬合不正及下颌前突。小眼畸形常见，通常伴有晶状体或视网膜异常。

其他系统　患者可能有肺和肺静脉发育不全。心脏畸形包括先天性心脏缺陷和异位心。可见肾囊肿、马蹄肾、双角子宫和肾异位[9]。外耳道小，常伴混合性听力障碍。皮损多见。经常有线性或网状色素沉着和色素减退斑。局限性皮肤和脂肪萎缩常见。毛细血管扩张常见。腋窝，脐周，腹股沟和生殖器区域内的乳头状瘤常见。头发稀疏，脱发常见。白种人儿童总是金发，发质脆弱并有片状脱发。指甲发育不良呈勺形，

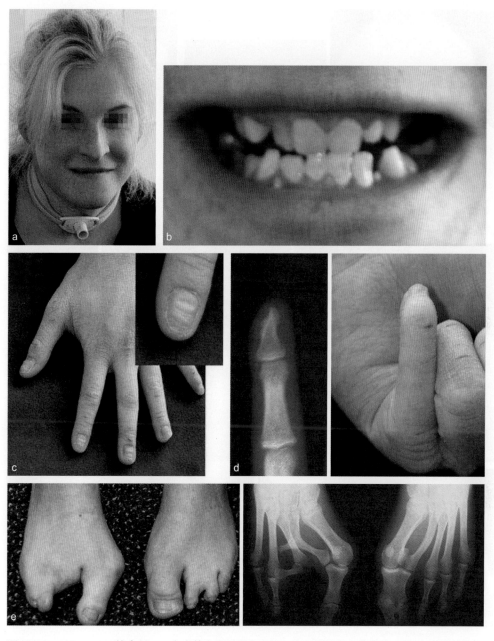

图 18.10 Goltz-Gorlin 综合征。a. 大多数患者是金发女性。由于持续的气管软化,需行永久性气管造口术。b. 牙齿咬合不全常见,牙齿萌出延迟,牙齿通常较薄,尖锐,缺乏牙釉质。注意门牙的缺口。c. 手指细长呈锥形,指甲小、发育不良伴有横向皱襞。d. 第 5 指远节指骨尖细,指甲非常小。指间关节僵硬是继发的。e. 右侧严重的分裂足,裂口在第二和第三跖骨间,第四和第五脚趾为完全性并趾。左足姆趾和第二足趾侧方骨性融合

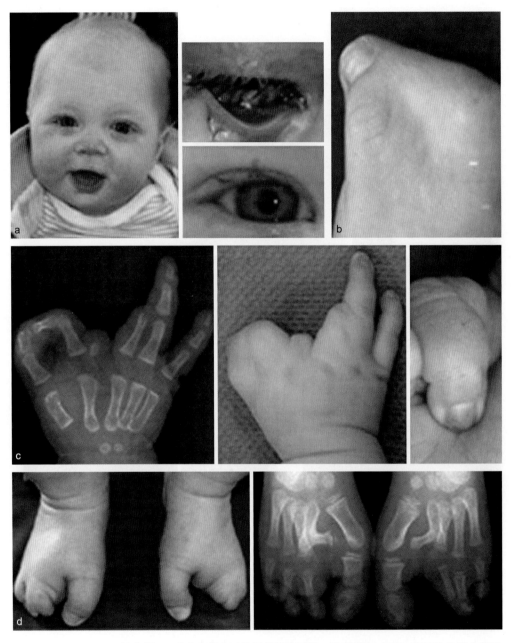

图 18.11   Goltz-Gorlin 综合征。a. 这个女婴有天使般幸福的圆脸。睫毛稀疏,由于狭窄导致的泪小管堵塞。b. 虎口位置有一个完全性复杂并指。小而融合有横脊的指甲是该婴儿的特征性诊断标志。c. 右侧典型的分裂手表现为中央列缺失、侧方骨性融合和并指。注意指甲缺陷和环指有部分功能。d. 双足存在相似的裂口

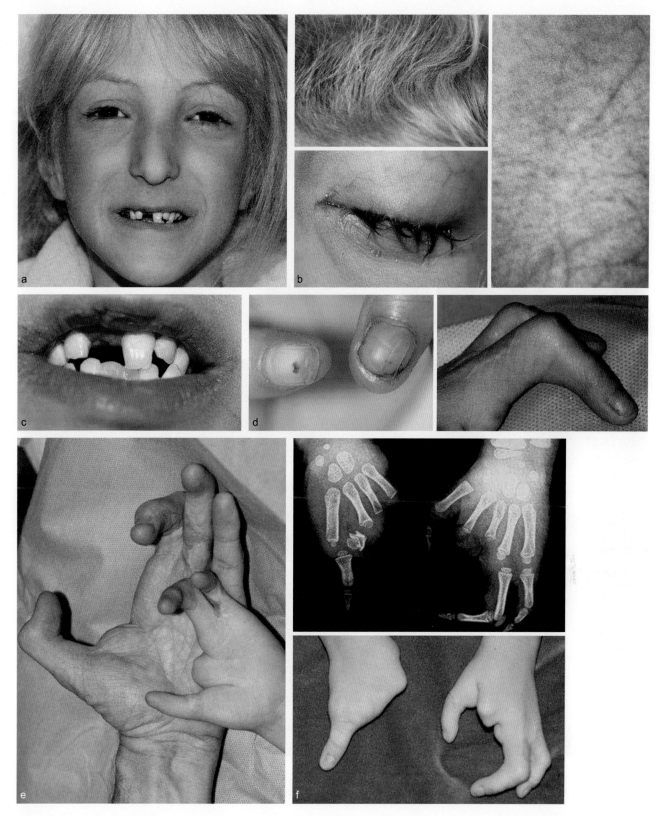

图 18.12　Goltz-Gorlin 综合征。a. 这个孩子有长脸，毛发焦枯和薄皮肤。b. 她的金发稀疏，易碎裂。泪道阻塞，她的皮肤菲薄、萎缩、静脉显而易见。c. 牙齿萎缩；龋齿常见。d. 指甲狭窄呈勺状，甲床软组织菲薄。分裂手常合并先天性手指屈曲。e. 该病例为父女遗传。f. 不对称的分裂手畸形，右侧是尺侧单指手畸形

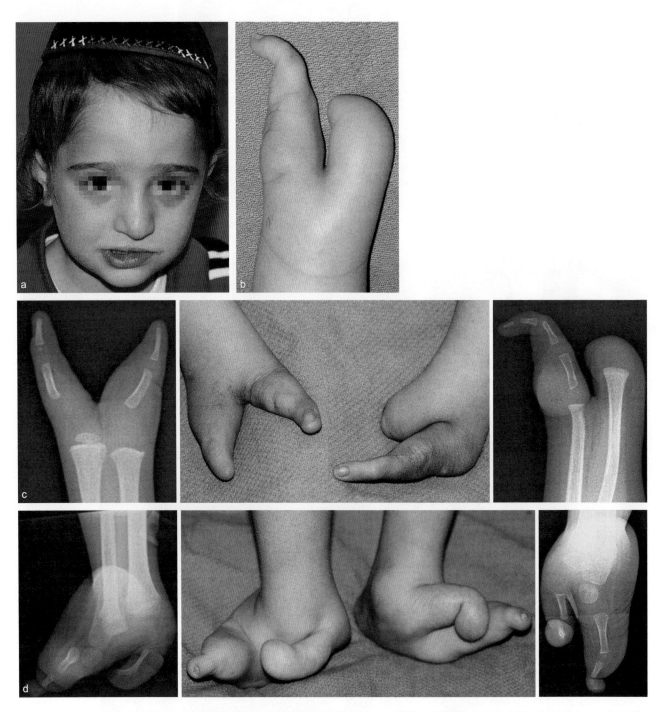

图 18.13 Goltz-Gorlin 综合征。a. 单侧唇腭裂修复后的面部外观,耳朵低位。b. 桡侧 3 根手指发育完全受限而形成深裂口。裂口延伸至腕骨水平。c. 严重的不对称的分裂手,腕骨缺如。d. 双侧严重的分裂足。脚趾漂浮、无功能

可有横脊或斜脊。薄的尖锥形手指指甲常缺如。

参考文献

1. Goltz RW, Peterson WC Jr Gorlin RJ, et al. Focal dermal hypoplasia. Arch Derm. 1962;86:708-17.

2. Gorlin RJ, Meskin LH, Peterson WC, et al. Focal dermal hypoplasia syndrome. Acta Derm Venereol. 1963;43:421-40.

3. Jones K. Smith's recognizable patterns of human malformation. 6th ed. Philadelphia:Elsevier Saunders;2006. p. 622-5.

4. OMIM # 305600. Online Mendelian Inheritance in Man. Johns Hopkins University. 2007. http://www.omim.org/. Accessed 2013.

5. Poznanski A. The hand in radiographic diagnosis. 2nd ed. WB Saunders;1984. p. 434.

6. Tenkir A, Teshome S. Goltz syndrome (focal dermal hypoplasia) with unilateral ocular, cutaneous and skeletal features:case report.BMC Ophthalmol. 2010 Nov 19;10:28.

7. Al Kaissi A, Safi H, Ghachem MB, et al. Split hand/split foot deformity with focal dermal hypoplasia (Goltz syndrome). J Coll Physicians Surg Pak. 2010 Nov;20(11):770-2.

8. Riyaz N, Riyaz A, Chandran R, et al. Focal dermal hypoplasia (Goltz syndrome). Indian J Dermatol Venereol Leprol. 2005 Jul-Aug;71(4):279-81.

9. Lopez-Porras RF, Arroyo C, Soto-Vega E. Focal dermal hypoplasia with uterus bicornis and renal ectopia:case report and review of the literature. Dermatol. 2011 May;3(2):158-63.

Prader-Willi 综合征

别称

染色体 15q 缺失综合征

特征 一种高度变异的综合征,中度智力迟钝或学习困难,癫痫,以及包括手部和面部在内的[1]各种各样的异常特征。

背景 1956 年来自瑞士的 Prader、Labhart 和 Willi 在德国文献中描述了该综合征。

病因 这种综合征与染色体 15q13.3 的细微缺失有关。相似的特征也见于 15q11-13 重复综合征。对比基因组杂交(CGH)已经确定了断裂点 4 和 5(BP4-BP5)[2-7]。

临床表现 出生时有面部严重畸形的儿童应该怀疑此病。生长发育迟缓,智力迟钝和边缘智商逐渐显现。癫痫很常见。大多数研究者认为本病为存在广泛的变异[3-5]。

上肢 最常见的手部异常是第 5 指向桡侧偏斜,尺侧短指畸形。可见典型的分裂手畸形(图 18.14),表现手部中央部分发育受限的中央裂,横向指骨,并指和屈曲指。

下肢 足的中央裂比手程度要轻,只累及趾骨,也可见有并趾畸形。

颅面 常见的面部特征包括器官间距过宽、鼻唇沟较短和上嘴唇外翻增厚。有耳前皮肤赘生、耳郭边缘不完

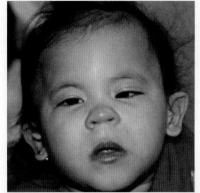
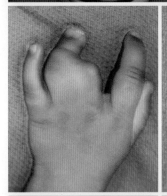
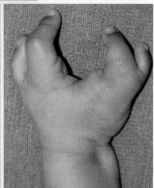
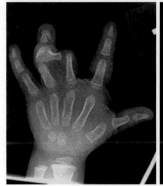
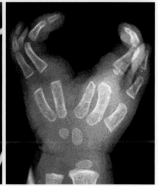

图 18.14 Prader-Willi 综合征。该患儿面部特征为内眦赘皮和鼻孔前倾。典型的分裂手和中心性手指缺陷的 X 线表现

和耳部突出。内眦赘皮、鼻孔前倾和上唇变薄也有报道(图18.14)。重症患者可有身材矮小和小头症。广泛的神经发育表型与染色体的细微缺失有关[5-7]。

参考文献

1. Prader A, Labhart A, Willi H. Ein Syndrom von Adipositas Kleinwuchs Kryptorchismus und Oligophrenie nach Myatonieartigem Zustand im Neugeborenenalter. Schweiz Med Wschr.1956;86:1260-1.

2. Sharp AJ, Mefford HC, Li K, et al. (31 others) A recurrent 15q13.2 microdeletion syndrome associated with mental retardation and seizures. Nature Genet. 2008;40:322-8.

3. Ben-Shacher S, Lanpher B, German JR, et al. (21 others). Microdeletion 15q13.3:locus with incomplete penetrance for autism, mental retardation, and psychiatric disorders. J Med Genet. 2009;46:

382-8.

4. Von Bon BWM, Mefford HC, Menten B, et al. (51 others) Further delineation of the 15q13 microdeletion and duplication syndromes: a clinical spectrum varying from non-pathogenic to a severe outcome.J Med Genet. 2009;46:511-523.

5. Masurel-Paulet A, Andrieus J, Callier P, et al.(31 others) Delineation of 15q13.3 microdeletions. Clin Genet. 2010;78:149-161.

6. Shinawi M, Schaaf CP, Bhattt SS, et al. (12 others) A small recurrent deletion within 15q13.3 is associated with a range of neurodevelop mental phenotypes. Nature Genet. 2009;41:1269-71.

7. Miller DT, Shen Y, Weiss LA, et al. (29 others) Microdeletion/duplication at 15q13.2q13,3 among individuals with features of autism and other neuropsychiatric disorders. J Med Genet. 2009;46:242-248.

第十九章　先天性固定尺偏畸形 (吹风手)

Boxi[1]引用 Brissaud 描述的先天性手指偏斜（deviation des doigts en coup de vent）（法语），最先报道了先天性固定尺偏畸形（congenital ulnar drift，CUD），他认为可能原因是"手掌腱膜发育不全"。en coup de vent 字面意思被风吹，这种情况的其他叫法有先天性尺偏、风车叶状手、先天性皮肤尺偏、吹风手。吹风手这个术语因好听和形象的描述而保留下来。这种手的主要特征是掌指关节屈曲、手指尺偏，多数儿童拇指屈曲内收（扣拇畸形）（图 19.1）。动态的病理过程导致临床表现多

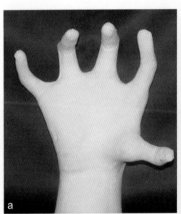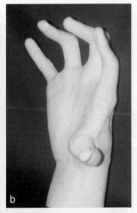

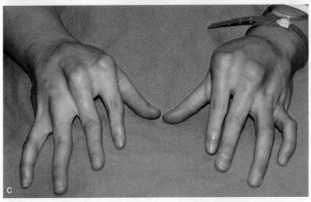

图 19.1　手和典型吹风手畸形模型。a. 手的模型突出了成年患者手的特点，包括宽大铲形的手掌，中部手指由于外在屈肌紧张呈现屈曲状态。另外，虎口间隙增宽，示指列旋前，第五指轻度偏斜变形，拇指可见掌指关节过伸和指间关节屈曲畸形。b. 侧位上可见掌横弓消失。c. 临床图片可见屈曲挛缩，手指的天鹅颈畸形。尺侧两列手指偏移并且过度向掌侧塌陷。本片是在拇指和手指最大伸直的状态下拍摄的

样，所以临床上见到的一部分尺偏和屈曲的患者已经到了晚期。在生后几年，手指尺偏逐渐明显，但关节屈曲可以被动恢复。随着时间的推移，软组织和骨骼的改变会导致固定的屈曲挛缩（图 19.2）。

有许多综合征有明显的手指尺偏畸形：关节挛缩、偏身肥大（偏侧发育不良）、马方综合征和其他关节松弛综合征、Escobar 综合征、Freeman-Sheldon 综合征（吹笛面容综合征）、指骨 - 距骨畸形、巨大的淋巴管畸形，以及一些我们称作先天性固定尺偏畸形但没有面部和下肢表现的患者。CUD 本身不是一个诊断，而是代表着多种合并这一手部表现的疾病（图 19.3）。成人的获得性炎症，例如风湿性关节炎可引起进行性的手指尺偏，继发拇指关节挛缩。图 19.1 显示的为儿童手外科医生认为的经典的吹风手，但即便如此典型的例子仍然存在争论。

历史上值得一提的是，Freeman 和 Sheldon[2]在 1938 年报道了两个以前未曾描述过的手部严重畸形的儿童。他们的情况包括异常的面部特征、手指向尺侧偏移和马蹄内翻足，他们称之为颅腕跗发育不良。Burian 报道了另外 4 个患者，表现为小嘴畸形，嘴唇噘起，类似先天性多发性关节挛缩手部畸形，称之为吹笛手面容综合征[3]。

先天性固定尺偏畸形有时也称为吹风手畸形[4]，但现在合并面部、上肢 / 下肢异常的患者，常被称为 Freeman-Sheldon 综合征。

先天性固定尺偏畸形和掌指关节屈曲畸形可与 Freeman-Sheldon 综合征或吹笛手面容综合征[5]无关。虽然 CUD 和掌指关节屈曲畸形通常所有手指均受累，但我们发现有些患者中指掌关节畸形较其他手指严重。这种畸形通常是双侧的，出生时就显现，可能会随着年龄增长加重。

先天性固定尺偏畸形有 3 个表现：手指尺偏或移位、掌指关节或指间关节屈曲畸形和扣拇畸形。McCarroll 和 Manske[4]发现 CUD 的患者有严重的示指旋前畸形。这些研究人员在术中探查引起 CUD 的原因。一个患者的 A1 滑车拉长且屈肌腱向掌侧和尺侧移位，另一个患者有正常的伸肌装置。他们认为吹风手是一个继发于不同病因的终末期畸形。Fisk 等[5]认为手指屈曲畸形是由于伸肌发育不良或者缺如导致的。Zancolli 和 Zancolli[6]命名 CUD 为屈曲手畸形，认为尺偏和屈曲畸形的病因是"固定韧带或者皮肤支持带畸形"，例如掌中筋膜和指蹼韧带的异常引起。这些作者把畸形分为 3 型。Ⅰ型（轻度）：由于韧带畸形和手指掌侧皮肤挛缩引起。Ⅱ型（重

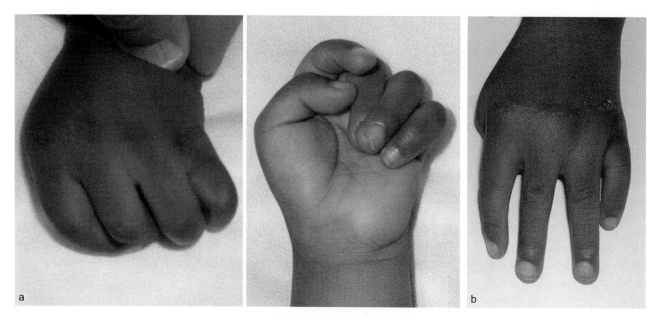

图 19.2　儿童吹风手畸形。a. 手指尺偏和屈曲畸形通常出生即出现，并随着患儿成长逐渐加重。中间的两个手指，尤其是中指严重屈曲，示指伸直并旋前。这种手的主要功能缺陷是由于拇指紧扣，虎口间隙减少所致。b. 术后掌指关节可以被动伸直，伸拇功能仍受限

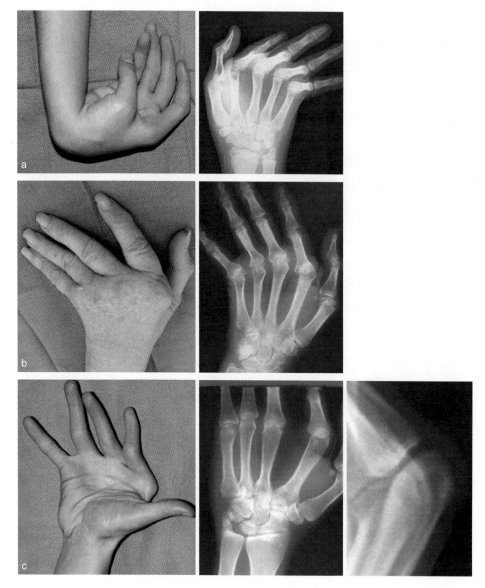

图 19.3　先天性固定尺偏畸形。a. 关节挛缩：严重的腕关节屈曲挛缩、手指偏斜、扣拇畸形。b. 类风湿性关节炎：固定尺偏表现类似于 CUD，注意掌指关节炎性和破坏。c. 偏身过度生长（偏身肥大）：注意手掌宽大，天鹅颈样畸形，屈曲挛缩和关节结构异常。大鱼际和小鱼际的肌肉过度增生

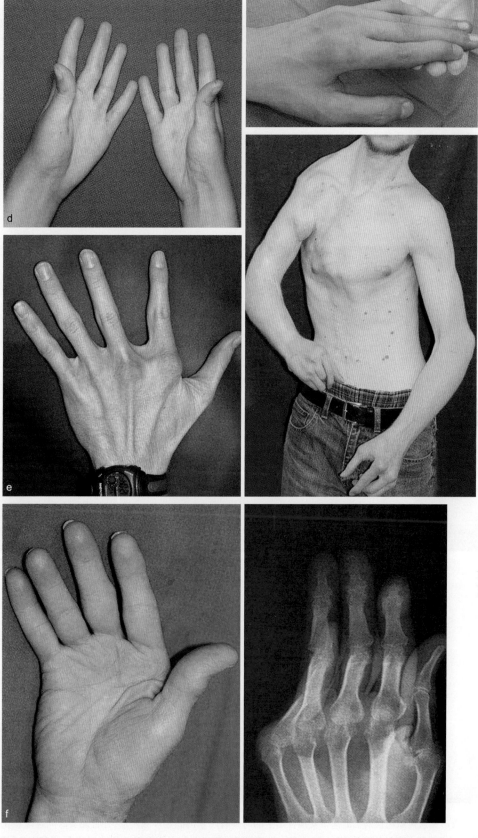

图 19.3（续） 先天性固定尺偏畸形。d. 马方或比尔综合征：手指细长，虎口变窄、无屈曲挛缩。e. 混合性淋巴静脉畸形：广泛血管畸形手的反面的表现和 c 相似。f. 特发性疾病：血清学检查阴性的胶原病患者。表现为所有手指进行性偏斜和半脱位，但无任何炎性反应表现

型)；肌腱、关节囊、韧带都累及。Ⅲ型：以上所有因素加上骨骼畸形。尽管他们认为病因在于手掌，但他们发现有 45% 的患者中指伸肌腱在掌指关节有半脱位。Upton[7]曾报道 1 例仅有手指屈曲畸形而不合并 CUD 的患儿。他认为先天性手指屈曲畸形很少见，常继发于伸肌肌腱发育不良，并把这种畸形归因于伸肌结构、蚓状肌、中央腱缺陷(图 19.4)。他指出中指和示指最易受累。Upton[7]还报道了尺偏畸形合并偏身肥大的患者。另一篇文献也描述了手部先天性尺偏畸形合并手臂的过度增长和肥大[8]。Al Harthyand 和 Rayan[9]发现在 CUD 的患者中，引起中指掌屈畸形和尺偏畸形的原因可能是伸肌结构矢状带发育不良或者缺如。Wood[10]发现伸肌肌腱经常

脱位，认为指蹼韧带可能是一个影响因素。

解剖学和病理学研究已经表明矢状带是保持指伸肌在掌指关节稳定的主要结构[11]。解剖学和生物力学也说明桡侧矢状带破坏导致伸肌尺侧不稳定的机制，这种情况在中指不稳定中最为常见[12]。

CUD 畸形患者中扣拇畸形很常见(图 19.5)。拇指掌指关节通常有严重的屈曲，其掌侧面贴于手掌。通常有拇指掌侧皮肤的挛缩。出生时拇指就不能伸直，在一些患儿中，拇指掌骨头的关节已经变成扁平状。有些肩胛带肌和整个上肢发育不良导致肩关节活动受限和前臂旋前旋后受限[13]。

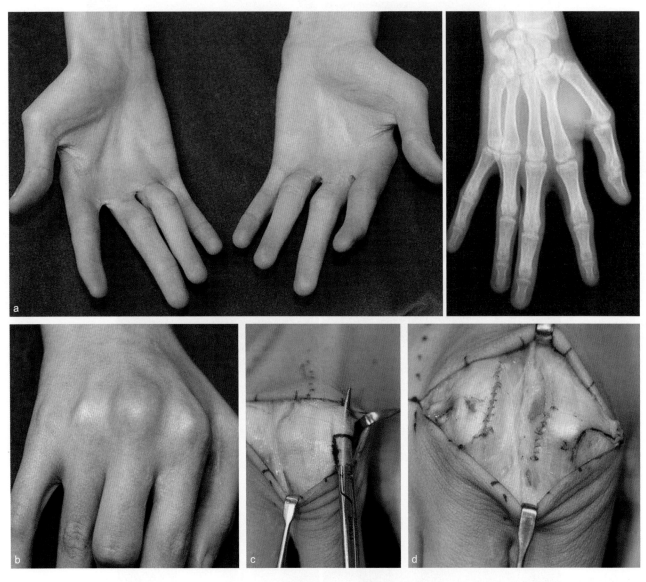

图 19.4　固定尺偏畸形和遗传肌肉疾病。a. 这个女孩在出生的时候有严重的固定尺偏畸形，并且随着时间逐渐恶化。目前存在固定的屈曲挛缩，继发的近端指间关节过伸和功能减退。所有伸肌腱都因尺侧半脱位而使偏斜加重。b. 大鱼际肌和小鱼际肌发育良好。c. 到骨骼成熟期经常活动的关节都有凹 / 凸的关节面，而发育过程中很少活动的关节变得平坦。d. 可见大量由尺神经支配的掌短肌。这个额外层由返祖的内在肌组成，它起源于掌腱膜，纵向贯穿手掌，向远端长入伸肌结构、屈肌腱鞘和邻近指骨的近端。切除正常的蚓状肌和小鱼际肌后可以看到

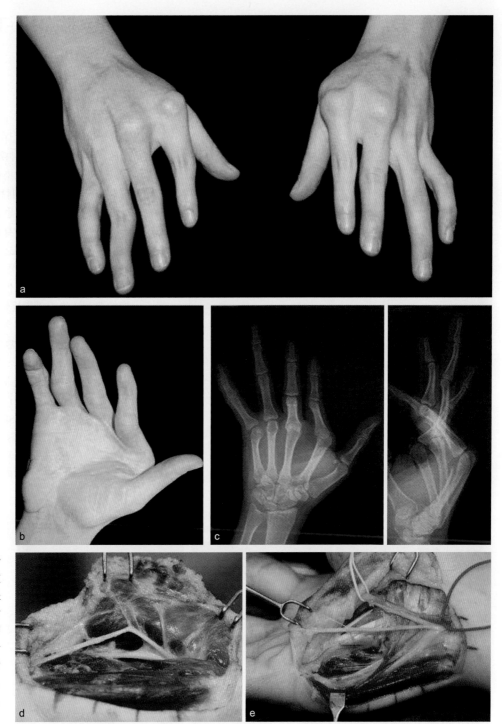

图 19.5　CUD。a. 一个青少年的男孩表现为进行性加重的所有手指的尺偏和掌指关节屈曲。虎口变窄。所有骨骼序列完整。b 和 c. 示指伸肌腱帽桡侧半脱位，其他 3 个手指向尺侧移位。双侧 2~5 指屈曲挛缩均继发内在肌紧张。d 和 e. 可见桡侧矢状束变细，重新复位固定移位的伸肌腱

参考文献

1. Boix E. Deviation des doigts en coup de vent et insuffisance de aponeuros epalmeir d'orgine congenitale. Nouv Iconographic de la salpetriere. 1897;10:180-194.

2. Freeman EA, Sheldon JH. Craniocarpotarsal dystrophy, undescribed congenital malformation Arch Dis Child. 1938;13:277-283.

3. Burian F. The "whistling face" characteristic in a compound craniofacio corporal syndrome. Br J Plast Surg. 1963;16:140-143.

4. McCarrol HR Jr Manske PR. The windswept hand. In:BuckGramcko D, editor. Congenital malformation of the hand and forearm. London-Toronto:Churchill Livingstone;1998. p. :313-325.

5. Fisk JR, House JH, Bradford DS. Congenital ulnar deviation of the fingers with clubfoot deformities. Clin Orthop. 1974;104:200-205.

6. Zancolli E, Zancolli E Jr. Congenital ulnar drift of the fingers. Hand Clin. 1985;1:443-456.

7. Upton J. Congenital anomalies of the hand and forearm. In:Plastic Surgery;McCarthy J (editor), vol. 8, May J, Littler JW (editors). Philadelphia:WB Saunders Co;1990. pp. 5238-65.

8. So YC. An unusual association of the windblown hand with upper limb hypertrophy. J Hand Surg Br. 1992 Feb;17(1):113-7.

9. Al-Harthy A, Rayan G. Congenital Flexion Deformity of the Middle Finger and Sagittal Band Hypoplasia. J Hand Surg. 2003;28A:123-9.

10. Wood VE. Another look at the causes of the windblown hand. J Hand Surg. 19B;1994:679-82.

11. Rayan GM, Murray D, Chung KW, Robert M. The extensor retinacular system at the metacarpophalangeal joint. Anatomical and histological study. J Hand Surg. 1997;22B:585-590.

12. Young CM, Rayan GM. The sagittal band: anatomic and biomechanical study. J Hand Surg. 2000;25A:1107-13.

13. Temtamy S, McKusick V. The genetics of hand malformations. New York: Alan R. Liss Inc.;1978. p. 447-51.

相关综合征

指骨 - 距骨异形
Escobar 综合征（多发性翼状胬肉）
Waardenburg 综合征

吹笛面容综合征（Freeman-Sheldon 综合征）
先天性肌肉发育不全
舒凯尔I型综合征（Pena-Shokeir phenotype）
Ashley 综合征
耳 - 腭 - 指（Oto-palato-digital）综合征 2 型

指骨 - 距骨畸形（Digito-Talar Dysmorphism）

别称

遗传性固定尺偏畸形

Sallis-Beighton 综合征

特征 手指屈曲畸形和由于垂直距骨引起的摇椅足畸形[1]

背景 Sallis 和 Beighton[2]在 1972 年首次报道了这种综合征。至此，仅有少量关于这种疾病的文献报道。

病因 两篇文献认为是常染色体显性遗传[3,4]。

临床表现 一篇报道是男性遗传，另一篇则不是。手部和足的畸形在出生时就明显。患者的智力正常[2]。

全身肌肉骨骼 可表现为身材矮小[5]。

上肢 所有的患者都有先天性固定尺偏畸形（图 19.6），大部分还有扣拇畸形，部分有短指畸形[5]。屈曲指和指偏斜畸形合并重叠最可能代表先天性固定尺偏畸形和中指掌侧畸形。示指的典型姿势为手指旋转向上或背向第 2 掌骨，可能发现有蚓状肌从虎口延伸至示指。尺偏畸形的典型进展过程为从手的桡侧向尺侧发展，通常会伴有累及远端指间关节的不完全的简单并指。尺侧两个手指（环指和小指）的掌骨下沉会使病情加重。并指通常是简单不完全性，一般累及近端指间关节背侧皮肤横纹处。虎口挛缩，拇指屈曲内收到手掌。这种手畸形非常类似 Freeman-Sheldon 综合征（FSS）。

下肢 足部仅有的两种畸形报道，为摇椅足和垂直距骨（图 19.6c）。

颅面 可有大的颧弓，扁平的下颌髁突合并大的上颌骨

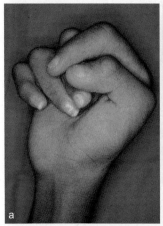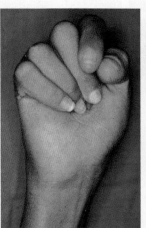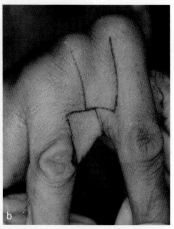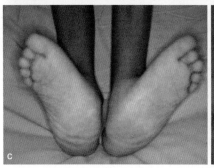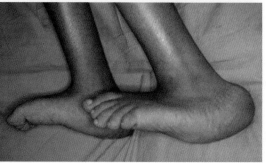

图 19.6 指骨 - 距骨畸形。a. 手部典型的表现包括示指旋后并与邻近的中指重叠，腕掌关节过伸，掌指关节屈曲畸形，手指尺偏，虎口挛缩。b. 表现为简单的不完全性并指。注意尺侧两个手指过度下降。c. 与先天性垂直距骨相关的扁平、摇椅足。下肢残疾是这个孩子最大的肌肉骨骼问题

中切牙[5]。纵向拉长的面部，但没有面部神经的麻痹和瘫痪常提示 Freeman-Sheldon 综合征。

参考文献

1. OMIM # 126050. Online Mendelian Inheritance in Man. Johns Hopkins University. 2007. ▶http://www.omim.org/. Accessed 2014.

2. Sallis JG，Beighton P. Dominantly inherited digito-talar dysmorphism. J Bone Joint Surg Br. 1972 Aug；54（3）：509-15.

3. Stevenson RE，Scott CI，Epstein MJ. Dominantly inherited ulnar drift. Birth Defects Orig Art Ser XI. 1975；（5）：75-7.

4. Dhaliwal AS，Myers TL. Digitotalar dysmorphism. Orthop Rev.1985；14：90-4.

5. Kantaputra PN，Chalidapong P，Visrutaratna P. Digitotalar dysmorphism with craniofacial and other new associated abnormalities. Clin Dysmorphol. 2001 Jul；10（3）：171-5.

Escobar 综合征

别称

翼状胬肉病

非致命型翼状胬肉综合征

多发性翼状胬肉综合征

翼状胬肉颈部综合征

特征　该综合征是一组关节挛缩症状，特征为颈部、肘部和膝关节翼状胬肉改变（翼状胬肉），及多发关节挛缩。其首字母缩写为 FMP，代表面部异常（facial anomalies）和多发翼状胬肉（multiple pterygium）。

背景　Matolcsy[1]在 1936 年最早报道了多发翼状胬肉的病例。在 Escobar[3]描述这个疾病后，Smith[2]提出采用 Escobar 综合征命名该疾病。

病因　Escobar 综合征是由于 *CHRNG* 基因突变引起的常染色体隐性遗传。

临床表现　Escobar 综合征分为两型：产前致死型和非致命型。男女均可患病。这种疾病在产前就可以诊断[4]，并随着年龄增长逐渐加重。其不能和多发关节挛缩症（AMC）混淆，多发关节挛缩症肘关节伸直僵硬，没有蹼状皮肤。有报道[5]显示350 名多发关节挛缩症的婴儿中就有 11 名 Escobar 综合征患者。患者可能呈现蜷缩状，身材矮小[6]。Kuwait 和 Oman[7,8]曾报道在包括科威特和阿曼的阿拉伯湾的家族中有这种疾病表现。

全身肌肉骨骼　患者除了有多发的蹼状皮肤外，在肘关节的后方和膝关节的前面可见皮肤凹陷[9]。可能会有肌肉数量减少和严重的肌肉萎缩[10]。

上肢　表现为腋窝、肘部的蹼状皮肤，手指屈曲挛缩（图 19.7

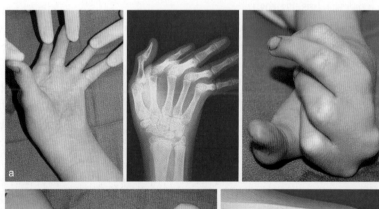
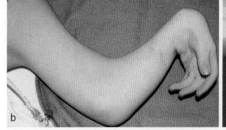
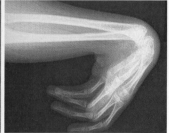
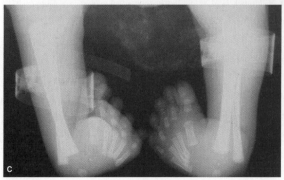

图 19.7　Escobar 综合征。a. 这个 Escobar 综合征患儿的临床和影像学有：手指明显的尺偏和掌指关节半脱位，严重的虎口挛缩，示指、中指、环指指近端指间关节屈曲。累及远端指间关节水平的简单性不完全性并指。在这个年龄有明显的皮肤缺陷。偏斜的持续加重通常由手指尺侧紧张的手内在肌和纤维带导致。b. 腋窝和肘关节前的翼状胬肉或蹼状皮肤最为明显，伴有活动限制。手和腕部固定于屈曲位并尺偏。注意继发的腕骨变形和指间关节关节面变平，手部活动从出生就受限。c. 可见双侧垂直距骨引起的畸形足，双侧腘窝区域也可见蹼状软组织影

a,b)[1]。依我们的经验,Escobar 综合征通常合并吹风手,手指尺侧偏斜、屈曲指畸形。很多文献中描述为屈曲指或远端关节挛缩,以及近端指间关节屈曲的典型的吹风手畸形。这种综合征不出现指间关节天鹅颈样畸形。

下肢 患者有腘窝的蹼状皮肤,偶有垂直距骨的摇椅足畸形(图 19.7c)。

脊柱 不管是否合并短颈畸形(Klippel-Feil 畸形),颈蹼常见。也可以有胸骨畸形、漏斗胸和椎体畸形导致的脊柱侧凸。

颅面 异常面容表现包括面部增宽、鼻子扁平下斜。也有[6]腭裂合并有眼睑下垂、睑裂下斜、面部运动减少和传导性耳聋[11]的报道。

其他系统 男性性腺功能减退症导致的小阴茎和小阴囊。女性有大阴唇发育不全和小阴蒂。肺部发育不良、小心脏、阑尾缺如、结肠退化等都有报道[5,12]。

参考文献

1. Matolcsy T. Über die chirurgische Behandlung der angeborenen Flughaut. Langenbeck Arch Klin Chir. 1936;185:675-81.

2. Smith DW. Smith's Recognizable Patterns of Human Malformations.3 [rd] ed. Philadelphia:W. B. Saunders;1982. p. 228.

3. Escobar V,Bixler D,Gleiser S,et al. Multiple pterygium syndrome.Am J Dis Child. 1978;132:609-11.

4. Hoffmann K,Muller JS,et al. Escobar syndrome is a prenatal myasthenia caused by disruption of the acetylcholine receptor fetal gamma subunit. Am J Hum Genet. 2006;79:303-12.

5. Hall JG,Reed SD,Rosenbaum KN,et al. Limb pterygium syndromes: a review and report of eleven patients. Am J Med Genet.1982;12:377-409.

6. Chen H,Chang C-H,Misra RP,et al. Multiple pterygium syndrome.Am J Med Genet. 1980;7:91-102.

7. Rajab A,Hoffmann K,Ganesh A,et al. Escobar variant with pursed mouth,creased tongue,ophthalmologic features,and scoliosis in 6 children from Oman. Am J Med Genet. 2005;134A:151-157.

8. Teebi AS,Daoud AS. Multiple pterygium syndrome:a relatively common disorder among Arabs.(Letter) J Med Genet. 1990;27:791.

9. Norum RA,James VL,Mabry CC. Pterygium syndrome in three children in a recessive pedigree pattern. Birth Defects Orig Art Ser.1969;V(2):233-5.

10. Spranger S,Spranger M,Meinck H-M,et al. Two sisters with Escobar syndrome. Am J Med Genet. 1995;57:425-8.

11. Thompson EM,Donnai D,Baraitser M,et al. Multiple pterygium syndrome:evolution of the phenotype. J Med Genet. 1987;24:733-749.

12. OMIM # 265000 Online Mendelian Inheritance in Man. Johns Hopkins University. 2007. http://www.omim.org/. Accessed 2014.

Waardenburg 综合征

别称

Klein-Waardenburg 综合征

Waardenburg 综合征Ⅲ型(WS3)

Waardenburg 综合征合并上肢畸形

特征 听力丧失、眼睛、头发、皮肤颜色(色素沉着)改变,单一类型的上肢畸形。

背景 因 1979 年去世的一位荷兰眼科医生 Petrus Johannes Waardenburg 而得名,他首先发现了这种患者的两只眼睛颜色不同,并伴有听力问题[1]。

病因 *EDN3*、*EDNRB*、*MITF*、*PAX#3*、*SNA12* 和 *SOX10* 基因突变可引起 Waardenburg 综合征的各种变异类型。这些所有的基因都涉及黑色素的形成,其影响皮肤、头发、眼睛的颜色,并在内耳的功能上起重要作用。*PAX3* 基因是 Waardenburg 综合征Ⅲ型或 Waardenburg 综合征的特异性基因标志。该类型是常染色体显性遗传,其染色体位点在 2q36.1。

临床表现 Waardenburg 综合征有 4 种类型,每种类型都有特征性的基因和临床特征[2-11]。最常见的是Ⅰ型和Ⅱ型,它们有相似的临床表现,但Ⅰ型有眼距增宽或内眦距过宽而Ⅱ型没有。听力丧失在Ⅱ型(Mende 综合征)中比Ⅰ型常见。Ⅲ型也称为 Waardenburg 综合征,其表现有听力丧失、色素沉着改变以及先天性固定尺偏畸形、手指和拇指挛缩、并指、手指发育不良等上肢畸形。Ⅳ型也称为 Waardenburg-Shah 综合征,表现为皮肤、头发、听力改变,合并先天性巨结肠。Ⅲ型通常有 2q35-q37 常染色体 *PAX3* 基因改变,上肢外科医生注意关注此类型。发病率为 1/40 000,其中 2%~5% 合并听力丧失。典型的头发颜色特征为斑片状白发,即前额部位头发过早灰白,可见簇状白色毛发。

全身肌肉骨骼 受累的个体身高和体重正常。肌肉骨骼系统的受累情况取决于不同的类型。

上肢 Ⅰ型和Ⅱ型偶尔会累及上肢。Ⅲ型或者 Waardenburg 综合征的患者通常有特征性的上肢畸形。*PAX3* 基因会影响肌张力,从而导致肩部、腕部、肘部和手部挛缩。出生时,手指和拇指发育不全或呈锥形,外观类似手部关节挛缩(图 19.8b~f)。拇指在典型的扣拇畸形姿势上紧紧内收而贴于手掌。指蹼间通常可见不完全的简单型并指,指示指间常有轻到中度的发育缺陷。在指骨水平没有骨性融合。腕骨融合有过报道。在一些患者可见肘关节僵硬相关的尺骨近端部分半脱位和桡肱关节平坦。上臂常常正常。已有一些关于翼状肩胛骨的报道。

下肢 正常。

脊柱 正常。

颅面 患者可有内眦距增宽或者内眦韧带向外移位但没有距离增宽。内眦畸形被称为"内眦外移"(图 19.8a)。患儿常有淡蓝色眼睛,但也可有不同颜色的眼睛或者同一个眼睛两个部位有不同颜色。视力通常不受影响。由于内眦韧带外移,双眼明显的增宽。先天性耳聋通常是双侧的,并且呈家族聚集性。外耳正常。鼻梁往往短,但宽而突出。上唇人中短,三维测量显示下脸部高度增加。

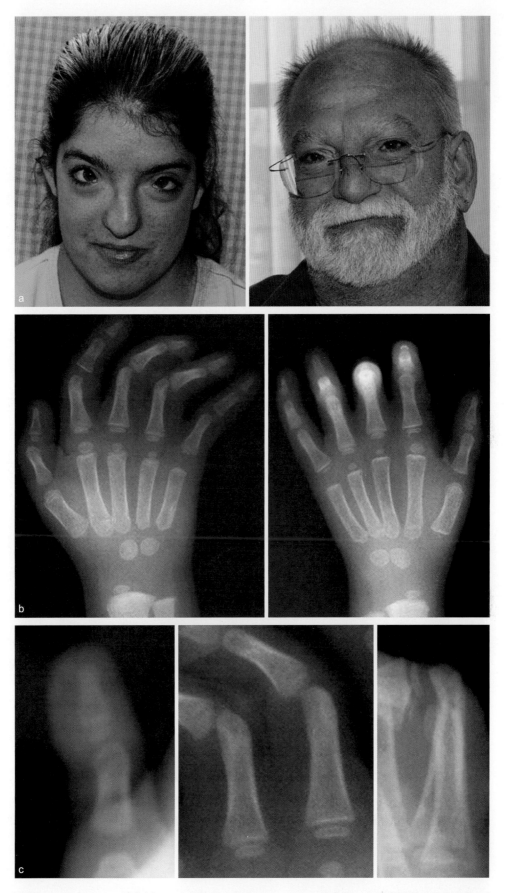

图 19.8 Waardenburg 综合征。a. 女儿和父亲均患 Waardenburg 综合征。未用助听器时严重耳聋，手部的固定屈曲畸形。b. 女儿 18 个月时手部的 X 线。生后就有近端指间关节屈曲和手指尺偏。手部与关节挛缩的患者相似。c. 局部放大的关节可见关节面的改变。拇指指间关节面成角（左侧）和中间两指近指间关节背侧髁变平，提示有严重的屈曲指畸形

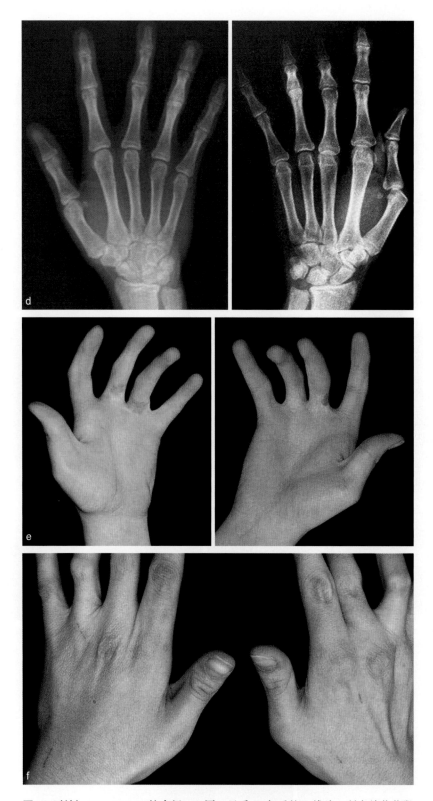

图 19.8（续） Waardenburg 综合征。d. 同一只手 18 年后的 X 线片。所有关节节段清晰且活动良好。许多畸形随着时间的推移而活动有所改善。拇指宽。e. 尽管经过手术治疗，中间两个手指仍有屈曲挛缩。双侧虎口仍挛缩，拇指掌指关节屈曲和指间关节过伸。双手功能良好

参考文献

1. Waardenburg P. A new syndrome combining developmental anomalies of the eyelids, eyebrows and nose root with pigmentary defects of the iris and head hair and with congenital deafness. Am J Hum Genet. 1951;3: 195-253.

2. Goodman RM, Lewithal I, Solomon A, et al. Upper limb involvement in Klein-Waardenburg syndrome. Am J Med Genet. 1982;11(4):425-33.

3. Tassabehji M, Read AP, Newton VE, et al. Waardenburg's syndrome patients have mutations in the human homologue of the Pax-3 paired box gene. Nature. 1992;355:635-6.

4. Hoth CF, Milunsky A, Lipsky N, et al. Mutations in the paired domain of the human PAX3 gene cause Klein-Waardenburg syndrome (WS-Ⅲ) as well as Waardenburg syndrome type Ⅰ (WS-I). Am J Hum Genet. 1993; 52:455-62.

5. DeStefano AL, Cupples LA, Arnos KS, et al. Correlation between Waardenburg syndrome phenotype and genotype in a population of individuals with identified PAX3 mutations. Hum Genet.1998;102: 499-506.

6. Pingault V, Ente D, Dastot-Le Moal F, et al. Review and update of mutations causing Waardenburg syndrome. Hum Mutat. 2010;31:1-16.

7. Pardono E, van Bever Y, van den Ende J, et al. Waardenburg syndrome: clinical differentiation between types Ⅰ and Ⅱ. Am J Med Genet. 2003; 117A:223-35.

8. Read AP, Newton VE. Waardenburg syndrome. J Med Genet.1997;34: 656-65.

9. Baldwin CT, Hoth CF, Macina RA, et al. Mutations in PAX3 that cause Waardenburg syndrome type I: ten new mutations and review of the literature. Am J Med Genet. 1995;58:115-22.

10. Konno P, Silm H. Waardenberg syndrome. J Europ Acad Derm and Venereology. 2001;15(4):330-3.

11. Pingault V, Ente D, Dastot-Le Moal F, et al, Bondurand N. Review and update of mutations causing Waardenburg syndrome. Hum Mutat. 2010;31:1-16.

第二十章　短掌骨畸形

拉丁语 *brachy* 的意思是短的,*brachymetacarpalia* 则表示掌骨短,也叫做掌骨过短(brachymetacarpia)。掌骨发育不良会导致短指畸形。Archibald 等[1]曾在 Turner 综合征中描述过环指的"掌骨征",即在第四五掌骨头上画一条切线,该线与第三掌骨头相交则为阳性,而正常手为阴性(图 20.1)。

当掌骨短时,握拳时短的掌骨头不会凸起,该体征也被称为掌指关节征(knuckle sign)(图 20.2)。大多数患者伴第五或第四掌骨短缩明显时,掌指关节处都好似掌骨头缺如,但实际并非如此。有报道认为掌骨短是因为特发性掌骨骺早闭所致[2],这些患者早期连贯的 X 线片也证实这一点。本病可单独发生在一个掌骨,最常见为环指,偶见于示指。多发时,相邻的环指和小指列也常受累(图 20.3)。这种畸形通常不明显。

受累手指的指骨通常没有发育不良。短的掌骨可宽度正常,但有时比相邻的正常掌骨直径大。受累的掌指关节外观异常,并位于邻近手指掌指关节的近侧。通常不影响到手的功能,但有时会导致掌指关节轻微屈曲受限。患者可能会有疼痛,特别是掌指关节的掌侧。掌骨干短有可能影响掌横弓的正常解剖,对抓握造成一定影响。短掌骨通常不需要手术治疗,但如果家长要求改善外观,尤其是希望延长手指长度、矫正手指失衡,可进行手术。短掌骨畸形还可合并其他肢体畸形,包括短跖骨(图 20.4)、并指、裂手和短指骨畸形,后者最为少见。

拇指掌骨短(图 20.5)最常合并桡侧发育不良,但也可见于短掌骨畸形中。然而,拇指畸形在该综合征中并不具有特异性。短掌骨也可见于其他类型综合征,尤其是累及手部和上肢的骨肌系统发育不良。

Bell 短指 E 型,包括中、环、小指短掌骨畸形。与 Bell 短指相关的畸形,还伴有身材矮小、青光眼、主动脉瓣狭窄、双子宫[3]。有研究报道第五掌骨短的患者中有家族性身材矮小的家族史,伴有该家族史的患儿患有短掌骨 V 型的发病率(64%)高于身材正常的儿童(21.4%)[4]。

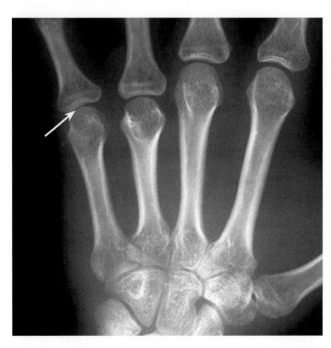

图 20.1　Archibald 征(掌骨征)。该征象有赖于掌骨的相对长度。第四、五掌骨头切线连线不应该与第三掌骨头相交(阴性)。如果相交则为阳性

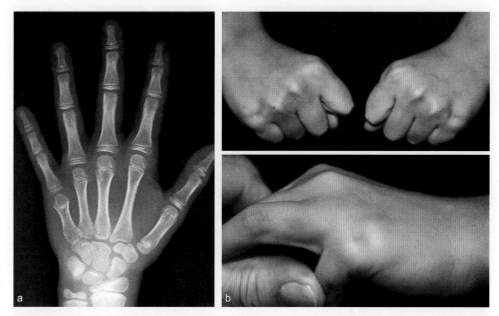

图 20.2　掌骨短和掌骨头凹陷 征（knuckle sign）。a. X 线片显示第五掌骨短。b. 在掌指关节屈曲 90 度的握拳姿势下，掌指关节处凹陷。掌指关节屈曲功能正常

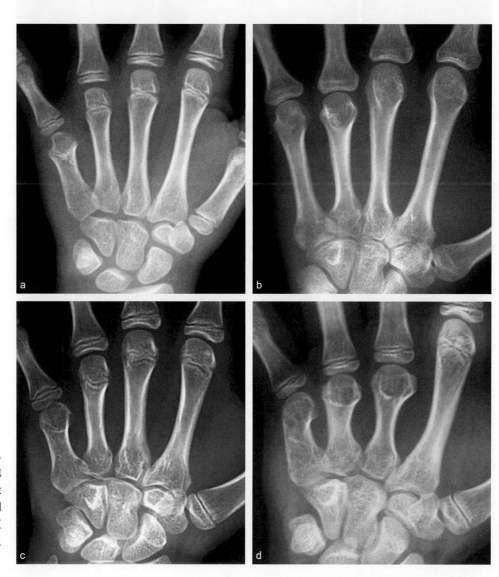

图 20.3　短掌骨的各类表现。a. 第五掌骨短缩，且相对其他掌骨发生了骨骺早闭。b. 最常见为第四掌骨短。c. 第四和第五掌骨都短，但只有第五掌骨骨骺早闭。d. 该患者尺侧三个掌骨都短

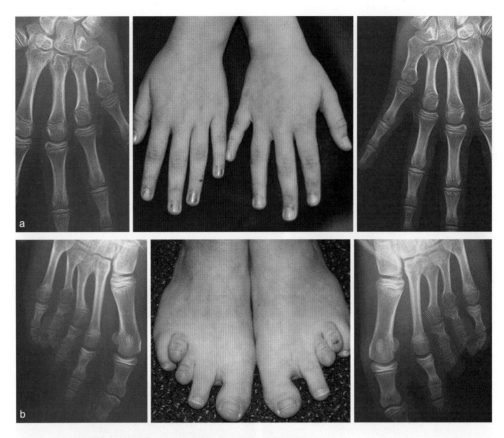

图 20.4   掌骨短和跖骨短。a. 患者双侧掌骨短但手指正常。右侧较左侧更短。b. 足外侧 3 个跖骨均短，并且脚趾短并翘起。另外，大脚趾特征性的增宽、变扁并向外侧偏斜。该类患者足部畸形较手部畸形表现更为多样，累及序列更多

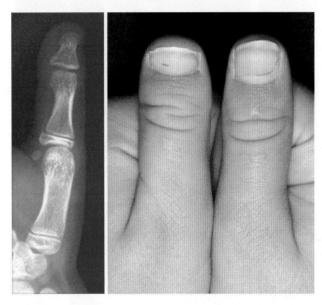

图 20.5   宽拇畸形。X 线和临床表现为短拇指合并第四和第五掌骨短（该处未显示）。与对侧相比末节指骨增宽。拇指指腹宽、软组织冗余

参考文献

1. Archibald RM, Finby N, De Vito F. Endocrine significance of short metacarpals. J Clin Endocrinol Metab. 1959 Oct; 19: 1312-22.

2. Volpi AD, Fragomen AT. Percutaneous distraction lengthening in brachymetacarpia. Orthopedics. 2011 Aug 8; 34 (8): 424-7.

3. Poznanski A. The hand in radiographic diagnosis. 2nd ed. WB Saunders; 1984. p. 232-44.

4. Sükür M, Darendeliler F, Bundak R, et al. Brachymetacarpia V in familial short stature. Ann Hum Biol. 1997 Jul-Aug; 24 (4): 371-5.

相关综合征
Albright 假甲状旁腺功能减退症
Turner (45X) 综合征
Gorlin-Goltz (痣样基底细胞癌) 综合征
Maroteaux-Malamut 综合征
Albright 综合征
Cornelia de Lange 综合征
Cri-du-chat 综合征 (缺失 5p 综合征)
Kabuki 综合征
Pallister-Hall 综合征
Cohen 综合征
耳 - 口 - 指 综合征 1 型
毛发 - 鼻 - 指 综合征 1 型
CHILD 综合征
Dyggve-Melchior-Clausen 综合征
多发性骨骺发育不良
胎儿酒精综合征
OFD (口 - 眼 - 指) Gorlin-Psaume 综合征

Albright 假性甲状旁腺机能减退综合征

别称

Albright 遗传性骨营养不良伴多激素抵抗

AHO

特征　Albright 遗传性骨营养不良以身材矮小、肥胖、圆脸、皮下骨化和短掌骨为特征。缩写为 DRB，分别代表身材矮小（diminutive stature）、圆脸（round face）、短掌骨（brachymetacarpia）。

背景　Fuller Albright 等[1]在 1942 年报道了 3 例低钙血症和高磷酸血症的患者，伴有身材矮小、圆脸、短颈、肥胖、皮下骨化和 掌骨短。

病因　该综合征是由于基因突变致母亲等位基因上的 *GNAS* 基因的 Gs-alpha 亚型功能丧失引起[2]。

临床表现　尽管这种表型类似于甲状旁腺激素缺乏，但患者肾功是正常的。与假性甲状旁腺功能减退症相比，假性假甲状旁腺功能减退症与假性甲状旁腺功能减退症有相似

的临床表现，但无激素抵抗。尺侧掌骨短是其一个特征（图20.6）。还可见圆脸和低钙血症者，其多有癫痫表现。智力低下可能存在，但并不常见。Albright 遗传性骨营养不良不同于 McCune-Albright 综合征，后者可表现为骨折、肢体不对称，腿、手臂、头颅畸形和内分泌疾病[3]。

全身肌肉骨骼　在四肢、胸壁和腹股沟可见多发的皮下钙化[4]。

上肢　短掌骨常见于环指，可为双侧（图 20.6 和图 20.7）。短指常被用于描述中指、小指的短掌骨合并拇指末节短指骨畸形，这也是假性甲状旁腺功能减退症的典型发现。该类患者中 70% 其影像学检查可见该表现[2]。De Sanctis 等[5]评估了 14 位患者，并进一步确定了手部掌、指骨短的发病率及其表现形式。每例患者至少可见到一根短掌骨或指骨，发病率100%，但是，每个个体之间和受累部位之间差异较大。小指中节指骨短也可合并小指屈曲偏斜畸形，同时可合并腕骨融合和轻度的马德隆畸形（图 20.7）。

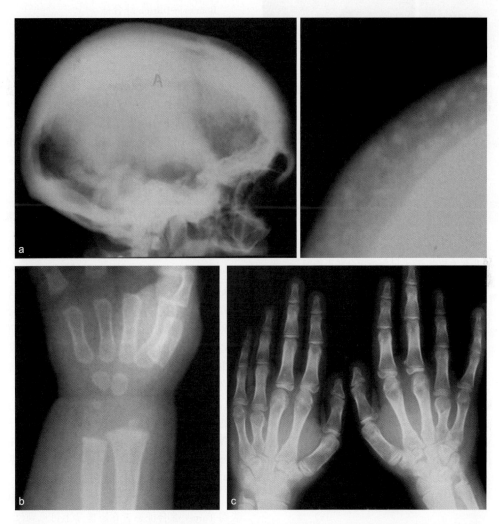

图 20.6　Albright 假性甲状旁腺机能减退综合征。Albright 最先报道了以色列贝斯医院的一个成年患者。该患者可见"骨瘤"、皮肤钙化、智力低下、肌张力过高和偶有癫痫发作。内分泌检查提示低钙、高磷酸盐血症，甲状旁腺激素反应不足。a. 颅骨增厚伴软组织钙化。原始的 X 线片中未能很好的显示基底节和头部皮下组织的钙化。b. 患者三岁时，X 线显示掌骨正常。c. 在 56 岁时，第四掌骨由于儿童时期骺早闭使之明显短。患者的激素水平多年来保持稳定（图片来自 Jeanne Chow，MD，波士顿儿童医院放射科）

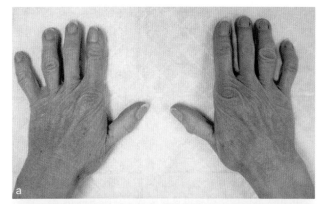
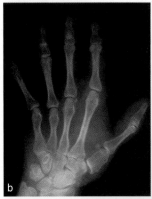
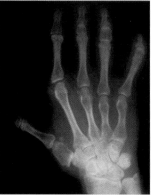
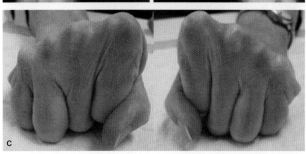

图 20.7　Albright 假性甲状旁腺机能减退综合征。a. 45 岁女性患者,表现为第一腕掌关节炎,双手尺侧指短合并小指偏斜畸形。拇指因第一掌骨短而表现为轻度的鹅颈畸形。b. X 线片显示双手尺侧三根掌骨短,合并中节指骨短,后者导致小指偏斜畸形,双侧均为第一掌骨短掌骨畸形。X 片提示双侧大小多角骨骨性融合伴轻度马德隆畸形。c. 双手握拳时可见除了示指,所有手指的掌指关节凹陷征(knuckle 征)阳性

　　下肢　足部可见短跖骨畸形和皮下钙化结节
　　颅面　头颅骨明显增厚,伴牙列缺如。
　　其他系统　乳房 X 线片可见乳房内结节钙化[6],生殖系统功能障碍常见[7]。

参考文献

1. Albright F,Burnett CH,Smith PH,Parson W. Pseudo-hypoparathyroidism-an example of 'Seabright-Bantam syndrome': report of three cases. Endocrinology. 1942;30:922-32.

2. OMIM # 103580 Online Mendelian Inheritance in Man. Johns Hopkins University. 2007. http://www.omim.org/. Accessed 2014.

3. McCune DJ,Bruch H. Progress in pediatrics:osteodystrophia fibrosa. Am J Dis Child. 1937;54:806-48.

4. Hewitt M,Chambers TL. Early presentation of pseudohypoparathyroidism. J Roy Soc Med. 1988;81:666-7.

5. De Sanctis L,Vai S,Andreo MR,et al. Brachydactyly in 14 genetically characterized pseudohypoparathyroidism type Ia patients.J Clin Endocrinol Metab. 2004 Apr;89(4):1650-5.

6. Zung A,Herzenberg JE,Chalew SA. Radiological case of the month. Arch Pediat Adolesc Med. 1996;15:643-4.

7. Jones K. Smith's recognizable patterns of human malformation. 6th ed. Philadelphia:Elsevier Saunders;2006. p. 516-7.

Turner 综合征

别称
Ulrich-Turner 综合征
Bonnevie-Ullrich 综合征
先天性卵巢发育不全
单 X 染色体
45XO 综合征

　　特征　典型的特点是女性身材矮小、卵巢发育不良、肥胖体质和多系统受累(图 20.8)。缩写为 DFOB,分别代表身材矮小(diminutive)、女性(female)、卵巢发育不良(ovarian dysgenesis)、环指掌骨短(brachymetacarpia ring finger)。

　　背景　一个美国俄克拉荷马市的内分泌医生 Henry Turner(图 20.9 和图 20.10)于 1938 年首先描述了 Turner 综合征[1]。

　　病因　女性至少有一个细胞系列中第二条 X 染色体缺失或异常。最常见的是女性患者只有一条 X 染色体,另外也可能有两条 X 染色体,但其中一条是不完整的。多为散发,据报道活产婴儿中发病率约为 1/2 000[2]。

　　临床表现　典型的患者为女性、身材矮小、平均身高约为150cm,有学习障碍,可伴有糖尿病。一些女孩会因身体形象等方面而缺乏自信。一个研究显示 Turner 综合征患者的社会障碍,主要是由于认知障碍引起[3]。另一项研究发现 Turner 患者具有不同的社会经济特征,找到伴侣和成为母亲的患者较少,而发病率和死亡率也增加[4]。死亡率增加的原因之一是潜在致死的主动脉破裂。

　　全身肌肉骨骼　一项研究显示 Turner 综合征的患者骨骼成熟异常,骨龄延迟最为明显的为指骨,受累最轻的为桡骨、尺骨和掌骨[5]。腕骨呈现中等发育延迟。Turner 综合征患者这种独特的骨骼成熟障碍被认为是软骨发育不良所致。患者还可以表现为小乳房和乳头间距大。

　　上肢　偶有手部淋巴水肿合并肘外翻畸形[6]。一项研究表明 Turner 综合征患者在影像学上可见到尺、桡骨远端骺板特征性差异[7]。也有报道 Turner 综合征的患者可有腕关节马德隆畸形[8]。腕关节面减小是 Turner 综合征的另一种表现[9]。然而,短掌骨Ⅳ型或者环指掌骨短是 Turner 综合征的显著特点,该病也是继 Archibald 等[10]之后再次报道掌骨征阳性的疾病(图 20.11)。Turner 综合征可有短并指畸形[11],

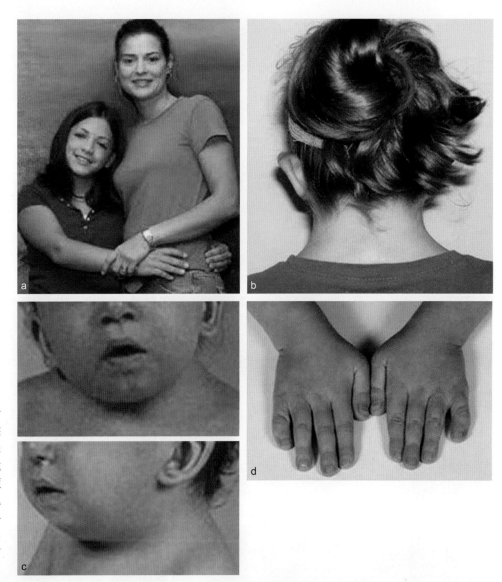

图 20.8　Turner 综合征，常见特征。a. 典型的 Turner 综合征患者为女性，其身高较未受累的同胞姐妹矮小。b. 枕发际线低，通常合并蹼状颈（颈翼状胬肉）。c. 通常可见下巴凹陷或下颌后缩。d. 手部最常见小指短指伴偏斜屈曲。该患者所有手指的末节指骨均较正常短

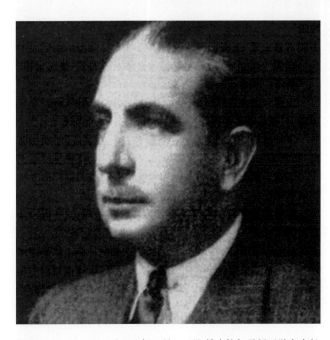

图 20.9　Henry Turner（1892 年 8 月 28 日），俄克拉何马州医学会会长

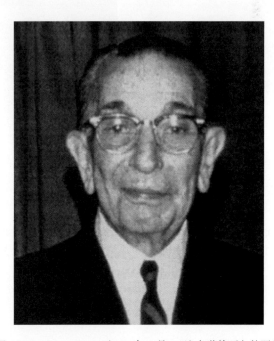

图 20.10　Henry Turner（1970 年 8 月 4 日）去世前不久的照片

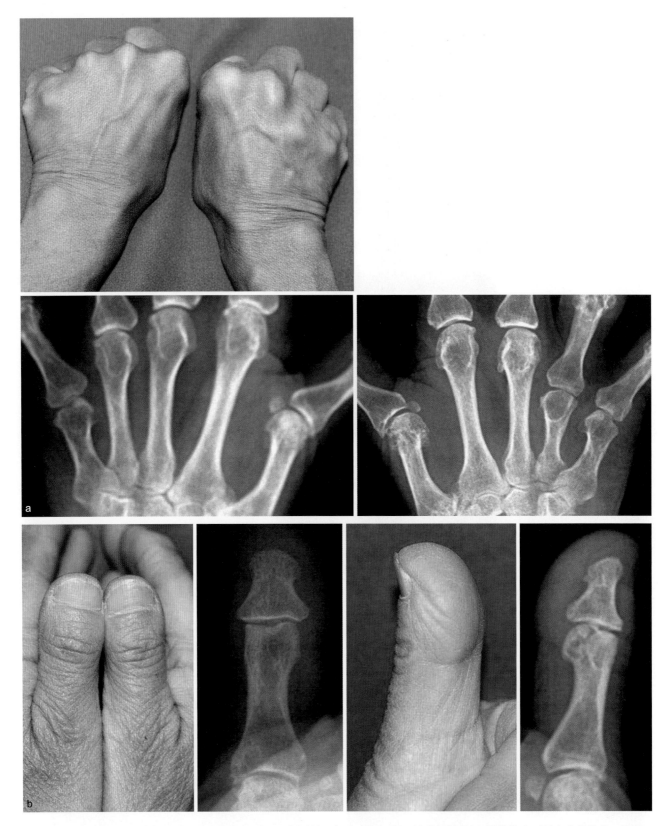

图 20.11　成人 Turner 综合征的手。a. 该患者 70 岁，双手掌骨短，但手功能正常 b. 她的拇指粗短，拇指指腹可见多余的赘肉。她的双手患了严重的骨关节炎。这在 Turner 综合征的患者中并不特异，但在其家族中很常见

曾有一例同时患有 Turner 综合征和 Poland 综合征患者的报道[12]。一项研究报道了 Turner 综合征的患者由于长的管状骨导致手长的表现，这种情况助于身材矮小的女性诊断 Turner 综合征[13]。指甲发育不良可表现为过度凸起的指甲[6]。

下肢 一项研究发现 Turner 综合征的患者有膝外翻，大多数患者足部可见异常纵弓和横弓，足纵弓变小，而横弓过高[14]。另外短跖骨和足部淋巴肿胀也可出现[15]。

脊柱 患者常有颈蹼、宽胸、盾状胸[15]。

颅面 患者可有干眼症、眼睑下垂、耳位低[15]。

其他系统 先天性心血管畸形并不少见，特别是主动脉瓣和主动脉弓的畸形。患者可有阴道干燥症、卵巢发育不全和闭经性不孕。

参考文献

1. Turner HH. A syndrome of infantilism, congenital webbed neck, and cubitus valgus. Endocrinology. 1938;23:566-74.

2. Donaldson M, Gault E, Tan K, et al. Optimizing management in Turner syndrome:from infancy to adult transfer. Arch Dis Child.2006;91(6):513-520.

3. Lepage JF, Dunkin B, Hong DS, Reiss AL. Impact of cognitive profile on social functioning in prepubescent females with Turner syndrome. Child Neuropsychol. 2012 28(2).

4. Stochholm K, Hjerrild B, Mortensen KH, et al. Socio-economic parameters and mortality in Turner Syndrome. Eur J Endocrinol. 2012, 166(6):1013.

5. Even L, Bronstein V, Hochberg Z. Bone maturation in girls with Turner's syndrome. Eur J Endocrinol. 1998 Jan;138(1):59-62.

6. Jones K. Smith's recognizable patterns of human malformation. 6th ed. Philadelphia:Elsevier Saunders; 2006. p. 306-11.

7. Tauber M, Lounis N, Coulet J, et al. Wrist anomalies in Turner syndrome compared with Leri-Weill dyschondrosteosis:a new feature in Turner syndrome. Eur J Pediatr. 2004 Aug;163(8):475-81. Epub 2004 Jun 9.

8. Schwartz RP, Sumner TE. Madelung's deformity as a presenting sign of Turner's syndrome. J Pediatr. 2000 Apr;136(4):563.

9. Cleveland RH, Done S, Correia JA, et al. Small carpal bone surface area, a characteristic of Turner's syndrome. Pediatr Radiol.1985;15(3):168-72.

10. Archibals RM, Finby N, De Vito F. Endocrine significance of short metacarpals. J Clin Endocrinol Metab. 1959 Oct;19:1312-22.

11. De Smet L, Fryns JP. Symbrachydactyly in Turner's syndrome.Genet Couns. 1995;6(3):247-9.

12. Wikiera B, Wójcik E, Szuba A, Noczyńska A. Coincidence of Poland's syndrome with Turner's syndrome. Pediatr Endocrinol Diabetes Metab. 2011;17(1):48-51.

13. Uematsu A, Yorifuji T, Muroi J, et al. Relatively longer hand in patients with Ullrich-Turner syndrome. Am J Med Genet. 1999 Jan 29;82(3):254-6.

14. Trzcińska D, Olszewska E, Wiśniewski A, Milde K, Madej M. The knee alignment and the foot arch in patients with Turner syndrome. Pediatr Endocrinol Diabetes Metab. 2011;17(3):138-44.

15. OMIM # Online Mendelian Inheritance in Man. Johns Hopkins University. 2007. http://www.omim.org/. Accessed 2014.

Gorlin-Goltz（痣样基底细胞）综合征

别称

Gorlin-Goltz 综合征

痣样基底细胞癌综合征

基底细胞痣综合征

多发基底细胞癌综合征

特征 皮肤多发基底细胞癌，合并面部异形、神经系统异常、眼科内分泌紊乱和骨骼畸形。

背景 来自明尼苏达州的研究员（口腔病理医生）Robert Gorlin（1923—2006）和 Goltz 于 1960 年报道了该疾病[1]。文献描述了两个姐妹有颅缝早闭、大阴唇发育不全、多毛症、牙齿缺陷、眼睛异常、动脉导管未闭，但智力正常。自从首次报道以来，现已有上百例 Gorlin-Goltz 综合征的病例报道。该综合征在患者中发病率约为 1/19 000，基底细胞癌发病率男女比例基本相同[2]。

病因 Gorlin-Goltz 综合征为常染色体显性遗传，因 9 号染色体长臂（q22.3-q31）异常以及修补基因（PTCH1）缺失或突变所致，其完全外显且表型不一。

临床表现 因为在青少年期或者成年早期发生的多发性基底细胞癌，皮肤科医生经常可以看到这种综合征患者。这种癌症多在 30 岁之前发病。最易累及面部、胸部和背部。肿瘤数目在患者一生中可变。该综合征的诊断基于临床和放射学的主要和次要标准[3]。主要标准包括 2 处以上的基底细胞癌、1 个牙源性角化囊性瘤、3 个或者以上手掌点状凹陷、大脑镰钙化、脊柱和肋骨畸形和该综合征家族史[3]。Gorlin-Goltz 综合征患者由于抑郁症状严重影响生活质量[4]。

全身肌肉骨骼 Gorlin-Goltz 综合征的患者可有肋骨畸形，常为叉状肋[2]。骨转移也有报道[5]。

上肢 最常见为皮肤癌及手掌皮肤点状凹陷。其他的上肢畸形包括高肩胛、短掌骨、并指、多指和拇指发育不良[6]。有一项研究报道该类患者的手部指骨、掌骨和腕骨（30%）可见到火焰状透亮区[7]。

下肢 足底部常见皮肤点状凹陷。

脊柱 患者可有胸椎侧凸、颈肋常导致的胸廓出口综合征及漏斗胸畸形[9]。

颅面 面部皮肤常受到肿瘤侵袭。可有小头畸形、额部隆起、鞍状鼻梁。患者还常有下颌的角化囊肿病变、下颌前凸和牙齿畸形。也曾有虹膜畸形、结膜神经节胶质瘤[8]伴轻度眼距增宽和双侧唇腭裂的报道[3]。

其他系统 内脏器官的肿瘤也可为痣样基底细胞癌。颅内肿瘤可有髓母细胞瘤、脑膜瘤。另外还可见泌尿生殖系统肿瘤、卵巢内分泌肿瘤。大脑镰钙化也是一个常见的表现，偶尔合并心脏肿瘤[9]。

参考文献

1. Gorlin RJ, Goltz RW. Multiple nevoid basal cell epithelioma, jaw cysts and bifid rib. New Engl J Med. 1960；262：908-12.

2. Jones EA, Sajid MI, Shenton A, et al. Basal cell carcinomas in Gorlin syndrome：a review of 202 patients. J Skin Cancer. 2011：2173-78. Epub 2010 Sep 28.

3. Habibi A, Jafarzadeh H. Nevoid basal cell carcinoma syndrome：a 17-year study of 19 cases in Iranian population (1991-2008). J Oral Pathol Med. 2010 Oct；39(9)：677-80.

4. Shah M, Mavers M, Bree A, et al. Quality of life and depression assessment in nevoid basal cell carcinoma syndrome. Int J Dermatol. 2011 Mar；50(3)：268-76.

5. Lamon T, Gerard S, Meyer N, et al. Exceptional bone metastasis of basal cell carcinoma in Gorlin–Goltz syndrome. Dermatology. 2010；220(1)：57-9. Epub 2009 Dec 4.

6. Kansal A, Brueton L, Lahiri A, et al. Hypoplastic thumb in Gorlin's syndrome. J Plast Reconstr Aesthet Surg. 2007；60(4)：440-2. Epub 2006 Sep 7.

7. Kimonis VE, Goldstein AM, Pastakia B, et al. Clinical manifestations in 105 persons with nevoid basal cell carcinoma syndrome. Am J Med Genet. 1997；69：299-308.

8. Sauer A, Blavin J, Lhermitte B, et al. Conjunctival ganglioglioma as a feature of basal cell nevus syndrome. J AAPOS. 2011 Aug；15(4)：387-8.

9. OMIM # 109400 Online Mendelian Inheritance in Man. Johns Hopkins University. 2007. http://www.omim.org/. Accessed 2014.

Maroteaux-Malamut 综合征

别称

Arkless-Graham 综合征

肢端发育不良

尖头并指畸形

特征 周围骨发育不良、短指、鼻部发育不良、身材矮小、智力低下。缩写 DMNB 分别代表身材矮小(diminutive stature)、智力低下(mental deficiency)、鼻部发育不良(nasal dysplasia)、短指或短掌骨畸形(brachydactyly 或 brachymetacarpia)。

背景 Arkless 和 Graham[1]在 1967 年和 Maroteaux and Malamut[2]在 1968 年分别报道了该畸形。Arkless 和 Graham 报道强调其典型特征为短指畸形。然而，目前该综合征更为人所知的名字是 Maroteaux-Malamut 综合征。该综合征罕见，最大的一组病例报道了 12 名儿童患者[3]。

病因 该综合征是常染色体显性遗传，是由于 17q24 位点的 *PRKAR1A* 基因杂合突变所致。

临床表现 身材矮小、小手、小足，可合并智力发育缺陷。X 线可见骨骺内点状斑和骨龄提前[4]。有一个报道显示了肢端发育不全与假性甲状旁腺功能减退症和假性假甲状旁腺功能减退症具有一致性[5]。

全身肌肉骨骼 常见的表现为身材矮小、骨骺圆锥形伴骺内点状斑[6]。

上肢 肘关节及指间关节活动受限，因第二到四指掌骨短，表现为小手、短指畸形。掌骨多短粗改变，较指骨改变明显。该种掌指畸形可用于诊断[4]。另外可见尺、桡骨短伴成角畸形，偶有桡骨头脱位。还可见复发性的腕管综合征[4]。

下肢 第一足趾较正常者大，其余脚趾呈短趾畸形。

脊柱 有脊柱侧凸和椎管狭窄的报道[4,6]。

颅面 短头平颅伴眼距宽、鼻小、鼻孔朝天、鼻梁平坦。上颌发育不良，下颌前凸。经常出现的中耳感染可引起听力障碍。

参考文献

1. Arkless B. Graham：An unusual case of brachydactyly？ Peripheral dysostosis？ Pseudopseudohypoparathyroidism？ Cone epiphyses？ Am J Roentgenol. 1967；99：724-735.

2. Maroteaux P, Malamut G. L'acrodysostose. La Presse médicale. 1968 Nov；76(46)：2189-2192.

3. Viljoen D, Beighton P. Epiphyseal stippling in acrodysostosis. Am J Med Genet. 1991 Jan；38(1)：43-5.

4. OMIM # 101800 Online Mendelian Inheritance in Man. Johns Hopkins University. 2007. http://www.omim.org/. Accessed 2013.

5. Ablow R, Hsia Y, Brandt D. Acrodysostosis coinciding with Pseudohypoparathyroidism and Pseudo-Pseudohypoparathyroidism. J Roentgeno. 1977 Jan；128：95-99.

6. Jones K. Smith's recognizable patterns of human malformation. 6th ed. Philadelphia：Elsevier Saunders；2006. p. 514-5.

第二十一章 掌骨融合

掌骨部位的骨融合是一些综合征的常见表现。这些疾病的真实发病率还没有确定,但它比想象的更为常见,尤其是颅面部和手部畸形,例如 Apert 综合征、Crouzon 综合征、Pfeiffer 综合征、中心性多并指、并指、多发骨性融合综合征和部分性手缺失。在先天性手畸形的两大类别中,本畸形的发生率为 0.02%[1] 和 0.07%[2]。Joseph Upton III 在一个专注于中心性并指研究的大型颅面部合作项目中发现了更高的发生率[3,4]。

两个或者更多的掌骨的融合的排列组合都可以出现(图21.1)。最常用的分类方式为 Buck-Gramcko 和 Wood 法[2],根据融合的水平分为 3 种类型。I 型:融合部位位于掌骨基底部。生长正常,畸形轻微,没有影响。II 型为融合延伸至掌骨干中部,导致两个手指紧靠一起。III 型为掌骨完全融合,根据掌指关节融合的情况分为两个亚型:IIIA 为每个手指有单独的掌

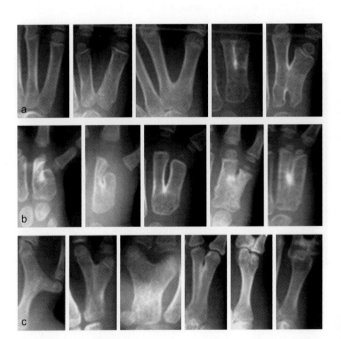

图 21.1 掌骨融合影像学表现。a. Apert 综合征中从左至右不同程度的环小指掌骨融合。掌骨头更接近融合的末端。最右侧可见尝试性的手术切除和关节成形术后出现的再融合。b. 从左至右的前 4 个插图,长度不等的骨性融合构成了 Fouchet K 形。相同长度的则为 U 形。c. 左侧不对称的 K 形进展至右侧的单个掌骨头和两个远端指骨相关节的 I 型。(经许可引自 Mathes, SJ, Hentz, VR. (2006) Plastic Surgery, Vol. 8. Saunders; 2nd. Edition, p. 271)

指关节;IIIB 为掌骨头分成两半,有一个共同的掌指关节。许多外科医生都依据这种分型治疗综合征性骨性融合[2,4,5]。

Fouchet[6] 介绍了另一种临床常用的分型系统,这种分型方法依据骨骺的弯曲程度、两个掌骨长度的差距和融合的形状进行分类。可以有 I 形、U 形、K 形和 Y 形。所有的这些分类包括子分类。该系统实用、直观,并有助于临床。其中一个独立的分类方式已经被用于中心性多指(并)的患者,将在第二十八章详述。

过去的 30 年,我们用过与这两种方法类似的分类方法。掌骨融合根据其融合的水平分为 3 个基本的类型:近端、中部及远端的三分之一。每个水平要考虑 3 个方面:掌骨融合部位的长度,关节连接部位手指的形态,远端节段的生长潜能。

由于分叉的部位、掌指关节的结构、内在和外在肌腱提供的畸形力量等,本病临床表现复杂。第四和第五掌骨最常受累,双侧对称性和非对称性(图 21.2)的发生率相等。

第五掌骨基底部融合的患者常无临床表现,掌骨发育良好。在生长过程中,尤其是对于狭颅症的患者,随着软骨逐渐骨化,骨性融合才逐渐明显(图 21.1a)。解除限制性的骨性融合可显著改善手的功能(图 21.3)。

掌骨融合可累及桡侧 3 列手指,这种情况下,由于常合并手部一个或者更多纵列的先天性缺失而难以分类。大部分表现独特,且不是综合征的一部分。

中间 3 个手指的骨性融合常与非典型的分裂手、掌骨水平的多并指(synpolydactyly,SPD)指骨水平的多指或巨指相关[7,8]。骨性融合的两个骨掌的外形随掌骨头生长板形态不同而变化。手指偏斜通常发生在掌骨头,前后或桡尺偏斜都可以发生。环小指掌骨融合的患者最常见的表现为手指短小且小指外展(图 21.2 和图 21.4)。

除了 Fouchet K 形结构,表现为单独的双侧非对称性畸形,其他的 I 形、Y 形和 U 形常与综合征相关或者是复杂手部畸形的一部分。拇指和示指的骨性融合最少见,如果要恢复拇指活动和获得充分的虎口,常需要复杂的重建性手术。这最常见于严重发育不全的二指手或三指手。

影像学能显示骨骼异常的解剖线索,特别是在多并指中[4]。掌骨长度相等的典型的 U 形掌融合,外在的屈肌腱和伸肌腱可能从掌指关节水平分叉,不对称性的止于远端手指,并向对侧延伸。I 形患者远端止于它们在手指上正常止点,内在肌力量平衡。在不对称的 U 形、Y 形和 K 形中,短小且常发育缺陷的小鱼际肌常合并不正常的外在肌肌腱。包绕所有

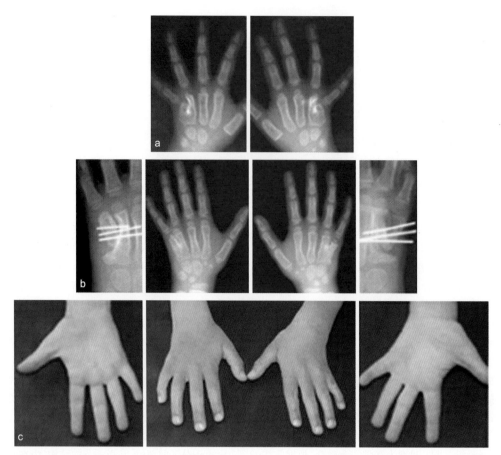

图 21.2　K 形掌骨融合。a. 4 岁儿童有 K 形骨性融合的 X 线片,通过截骨和延长短的指节,第五指短且外展得到明显改善。b. 掌骨头处于适当的位置,造成 U 形骨性融合。5 年后照片表现。融合两侧掌骨的生长速度常不一样。c. 患者手部的临床表现。(经许可引自 Mathes,SJ,Hentz,VR.(2006)Plastic Surgery,Vol. 8. Saunders;2nd. Edition,p. 271)

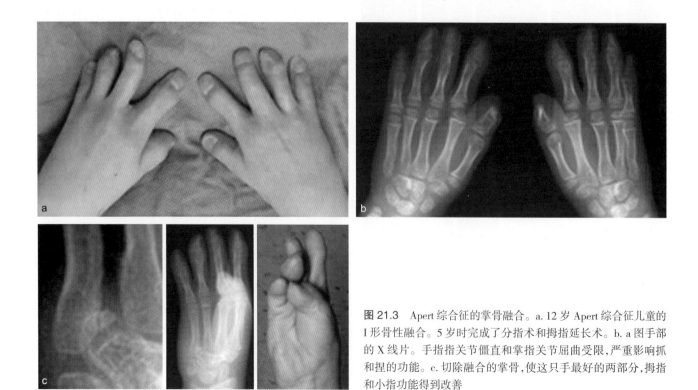

图 21.3　Apert 综合征的掌骨融合。a. 12 岁 Apert 综合征儿童的 I 形骨性融合。5 岁时完成了分指术和拇指延长术。b. a 图手部的 X 线片。手指指关节僵直和掌指关节屈曲受限,严重影响抓和捏的功能。c. 切除融合的掌骨,使这只手最好的两部分,拇指和小指功能得到改善

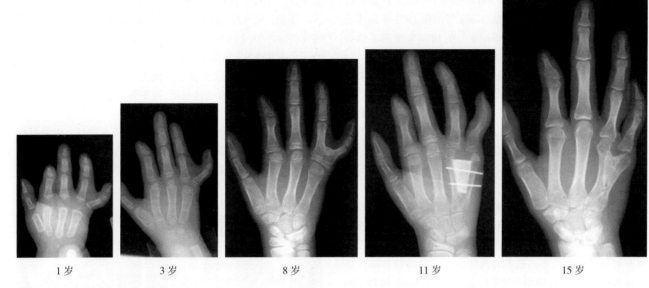

1岁　　　3岁　　　8岁　　　11岁　　　15岁

图21.4 I形掌骨融合。这个患儿1岁时可见I形掌骨融合,掌骨头正常。家长拒绝行第五手指切除术。3岁时第五指外展畸形逐渐加重。为防止进一步的偏斜,在指骨近端进行了融合手术。8岁时所有手指生长良好。在11岁,行骨性融合分离、掌骨劈开及植骨术。在15岁骨骼成熟的时候,环小指力线良好,没有成角和旋转畸形。示指和小指的中节指骨依然较小,掌指关节活动受限。抓握力量和对侧相同

外在屈肌肌腱的屈肌支持带,在外在肌肌腱的分叉水平或远端水平存在异常。在掌骨融合的近端,外在肌腱系统通常正常。

　　中心性多并指有许多变异,例如可能存在外在伸肌和屈肌腱同时平均和不平均的共用手指的情况。在掌指关节水平可能看到横形或楔形的手指节段,多数指骨融合的类型发生于指骨末端,尤其是环指。这些手的内在肌和外在肌腱将会嵌入到邻近骨骼结构上,可能没有必要连接到手指指骨末端部位。这种手会出现严重的动态不平衡。即使细致的外科手术矫正旋转畸形,侧-侧手指交叉依然常见。

参考文献

1. Buckwalter J, et al. The absent fifth metacarpal. J Hand Surg.1981;6:364-7.

2. Buck-Gramcko D, Wood VE. The treatment of metacarpal synostosis. J Hand Surg(Am). 1993;18:565-81.

3. Muragaki Y, Mundlos S, Upton J, et al. Altered growth and branching patterns in synpolydactyly caused by mutation in HOXD13. Science. 1996;272:548-51.

4. Upton J. Discussion of metacarpal synostosis. Plast Reconstr Surg.2001;108:1232-4.

5. Hoover GH, Flatt AE, Weiss MW. The hand in the Apert syndrome. J Bone Joint Surg. 1970;52:878-95.

6. Fouchet G et al. Metacarpal synostosis:a simple classification and a new treatment technique. Plast Reconstr Surg. 2001;108:1225-31.

7. Upton J. Congenital anomalies of the hand and forearm. In:May JW Jr Littler JW, editors. The hand (Vol 8 in McCarthy JG, editors.Plastic Surgery). Philadelphia:WB Saunders;1990. p. 5213-398.

8. Nutt JI, Flatt AE. Congenital central hand deficit. J Hand Surg.1981;6:48-60.

相关综合征
多发骨性融合综合征
Apert 综合征
Carpenter 综合征
Pfeiffer 综合征
Crouzon 综合征
Saethre-Chotzen 综合征
并指多指
经典分裂手/足综合征
口-面-指综合征
Klippel-Feil 综合征
13-Q 综合征

多发骨性融合综合征

别称
指关节僵直短指综合征
指关节僵直综合征
Polysynostoses 综合征
Acrocephalo-synankie 综合征
Herrmann 耳聋指关节僵直综合征
Facioaudiodysphalangism 综合征

特征　多部位骨骼和颅骨骨融合,鼻翼发育不良。

背景　Fuhrmann 等[1]在 1966 年描述了一例同时患病母子的多处骨性融合的病例。Maroteaux 等[2]在 1972 年描述了一个家族中有 7 个患者。Gordon 等[3]在 1974 年报道了伴有颅骨融合的多发骨性融合。

病因　该病是常染色体显性遗传疾病。是由于位于染色体 17q21-q22 的头蛋白(骨形成蛋白拮抗剂)基因突变所致[4]。

临床表现　典型特征是进展性骨融合病变,常可导致脊柱和四肢的关节活动受限和僵硬加重。偶尔可见智力障碍[5,6]。内耳听小骨骨融合导致听力缺陷/丧失。

全身肌肉骨骼　各种各样遍及全身的多发骨性融合,包括脊柱和头颅。

上肢　上肢多发的骨性融合包括肘部(肱桡骨)、前臂(尺桡骨)和腕骨(例如月骨三角骨或者头状骨钩骨),以及除拇指外手指近节和远节指间关节融合(指间关节僵直)(图 21.5)。可有轻微的短肢畸形。这些骨性融合手部畸形与 Poland 综合征相似,但和伴有颅面部畸形综合征(例如 Apert 和 Pfeiffer 综合征)的手指指间关节僵直不一样。本病中累及尺侧两个手指的掌骨融合少见。常有指偏斜、短指、并及指甲发育不良[5-7]。皮肤型并指主要累及第 2、3、4 指间隙,可以是简单、完全或者不全的。无 Apert 综合征中可见的多指畸形或者侧侧融合。中节或者末节指骨发育不全或者缺如(无指畸形)。有报道称手部指间关节融合是最一致的发现[4]。可有指甲发

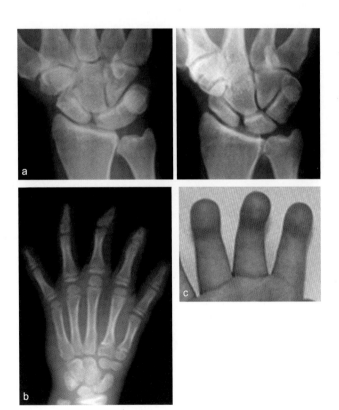

图 21.5　多发性骨性融合,手。a. 多发性骨性融合患者可见月三角融合(左)和轻微的头状骨和掌骨融合。b. 这个患者除了环指中节指骨较小,其他所有手指近节和中节指骨出现指关节僵直。末节指骨和甲床变小(示指)。拇指骨骼部分正常,但和其他手指排列在同一平面。c. 近侧指间关节掌侧横纹缺失,有指关节融合,关节僵直

育不良。甲板垂直和水平方向都小,远节指骨过小。

下肢　可有跗骨融合,尤其是舟骨和距骨,可以是部分或者完全的融合(图 21.6),也可见大踇趾和足部短缩。可见脚趾甲发育不全或者缺失[5,6],简单的第 2、3 趾皮肤型并趾也很常见。

脊柱　曾有文献报道过一例由于颈椎椎管狭窄引起的神经并发症[8]。可有椎体畸形、漏斗胸及偶然出现的 Klippel-Feil 综合征。

颅面　颅缝早闭可导致分叶状颅和面部狭长。患者可有鼻翼发育不全、半圆柱鼻、短人中,也可有漏斗胸伴中耳听小骨骨融合[6]。常伴有听力缺陷或者耳聋。

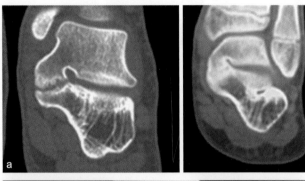

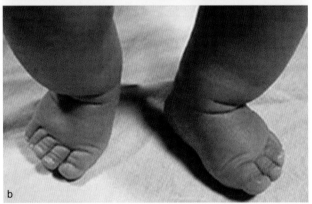

图 21.6　足的多发骨性融合。a. X 线片中可见距骨和跟骨(左侧)的部分融合和距骨和舟骨(右侧)完全骨性融合。b. 足部常常短小

参考文献

1. Fuhrmann W, Steffens C, Rompe U. Dominant erbliche doppelseitige Dysplasie und Synostose des Ellenbogengelenks mit symmetrischer brachymesophalangie und Brachymetakarpie sowie Synostosen in Finger-, Hand-und Fußwurzelbereich. Humangenetik. 1966;3:64-75.

2. Maroteaux P, Bouvet JP, Briard ML. La maladie des synostoses multiples〔Multiple synostosis disease〕. Nouv Presse Med. 1972 Dec 16;1(45):3041-7.

3. Gordon IR, Burman D, Butler NR. Polysynostosis:the association of extracranial synostosis and craniostenosis. Clin Radiol. 1974 Apr;25(2):253-9.

4. Gaal SA, Doyle JR, Larsen IJ. Symphalangism and its introduction into

Hawaii：a pedigree. Hawaii Med J. 1987；46：305-307.

5. Jones K. Smith's recognizable patterns of human malformation. 6th ed. Philadelphia：Elsevier Saunders；2006. p. 494-5.

6. OMIM # 186500 Online Mendelian Inheritance in Man. Johns Hopkins University. 2007. http：//www.omim.org/. Accessed 2014.

7. Poznanski A. The hand in radiographic diagnosis. 2nd ed. WB Saunders；1984. p. 512-3.

8. Edwards MJ，Rowe L，Petroff V. Herrmann multiple stenosis syndrome with neurological complications caused by spinal canal stenosis. Am J Med Genet. 2000；95：118-22.

第二十二章　指骨融合
（指关节僵直）

上肢各个节段均可发生骨性融合,不同的部位有各自分别独立的分类方法。没有整体及实用的分类。这些骨性融合常见于指骨,有时可见于掌骨水平,常伴有软组织畸形。指骨融合,也称指关节僵直,在上下文提及的综合征中常见。这种畸形的的发病率不明确[1]。来自爱荷华州 Flatt 的报道称真正指关节僵直的发病率为 0.03%[2],但在德国 Buck Gramcko 的患者发病率高达 4.0%[3]。

遗传学家对胚胎期的分节障碍、不完全分节或空泡化有极大的兴趣。美国最早的神经外科医生之一的库欣注意到他的一个颅内胶质瘤患者一个手指不能屈曲。在一项经典的研究中,他发现一个 313 人的家族中有 84 人患原发性指关节僵直[4]。最大的一项家族研究是对英国的 Talbot 家族自 15 世纪 50 年代到 20 世纪的追踪调查[5-7]。

遗传性的指关节僵直(SYM 或者 SYM1)是以多发性手指和脚趾关节融合为特征。也可同时有腕骨和跗骨的融合。它与位于染色体 17q22 位点上的头蛋白(NOG)基因突变有关。多种的基因突变已经被确定,基因突变影响骨形态生成蛋白的表达和相互作用[8-10]。因此,NOG 基因和 SYM,可能还与牙齿、头发畸形、传导性耳聋、骨性关节炎、短指畸形及面部骨骼结构有关[11-16]。

不同的医学专家对手指僵直提出了不同分类方式。对于手外科医生和临床解剖学家,有常用的 3 个分类方式[2,3,16-18]: 手指长度正常的真性指关节僵直;手指僵硬和短缩的短并指畸形;指关节僵直伴随其他畸形或者作为某个综合征的一部分,如 Apert 综合征、Poland 综合征(图 22.1)和多发骨性融合综合征。在后者,骨性融合可以发生在各个部位,如颅骨、面部骨、脊柱、腕骨、跗骨、掌骨和跖骨。根据 Cushing 最初的描述,本病是遗传性的,累及手部,可伴发耳聋[11]。

近节指骨和近指间关节是手指最常受累的部位[2]。相反,先天性的掌指关节融合非常少见;远端指间关节融合可见于指关节僵直,常有许多手指的其他畸形。

指关节僵直的特征是儿童缺少屈曲皮肤横纹。年龄较小时 X 线检查很难判断,因为不显影的软骨可被当做关节间隙或骺板(图 22.2)。中节指骨的骨骺常误认为是形成良

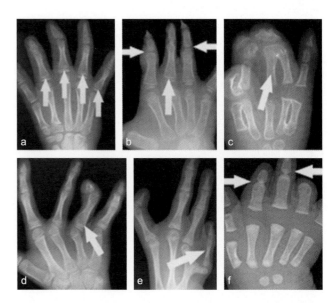

图 22.1　指骨骨性融合。a. 指关节僵直常发生在 Poland 综合征的患者。除了环指,其他近节指骨(箭头)是由远端两个指骨融合形成的。b. 在另外一个 Poland 综合征的患者,早期近指间关节可见分节,会在童年后融合。c. 本 Apert 综合征的患者有近节和中节指骨的指关节僵直,附带侧侧融合。d. 指关节僵直也常发生在中心性多指并指的患者,称为多并指畸形。环指(箭头)是最常受累的部位。e. 在罕见的尺骨形成障碍中出现指关节僵直(箭头)。f. 该患儿有示指和中指的 D 型短指畸形,不完全骨化的区域随着时间推移逐渐融合(经原作者 Mathes, SJ, Hentz, VR.(2006)授权引自 Plastic Surgery, Vol. 8. Saunders; 2nd. Edition, p. 266)

好的关节间隙。在大多数患者中,中节指骨消失且近节指骨大于正常长度。手指细长、皮肤萎缩、但感觉正常。掌指关节和远指间关节出现代偿的活动,当尺侧三个手指都累及时,抓握力量的减少比预期的要严重。准确诊断通常是需要更详细的体格检查而非影像学分析。这些手指畸形没有明确的治疗标准,手指运动的形成和维持长期预后较差。

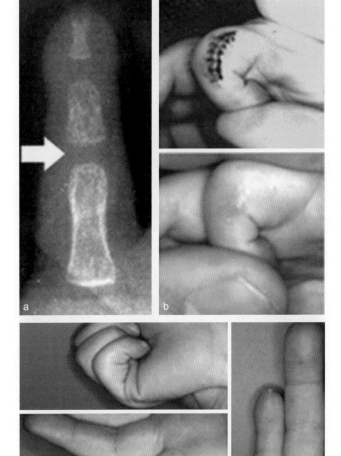

图 22.2 指骨骨性融合。a. 患儿出生时有第五指的僵硬。在 X 线片上显示的关节间隙其实是软骨结构。手术松解后，近端指间关节获得 90° 的活动范围。b. 物理治疗至关重要。c. 10 年以后仍有一定的活动。注意到手指细长、甲床萎缩、远指间关节皮肤横纹缺失

参考文献

1. Goldberg M, Bartochesky L. Congenital hand anomalies: etiology and associated malformations. Hand Clin. 1985; 1: 405-415.

2. Flatt AE, Wood VE. Rigid digits or symphalangism. Hand.1975; 7: 197-214.

3. Buck-Gramcko D. Angeborene Fehlbildungen der Hand. In: Nigst H, Buck-Gramcko D. Millesi H, editors. Handchirurgie. Stuttgart: Thieme; 1988. 12.1-12.115.

4. Cushing H. Hereditary ankylosis of proximal phalangeal joints (symphalangism). Genetics. 1916; 1: 90-106.

5. Drinkwater H. Phalangeal anarthrosis (synostosis, ankylosis) transmitted through 14 generations. Proc Roy Soc Med. 1917; 10: 60-68.

6. Strasburger AK, Hawkins MR, Eldridge R, Hargrave RL, McKusick VA. Symphalangism: genetic and clinical aspects. Bull Johns Hopkins Hosp. 1965; 117: 108-27.

7. Elkington SG, Huntsman RG. The Talbot fingers: a study in symphalangism. Brit Med J. 1967; 1: 407-411.

8. Gong Y, Krakow D, Marcelino J, et al. Heterozygous mutations in the gene encoding noggin affect human joint morphogenesis. Nature Genet. 1999; 21: 302-4.

9. Polymeropoulos MH, Poush J, Rubenstein JR, et al. Localization of the gene (SYM1) for proximal symphalangism to human chromosome 17q21-q22. Genomics. 1995; 27: 225-9.

10. Takahashi T, Takahashi I, Komatsu M, et al. Mutations of the NOG gene in individuals with proximal symphalangism and multiple synostosis syndrome. Clin Genet. 2001; 60: 447-51.

11. Vesell ES. Symphalangism, strabismus and hearing loss in mother and daughter. New Eng J Med. 1960263: 839-42.

12. Gorlin RJ, Kietzer G, Wolfson J. Stapes fixation and proximal symphalangism. Z Kinderheilk. 1970; 108: 12-16.

13. Baschek V. Stapes fixation und Symphalangie, ein autosomal dominant Erbliches Krankheitsbild. Laryng Rhinol. 1978; 57: 299-304.

14. Morimoto J, et al. Proximal symphalangism with "coarse" facial appearance, mixed hearing loss, and chronic renal failure: new malformation syndrome? Am J Med Genet. 2001; 98: 269-72.

15. Kosaki K, et al. Premature ovarian failure in female with proximal symphalangism and Noggin mutation. Fertil Steril. 2004; 81: 1137-9.

16. Kassner EG, Katz I, Qazi QH. Symphalangism with metacarpophalangeal fusions and elbow abnormalities. Pediat Radiol.1976; 4: 103-7.

17. Sugiura Y, Inagaki Y. Symphalangism associated with synostosis of carpus and-or tarsus. Jpn J Hum Genet. 1981; 26: 31-45.

18. Wildervanck LS, Goedhard G, Meijer S. Proximal symphalangism of fingers associated with fusion of os naviculare and talus and occurrence of two accessory bones in the feet (os paranaviculare and os tibiale externum) in a European-Indonesian-Chinese family. Acta Genet Statist Med. 1967; 17: 166-77.

相关综合征

Cushing 指间关节僵直综合征

Apert 综合征

Crouzon 综合征

Saethre-Chotsen 综合征

Pfeiffer 综合征

Carpenter 综合征

Hurler 综合征

Poland 综合征

并指多指

口 - 面 - 指综合征

Klippel-Feil 综合征

13-Q 综合征

多发骨性融合综合征

Cushing 指间关节僵直综合征

别称

SYM1

遗传性近指间关节缺失

SYM1A

特征   先天性的近指间关节、屈侧皮肤横纹和临床运动功能缺失。

背景   Harvey Cushing(图22.3)在1916年首先报道了一系列的近指关节僵硬的患者,并命名为指间关节僵直。也有其他的系统的报道,有些与英国的 Talbot 家族有关[1-4]。这个家族随访研究显示患者也有腕骨和跗骨的融合和传导性耳聋。

病因   该病是由于 *GDF5* 基因,即位于 17q22 位点的 *NOG* 基因突变所致[5-7]。

临床表现   患者表现为一个或者多个近指间关节僵硬或者活动丧失。远指间关节也可受累(图22.4)。智力正常。

全身肌肉骨骼   患者外貌和生长正常。

上肢   上肢近端至手腕部分正常。但有桡骨头脱位和近端尺桡骨融合的报道。腕关节活动度正常,但可见腕骨融合,其中头状骨和钩骨融合最常见。手指的近指间关节融合(关节僵直)是特征性的表现(图22.4)。偶尔可见远指间关节融合。可有第五掌骨短。手部表现容易与以下疾病混淆:Apert 综合征、短并指、短指畸形和 Hurler 综合征,上述疾病均表现为非遗传性的短指和僵直指。需要通过查体来区别。

下肢   跗骨融合。

颅面   由于镫骨关节僵硬引起的传导性耳聋[8-10]。

其他系统   最初引起 Cushing 兴趣的是他的一个颅内胶质瘤患者。

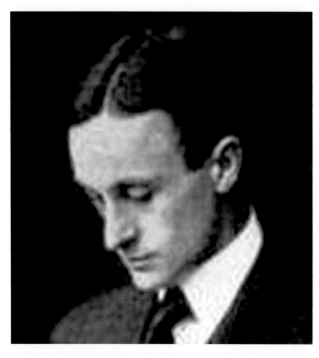

图22.3   Harvey Cushing(1869—1939)

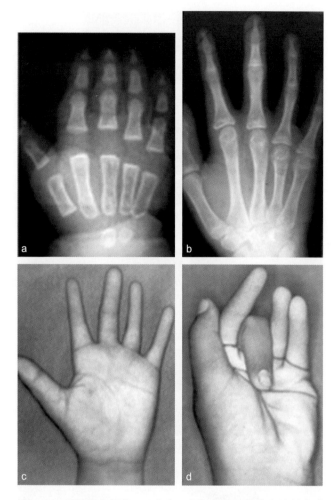

图22.4   指间关节僵直。a.这个2岁儿童的 X 线片显示所有手指的关节间隙正常,手指僵直。b.10年后环指是唯一一个有临床活动的手指,生长板开放。c.青少年时期,示指、环指和小指细长、甲床萎缩,近指间关节和远指间关节掌侧皮肤横纹缺失。d.45岁时临床表现没有改变,关节间隙牢固融合。注意头状骨与钩骨的腕骨融合,环指和小指短。面部无异常表现

参考文献

1. Cushing H. Hereditary ankylosis of proximal phalangeal joints (symphalangism). Genetics. 1916;1:90-106.[PubMed:17245852, related citations][Full Text:HighWire Press]

2. Drinkwater H. Phalangeal anarthrosis(synostosis,ankylosis)transmitted through 14 generations. Proc Roy Soc Med. 1917;10:60-8.[PubMed: 19979838,related citations]

3. Strasburger AK,Hawkins MR,Eldridge R,Hargrave RL,McKusick VA. Symphalangism:genetic and clinical aspects. Bull Johns Hopkins Hosp. 1965;117:108-27.

4. Elkington SG,Huntsman RG. The Talbot fingers:a study in symphalangism. Brit Med J. 1967;1:407-11.[PubMed:6017508, related citations]

5. Gong Y,Krakow D,Marcelino J,et al. Heterozygous mutations in the gene encoding noggin affect human joint morphogenesis. Nature Genet. 1999;21:302-4.[PubMed:10080184,related citations][Full Text:

Nature Publishing Group]

6. Polymeropoulos MH, Poush J, Rubenstein JR, et al. Localization of the gene (SYM1) for proximal symphalangism to human chromosome 17q21-q22. Genomics 1995;27:225-9. [PubMed:7557985, related citations]

7. Takahashi T, Takahashi I, Komatsu M, et al. Mutations of the NOG gene in individuals with proximal symphalangism and multiple synostosis syndrome. Clin Genet. 2001;60:447-51.

8. Vesell ES. Symphalangism, strabismus and hearing loss in mother and daughter. New Eng J Med. 1960;263:839-42. [PubMed:13781040, related citations][Full Text:Atypon]

9. Gorlin RJ, Kietzer G, Wolfson J. Stapes fixation and proximal symphalangism. Z Kinderheilk. 1970;108:12-6. [PubMed:5440467, related citations]

10. Baschek V. Stapesfixation und Symphalangie, ein autosomal dominant erbliches Krankheitsbild. Laryng Rhinol. 1978;57:299-304.

第五部分
拇指

23 第二十三章　拇指发育不良

正常拇指的功能和拇指的大小、位置、与其他拇指的关系、骨性结构、关节完整稳定、内在的和外在的肌肉及虎口的深度有关。任何一个上述结构出现缺陷,即为拇指发育不良[1]。先天性拇指发育不良的定义是拇指短且发育不良,伴有内在肌缺陷或缺如,可伴或不伴外在的骨骼肌肉结构缺陷[2]。如果拇指尖不能达到示指近节指骨的中点,亦为拇指发育不良。拇指在生后前3月内收并向手掌屈曲,主要作用类似安慰奶嘴。6个月时婴儿开始自主活动拇指,9个月时拇指可以独立活动,到1岁时拇指活动能力进一步加强,并成为手功能至关重要的一部分[3]。

拇指和掌骨的初级骨化中心在胎儿2到4个月出现。拇指骨骺的次级骨化中心在13个月到4岁时出现[4]。X线片上,骨化中心延迟出现也可诊断拇指发育不良。但由于存在许多先天差异,从以上表现不能确定具体的年龄界限来明确诊断。

发生率　拇指发育不良的实际发生率难以确定,因为许多上肢畸形患者有拇指缺陷。Entin[5]报道加拿大患者拇指发育不良的发生率是16%,而Flatt[6]报道拇指畸形的发生率是11.2%,拇指发育不良的发生率是3.6%。Coombs和Upton[7]报道他们登记的全部人中,发生率是37%,其中包括许多其他的分类。

分型　过去,拇指发育不良依据拇指功能潜力、缺陷部位和骨发育不良程度进行分类。由德国手外科医生Blauth[8]提出的分类将拇指发育不良分为5型:Ⅰ型,轻度发育不良,为拇指偏短,其余正常;Ⅱ型,中度发育不良,虎口狭窄,掌指关节韧带松弛,鱼际发育不良或缺如;Ⅲ型,重度发育不良,鱼际肌和拇指外在肌缺如;Ⅳ型,拇指几乎未发育,漂浮拇;Ⅴ型,拇指未发育或拇指缺如(图23.1)。该分类系统被手外科医生广泛应用于有些类型的桡侧发育不良,包括所有的桡侧纵列缺陷。拇指发育不良常是综合征的一部分或相关表现,但常常被忽略。

Manske和McCarroll[9]进一步将Ⅲ型分为两个亚型;ⅢA

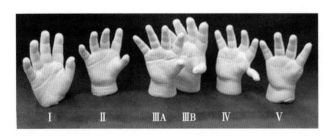

图23.1　模型显示拇指发育不良的分型。6个术前的患儿手模型显示了拇指发育不良的5种分型。注意Ⅲ型又进一步分为有完整拇指腕掌关节ⅢA型和没有完整拇指腕掌关节ⅢB型

型掌骨发育不良而拇指腕掌关节完整;ⅢB型 掌骨近端缺如且拇指腕掌关节缺如。区分这两个亚型有重要意义,因为这有助于划清界线,超过该界线,建议最好行示指拇化而非多阶段重建。虽然这些分类方便,而且畸形程度随病情逐渐加重,但是据报道鱼际肌缺如仅见于Ⅱ型和Ⅲ型,且不伴有其他畸形[10]。除Ⅰ型外的拇指发育不良常伴有桡侧列发育异常。因为拇指解剖特点,现行分类系统有时不容易分类,所以Coombs和Upton描述了5种其他的分类,包括羊膜束带、中心缺陷、桡侧重复、五指同平面和骨骼短缩。这些畸形中,拇指特征性缺陷可归为Ⅱ型或Ⅲ型。

病因　由于遗传、环境、致畸因子各种原因导致桡侧或轴前纵列缺陷。因此,强烈推荐咨询遗传学家和查阅标准遗传教科书,如OMIM(Online Mendelian Inheritance of Man)网站。在肢体发育过程,这种异常可能是由在怀孕前3个月外胚层顶嵴损伤所致。如果只是单独的拇指发育不良畸形,这具有常染色体显性遗传特征。而实际上,约50%以上是双侧畸形,大约80%的患者有其他伴随畸形,最常见的是桡侧缺陷和单神经血管束,其他畸形可能包括并指、屈曲指和短肱骨。常见的伴随畸形是脊柱异常,如脊柱后凸、脊柱侧弯,伴或不伴椎体畸形像椎体裂、高肩胛畸形、Klippel-Feil综合征和骶骨发育不全[11]。眼、耳、面部、头颅畸形和言语障碍也可能出现。

临床表现　对拇指的每一个骨骼和软组织进行系统评价,能更好地理解拇指的解剖。实际上,骨和软组织缺陷存在正相关,如果存在骨缺陷可提示伴随软组织异常。

Ⅰ型　轻度发育不良,拇指细长并略短于正常的拇指列。指骨和掌骨比正常窄,大多角骨和舟状骨存在,桡骨远端和桡骨茎突通常不受累。指骨间、掌指间、大多角骨掌骨间关节稳定,运动正常。鱼际肌轻度发育不良,肌力稍弱,但是所有内在肌肉均存在。肌腱、神经和血管结构都正常。大部分这类拇指并不被视为异常,但是和正常比较有缺陷(图23.2)。

Ⅱ型　中度发育不良,掌骨和指骨小,大多角骨,小多角骨,舟骨发育不良。虎口狭窄,掌指关节尺侧副韧带松弛,正中神经支配大鱼际肌发育不良或偶尔缺如。拇指包含两个神经血管束和正中神经运动返支。外在伸肌可能异常附着延伸到掌指关节非中心的位置,伴有与外在屈肌的异常连接(图23.3)。屈伸肌腱间异常的附着和/或连接使其掌指关节桡偏。此外,掌指关节的尺侧副韧带松弛也导致拇指外展。Tupper称这种畸形"外展的拇指",并指出当这些肌肉收缩,只会引起拇指外展或向桡偏(图23.4)。因此,牵拉屈肌腱或伸肌腱

234

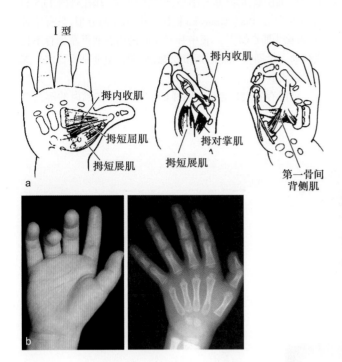

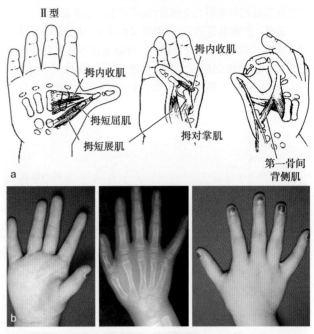

图 23.2 Ⅰ型:轻度拇指发育不良。a. 插图显示骨骼分段良好,有一个掌骨和两个偏小的指骨。有完整稳定的关节。内在肌、外在肌腱和附着点完整。虎口区轻到中度狭窄。b. 一个患儿的临床外观和 X 线片,可见大鱼际轻度缺陷,虎口间隙减小,但功能没有明显减少。(经许可引自 Mathes,SJ,Hentz,VR.(2006)Plastic Surgery,Vol. 8. Saunders;2nd. Edition,p. 328)

图 23.3 中度拇指发育不良。a. 显示所有骨骼轻到中度短缩。尽管有侧副韧带和掌板存在,关节仍可能松弛。拇指内在肌、尺神经支配拇收肌、拇短屈肌内侧头发育良好;正中神经支配的外展肌、屈肌、拇对掌肌发育较差。解剖学异常常见。拇指近端的外在屈肌和伸肌可能缺如。紧张的纤维束带(未显示)和肥厚的筋膜可能包绕肌肉,导致虎口狭窄。b. 临床表现和 X 线片显示一个小拇指,大鱼际肌缺失,虎口狭窄。拇指捏力减弱和掌指关节侧副韧带松弛(经许可引自 Mathes,SJ,Hentz,VR.(2006)Plastic Surgery,Vol. 8. Saunders;2nd. Edition,p. 329)

图 23.4 拇指外展畸形。a. 显示大多数Ⅱ和Ⅲ型拇指发育不良,指间关节可轻微屈曲或伸展。拇指用力时会向桡侧偏离。这是屈伸肌腱在拇指桡侧由纤维束连接后联合作用所致:拇指外展畸形。b. Ⅱ、Ⅲ型拇指发育不良的患者以及桡侧近端多指,分支位于掌指关节近端的患者,手术时可见肌腱的许多变异。(经许可引自 Mathes,SJ,Hentz,VR.(2006)Plastic Surgery,Vol. 8. Saunders;2nd. Edition,p. 330)

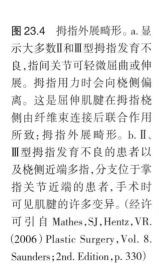

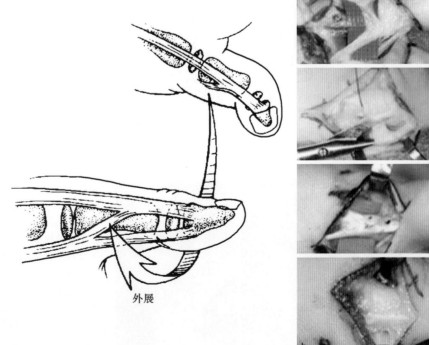

只会使拇指在掌指关节处桡偏。拇指屈肌腱鞘支持带异常。拇长屈肌远端可能附着于腕骨,远端附着点通常偏于中心。

　　Ⅲ型　严重发育不良,骨骼缩短更明显,特别是在掌骨水平。大多角骨非常小,舟骨缺如。桡侧发育不良伴有桡骨茎突缺如。拇指解剖的巨大变异促使 Manske 和他同事将Ⅲ型进一步分为ⅢA 和ⅢB 型:ⅢA 型,掌骨大小正常,拇指腕掌关

节完整;ⅢB 型,拇指掌骨细小,拇指腕掌关节缺陷(图 23.5 和图 23.6)[12]。Buck-Gramcko 提出一个额外的分型,只有掌骨时,可称为Ⅲ-C 型[13]。正中神经支配的内在肌严重发育不良或缺如。尺侧和桡侧副韧带松弛,掌指关节非常不稳定。虎口严重狭窄。

　　可能存在与Ⅱ型患者同样的内在和外在肌肉的解剖变

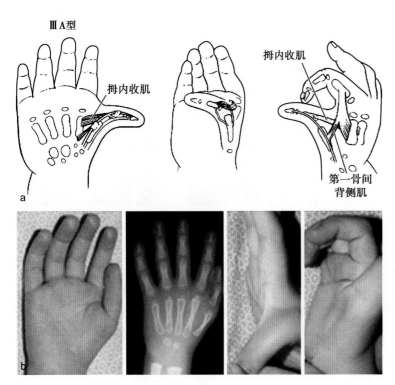

图 23.5　拇指严重发育不良ⅢA 型。a. 显示拇指有更广泛的骨骼发育不良包括桡侧腕骨、大多角骨、小多角骨、舟骨和影响较轻的月骨。关节松弛,侧副韧带缺如。正中神经支配内在肌缺如或肌力极弱,尺神经支配的内在肌存在但肌力弱。大多角骨掌骨骨关节存在,但功能非常受限。b. 临床表现和 X 线片显示拇指短小,虎口狭窄,连枷关节。指骨间关节屈侧皮肤横纹缺如提示拇长屈肌腱缺如

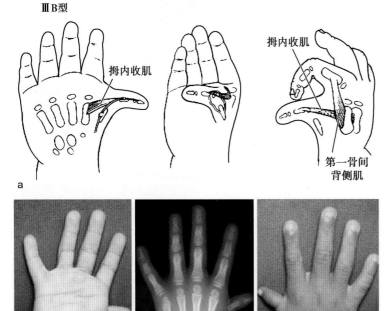

图 23.6　拇指严重发育不良ⅢB 型。a. 显示正中神经支配的内在肌肉缺如,尺神经支配的拇收肌和第一骨间背侧肌肌力弱、无功能。骨骼存在但非常小。没有完整的腕掌关节。掌指关节为连枷关节。外在的屈肌和伸肌小或缺如。b. 一个 4 岁患儿拇指的临床表现和 X 线片,拇指漂浮没有骨性稳定。发育不良的外在屈伸肌腱提供了一些运动,使父母产生错误的希望,以为能重建为正常的拇指。(经许可引自 Mathes, SJ, Hentz, VR. (2006) PlasticSurgery, Vol. 8. Saunders; 2nd. Edition, p. 332)

IV型

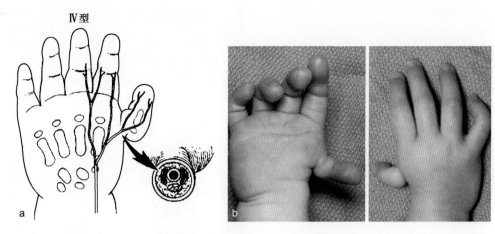

图 23.7　漂浮拇。a. 显示一个拇指有两个骨骼, 仅通过软组织桥接到手部, 软组织内包含神经血管束。没有内在的或外在的肌腱, 没有掌骨。b. 临床表现显示漂浮拇, 可见小指骨和小指甲。(经许可引自 Mathes, SJ, Hentz, VR. (2006) Plastic Surgery, Vol. 8. Saunders; 2nd. Edition, p. 333)

异, 或存在更严重的发育不良。一些患者, 正中神经运动支缺如, 并可能只有一个神经血管束。

　　Ⅳ型　漂浮拇, 这在法语中也被称为 pouceflotant, 在德语中称为 pendeldaumen。拇指位于手掌远端, 通常位于桡侧正中轴边界。只通过一个狭小的皮肤蒂与手掌相连, 由于皮肤桥内存在血管神经束, 这被 Littler 称为"大自然自己的神经血管蒂"[14]。拇指

与示指列没有骨连接。掌骨缺如, 软组织内包裹小指骨(图 23.7)。

　　Ⅴ型　拇指未发育, 拇指完全缺如。Upton[15] 和 Flatt[16] 分别报道有一半患者伴有桡侧列缺陷。如果桡骨相对正常, 示指则是受影响最小的手指, 在掌指关节处能充分外展, 肌力由第一背侧骨间肌提供。这些孩子们出现"自行拇指化"过程, 表现为示指中指蹼间隙增宽, 示指位置旋前。不过, 这种姿势不能完成捏钥匙的姿势。如果采用将示指列代替拇指(示指拇化)方案(图 23.8), 这些儿童能获得最好的结果。大约一半的孩子, 特别是那些合并综合征的, 示指表现为僵硬、发育不良, 没有重建的潜能。

　　未矫正的拇指未发育的患者可存在于所有年龄段(图 23.9)。虽然手术可以明显改善功能和外观, 但是非常重要, 需要强调的是, 一只没有拇指的手不是明显异常的手, 而是一只很有功能的手。

Ⅴ型

第一背侧骨间肌

图 23.8　拇指缺如。a. 拇指完全没发育者没有内在肌或外在肌结构。根据是否有强有力的第一背侧骨间肌和腕骨, 分为两大组。强有力的第一背侧骨间肌使示指外展和轻度旋前, 而掌指间韧带牵拉能有效地形成自动拇指化的姿势。b. 示指不能外展, 掌指关节和指间关节僵硬, 通常伴有严重发育不良或者腕骨、桡骨缺如。关节僵硬程度从桡骨到尺骨逐渐下降。因此, 在这些手中, 环指与第五指(小指)是功能最好的。这些孩子中许多有可识别的综合征。(经许可引自 Mathes, SJ, Hentz, VR. (2006) Plastic Surgery, Vol. 8. Saunders; 2nd. Edition, p. 333)

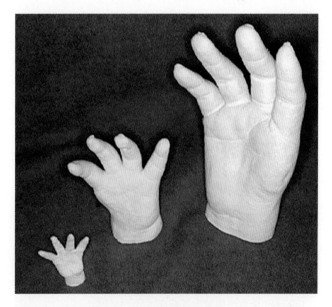

图 23.9　拇指发育不良的模型。10 个月胎儿, 18 个月的幼儿, 51 岁的成人拇指发育不良的模型

参考文献

1. Upton J Ⅲ, Hypoplastic or absent thumb. In: Mathes S, editor. Plastic surgery, vol 8. Hentz V, editor. Saunders Elsevier; 2006. p. 323-367.

2. Rayan G, Congenital thumb hypoplasia. J Oklahoma State Med Assn. 1995; 87: 546-50.

3. Edgerton M, Snyder G, Webb W. Surgical treatment of congenital thumb deformities (including impact of correction). J Bone Joint Surg. 1965; 47A: 1453-74.

4. Caffey J. Pediatric X-ray diagnosis: a textbook for students and practitioners of pediatrics, surgery and radiology. 7th ed. Chicago: Year Book Medical Publ.; 1978

5. Entin M. Congenital anomalies of the upper extremity. Surg Clin N Am. 1960; 40; 497.

6. Flatt A. The Care of Congenital Hand Anomalies. St. Louis: CV Mosby; 1977. p. 55-79.

7. Coombes C, Upton J. The hypoplastic and absent thumb. In: Bentz M, editor. Pediatric plastic surgery. Stamford: Appleton and Lange; 1997. p. 907-57.

8. Blauth W. The hypoplastic thumb. Arch Orthop Unfallchir. 1967; 62(3): 225-46.

9. Manske PR, McCarroll HR Jr. Reconstruction of the congenitally defcient thumb. Hand Clin. 1992; 8(1): 177-96.

10. Dellon AL, Rayan G. Congenital Absence of the Thenar Muscles. Report of two cases. JBJS Am. 1981; 63: 1014-5.

11. Rayan G. Congenital hypoplastic thumb with absent thenar muscles: anomalous digital neurovascular bundle. JHS. 1984; 9A: 665-8.

12. Manske PR, Rotman MP, Dailey LA. Long-term functional results after pollicization for the congenitally defcient thumb. J Hand Surg Am. 1992; 17(6): 1064-72.

13. Buck-Gramcko D. Congenital Malformations. In: Hand surgery. Lister G, editor. Stuttgart: Geo. Thieme; 1988. p. 12.1-12.114.

14. Littler J. Reconstruction of the thumb, The Monks Lecture Harvard Medical School Editor. 1977

15. Upton J. Treatment of congenital forearm and hand anomalies. In: May J, Littler JWL, editors. Plastic surgery. Philadelphia: W.B. Saunders Co.; 1990. p. 5352-6.

16. Flatt A, The absent thumb in congenital hand anomalies. In: Flatt AE, Congenital Hand Anomalies, vol. 2nd ed. St. Louis: Quality Medical Publ.; 1994. p. 96-119.

相关综合征

骨畸形性发育不全
Juberg-Hayward 综合征
口 - 面 - 指综合征
Rubinstein-Taybi 综合征
Holt-Oram 综合征（心 - 手综合征）
Fanconi 全血细胞减少综合征
手 - 足 - 子宫综合征

VACTERL 复合畸形
TAR 综合征
Cornelia de Lange 综合征
骨化性纤维发育不良综合征
Baller-Gerold 综合征
颅缝早闭 - 桡骨发育不全综合征
Nager 综合征
13Q 缺失综合征
Smith-Lemli-Opitz 综合征
Aarskog 综合征
软骨发育不全
10q 重复综合征
18q 缺失综合征
Miller 综合征
耳 - 腭 - 指综合征 1 型
FG（Opitz-Kaveggia）综合征
Levy-Hollister 综合征
Yunis-Varon 综合征
Saethre-Chotzen 综合征
Pfeiffer 综合征
进展型骨化性肌炎
Larsen 综合征
Goldenhar 综合征
Temple-Baraitser 综合征
Duane 射线综合征（Okihiro）
Moebius 综合征
RAPADILINO 综合征

骨畸形性发育不全

别称

扭曲性骨发育不全

广泛骨 - 扁平椎变异

特征　伴发拇指发育不良，关节僵硬，耳软骨肥大。因身材矮小和搭便车手势，建议缩写成 DHT。

背景　"扭曲"一词由 Lamy 和 Maroteaux[1]首先应用，该词来自地质学中的地壳变形。

病因　它是 *DTDST*（扭曲性骨发育不全硫酸盐转运蛋白）突变引起，也被称为 *SLC26A2* 基因，它位于 5q32-q33.1。

临床表现　产前可作出诊断。有家族发病的报道[2]。患者智力正常，但是生长受限，呼吸、循环功能不全常见。

全身肌肉骨骼　不成比例的侏儒症（图 23.10 和图 23.11）。

上肢　肩、上臂、肘、前臂和腕柔软，活动好。有上臂短和上肢屈曲挛缩的报道[3]。手小，因为掌骨短小外展，患者有特征性的搭便车拇指。产前超声可以识别异常拇指。手指可能尺偏。不同于颅缝早闭（Apert 综合征, Pfeifferi 综合征等）和 Rubinstein-Taybi 综合征的桡侧手指屈曲，扭曲性骨发育不全

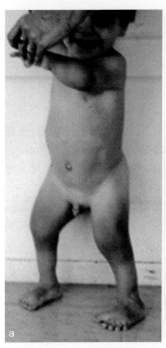
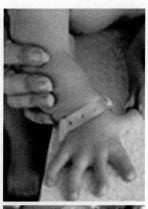
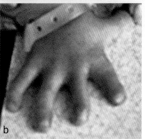

图 23.10　扭曲性侏儒的手。a. 这个小孩站立时呈宽底式步态。胸部和躯干强壮而稳定。腿短不成比例。足扁平，脚趾短，大脚趾内偏。b. 搭便车手势。尺侧副韧带松弛，近节指骨呈矩形。注意手指短而僵硬，手指间间隙狭小，指甲小

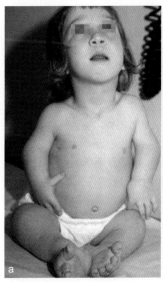
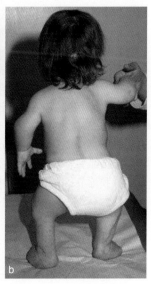

图 23.11　扭曲性侏儒女孩。a. 可见身材矮小和搭便车手势。她也存在双侧肘关节骨性融合。大踇趾异常外展。b. 患者有轻度脊柱侧凸，下肢已行多次重建手术

近节指骨很小但呈矩形。不存在纵向括弧型骨骺。由于尺侧副韧带延长，掌指关节尺侧常松弛。近端指间关节水平手指可能僵硬，指蹼位于正常水平，但是连接紧密，呈收缩状（图 23.10b）。指甲通常垂直而短和甲床萎缩。虽然可能存在屈曲指，它不是该病的突出特征。

下肢　马蹄足，大脚趾宽大外展，髋关节脱位引起步态异

常。关节软骨退化和骨关节炎可能需要早期全髋关节或膝关节置换。

脊柱　脊柱侧凸、后凸畸形，隐性脊柱裂、颈椎脱位和颈椎后凸畸形。有报道经常存在胸骨柄异常[4]。

颅面　耳郭畸形，早期表现为耳囊性肿物，婴幼儿期变为软骨，表现为软骨钙化[5]。有些患者有听力损失的报告[6]。

其他系统　可见到先天性心脏病和脊髓狭窄。

参考文献

1. Lamy M，Maroteaux P. Le nanisme diastrophique. Presse Med.1960；68：1977-80.
2. Taybi H. Diastrophic dwarfsm. Radiology. 1963；80：1-10.
3. Jones K. Smith's recognizable patterns of human malformation. 6th ed. Philadelphia：Elsevier Saunders；2006. p. 424.
4. Remes VM，Helenius IJ，Marttinen EJ. Manubrium sterni in patients with diastrophic dysplasia-radiological analysis of 50 patients. Pediatr Radiol. 2001 Aug；31（8）：555-8.
5. OMIM # 222600 Online Mendelian Inheritance in Man. Johns Hopkins University. 2007. http://www.omim.org/. Accessed 2014.
6. Tunkel D，Alade Y，Kerbavaz R，et al. Hearing loss in skeletal dysplasia patients. Am J Med Genet A. 2012 Jul；158A（7）：1551-5.

Juberg-Hayward 综合征

别称

颅 - 指综合征

口 - 颅 - 指综合征

唇裂 / 腭裂伴拇指异常和小头畸形

特征　唇腭裂、小头畸形、拇指发育不良。建议缩写 FCMT，代表面裂（facial clefting）、小头畸形（microcephaly）和拇指发育不良（thumb hypoplasia）。

背景　Juberg 和 Hayward[1]在 1969 年描述一个口腔、头颅、手指有异常表现的综合征，6 例中的 5 例父母正常。该综合征非常罕见，文献报道仅数例。

病因　可能是常染色体隐性遗传

临床表现　有一例产前诊断的报道[2]。出生时面裂和手指畸形明显。据报道，许多患儿伴有智力低下[3]。报道有乳头间距大和癫痫发作[4]。

全身肌肉骨骼　患者身材矮小[5]。

上肢　拇指发育不良及拇指不发育是该综合征的一个突出特征（图 23.12）[5]。越严重的发育不良发生率越高，即ⅢB、Ⅳ和Ⅴ型（德国分型）比Ⅱ和ⅢA 型发生率高。可见腕关节异常，包括：大多角骨、舟骨和影响较轻的月骨，可有月骨三角骨融合[6]。短指症常伴有短中节指骨，通贯手[4]。有报道上肢的近端部分可能受累，例如桡骨头脱位 / 半脱位、尺桡骨近端融合和肱桡融合[6]。特别是拇指未发育，桡骨远端常窄小，伴尺骨正向变异。二次骨化中心常出现典型延迟。肩关节和肱骨近端通常是正常的[6]。

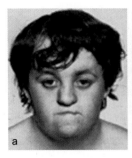
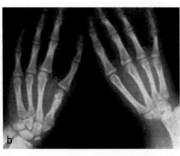

图 23.12 Juberg-Hayward 综合征。a. 该青少年可见典型面部特征，唇腭裂修复术后，面中部发育不全，鼻尖扁平，唇腭裂侧鼻翼扇动，上唇短，唇缘薄。没有眼距过宽和智力缺陷，但有颈椎畸形。b. 手畸形包括双侧拇指缺如，桡侧腕骨发育不全/缺如，右侧桡腕关节半脱位，桡骨远端发育不全和（图中未显示）桡骨头半脱位。左侧第二掌骨短，行旋转短缩截骨术，以使桡侧列（示指）更旋前、外展

下肢 脚趾畸形可能存在[7]。跖骨和趾骨畸形不如手的拇指发育不良突出。

脊柱 Klippel-Feil 颈椎畸形、脊柱裂和颈椎半椎体[8]。

颅面 小头畸形、眼距过宽、眉毛弯曲上斜[3]和近视。

其他系统 生长激素缺乏[5]、尿道下裂和 Dandy-Walker 畸形（即小脑蚓部不发育或发育不全、第四脑室的囊性扩张和后颅窝扩大）。

参考文献

1. Juberg RC, Hayward JR. A new familial syndrome of oral, cranial, and digital anomalies. J Pediat. 1969;74:755-62.

2. Couvreur-Lionnais S, Rousseau T, Laurent N, et al. Prenatal diagnosis of Juberg-Hayward syndrome. Prenat Diagn. 2005 Feb;25(2):172-5.

3. Verloes A, Le Merrer M, Davin J., et al. The orocraniodigital syndrome of Juberg and Hayward. J Med Genet. 1992;29:262-5.

4. Kantaputra PN, Mongkolchaisup S. Juberg-Hayward syndrome:a new case report and clinical delineation of the syndrome. Clin Dysmorphol. 1999 Apr;8(2):123-7.

5. Kingston HM, Hughes IA, Harper PS. Orocraniodigital (Juberg-Hayward) syndrome with growth hormone defciency. Arch Dis Child. 1982 Oct;57(10):790-2.

6. Temtamy S, McKusick V. The genetics of hand malformations. New York:Alan R. Liss Inc.;1978. p. 97-8.

7. Hedera P, Innis JW. Juberg-Hayward syndrome:report of a new patient with severe phenotype and novel clinical features. Am J Med Genet A. 2003 Oct 15;122A(3):257-60.

8. OMIM # Online Mendelian Inheritance in Man. Johns Hopkins University. 2007. http://www.omim.org/. Accessed. 2014.

Rubinstein-Taybi 综合征

别称

宽拇指综合征

Rubinstein 综合征

RTS1

特征 拇指和踇趾宽大，智力障碍，生后生长发育迟缓身材矮小，小头畸形和特有面部畸形特征。建议缩写是 ENBTT，代表眼异常（eye abnormality）、鼻异常（nose anomaly）及宽大拇指和脚趾（broad thumb and toe）。

背景 1963年，辛辛那提的一个儿科医生 Jack Rubinstein 与 Hooshang Taybi[1]用他们的名字描述了该综合征。发病率为每 100 000~125 000 名新生儿中有 1 例，已报道近 600 例。

病因 常染色体显性遗传，由 16 号染色体 p13 *CREBBP* 基因杂合突变引起。

临床表现 Rubenstein-Taybi 综合征（RTS）患者面部特征出生时不一定很明显，但生后的前几年会变得明显。呼吸系统感染、喂养困难、便秘是婴儿期常见的问题。早期肌肉骨骼发育延迟。大多数儿童运动发育迟缓，身材矮小，喂养障碍，肥胖。部分伴有智力缺陷和语言障碍。肿瘤形成风险增加[1]，包括神经系统肿瘤，如少突胶质细胞瘤、髓母细胞瘤、神经母细胞瘤、脑膜瘤[2]。也可能有危及生命的感染。神经系统改变可导致智力缺陷，可能表现为明显的言语表达延迟、协调性差、癫痫、肌张力低下和反射亢进。行为表现包括注意力短暂，情绪波动不稳定，不能遵从指挥。

全身肌肉骨骼 骨成熟延迟，身材矮小，平均身高男性为 153cm，女性为 147cm[3]。

上肢 患者有典型的拇指宽大，可描述为宽、短、粗而平。存在各种各样的表型。宽大涉及骨和软组织。拇指和大脚趾指甲板与甲床宽短而垂直。没有指甲隆起成嵴或其他指甲发育不良的表现。严重的情况下，近节指骨为三角括弧型骨骺。这一纵向括弧型骨骺和 Apert 综合征相似。X 线片显示近节指骨的括弧型骨骺，骨骺呈弓形，沿着骨轴呈纵向[4,8]。指桡偏角度和近节指骨大小变异很大，并且在同一患者中也不总是对称的（图 23.13 和图 23.14）。有第五指屈曲、通贯手和其他特性皮纹的报道。

下肢 大踇趾宽大。第一、二跖骨短，但不像 Apert 综合征和其他尖头畸形那样严重。骨性融合未见。类似于拇指，趾甲可能垂直短、水平宽。也可见趾间关节或跖趾关节水平分叉的多趾（图 23.15）。由于肌张力减退或僵硬，患者步态可能异常。有一篇报道了股骨头骨骺滑脱、髌骨脱位、先天性脱位和多关节松弛[5]。

脊柱 胸骨、椎体畸形和脊柱侧弯。

颅面 独特的面部特征包括浓密高弓眉合并长睫毛，睑裂下斜，眼睑下垂，宽鼻梁，鹦鹉喙样鼻，高弓腭，轻度小颌畸形，以及特征性鬼脸或异常微笑（图 23.13）[6]。可能存在白内障，但青光眼更常见[7]。

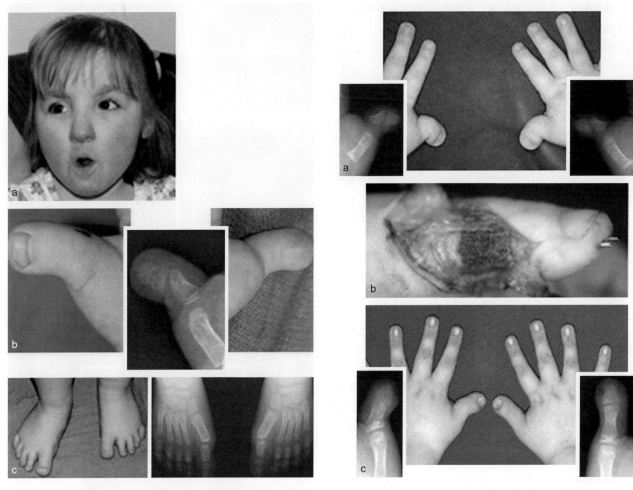

图 23.13 Rubinstein-Taybi 综合征（RTS）。a. 面部特征包括睑裂下斜，高弓眉和长睫毛，轻度面中部发育不良伴鹦鹉喙样鼻、前额突出和特征性怪笑面容。所有面部肌肉完整。b. 由于近节指骨异常，拇指宽大并桡偏。远节指骨宽大，伴有宽大指甲。c. 这个孩子的大踇趾有轻度畸形，宽而长。这些患者并趾畸形也很常见

图 23.14 RTS。a. 一个 RTS 孩子的术前外观和 X 线片。近节指骨骨质严重不足，桡侧骨质生长缓慢。b. 近端指骨行开放楔形截骨术，术中用大块的皮质骨松质骨填充间隙。也需用 Z 字成形和皮肤移植覆盖皮肤软组织缺陷。c. 10 年后右拇指仍是直的。左边畸形复发，桡侧骨骺过早闭合

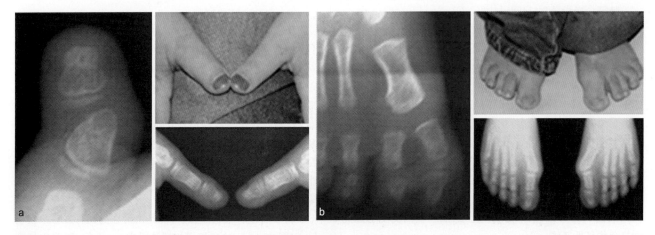

图 23.15 RTS。a. 宽大的末节指骨可能分叉，提示轻度 I 型桡侧多指。注意近节指骨呈三角形。矫正 10 年后的拇指。b. 足的第一列可见多趾，而不是宽大远节指骨。这种情况在拇指异常相对较轻时可出现

其他系统　心脏异常包括二尖瓣反流、肺动脉瓣狭窄、二叶主动脉瓣和动脉导管未闭。患者可能有肺动脉高压、隐睾和阴囊分裂，以及肾发育不良。

参考文献

1. Rubinstein JH, Taybi H. Broad thumbs and toes and facial abnormalities. A possible mental retardation syndrome. Am J Dis Child. 1963 Jun; 105: 588-608.

2. Miller RW, Rubinstein JH. Tumors in Rubinstein-Taybi syndrome. Am J Med Genet. 1995; 56: 112-5.

3. Jones K. Smith's recognizable patterns of human malformation. 6th ed. Philadelphia: Elsevier Saunders; 2006. p. 88-91.

4. Poznanski A. The hand in radiographic diagnosis. 2nd ed. WB Saunders; 1984. p. 161-2.

5. Bonioli E, Bellini C, Senes FM, et al. Slipped capital femoral epiphysis associated with Rubinstein-Taybi syndrome. Clin Genet. 1993; 44: 79-81.

6. OMIM # 180849 Online Mendelian Inheritance in Man. Johns Hopkins University. 2007. http://www.omim.org/. Accessed 2014.

7. Levy NS. Juvenile glaucoma in the Rubinstein-Taybi syndrome. J Pediat Ophthal. 1976; 13: 141-3.

8. Light TR, Ogden JA. The longitudinal epiphyseal bracket: Implications for surgical correction. J Pediatr Orthoped. 1981; 1 (3): 299-305

Holt-Oram 综合征

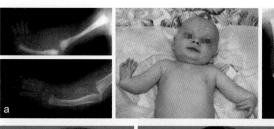

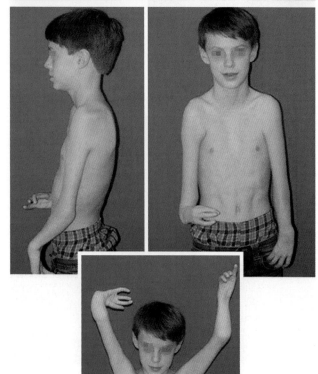

图 23.16　Holt-Oram 综合征。a. 除了先天性心脏缺陷，该儿童有不对称上肢畸形伴桡骨枴棒手。右图桡骨仅一小部分可见，左图可见前臂广泛的尺桡骨融合。b. 14 岁时，双侧上肢短，肘关节运动受限。肩部和锁骨也受累及。

别称

心 - 手综合征

心 - 肢体综合征

心房 - 手指发育不良

HOS1

特征　拇指异常，房间隔缺损。

背景　用 Mary Holt 和 Samuel Oram[1] 的名字命名该综合征，因为 1960 年他们发表文章描述四代家庭成员的房间隔缺损伴有先天性拇指异常，许多成员有一个小拇指，该拇指与其他手指在同一平面。后来出现大量文献描述不同的心脏畸形与越来越多的各种肢体异常。现在有相关的心脏和上肢畸形常用 HOS1 来命名；大多数上肢畸形累及拇指或有些类型的桡骨发育不良。每 100 000 活产婴儿中有 1 个患有该综合征。并非所有这些孩子都被称为 Holt-Oram 患者，因为如果有其他骨骼、泌尿生殖系统或消化道畸形，他们是采用 VACTERL 综合征分类。

　病因　12 号染色体 q24.21 上的 *TBX5* 基因突变引起的常染色体显性遗传。

　临床表现　往往是出生后不久通过体检、听诊和超声心动图确诊。不对称的上肢畸形通常明显（图 23.16）。下肢通常正常。患者智力正常。其中高达 25% 的肢体畸形有阳性家族史（图 23.17）。死因是心脏病。

上肢　涉及上肢的所有类型的畸形都有报道。桡侧发育不良最常见；但严重的病例可累及手和前臂的尺侧部分、肘关节、肱骨和盂肱关节。拇指最常受累（图 23.18）。骨骼发育不良或未发育与手和拇指伴的软组织异常呈正相关。前臂近端部分骨骼融合常见。

已有描述海豹肢畸形和其他严重的横向丢失，50 年前该综合征常和沙利度胺引起的胚胎病混淆。这些孩子中绝大多数有拇指发育不良、三指节拇指和其他桡侧列缺陷，包括桡骨部分或完全缺如。畸形是不对称的，这些孩子很少有镜像畸形。

斜窄肩也有报道，但这可能是由潜在的锁骨发育不良引起[3]（图 23.16）。这些孩子的锁骨通常短、成角，随着生长变得很厚伴喙突突出。有双侧弗兰克海豹肢畸形，肱骨、桡骨、尺骨、锁骨发育不全，大鱼际发育不全及腕、手指畸形的报道[2]。上肢近端部分的许多骨骼畸形，因为他们不需要手术重建，未报道或被忽视。可能存在肱盂关节发育不良伴

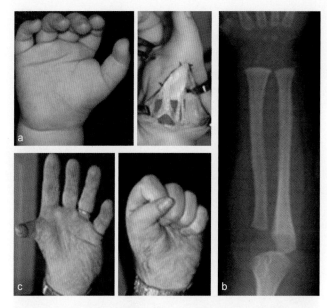

图 23.17　Holt-Oram 家族史。a. 一个ⅢA 型拇指发育不良、拇外展异常的孩子，拇指外在屈伸肌腱被异常束带连接。b. X 线片显示他的桡骨长度正常，远端宽度正常。c. 他的父亲有ⅢB 型拇指发育不良，从未手术矫正。他的拇指只会外展，不能屈伸

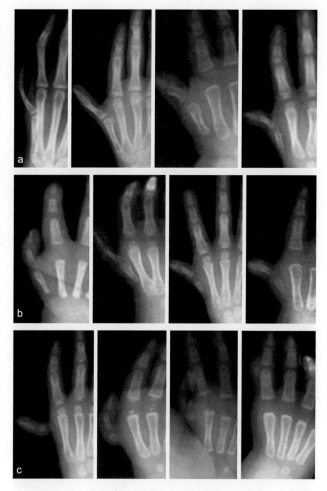

图 23.18　Holt-Oram 综合征中拇指发育不良在 X 线片上的不同表现。大小不同但都有完整的拇指列，很难对这些患者进行严格的区分。a. 从左到右腕掌关节完整，拇指掌骨大小递减。b. 接上面图谱，掌骨逐渐减小，没有关节间隙。c. "漂浮" 拇包含主要的指骨骨骺部分

外展受限。

　　这些孩子肘关节可能僵硬，伴有不同程度的肱骨小头发育不良、桡骨头半脱位或脱位。肱骨内上髁常明显向后突出。前臂常短小，伴有拇指发育不全，由于桡尺骨骨性融合，前臂活动受限，通常融合累及前臂近端三分之一，但可能延伸到整个尺骨（图 23.19 和图 23.20）。在这种类型的骨融合，桡骨头通常是嵌在尺骨近端（图 23.21）。延伸至远尺桡关节的完全性前臂融合的孩子应考虑有心脏缺陷，除非有证据证明不是。

　　Newbery 等[4]报道 44 例患者中有 18 例桡骨发育不良，桡骨发育不良比桡骨缺如（10/44）常见，桡骨缺如与尺骨发育不良相关。他们还发现肢体畸形严重程度与心脏缺损有明显的正相关（r = 0.49）。随患儿生长，最初完全没有桡骨，如Ⅳ

型（Bayne 分类）畸形，出现大量的桡侧组织骨化。这在临床上意义重大，因为在中心化发育不良的桡骨，其远端的纤维束需要松解。

　　Poznanski 提出在 Holt-Oram 综合征中，腕部畸形常以多

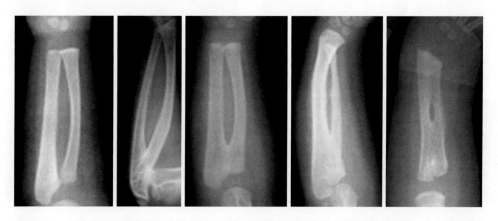

图 23.19　Holt-Oram 综合征尺桡骨融合 X 线片。左侧为正常的前臂、可见近端桡尺关节。该综合征能见到骨性融合的各种类型，从左向右，骨性融合逐渐加重。尤其是后两者，常见于该综合征

余腕骨的形式出现,这比拇指畸形更有特异性[5]。骨化中心可能出现在头状骨和月骨之间。其他额外的腕骨可能在腕骨的中心。舟骨畸形常见,经常分叉,小于正常舟骨。舟骨、月骨融合在青春期更明显。依据桡骨发育不良的程度,腕部桡侧的所有腕骨可缺如或发育不良。

拇指畸形可从大鱼际肌发育缺陷,到发育不良至完全缺如。所有程度的拇指发育不良都有报道,但最常见的是Ⅲ、Ⅳ

和Ⅴ型(德国 Blauth 分类)。轻度拇指发育不良的初步诊断通常是由机敏的儿科心脏病专家做出的。通常一侧轻度拇指发育不良(Ⅰ型或Ⅱ型)和另一侧严重发育不良(桡骨完全缺如)常见,通常严重发育不良是左侧。许多研究中没有报道Ⅰ型。一些研究表明,没有一侧占优势的或不占优势。拇指可能是三指节,多指(罕见)或拇指缺如示指多指畸形,最桡侧手指通常短小,近指间关节屈曲,轻微旋后(图 23.22 和图 23.23)。

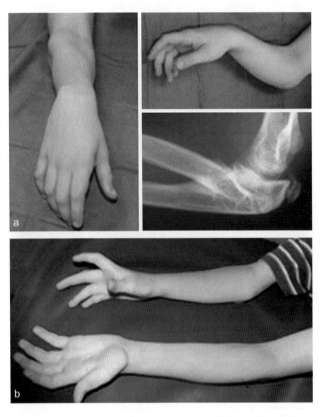

图23.20 Holt-Oram 综合征。a. 由于桡骨两端生长受限,前臂短。由于近端桡尺骨融合,前臂位于完全旋前位。b. 畸形的前臂和手与正常侧的比较。患肢的手绝大多数不正常

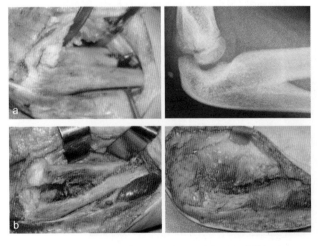

图23.21 近端尺桡骨融合。a. 手术时,肘水平的关节间隙可见,关节已发育,但近端桡骨未与尺骨分离。桡骨头牢固地嵌入尺骨。b. 切除多余骨质,中间置入自体组织瓣,防止再次融合

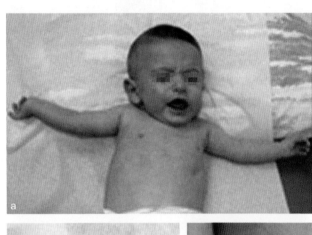

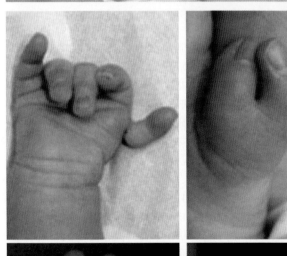

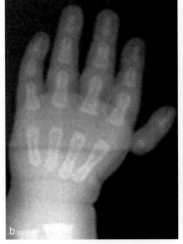

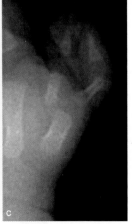

图23.22 拇指发育不良和桡侧多指。a. 本患儿有先天性心脏病,伴罕见的双侧上肢畸形。b. 右手"漂浮"拇,未见掌骨。c. 对侧手的掌指关节水平可见桡侧多指

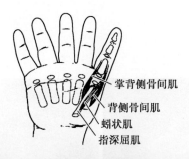

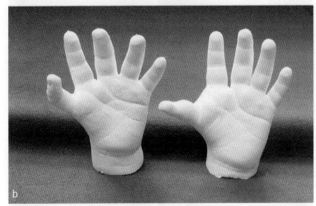

图 23.23 拇指缺损示指多指畸形图示和模型。a.拇指缺损示指多指畸形、桡侧手指三指节畸形和正常手指具有相同的解剖结构，包括蚓状肌。b.转位手术前（左）和后（右）手的模型，重建虎口

掌背侧骨间肌
背侧骨间肌
蚓状肌
指深屈肌

患者可能有第4、5掌骨短缩症。示指掌骨通常是最大的，不包含假骺。所有的中节指骨可能小于正常，尤其小指。3个关节的僵硬程度，从桡侧向尺侧逐渐减小。如果没有近排腕骨或前臂畸形，示指通常正常。并指[7]、轴后/中央型并指[8]均有报道。

脊柱 可能见到漏斗胸、脊柱侧凸[3]。

其他系统 桡侧纵列缺陷最常见的伴发畸形是心脏畸形（20%）[6]。心脏畸形[9]包括主动脉缩窄、动脉导管未闭、重度主动脉瓣狭窄、小左心室和肺动脉高压[10]。心脏异常的临床表现变异很大，不止房间隔缺损和传导系统内的传导阻滞。

参考文献

1. Holt M, Oram S. Familial heart disease with skeletal malformations. Brit Heart J. 1960;22:236-42.

2. Basson CT, Cowley GS, Solomon SD, et al. The clinical and genetic spectrum of the Holt-Oram syndrome (heart-hand syndrome). New Eng J Med. 1994;330:885-91.

3. Jones K. Smith's recognizable patterns of human malformation. 6th ed. Philadelphia: Elsevier Saunders; 2006. p. 358-9.

4. Smith AT, Sack GH Jr Taylor GJ. Holt-Oram syndrome. J Pediatr. 1979 Oct;95(4):538-43.

5. Newbury-Ecob RA, Leanage R, Raeburn JA, Young ID. Holt Oram syndrome: a clinical genetic study. J Med Genet. 1996 Apr;33(4):300-7.

6. Poznanski AK, Gall JC Jr, Stern AM. Skeletal manifestations of the Holt-Oram syndrome. Radiology. 1970;94:45-54.

7. Upton J III. Hypoplastic or absent thumb. In: Hentz V, editor. Mathes plastic surgery, vol 8. Saunders Elsevier; 2006. p. 323-67.

8. Glauser T A, Zackai E, Weinberg P, et al. Holt-Oram syndrome associated with the hypoplastic left heart syndrome. Clin Genet. 1989; 36:69-72.

9. Moens P, De Smet L, Fabry G, et al. Holt-Oram syndrome: postaxial and central polydactyly as variable manifestations in a four generation family. Genet Counsel. 1993;4:277-80.

10. Goldfarb CA, Wall L, Manske PR. Radial longitudinal defciency: the incidence of associated medical and musculoskeletal conditions. J Hand Surg. 31A(7):1176-1182.

Fanconi 全血细胞减少

别称

Fanconi 全血细胞减少综合征

Fanconi 贫血（FA）

特征 Fanconi 贫血的特点是身体异常，早期骨髓衰竭，恶性肿瘤危险增加。也有桡侧发育不良、色素沉着和全血细胞减少。这些情况对于儿科医生和外科医生来说特别重要，因为肢体畸形的矫正往往先于骨髓功能障碍开始发病。建议的缩写为 FARD，意指 Fanconi 贫血（Fanconi anemia，FA）和桡侧发育不良（radial dysplasia）。

背景 1927 年，Guido Fanconi 描述（来自苏黎世的儿科医生，图 23.24）了 3 个受该病影响的兄弟姐妹[1]。他的名字

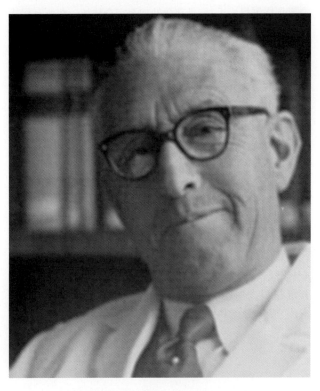

图 23.24 Guido Fanconi（1892—1979）

也与近端肾小管功能不全引起的肾衰竭有关。

病因　除 *FANCB* 突变为 X 连锁遗传,Fanconi 贫血为常染色体隐性遗传。已发现几个互补组。染色体定位在 Xp22.2。

临床表现　多达 25% 的儿童,结构正常,没有典型特征。早期表现可为贫血伴远端肢体畸形。我们的经验,大多数孩子有特征性面容和身材矮小(图 23.25)。Fanconi 贫血发展为全血细胞减少时,可能会危及生命[2,3]。在过去,FA 的孩子们早期很少能诊断;而现在可以应用 DEB(二环氧丁烷)试验出生后不久就能确诊[4]。一项研究发现,142 例患者中,86% 有血缘关系[5]。因为骨髓移植对本病可以有效地治疗,早期诊断可有助于年轻夫妇制定合适的生育计划。FA 表型范围在扩大,如果没有桡骨发育不良,注意轻微的面部特征,如小头、小眼睛、皮肤色素沉着和耳朵畸形,有助于诊断该病。这些孩子中有许多皮肤上的褐色色素沉着(牛奶咖啡斑),四分之一有智力障碍,因骨髓衰竭和恶性肿瘤如白血病[6,7],平均预期寿命是 20 岁。

全身肌肉骨骼　大多数孩子出生时矮小,生长缓慢。生长发育正常或略有延迟。

上肢　最特征性的上肢异常是拇指缺陷,严重时整个桡侧列缺陷。变异从大鱼际肌缺如到拇指发育不全,直至拇指完全缺如(图 23.26)。大多数患者都有与Ⅲ型、Ⅳ型拇指发育不良(德国 Blauth 分类),在枴棒手患者中桡骨完全缺如。许多孩子表现出对称拇指畸形,通常ⅡB 型。然而,大多数是不对称的,一侧有缺如或发育不全相对更常见。第二常见畸形是桡侧枴棒手,桡骨部分缺如至完全缺如。在所有枴棒手患者中,示指很少正常,功能最好的是环指和小指。所有程度的掌指骨水平的发育不良和不发育都能见到,发育不良和关节僵硬程度从桡侧手指到尺侧递减。FA 患者中,远端桡侧多指、弯曲指、三指节拇指、六指均有报道。高肩胛畸形少见。

下肢　可见先天性髋脱位、膝外翻和马蹄足。双足多正常,但可能有马蹄足。

脊柱　可见骶骨发育不全和脊柱侧后凸畸形。

颅面　典型的面部畸形包括小头,小眼和小嘴及听力障碍[7]。双眼睑裂下斜,往往比正常眼裂小。上睑下垂,眼球震颤和斜视是常见的眼部异常。有头颈部鳞状细胞癌的报道[8]。耳郭上部分往往突出。

其他系统　最常见的泌尿生殖系统畸形有肾脏发育不全、双输尿管、性腺功能减退[9]及尿道下裂。褐色的皮肤色素沉着(牛奶咖啡斑)随着年龄的增加而明显,最突出的是腹股沟、腋窝、躯干和生殖区[10]。

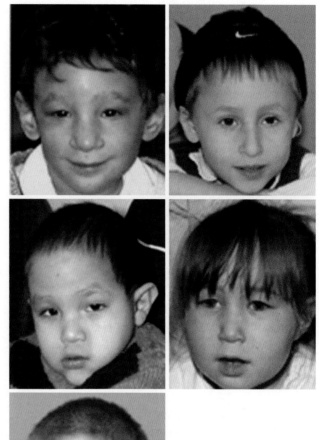

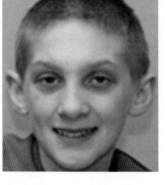

图 23.25　Fanconi 贫血(FA)。该组图片显示的是 Joseph Upton Ⅲ 在过去的 40 年中治疗的 10 个患者中的 5 个。手外科医生在其中的 4 个中做了诊断。这些孩子均身材矮小,安静但充满好奇。头和眼睛都小,并且有睑裂下斜。耳朵往往突出。尽管他们微笑天真,但这些孩子可以很活跃,没有智力缺陷,能够遵循指挥

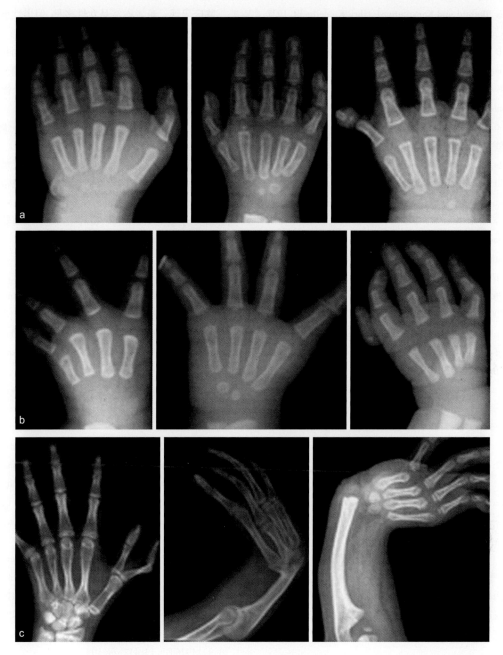

图 23.26　9 例 FA 桡侧发育不良的 X 线片。a.Ⅱ型(左)和ⅢB 型(中、右)拇指发育不良是最常见的类型。
b. 完全缺如(左和中)或漂浮拇指Ⅳ型(右)常见。c. 桡侧多指(左)和桡骨完全缺如伴有拐棒手(中和右)
也可见。所有 9 例患者对侧上肢相同程度的桡侧发育不良

参考文献

1. Fanconi G. Familiaere infantile perniziosaartige Anaemie (pernizioeses Blutbild und Konstitution). Jahrb Kinderheilk. 1927; 117:257-80.

2. Auerbach AD, Rogatko A, Schroeder-Kurth TM. International Fanconi anemia registry: relation of clinical symptoms to diepoxybutane sensitivity. Blood. 1989;73:391.

3. Alter BP. Fanconi's anemia current concepts. Am J Ped Hem/onc.1992; 145(2):170-6.

4. Gampietro PF, Adler-Brecher B, Verlander PC, et al. The need for a more accurate and timely diagnosis in Fanconi Anemia: a report of the International Fanconi Anemia Registry. Pediatrics.1993;91(6):1116-20.

5. Hadiji Mseddi S, Kammoun L, Bellaaj H, et al. Creation and report of the Tunisian Fanconi Anemia Registry (TFAR). Arch Pediatr.2012 Apr 3.[Epub ahead of print]

6. Jones K. Smith's recognizable patterns of human malformation. 6th ed. Philadelphia: Elsevier Saunders; 2006. p. 362-3.

7. OMIM # 227650 Online Mendelian Inheritance in Man. Johns Hopkins University. 2007. http://www.omim.org/. Accessed 2012.

8. Scheckenbach K, Wagenmann M, Freund M, et al. Squamous cell carcinomas of the head and neck in Fanconi Anemia: risk, prevention, therapy, and the need for guidelines. Klin Padiatr. 2012 Apr 13.

9. Webb ML, Rosen H, Taghinia A, et al. Incidence of Fanconi Anemia in children with congenital thumb anomalies referred for dieoxybutane testing. J Hand Surg. 2011;36A:1052-7.

10. Glanz A, Fraser FC. Spectrum of anomalies in Fanconi anemia. J Med Genet. 1982;19:412-6.

手 - 足 - 子宫综合征

别称

手 - 足 - 子宫综合征

特征 拇指发育不良、足小合并大踇趾短、女性双子宫及男性阴茎型尿道下裂。

背景 该综合征 1970 年由 Poznanski、Stern 和 Gall[1]首先描述。

病因 常有报告该病为常染色体显性遗传[2],但是也有常染色体隐性遗传的报道[3]。Stern 等[4]报道突变在 *HOXA13* 基因上。

临床表现 患者通常是女性多见,但男性也可发病。

全身肌肉骨骼 手足最常受累。

上肢 拇指发育不良通常不严重,没有拇指缺如的报道。Poznanski 等[1]描述过一个典型的掌骨指骨畸形,包括第一掌骨短 / 小指短小伴有弯曲指和大多角骨 - 舟骨的腕骨融合。远节指骨发育不全的也有报道[5]。

下肢 Poznanski[1]等描述了典型的第一跖骨短缩症和跗骨骨融合形成楔形骨 - 舟骨融合。

其他系统 苗勒管发育不良是该综合征最常见的表现,表现为双子宫和 / 或双子宫颈和双阴道。由 Poznanski 等提出的[6],后来由 Giedion 和 Prader 报道,将手 - 足 - 子宫综合征的概念拓展到包括男性尿道下裂的手 - 足 - 生殖器综合征[7]。

参考文献

1. Poznanski AK, Stern AM, Gall JC Jr. Radiographic fndings in the hand-foot-uterus syndrome (HFUS). Radiology. 1970;95:129-34.

2. Longmuir GA, Conley RN, Nicholson DL, et al. The hand-footuterus syndrome: a case study. J Manipulative Physiol Ther. 1986 Sep;9(3): 213-7.

3. Stella NC, Triolo O, Corrado F. The hand-foot-uterus syndrome.A report of a case with recessive autosomal inheritance. Minerva Ginecol. 1993; 45(9):429-32.

4. Stern A, Gall J, Perry B, et al. The hand-foot-uterus syndrome: a new hereditary disorder characterized by hand and foot dysplasia, dermatoglyphic abnormalities, and partial duplication of the female genital tract. J Pediat. 1970;77:109-16.

5. Verp MS. Urinary tract abnormalities in hand-foot-genital syndrome (Letter). Am J Med Genet. 1989;32:555.

6. Poznanski AK, Kuhns LR, Lapides J, et al. A new family with the hand-foot-genital syndrome-a wider spectrum of the hand-footuterus syndrome. Birth Defects Orig Art Ser. 1975;11(4):127-135.

7. Giedion A, Prader A. Hand-foot-uterus- (HFU) syndrome with hypospadias: the hand-foot-genital- (HFG) syndrome. Pediatr Radiol.1976 Feb 13;4(2):96-102.

第二十四章　三指节拇指

三指节拇指定义为拇指长且有3节指骨。拇指有3个指节，不管它们外观如何，都是罕见的先天畸形。三指节拇指可以是单发的，也可以合并拇指多指畸形(图24.1)。在单发病例中，多余的指节可能呈三角形，导致拇指指间关节成角畸形。多余的指骨差别很大，从一个小骨片到完全成型的骨。在某些情况下，多余的骨和相邻指骨没有关节[1-3]。当拇指偏斜时，拇指总是尺偏，并且主要发生在中节指骨段。

顺序：从最初始的骨片到发育完整的中节指骨[4](图24.2和图24.3)。三指节拇指应该和拇指缺如示指多指畸形区别，拇指缺如示指多指畸形是拇指被无对掌功能的手指代替，没有虎口。正常的大鱼际肌缺如，没有从第三掌骨到拇指尺侧的拇收肌。在拇指缺如示指多指畸形一节中提到，许多桡侧骨骼难以区分，因为他们拇指和示指的共同解剖特征。如果脚趾存在畸形，则可能是遗传性的。据报道发病率为1/25 000而且三分之一的双侧畸形有家族史[4](图24.4)。因为在许多系列报道中这些拇指是桡侧多指的一部分，真正的发病率难以确定。

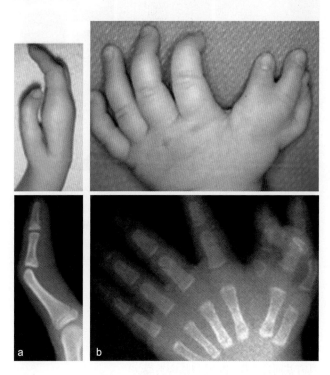

图24.1　三指节拇指。a. 孤立、细长的三指节拇指，典型表现为拇指在中节指骨水平的尺偏，掌骨和掌指关节完整，指甲比正常偏小。正中神经支配的大鱼际肌发育不良。本患者有家族病史。b. 两个三节手指列是桡侧多指一部分。中央列和桡侧列有额外的指骨。很难确定尺侧列近端骨是指骨还是掌骨

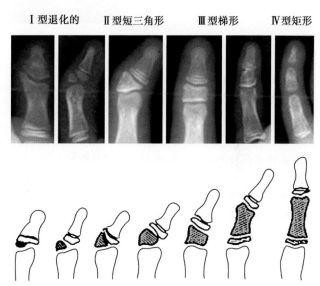

图24.2　三指节拇指中节指骨的畸形序列。X线片和插图显示多余的中节指骨有许多变异：残留的中节指骨，即末节指骨骨骺下的小骨；在关节一侧的短三角骨；梯形指骨伴或不伴发育良好的骨骺；发育良好的矩形指骨与正常近端和远端指骨形成正常关节

三指节拇指在掌指关节或其近端的桡侧多指中最常见。尺偏或桡偏取决于哪侧有多余的指骨(Ⅳ～Ⅶ型)。最常见的3节指骨位于中央无侧偏。

Shoen和Upton[4]发现，他们记录的三指节拇指大约有一半合并拇指多指。他们还描述了三指节拇指多余部分变异

荷兰的多个家系遗传分析定位7号染色体的长臂和三指节拇指有关。临床分析发现，这些患者受影响个体其表型表达发生改变导致拇指形态显著不同。蹬趾畸形常见，但并没有多余的趾骨。

Upton and Shoen[5]修正了Buck-Gramcko的三指节拇指

V型发育不良

Ⅵ型合并桡侧多指

掌指关节

掌骨

腕掌关节

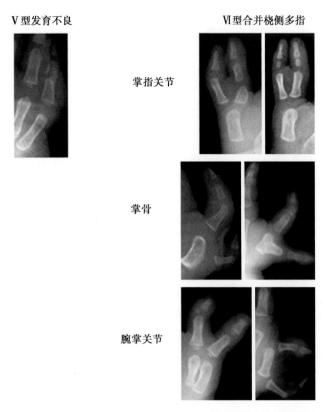

图 24.3　三指节拇指序列。X 线片显示拇指完整,虽有发育良好的中节指骨,但常有发育不良。这些拇指也是桡侧多指的一部分,大部分在掌骨或掌指关节水平近端分叉

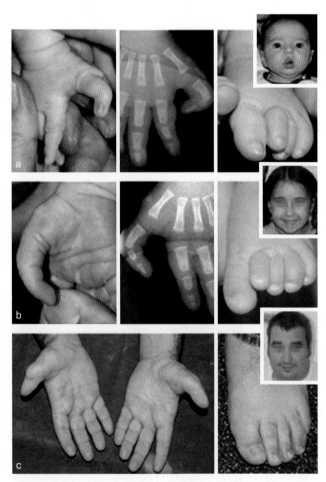

图 24.4　家族性三指节拇指。a. 一个小男孩,近端指间关节水平典型的拇指屈曲和尺偏。双侧存在第二趾重叠畸形。上唇有一个退化的血管瘤,它不是家族遗传的一部分。b. 他的姐姐随生长病情进展。注意拇指长度、大鱼际肌缺如、拇指畸形。c. 他们的父亲有相同的畸形,手术后改善。他的脚趾畸形保守治疗好转

的分类,将其分为以下几种类型:Ⅰ型,退化的三指节拇指;Ⅱ型,短中节指骨的三指节拇指,中节指骨呈楔形引起尺偏;Ⅲ型,梯形中节指骨的三指节拇指;Ⅳ型,长方形中节指骨的三指节拇指,又称长中节指骨型;Ⅴ型,发育不良的三指节拇指,拇指列的所有骨骼发育不良;Ⅵ型,三指节拇指伴有多指(Wassel Ⅳ型)(图 24.2 和图 24.3)。对伴有多指的三指节拇指,Shoen 和 Upton 用一个更简单实用的分类方法,这个分类方法先考虑是哪个水平的重复,之后是哪部分含有多余的指骨(图24.5 和图 24.6)。

　　另一小部分含有多余指骨的拇指畸形不容易归为任何特定类型。这发生在只有 2 个有功能的手指的手部(图 24.7)。拇指桡侧部有宽大的指甲和许多导致指骨不对称的纵向括弧型骨骺。多余的指骨位置偏斜,形状不是矩形。可能存在一

个宽大的联体指甲。尺侧列有掌骨和两或 3 个纵向排列的指骨。他们很难进行适当分型,看似与普通桡侧多指相同,但常有三角形或梯形的纵向括弧型骨骺(图 24.8)。他们一起组成具有共同治疗原则的独特临床类型。

　　一项研究报道三指节拇指的平均肌力明显减弱,对掌(捏力)减弱高达 63%,抓力平均减弱 70%[6]。这是因为这些小的手的大鱼际肌发育不良或未发育,并且有外在的屈肌肌力受限(图 24.9)。

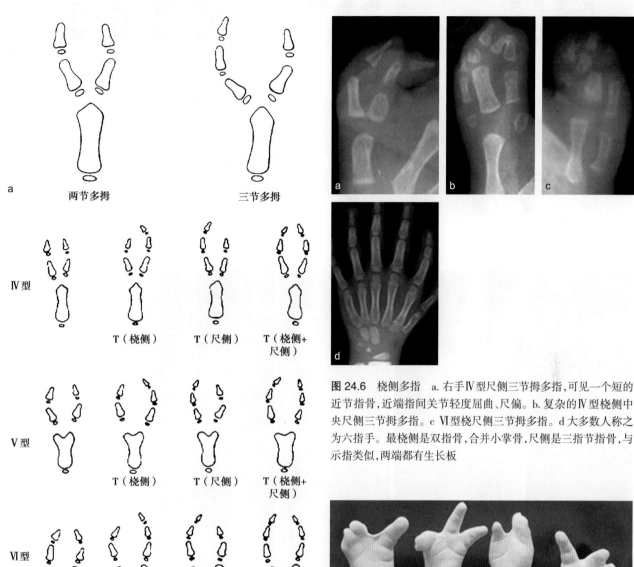

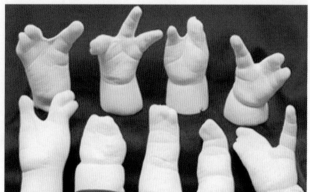

a
两节多拇　　　　　三节多拇

IV型
　　T（桡侧）　　T（尺侧）　　T（桡侧+尺侧）

V型
　　T（桡侧）　　T（尺侧）　　T（桡侧+尺侧）

VI型
　　T（桡侧）　　T（尺侧）　　T（桡侧+尺侧）

b

图24.5　三指节拇指和桡侧多指的插图。a. 右手拇指在掌指关节水平桡侧多指，伴双指节（IV型）和三指节［IV型T（桡侧）］畸形。b. 不同水平的多指，伴有三指节拇指。（经许可引自 Mathes, SJ, Hentz, VR.（2006）Plastic Surgery, Vol. 8. Saunders；2nd.Edition, p. 230）

图24.6　桡侧多指　a. 右手IV型尺侧三节拇多指，可见一个短的近节指骨，近端指间关节轻度屈曲、尺偏。b. 复杂的IV型桡侧中央尺侧三节拇多指。c VI型桡侧尺侧三节拇多指。d 大多数人称之为六指手。最桡侧是双指骨，合并小掌骨，尺侧是三指节指骨，与示指类似，两端都有生长板

图24.7　特殊类型的拇指。8个具有代表性的手发育不良的模型。模型涉及只有拇指且只有一个或两个其他手指的特殊类型。这些常被指定为未分类的手

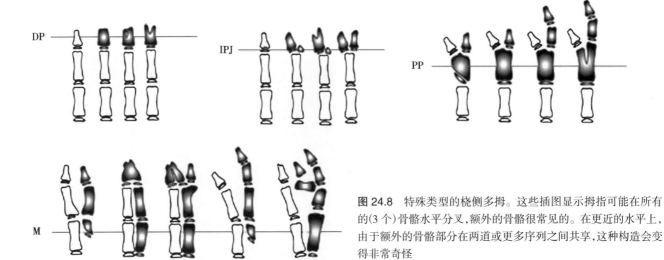

图 24.8 特殊类型的桡侧多拇。这些插图显示拇指可能在所有的(3个)骨骼水平分叉,额外的骨骼很常见的。在更近的水平上,由于额外的骨骼部分在两道或更多序列之间共享,这种构造会变得非常奇怪

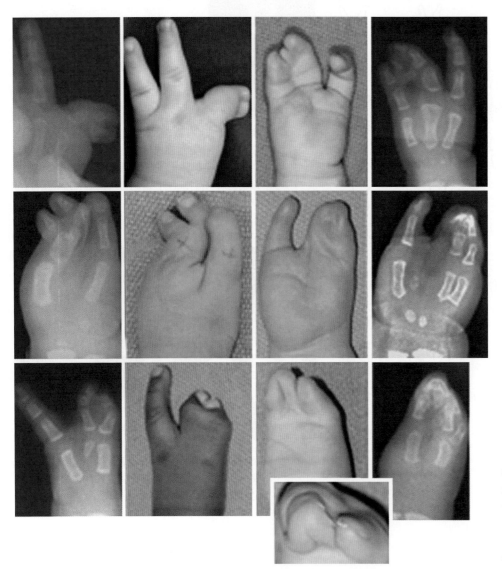

图 24.9 特殊类型的拇指。这6个手的拇指由额外部分组成,伴有或不伴有额外的指骨成分。大多数是发育不全的手不匹配 Iowa 分型。甲板因所在远节指骨不同可以联合或单独存在

参考文献

1. Poznanski A. The hand in radiographic diagnosis. 2nd ed. WB Saunders; 1984. p. 264-6.

2. Zguricas J, Snijders P, Hovius S, et al. Phenotypic analysis of triphalangeal thumb and associated hand malformations. J Med Genet.1992;31:462-7.

3. Buck-Gramcko D. Congenital and developmental conditions. In: Bowers WH, editor. The interphalangeal joints. The hand and upper limb, vol 1. Edinburgh: Churchill Livingstone; 1987. p. 187-92.

4. Shoen S, Upton J. Classifcation and treatment of triphalangeal thumbs. In: Chief Residents Conference. Kansas City; 1993.

5. Upton J, Shoen S. Triphalangeal thumb. In: Gupta A, Kay S, and Sheker L, editors. The growing hand, chapter 33. CU Mosby, London; 2000. p. 255-68.

6. Zuidam JM, Selles RW, Hovius SE. Thumb strength in all types of triphalangeal thumb. J Hand Surg Eur. 2012;22(2)

相关综合征
Aase 综合征
Townes-Brocks 综合征
Levy-Hollister 综合征
Laurin-Sandrow 综合征
VACTERL
黑色素减少
Holt-Oram 综合征
Duane 综合征
Goodman 综合征
Juberg-Hayward 综合征
LADD
胎儿丙戊酸盐综合征
Fanconi 贫血
指甲营养不良 - 三节指骨拇指综合征
Goldenhar 综合征

Diamond-Blackfan 综合征

别称

Diamond-Blackfan 贫血

DBA

Aase 综合征

Aase-Smith 综合征

特征　红细胞系发育不足和三指节拇指。

背景　在 1969 年，Aase 和 Smith[1]描述了两个男性兄弟同时患有先天性贫血和三指节拇指。30 年前，波士顿儿童医院的儿科医生 Diamond 和 Blackfan[2]描述单纯红细胞再生障碍性贫血有时与桡侧缺陷相关，特别是三指节拇指。大多数小儿血液学家认为 Aase-Smith Ⅱ和 DBA Ⅰ是相关的。据报告

年发病率为每百万活产婴 5 个[3]。

病因　本病是核糖体 *S19* 基因突变引起的常染色体显性遗传病；其中一个基因位点在 19q13.2[4,5]。目前有超过 10 个已知的 DBA 相关基因，大约一半 DBA 患者可查出。

临床表现　手部桡侧畸形可能是唯一的临床表现。13% 的患者贫血出生即存在，72.5% 的患者 3 个月时出现[3]。三分之一的患者身材矮小，生长缓慢[6]，低于生长发育量表的第三个百分点以下。高达 40% 合并畸形，特别是上肢和颅面畸形。有些患者可能有精神损害，严重程度与贫血出现时间、合并畸形、生长障碍呈正相关。

上肢　各种程度的桡侧发育不良，无桡动脉搏动和三指节拇指（图 24.10a，b）存在于 18% 的患者中[7]。桡侧多指也

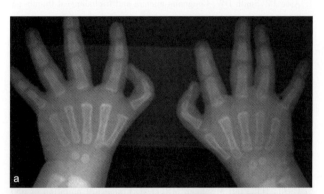

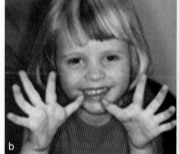 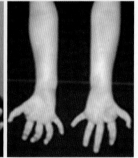

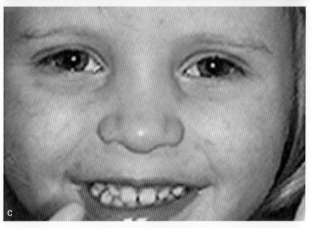

图 24.10　Diamond-Blackfan 贫血。a. 本患儿双手三指节拇指，因为远端掌骨有骨骺，也可能是拇指缺陷提示指多指畸形。因为贫血，生长延迟，低于第 10 百分位数。b. 这些拇指细长，通过有争议的前臂岛状皮瓣移位术，虎口区增宽，拇指外展良好。c. 她的面部看起来正常。眼裂稍下斜，鼻梁平坦。此外，有与本病不相关的左侧第 7 脑神经下颌缘支功能减退

有描述。锁骨发育不全和窄肩也有报道。

脊柱　脊柱裂或发育不全的椎体,肋骨 11 对,骨盆发育不良也有描述。

颅面　多数患者表现正常。有些可能会有囟门闭合延迟[6,7]。有些可能有眼睑下倾(图 24.10c)、鼻梁平坦、斜视和下颌后缩。面裂、高腭穹也有描述。颈短,可有颈蹼。

其他系统　再生障碍性贫血的严重程度差异巨大。大多数童年时期出现,随着年龄的增长而改善。贫血对许多治疗反应敏感。它是通过检测红细胞计数和平均红细胞体积得出的。

参考文献

1. Asse JM,Smith DW. Congenita anemia and triphalangeal thumbs:A new syndrome. J Pediatr. 1969;74:417.

2. Diamond LK,Blackfan KD. Hypoplastic anemia. Am J Dis Child.1938;56:464-7.

3. Ball SE,McGuckin CP,Jenkins G,et al. Diamond-Blackfan anaemia in the U.K.:analysis of 80 cases from a 20-year birth cohort. Brit J Haemat. 1996;94:645-53.

4. Draptchinskaia N et al. The gene encoding ribosomal protein S19 is mutated in Diamond-Blackfan anemia. Nature Genet;1999;21:169-75.

5. Gazda HT,Preti M,Sheen MR,et al. Frameshift mutation of p53 regulator RPL26 is associated with multiple physical abnormalities and a specifc pre ribosomal RNA processing defect in Diamond-Blackfan anemia. Hum Mutat. 2012;33;1037-44.

6. Hurst JA et al. Autosomal dominant transmission of congenital erythroid hypoplastic anemia with radial abnormalities. Am J Med Genet. 1991;40:482.

7. Soker M,Ayyildiz O,Isikdogan A. Aase-Smith syndrome type Ⅱ.Saudi Med J. 2004 Dec;25(12):2004-6.

Townes-Brocks 综合征

别称

TBS

肾 - 耳 - 肛 - 桡骨综合征

REAR 综合征

肛门 - 手 - 足 - 耳综合征

特征　感音神经性耳聋,肛门闭锁,拇指异常。肛门闭锁、耳发育不良和拇指畸形三联征。

背景　1972 年 Townes 和 Brocks[1]报道一个父亲和他的 7 个孩子中 5 个有肛门闭锁、三指节拇指以及其他手足畸形。据报道,发病率是 0.42 例 /100 000 存活婴儿[2]。

病因　该病为常染色体显性遗传[3,4],由编码 Sall1 转录因子的基因突变引起,位于 16q12.1。

临床表现　儿童出生时有明显的耳和拇指畸形。有肛门闭锁者需要立即行结肠造口术。由于感音神经性聋和肾衰竭,

患者听力损失逐渐加重。精神发育迟滞亦有病例报告[4]。

上肢　该综合征的显著特征是三指节拇指畸形,可能伴有成角畸形。两手均受影响。其他常见的拇指畸形是多拇和发育不良[5,6](图 24.11)。腕部可能有三角骨、钩骨融合[7]。弯曲指和并指也能见到,特别是当伴有某种形式的桡侧多指[3,8](图 24.12)。另一畸形是桡骨发育不良,因此称为"肾 - 耳 - 肛门 - 桡骨综合征"[9]。

下肢　下肢的畸形包括第三和第四个脚趾并趾畸形[10]、马蹄足[9]、摇椅足[11]、跖骨融合、弯曲趾[7]和多趾。当足受累时,大踇趾可能会受累,但没有多余的趾骨或其他骨骼成分。

颅面　耳郭异常多表现为耳朵突出[1]。耳标和"satyr"耳[11]也有报道。可能有感音神经性耳聋。这种综合征和半侧颜面短小及 Goldenhar 综合征有类似的临床表现,因此,在颅面骨发育不全,往往单侧多于双侧,应仔细评估。

其他系统　有报道血小板减少[9]和甲状腺功能减退[6]。肛门闭锁常见,伴或不伴直肠阴道或直肠会阴瘘[7]。肾发育

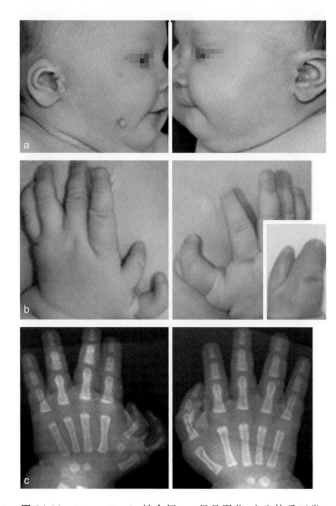

图 24.11　Townes-Brocks 综合征。a. 足月婴儿,出生体重正常,双侧不对称的耳郭畸形,耳轮褶皱加深但没有形成三角窝。左图上耳轮扁平,"satyr"或"Vulcan"面容。双耳小,耳甲腔深。右侧耳前悬垂物是特征性表现。没有下颌骨和上颌骨的发育不良。b. 双侧桡侧多指,为三指节拇指。c. X 线片显示左侧是 V 型桡侧三节拇,右侧是 Ⅳ 型尺侧三节拇。该患者也有肛门狭窄,到 5 岁时仍无肾功能衰竭证据。肾脏无异常

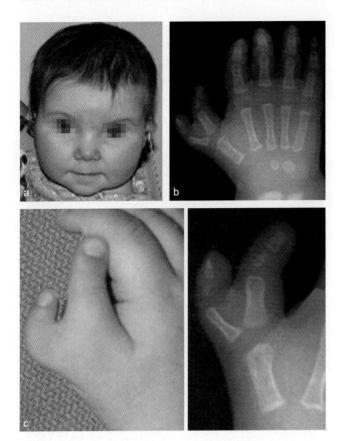

图 24.12 Townes-Brocks 综合征。a.患儿面部正常,双侧小耳畸形,佩戴感音性助听器。面部发育正常。出生患有肛门闭锁已手术矫正,肾衰竭已成功治疗。b.右手Ⅳ型三指节桡侧多指畸形。c.临床表现和 X 线片显示桡骨发育不全,尺侧三指节拇指,伴中间指骨发育不全引起的尺偏

不良亦有报道[11],偶尔可见多囊肾、尿道下裂和尿道瓣膜。心血管异常包括永存动脉干、肺动脉瓣闭锁[12]和单纯动脉导管未闭[9]。

参考文献

1. Townes PL, Brocks ER. Hereditary syndrome of imperforate anus with hand, foot, and ear anomalies. J Pediatr. 1972 Aug; 81(2): 321-6.

2. Martínez-Frías ML, Bermejo Sánchez E, Arroyo Carrera I, et al. The Townes-Brocks syndrome in Spain: the epidemiological aspects in a consecutive series of cases. An Esp Pediatr. 1999 Jan; 50(1): 57-60.

3. de Vries-Van der Weerd MA, Willems PJ, Mandema HM, ten Kate LP, et al. A new family with the Townes-Brocks syndrome. Clin Genet. 1988 Sep; 34(3): 195-200.

4. Kurnit DM, Steele MW, Pinsky L, Dibbins A, et al. Autosomal dominant transmission of a syndrome of anal, ear, renal, and radial congenital malformations. J Pediat. 197893: 270-3.

5. Cameron TH, Lachiewicz AM, Aylsworth AS. Townes-Brocks syndrome in two mentally retarded young sters. Am J Med Genet. 1991; 41: 1-4.

6. Choi WI, Kim JH, Yoo HW, Oh SH, et al. A family with Townes Brocks

syndrome with congenital hypothyroidism and a novel mutation of the SALL1 gene. Korean J Pediatr. 2010 Dec; 53(12): 1018-21.

7. Jones K. Smith's recognizable patterns of human malformation. 6th ed. Philadelphia: Elsevier Saunders; 2006. p. 290-1.

8. Aylsworth AS. The Townes-Brocks syndrome: a member of the anus-hand-ear family of syndromes (Abstract). Am J Hum Genet.1985; 37: A43.

9. Bhat RY, Sen S. Townes-Brocks syndrome. A neonate with extended spectrum and thrombocytopenia. Saudi Med J. 2008 Sep; 29(9): 1337-9.

10. Newman WG, Brunet MD, Donnai D. Townes-Brocks syndrome presenting as end-stage renal failure. Clin Dysmorph. 1997; 6: 57-60.

11. Salerno A, Kohlhase J, Kaplan BS, et al. Townes-Brocks syndrome and renal dysplasia: a novel mutation in the SALL1 gene. Pediatr Nephrol. 2000 Jan; 14(1): 25-8.

12. Surka WS, Kohlhase J, Neunert CE, et al. Unique family with Townes-Brocks syndrome SALL1 mutation, and cardiac defects. Am J Med Genet. 2001 Aug 15; 102(3): 250-7

Levy-Hollister 综合征

别称

泪 - 耳 - 齿 - 指综合征

LADD 综合征

特征 泪腺和唾液腺发育不全,耳、牙齿及手畸形。

背景 Levy[1]在 1967 年报道散发病例,他命名其为中外胚层发育不良症。Hollister 等[2]在 1973 年报道,墨西哥的一个男人和他 8 个孩子中的 5 个有相同的情况,提出了泪 - 耳 - 齿 - 指综合征的名称。

病因 大多数病例散发,但有报道称其为常染色体显性遗传。编码生长因子受体 2 和 3 的酪氨酸激酶结构域的杂合子的基因突变可引起[3]。

临床表现 一些肢体畸形产前超声检查可以发现[4]。患者的主诉与口腔、眼睛干涩和听力障碍有关。口干诱发患者牙齿异常。眼睛干涩可能导致慢性结膜炎。早期死亡可能是由于肾衰竭。

上肢 手指表现变异大,通常影响拇指,包括三指节拇指和远节多拇,少见的有拇指缺损示指多指畸形、拇指发育不良或缺如[4],以及拇示指并指[5]。其他的手畸形有第五指弯曲、并指[1,6]。可能存在桡骨发育不全和尺桡骨性融合[2,4]。

下肢 迄今为止报道的足畸形只有并趾和弯曲趾[4,7]。

脊柱 有报道胸壁畸形,肋骨成角和坐骨发育不良[4]。

颅面 常见的表现是耳朵呈杯形、低位、小圆且突出[6],伴有内耳发育不良和听力丧失[8]。鼻泪管阻塞罕见,可能存在异常的皮肤脊纹和皮肤瘘[9]。口干由大唾液腺未发育引起,牙釉质发育不良、牙过小和先天缺牙都是常见的畸形[10]。可能会见到唇腭裂[11]及鼻翼发育不全[4]。

其他系统 可能会有尿道下裂和复杂的肺部畸形,伴有右侧膈肌麻痹、左肺血管发育不良、左肺动脉轻度发育不良和室

间隔膜动脉瘤[4]。

参考文献

1. Levy WJ. Mesoectodermal dysplasia:a new combination of anomalies. Am J Ophthal. 1967;63:978-82.

2. Hollister DW,Klein SH,Dejager HJ,et al. The lacrimo-auriculodento-digital syndrome. J Pediat. 1973;83:438-44.

3. OMIM # 149730 Online Mendelian Inheritance in Man. Johns Hopkins University. 2007. http://www.omim.org/. Accessed 2014.

4. Francannet C,Vanlieferinghen P,Dechelotte P,et al. LADD syndrome in fve members of a three-generation family and prenatal diagnosis. Genet Counsel. 1994;5:85-91.

5. Jones K. Smith's recognizable patterns of human malformation. 6th ed. Philadelphia;Elsevier Saunders;2006. p. 360-1.

6. Calabro A,Lungarotti MS,Mastroiacovo P. Lacrimo-auriculo-dentodigital (LADD)syndrome(Letter). Europ J Pediat. 1987;146:536-7.

7. Rohmann E,Brunner HG,Kayserili H,et al. Mutations in different components of FGF signaling in LADD syndrome. Nature Genet.2006; 38:414-7. Erratum:Nature Genet. 2006;38:495.

8. Ovali F. Inner ear dysplasia in Levy-Hollister syndrome. ORL J Otorhinolaryngol Relat Spec. 2004;66(5):290.

9. Kreutz JM,Hoyme HE. Levy-Hollister syndrome. Pediatrics. 1988 Jul; 82(1):96-9.

10. Lehotay M,Kunkel M,Wehrbein H. Lacrimo-auriculo-dento-digital syndrome. Case report,review of the literature,and clinical spectrum. J Orofac Orthop. 2004 Sep;65(5):425-32.

11. Ramirez D,Lammer EJ. Lacrimoauriculodentodigital syndrome with cleft lip/palate and renal manifestations. Cleft Palate Craniofac J.2004 Sep;41(5):501-6.

第二十五章　桡侧(轴前)多指

25

多余的部分不一定在大小或形状上重复,因此很多医生更喜欢用多指而非重复指[1]。多指命名包括:桡侧多指(涉及拇指列)、中间型多指(涉及示指、中指、环指列)和尺侧多指(涉及小指列)[1-3](图 25.1)。国际手外科学会联合会的委员会批准这些术语,并用它们代替过去 30 年一直沿用的轴前和轴后。在文献中,以前也使用过许多其他术语。平衡拇暗示了额外部分相同或"重复",而不平衡拇表示两部分并不是真正

的重复;大部分是不平衡拇,而桡侧多指更常见。拇指多指并不是都有双指骨,有些是三指骨,有些是退化拇或漂浮拇,没有发育良好的指骨。三指节畸形将在别处讨论。

Iowa 系统[4]是手外科医师使用最广泛、最简单的分类系统。这是一种影像分类方法,沿纵轴分为 6 级:一节掌指骨一级,一个关节一级[4]。在奇数处骨骼分两半,在偶数关节分为两叉。有 3 个骨头和 3 个关节,因此可分为 6 级(图 25.2)。

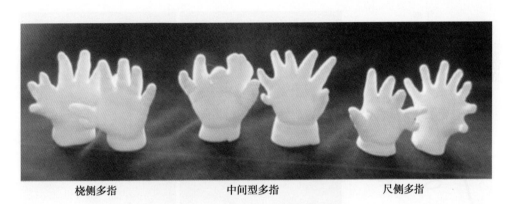

| 桡侧多指 | 中间型多指 | 尺侧多指 |

图 25.1　多指畸形的类型。多指畸形(多余的部分)可出现在整个手上,多指命名包括桡侧多指(涉及拇指列)、中间型多指(涉及示指、中指、环指列)和尺侧多指(涉及小指列)。模型显示的是Ⅶ型和Ⅳ型桡侧多指

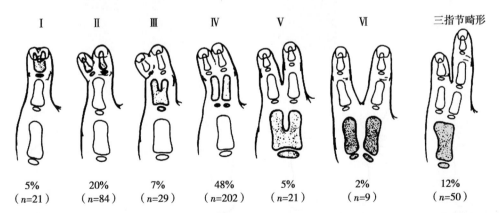

图 25.2　桡侧(拇指)多指畸形分类。Iowa[4] 系统是手外科医生最常用的分类方法。分级依据骨或关节分叉的位置。第Ⅶ型由特殊近端类型组成,伴或不伴三指节畸形。我们的 416 例桡侧(拇指)多指得出的每一型的相对比例,在其他的大型系列研究中得到印证。掌指关节(Ⅳ型)和指间关节(Ⅱ型)的多指是手外科医生最常治疗的两个类型。(经许可引自 Mathes, SJ, Hentz, VR. (2006) Plastic Surgery, Vol. 8. Saunders; 2nd. Edition, p. 216)

257

该系统包括：Ⅰ型，末节指骨分叉；Ⅱ型，在指间关节水平分叉；Ⅲ型，近节指骨分叉；Ⅳ型，掌指关节水平分叉；Ⅴ型，掌骨分叉；Ⅵ型，大多角骨掌骨水平分叉。该系统已扩展，包括第7个分型，即重复三指节手指和三指节拇指[5]。第7个分型混乱，因为手的桡侧可多达三、四个重复指，缺少实际可用的亚分类。由于可能设计不出独立的排列组合来单独区分指骨数量和序列的异常，德国手外科医生建立了更加严格而实用，包含所有的手指发育情况的分类系统[6]。Upton将6型的每一型进一步分为A和B，A型两个组成部分对称或相同；B型两个组成部分不对称或不同部分存在多种变异（图25.3～图25.8）。

多指畸形，是上肢最常见的先天性畸形，可能是除先天性扳机拇外，第二常见的拇指畸形。高加索和亚洲人群中，桡侧多指比尺侧多指常见，发生率每3 000活婴中有1个[7,8]。

非洲裔美国人群中尺侧多指比桡侧多指更常见。多指在人群中的总体发病率估计是每10 000活产婴儿2~19个。男性发病率是女性的四倍。不同人群的统计差别巨大。有家族史常表明是常染色体显性遗传，其中的三分之一伴有先天性畸形[9]。

桡侧多指最有可能由于顶端外胚层嵴和下方的中胚层间的不平衡所致，或是由于细胞分裂和细胞凋亡不平衡所致。首个发现的导致桡侧多指伴有三指节拇指，或单纯三指节拇指畸形的基因突变位于染色体7q36[10]。

拇指多指畸形临床表现多变，没有两个完全一样的拇指多指畸形[11]。骨骼畸形可经常提示伴随的软组织异常。远端指骨受累包括Ⅰ型和Ⅱ型。指甲融合成纵嵴或有光滑的连接面。指甲往往是纵短横宽，甲床软组织浅薄。甲面常宽大。不对称的类型，桡侧通常缺陷最严重，但尺侧也常有发育不良。Ⅱ型拇指指间关节关节面宽大，关节运动通常有缺陷（图25.3和25.4）。肌腱、肌肉附着点都正常。Ⅱ型多拇是第二常见的类型[11]。

近端指骨受累包括Ⅲ型和Ⅳ型。他们有两个单独发育的指间关节，每个远节指骨有自己单独的指甲。桡侧拇指总是缺陷最严重的，超过90%的病例拇指不对称的。Ⅳ型是最常

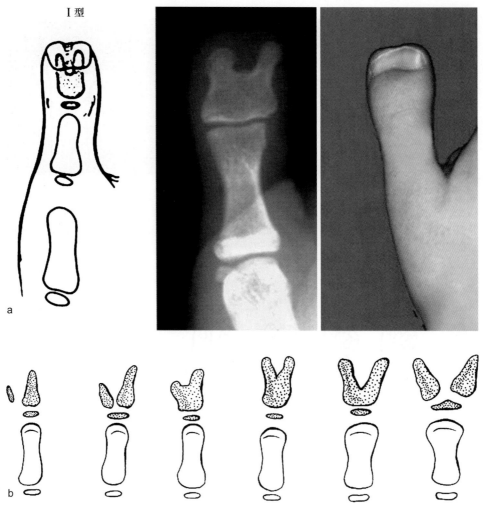

图25.3　Ⅰ型桡侧（拇指）多指。a.Ⅰ型远节指骨多拇的临床表现和X线表现。b.右手多拇的系列变异背面观。有些人会在图示的最左边放置原始手指。两个重复部分共用关节面和骨骺。（经许可引自Mathes，SJ，Hentz，VR.（2006）Plastic Surgery，Vol. 8. Saunders；2nd.Edition，p. 219）

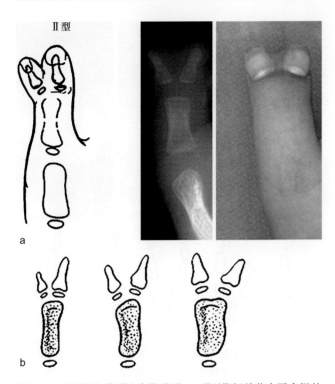

图 25.4 Ⅱ型桡骨（拇指）多指畸形。a. Ⅱ型指间关节水平多拇的临床表现及 X 线片。每个指甲是分开的，有共同的关节面。b. 指间关节水平常见的骨骼变异。（经许可引自 Mathes，SJ，Hentz，VR.（2006）Plastic Surgery，Vol. 8.Saunders；2nd. Edition，p. 219）

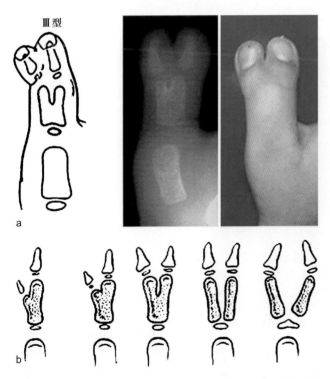

图 25.5 Ⅲ型桡侧（拇指）多指畸形。a.Ⅲ型多指可出现在近节指骨任何部位。重复的两部分有共同的生长板和关节面。b. 重复的两部分变异很大，大小可相同或不同，彼此偏离或不偏离的。最常见的变异如图所示。近节指骨基底通常宽大。（经许可引自 Mathes，SJ，Hentz，VR.（2006）Plastic Surgery，Vol. 8. Saunders；2nd. Edition，p. 220）。

见的多拇畸形。两部分的软组织体积都小于正常。掌骨头常宽大分叉，髁突不对称。如果掌骨头是平的或圆的，重复部分则平行，但当掌骨头呈 V 形，拇指是发散的，也称为蟹钳多拇。当近端发散明显时，远端部分彼此汇聚。这提示外在肌腱异常附着于远端指骨两侧边，而不是正常附着于远端指骨近端的背侧和掌侧。随着手术矫正过程中的再平衡，异常的关节面不一定会随着进一步的生长而自我纠正。虎口区狭窄可能会被多指掩盖。

内在肌肉存在；桡侧附着在桡侧拇指上。拇收肌腱膜往往有一个非常厚的纤维束带。在掌指关节水平，桡侧副韧带与尺侧副韧带分别附着于对应的桡尺侧拇指上。重复拇指总是小于正常拇指，并可能是有多余指节的三指节拇指（图 25.5 和图 25.6）。拇指、示指间隙可能存在缺陷。

累及掌骨的是 Ⅴ型和 Ⅵ型，其解剖变异更多、更复杂。拇指残端、漂浮拇可连于第一掌骨桡侧。变异之一是双指骨拇指，伴有发育不全的掌骨，尺侧不与正常拇指相连。由于缺少内在肌，这些拇指不能旋前或掌侧外展。任何程度的内在肌异常连接都可见；拇内收肌均有一部分到每个拇指。由于屈伸肌腱间常有一软组织相连，常见拇外展异常。因此，屈伸肌

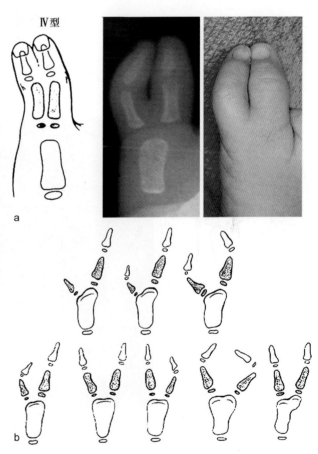

图 25.6 Ⅳ型桡侧（拇指）多指。a. Ⅳ型多指在掌指关节分叉，形成一个非常宽大分叉的掌骨头，髁突不对称。b. 包含 8 个常见变异，除少数病例，桡侧均有发育缺陷。没有两个临床病例是完全相同的。骨骼的表现包括重复指骨的偏斜和旋转，其能为软组织异常提供重要线索。

腱代偿拇外展肌的角色,而不是掌指或指间关节的屈肌或伸肌。此外,外在屈肌(拇长屈肌)起点常有异常,被动拉伸时偏移有限。虎口缺陷或缺如。在某些情况下,近节指骨与大多角骨掌骨关节成角90°。因为掌骨小和指骨偏斜,这些拇指比正常短小。大多角骨掌骨关节在Ⅵ型中可能异常,大多角骨关节面平坦而不是正常的马鞍形。幸运的是,Ⅵ型拇指是最罕见的(图25.7和图25.8)。

　　与单纯的拇指多指畸形不同,伴有三指节拇指(如一般分类中的Ⅶ型)的多指常常不是散发的[2,3,6,11-13],患者可能有阳性家族史,畸形可为双侧。在 Shoen 和 Upton 登记的三指节拇指大约一半伴有拇指多指[14]。多趾常伴有Ⅳ型拇指多指[11-13]。拇指三指节见于约五分之一拇指重复畸形中。这些拇指大多在掌指关节或其近端重复[1]。三指节指骨可对称或不对称,且总是长于正常。在拇指腕掌关节水平重复的较少。

　　在掌指关节和近端指骨平面的桡侧多指可见于许多综合征。

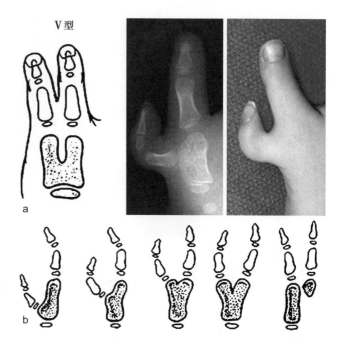

图 25.7　V 型桡侧(拇指)多指。a. 不常见的 V 型多指临床和影像表现,通常桡侧拇指发育不良,尺侧拇指完整。此图,桡侧拇指有 3 个指骨,可归为三指节拇指。b.5 个常见的变异。最有争议的是最右边的拇指,尺侧的掌骨头不与桡侧掌骨相连。德国的分类将这种类型称为大多角骨掌骨水平的多指伴掌骨完全或部分缺失。最常见变异是桡侧拇指发育不良伴指骨尺偏。(经许可引自 Mathes,SJ,Hentz,VR.(2006)Plastic Surgery,Vol. 8. Saunders;2nd. Edition,p. 222)。

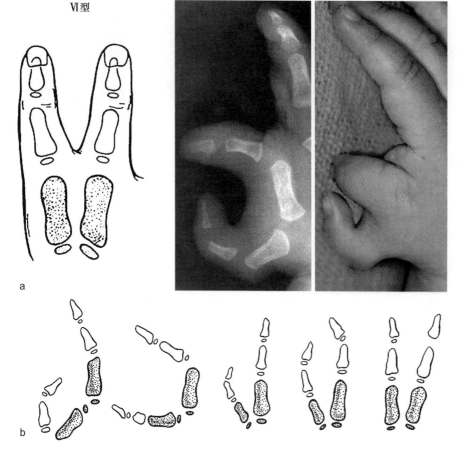

图 25.8　Ⅵ 型桡侧(拇指)多指。a. Ⅵ型多拇,共用一个非常不对称的大多角骨,关节可以各种程度的分叉,掌骨可发生各种程度的汇聚。b. 虽然存在各种各样的变异,但是特别常见的 5 种是从掌骨完全发散到平行且大小相同掌骨。软组织的异常常见,包括内在肌、肌腱和侧副韧带。软组织异常常规可见,不是例外。(经许可引自 Mathes,SJ,Hentz,VR.(2006)Plastic Surgery,Vol. 8.Saunders;2nd. Edition,p. 223)

参考文献

1. Upton J Ⅲ. Hypoplastic or absent thumb. In：Hentz V，editor. Mathes plastic surgery，vol 8. Saunders Elsevier；2006. p. 323-67.

2. Buck-Gramcko D. Congenital malformations of the hand：Indications，operative treatment and results. Scan J Plast Reconstr Surg.1975；9：190-8.

3. Buck-Gramcko D. Congenital Malformations. In：Lister G，editor.Hand surgery. Stuttgart：Geo. Thieme；1988. p. 12.1-12.115.

4. Wassel HD. The results of surgery for polydactyly of the thumb：A review. Clin Orthop. 1969；64：175-93.

5. Wood V. Polydactyly and the triphalangeal thumb. J Hand Surg.1978；3：436-44.

6. Buck-Gramcko D，Behrens P. Klassifkation der Polydaktylie für Hand und Fuß. Handchir Mikrochir Plast Chir. 1989；21：195-204.

7. Flatt A. The Care of Congenital Hand Anomalies. 2nd ed. St Louis：Quality Medical Publishing；1994. p. 292-314.

8. Yonenobu K，Tada K，Kurisaki E，Ono K，Egawa T. Polydactyly：An analysis of 232 cases. J Japan Orthop Assn. 1980；54：121.

9. Castilla EE，Lugarinho da Fonseca R，da Graca Dutra M，et al. Epidemiological analysis of rare polydactylies. Am J Med Genet.1996；65：295-303.

10. Zguricas J，Henk H，Morales-Peralta E，et al. Clinical and genetic studies on 12 preaxial polydactyly families and refnement of the localization of the gene responsible to a 1.9cM region of chromosome 7q36. J Med Genet. 1999；36：32-40.

11. Upton J，editor. Congenital anomalies of the hand and forearm. ed.Mathes S，Hentz V，editors. Plastic surgery，vol 8，The hand，part 2.Philadelphia：WB Saunders；1990. p. 5213-5398.

12. Nylander E. Pre-axial Polydactylie in fünf Generationen einer schwedischen Sippe. Upsala Lak Foren Forh. 1931；36：275-92.

13. Wood V. Treatment of the triphalangeal thumb. Clin Orthop. (and Related Research). 1976；120：188-200.

14. Shoen S，Upton J. Classifcation and treatment of triphalangeal thumbs. In：Chief Residents Conference. Kansas City：1993.

相关综合征
Werner 综合征
Mohr 综合征
Acropectoral 综合征
Majewski 综合征
Greig 综合征
Townes-Brocks 综合征
Goltz（局灶性皮肤发育不全）综合征
FAS
Nager 综合征
LADD 综合征
VATER 综合征
Fanconi 全血细胞减少
Ellis-van Creveld 综合征
Carpenter 综合征
Grebe 综合征
Holt-Oram 综合征
Poland 综合征
Levy-Hollister 综合征
表皮痣（线性皮脂腺痣）综合征
Gorlin-Psaume（口面指综合征Ⅰ型）综合征
MURCS 复合综合征
Noack 综合征
Lentz 综合征
Meckel 综合征
Duane（Okihiro）综合征

Werner 综合征

别称

WRN 综合征

特征　青少年白内障、真皮过薄、皮下组织过厚、毛发早白以及秃发。

背景　1904 年德国内科医生 Otto Werner 在其就职论文中基于硬皮病样、薄且紧的皮肤和双侧白内障首次命名了 Werner 综合征。

病因　该综合征是由编码大肠杆菌的同源物的 *RECQL2* 基因突变所致。

背景　大多数症状在 20 到 30 岁时出现，通过糖尿病发病和视力、皮肤及头发表现出来[1,2]。毛发过早老化、变白及秃顶常常与青少年白内障伴随出现[2]。此外，转移性皮下钙化及动脉粥样硬化伴身材矮小也常见[2]。对于该病最常见的死亡原因是恶性肿瘤，如肉瘤[3]。这种情况在日本很普遍[4]。

全身肌肉骨骼　表现为骨质疏松、肌肉发育不良、纤维性皮下组织及真皮菲薄。

上肢　手指发育不良、桡侧多指、软组织钙化及骨质疏松均有报道[2]。

下肢　可见趾发育不全及腿部营养性溃疡[2]。

颅面　可见面部窄小、白内障[5]。

其他系统　表现为皮肤硬皮病样改变、动脉粥样硬化、皮肤溃疡以及性腺功能减退[2]。

参考文献

1. Jones K. Smith's recognizable patterns of human malformation. 6th ed. Philadelphia：Elsevier Saunders；2006. p. 152.

2. Poznanski A. The hand in radiographic diagnosis. 2nd ed. WB Saunders；1984. p. 600.

3. Khraishi M, Howard B, Little H. A patient with Werner's syndrome and osteosarcoma presenting as scleroderma. J Rheum. 1992;19: 810-3.

4. Goto M, Miller RW, Ishikawa Y, Sugano H. Excess of rare cancers in Werner syndrome (adult progeria). Cancer Epidemiol Biomarkers Prev. 19965:239-246.

5. OMIM # 277700 Online Mendelian Inheritance in Man. Johns Hopkins University. 2007. http://www.omim.org/. Accessed 2014.

先天性扣拇表现为拇指掌指关节屈曲内收畸形，拇指特征性的掌屈，并紧扣于手掌内（图 26.1）。3~6 个月新生儿，常将拇指握于弯曲的手指内[1]。在宫内，手握成拳头，手指重叠并紧扣在拇指上。这种生理姿势的拇指是柔软的，畸形能被动纠正，婴儿时能自然伸展拇指关节。先天性扣拇通常是双侧多于单侧[2]，男性发病率是女性的 2 倍[2]。先天性扣拇不是很常见，一般是伸肌腱结构部分发育不良或缺如引起。可能继发出现掌侧和虎口区域皮肤缺失、侧副韧带紧张、掌板挛缩和关节面的形态异常。在许多情况下，观察拇指休息位的姿势及 3 个关节的位置，有助于定位特定的解剖问题（图 26.2）。只有拇长伸肌（EPL）缺陷时，表现为指间关节屈曲。拇长伸肌和拇短伸肌肌腱都有缺陷时，拇指掌骨有一定程度的背伸，掌指关节和指间关节呈屈曲状。如果拇指的 3 个关节都不能背伸，伴有拇长展肌腱缺陷时，拇指指端将位于小指的基底。位于拇指任何一侧的大鱼际肌的作用也必须考虑到，因为有可能加重掌指关节的屈曲畸形。大多数合并综合征患者有某些类型的肌病或发育不良。

两种分类系统依据临床相关性分类。第一个分类是由 Weckesser[2] 提出，依据伸肌缺陷和大鱼际肌发育不良的严重程度分 3 型，第四型包括其他所有合并综合征的扣拇。第二个是 McCarroll 分类系统[3]，该分类简单，分两型：I 型扣拇，拇指柔软、能被动改善畸形，是由伸肌装置缺乏或发育不良引起；II 型复杂畸形，伴有关节挛缩，侧副韧带异常，虎口挛缩，掌侧皮肤短缺，鱼际肌异常。

先天性扣拇（图 26.3）可能合并系统畸形，包括先天性失明、室间隔缺损。更常见的是合并其他的手部畸形，有记录 77.5% 的扣拇合并其他的手部畸形，包括拇指不发育 / 发育不良、示指桡偏、桡骨部分或完全缺如的桡侧发育不良。手指屈曲挛缩非常常见[4]，表现为近端指间关节屈曲畸形，桡侧更明显。先天性手指屈曲畸形也由于手指伸肌装置缺如引起。手指可能尺偏伴或不伴掌指关节屈曲。这一般出现在 Freeman-Sheldon 综合征、先天性多关节挛缩和先天性尺偏畸形 "吹风" 手。约 68% 的患者有相关症状[5]。在大多数综合征患者中，扣拇畸形合并手指屈曲挛缩。也可能存在下肢畸形，如马蹄足。

先天性扣拇也应该与扳机拇区别，扳机拇有 Notta 结节，屈曲畸形是在指间关节而不是掌指关节[6]（图 26.2d）。扣拇畸形应区别于脑瘫的拇指内收畸形，该畸形屈肌和伸肌解剖正常，畸形是由中枢神经系统损伤引起的痉挛和继发的不平衡挛缩。痉挛拇指内收和长期痉挛导致的继发问题通常容易识别[7]（图 26.4）。

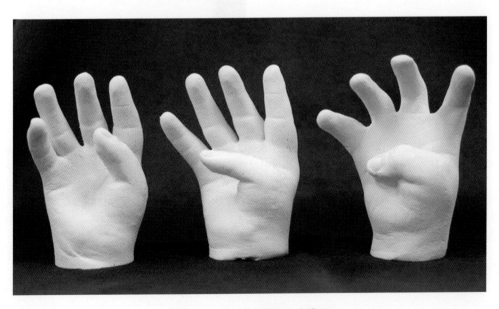

图 26.1　先天性扣拇的 3 个模型

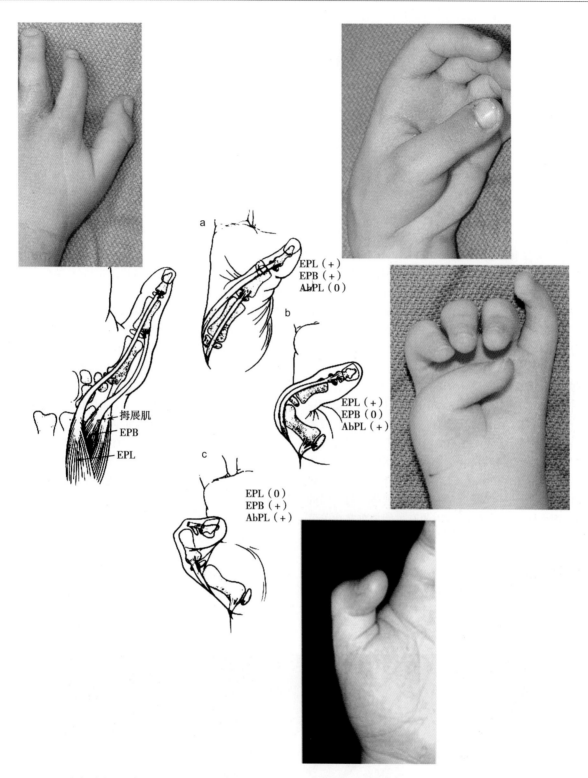

图 26.2 扣拇姿势；临床图片以及相应的插图。左边，儿童正常休息位的拇指，由于外在肌包括拇长展肌、拇短伸肌 (EPB) 和拇长伸肌 (EPL) 分别附着于掌骨的基底，指骨近端和远端。体格检查能清楚查出这些外在伸肌腱中的一个或多个存在缺陷。a. 拇长展肌缺如使拇指横跨在手掌，掌指关节和指间关节。b. 一个常见的变异，EPB 缺陷引起严重的掌指关节屈曲畸形。c. 指间关节紧绷屈曲畸形时正常休息位的手，这可能是由于没有 EPL，但最常见的是扳机拇。(经许可引自 Mathes,SJ,Hentz,VR.(2006)Plastic Surgery,Vol. 8. Saunders；2nd. Edition,p. 284)

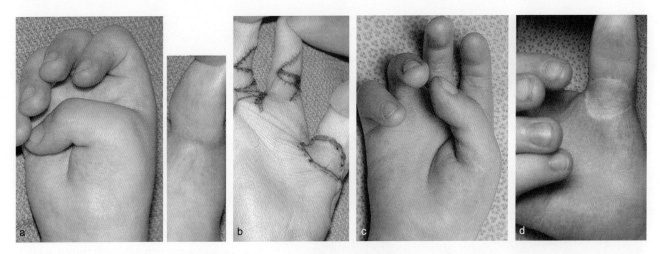

图 26.3 扣拇畸形。a. 本患儿 4 岁时远指间关节挛缩,伴有紧绷的扣拇,虎口间隙缺失,掌指、指间关节没有主动伸展活动。由于拇指阻碍,他不用这个手。被动伸展皮肤缺少明显。b. 手术矫正包括肌腱转移以恢复背伸功能,植皮或局部转移皮瓣以重建掌侧皮肤缺失。c. 手术后休息位的拇指。d. 5 年后的外观

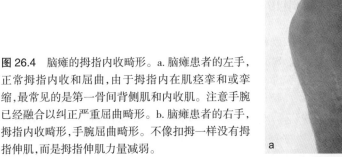

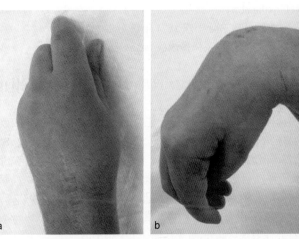

图 26.4 脑瘫的拇指内收畸形。a. 脑瘫患者的左手,正常拇指内收和屈曲,由于拇指内在肌痉挛和或挛缩,最常见的是第一骨间背侧肌和内收肌。注意手腕已经融合以纠正严重屈曲畸形。b. 脑瘫患者的右手,拇指内收畸形,手腕屈曲畸形。不像扣拇一样没有拇指伸肌,而是拇指伸肌力量减弱。

参考文献

1. Tsuyuguchi Y , Tada K , et al. Splint therapy for trigger fnger in children. Arch Phys Med Rehabil. 1983 ; 64 : 75-6.

2. Weckesser E , Reed J , et al. Congenital clasped thumb (congenital flexion-adduction deformity of the thumb) : a syndrome , not a specifc entity. J Bone Joint Surg. 1968 ; 50 (A) : 1417-28.

3. McCarroll HJ. Congenital flexion deformities of the thumb. Hand Clin. 1985 ; 1 (3) : 567-75.

4. Flatt AE. The care of congenital hand anomalies. 2nd ed. St. Louis : Quality Medical Pub ; 1994.

5. Abdel-Ghani H , El-Naggar A , Hegazy M , et al. Characteristics of patients with congenital clasped thumb : a prospective study of 40 patients with the results of treatment. J Child Orthop. 2007 ; 1 (5) : 313-22.

6. Kuo M , Rayan G. Complete annular and partial oblique pulley release for pediatric locked trigger thumb. HAND. 2010 ; 5 : 408-14.

7. Rayan G , Saccone P. Treatment of spastic thumb-in-palm deformity : A modifed extensor pollicis longus tendon rerouting. J Hand Surg. 1996 ; 21A : 834-9.

相关综合征
MASA 综合征
Stuve-Wiedemann 综合征
Freeman-Sheldon 综合征
Moebius 综合征
先天性肌肉发育不全
肢端型多发关节挛缩综合征I型
Waardenburg 综合征
HSAS(中脑导水管狭窄)

MASA 综合征

别称

智力低下 - 失语 - 曳行步态 - 拇指内收综合征

扣拇 - 智力低下综合征

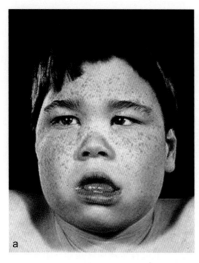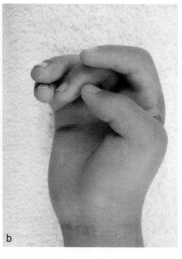

图 26.5　MASA 患儿面容及手部表现。a. 患儿有痉挛步态,明显的认知及发育迟滞,自理能力受限。口唇张开伴流涎提示患儿可能异常。b. 保守拉伸和夹板治疗拇指屈曲内收以及中度桡侧三指屈曲畸形

特征　脑积水、扣拇以及智力低下,缩写 MASC 指的是智力低下(mental deficiency)、失语(aphasia)、曳行步态(shuffling gait)和扣拇(clasp thumb)。

背景　Bianchine 和 Lewis[1]在 1974 年提出将 MASA 作为智力低下、失语、曳行步态及拇指内收(adducted thumb)的缩略词。

病因　该病是由于编码 L1 细胞黏附因子(L1CAM)的基因突变所致[2]。

背景　遗传性痉挛性截瘫是该综合征的显著特点,以进行性加重、明显的下肢肌张力增高为特征。所有病例可见智力缺陷[3,4,5],言语困难[4]亦常见。

全身肌肉骨骼　全身性肌肉痉挛,下肢受累更为严重。

上肢　扣拇是最常见的特征性手部畸形,然而,也曾有报道示指挛缩[4]伴圆肩、上臂内旋[6]。第五指屈曲常见,但不是该综合征的特异性表现。此外,可见尺侧 3 个手指中的一个或多个屈曲畸形,可出现在单手或双手(图 26.5)。

下肢　曳行步态是下肢痉挛所致。

脊柱　曾有一篇文献报道脊柱前凸[4]。

颅面　脑积水是该综合征的另一个显著症状,可通过超声发现。

参考文献

1. Bianchine JW, Lewis RC Jr. The MASA syndrome: a new heritable mental retardation syndrome. Clin Genet. 1974; 5: 298-306.

2. OMIM # 303350 Online Mendelian Inheritance in Man. Johns Hopkins University. 2007. http://www.omim.org/. Accessed 2014.

3. Gareis FJ, Mason JD. X-linked mental retardation associated with bilateral clasp thumb anomaly. Am J Med Genet. 1984; 17: 333-8.

4. Yeatman GW. Mental retardation-clasped thumb syndrome. Am J Med Genet. 1984; 17: 339-44.

5. Winter RM, Davies KE, Bell MV, et al. MASA syndrome: further clinical delineation and chromosomal localization. Hum Genet. 1989;

82: 367-70.

6. Kaepernick L, Legius E, Higgins J, et al. Clinical aspects of the MASA syndrome in a large family, including expressing females. Clin Genet. 1994; 45: 181-5.

Stuve-wiedemann 综合征

别称

Schartz-Jampel 综合征 2 型

Stuve-Wiedemann Schartz-Jampel 2 型综合征

特征　体温过高、呼吸功能异常、身材矮小、手指屈曲尺偏,肘部、拇指和手指挛缩。建议将 DHC 作为身材矮小(diminutive stature)、高热(hyperthermia)及指屈曲(camptodactyly)的缩略词。

背景　Stuve 和 Wiedemann 报道了两姐妹及一个堂哥患有先天性长骨屈曲和手指挛缩[1]。

病因　该病是 5 号染色体 P13 上的白血病抑制因子受体基因(*LIFR*)隐性突变所致[2]。

临床表现　该病常见于近亲婚配的家庭[3],在中东地区尤其多见[4,5]。表现为体温过高、呼吸暂停及吞咽障碍[3],伴有喂养困难及呼吸系统的并发症[4]。呼吸系统并发症可能会引起新生儿死亡。

全身肌肉骨骼　生后身材矮小常见[6,7],伴长骨发育不良,骨发育不良可导致骨骼弯曲[3]。还可出现多发的肌肉及骨骼挛缩[3]、肌张力减低及骨质疏松。

上肢　先天性手指屈曲似乎是最常见的手畸形,其次是包括拇指在内的所有手部小关节的屈曲畸形。此外,可见先天性手指尺偏畸形、扣拇和短指。宽喙突和长肩胛骨也有报道[1]。

下肢　可见先天性髋关节脱位及马蹄内翻足。

颅面　患者可能口唇噘起。另外也可见前额突出、面中部发育不良、短鼻、低位耳以及小颌畸形。

其他系统　心脏结构异常主要表现为动脉导管未闭[5]。

参考文献

1. Stüve A, Wiedemann H-R. Congenital bowing of the long bones in two sisters (Letter). Lancet. 1971;2:495.

2. OMIM # 601559 Online Mendelian Inheritance in Man. Johns Hopkins University. 2007. http://www.omim.org/. Accessed 2014.

3. Akawi N, Ali B, Al-Gazali L. Stüve-Wiedemann syndrome and related bent bone dysplasias. Clin Genet. 2012 Feb 2. [Epub ahead of print].

4. Al-Gazali LI, Ravenscroft A, Feng A, et al. Stuve-Wiedemann syndrome in children surviving infancy:clinical and radiological features. Clin Dysmorph. 2003;12:1-8.

5. Raas-Rothschild A, Ergaz-Schaltiel Z, Bar-Ziv J, et al. Cardiovascular abnormalities associated with the Stuve-Wiedemann syndrome. Am J Med Genet. 2003;121A:156-8.

6. Cormier-Daire V, Superti-Furga A, Munnich A, et al. Clinical homogeneity of the Stuve-Wiedemann syndrome and overlap with the Schwartz-Jampel syndrome type 2. Am J Med Genet. 1998;78:146-9.

7. Begam MA, Alsafi W, Bekdache GN, et al. Stuve-Wiedemann syndrome:a skeletal dysplasia characterized by bowed long bones. Ultrasound Obstet Gynecol. 2011 Nov;38(5):553-8.

第六部分
手指

27

第二十七章　指偏斜畸形

指偏斜畸形的字面意思是弯曲的手指。本病首先由Fort[1]描述，表现为手指向任意方位的弯曲变形。本病可以发生在包括拇指在内的任意一指，示指和中指也可能发病，但最常见的发病部位还是小指。本病的典型表现，是小指在冠状面上的成角畸形(angular deformity)，换言之，是尺侧指尖的桡尺侧向或内外侧向偏斜。当拇指受累时，通常表现为指尖向桡侧移位并向尺侧成角，称为"搭车手势"。此种拇指畸形常见于很多颅颌面综合征中，如Apert综合征、Pfeiffer综合征、Crouzon综合征及Rubinstein-Taybi综合征。当拇指出现尺侧偏斜时，常伴有桡侧多指或者拇指的三指节畸形。手指的偏斜畸形可有多种变化，有些是特定综合征的表现，但多数不是。在桡尺平面偏移的角度主要与深在的骨骼及软组织有关（图27.1）。

指偏斜畸形在正常的新生儿中发病率为1%，在非正常的新生儿中发病率达10%[2]。拇指及小指，尤其是小指的此种畸形，是手部先天畸形中最为常见的类型之一，据报道，在非白种人中比例高达19.5%[3]。多数情况下，指偏斜畸形有阳性的家族史，表现为常染色体显性遗传并且有可变的外显率[2,4]，但也可以有散发病例。当指偏斜畸形作为综合征的一部分时，常常与智力异常伴发。高达79%的唐氏综合征患儿的小指存在指偏斜畸形。双侧受累十分常见，男性略多于女性。

指偏斜畸形是由指骨的畸形引起的，最常见的是小指的中节指骨（图27.2），次常见部位是拇指的近节指骨（图27.3）以及环指。中节指骨的异常形态会导致整个手指的偏斜，被称为短中节指畸形[5]或Bell A3短指畸形[5]。Bell[6]同时描述了一类所有手指及拇指近节指骨出现短指节畸形的疾病，分类为Bell A-1短指畸形。此时指骨会变成三角形或梯形的形状，而非原本的矩形。中节指骨由于最后骨化而最常受累[7]。"三角形指骨"原本是指三角形的指骨及包绕其短侧的C形骨骺[8]。这一术语并不精确，因为掌骨也可能受到影响，而受影响的掌骨通常更像是一个梯形，而非标准的三角形[9]。Theander和Carstam[10]曾描述过包绕骨干短侧的C形骨骺，并认为此种骨骺是造成指骨异常生长的原因，并纵行包绕着骨干。然而真正的三角形指骨常常有着更大的成角角度。远节指骨通常不受指偏斜畸形的影响，但远侧指间关节常会出现继发性的成角畸形。当中节指骨的一侧短缩更为明显时，远节指骨在远侧指间关节的成角畸形也就更为明显。

Ali、Jackson和Ryan[11]根据成角的角度将指偏斜畸形分为4类：生理性，<5°；轻度，5°~10°；中度，15°~30°；严重，>30°。10°左右的偏斜通常不会给患者带来任何功能方面的影响，但无论是拇指还是其他四指，一旦超过20°的偏斜就会造成功能方面的问题。进行查体时，当手处于屈曲位时，无论是偏斜还是旋转都会被放大（图27.4）。由于指偏斜畸形在先天畸形中无处不在，本病常被认为是"底噪"，或被认为是一种由不同原因造成的相似畸形的描述方法[12]。

三节指骨拇的尺侧偏斜或是桡侧成角，中央型多指特有的偏斜畸形和典型的分裂手畸形都具有不规则的骨。这些畸形都具有经常被忽视的类似的三维特点，那就是这些畸形通常都发生在桡尺骨水平，并且都与屈曲畸形相关。无论在拇指还是其他四指，严重的指偏斜畸形几乎一定伴随着旋转，在屈指时尤其明显（图27.5和图27.6）。

指偏斜畸形通常还会伴有其他肌肉骨骼异常，例如并指、多指、分裂手、三节拇和指关节粘连。在发育不良畸形患者的多个指节中都有类似的骨骼改变[5]。当指偏斜畸形影响拇指的近端指骨时，通常表现为Rubenstein-Taybi综合征的一部分。指偏斜畸形是其他潜在畸形的重要标志，Poznanski[5]等在多于30种综合征中描述了指偏斜畸形。我们认为指偏斜畸形与多于65种的综合征相关，因此相比于本书中描述的其他先天畸形，该畸形关联的综合征数量明显更多。

指偏斜畸形需要与短指畸形进行鉴别，短指畸形表现为短小的矩形中节指骨。指偏斜畸形还需要与三节拇畸形和Kirner畸形中出现的赘生三角骨相鉴别。Kirner畸形是一种不常见的第五指远节指骨掌侧屈曲畸形[13,14]。由于缺少背侧骨皮质的支撑，指甲常表现为鹦鹉喙畸形。骨骺和近侧指间关节通常是正常的。Kirner畸形常见于女性，有时有家族史，但多数病例是散发的。这种畸形可与Tuner综合征，Down综合征和Cornelia de Lange综合征并发[15,16]（图27.7）。

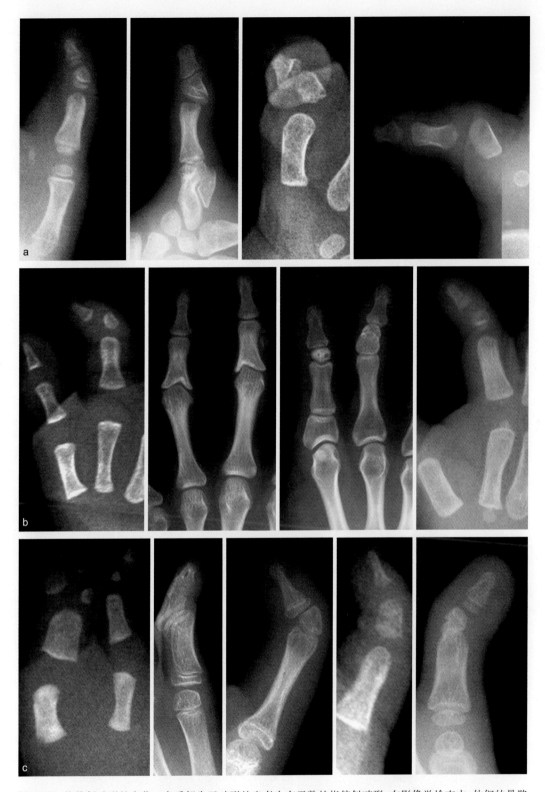

图 27.1　指偏斜畸形的变化。在手部先天畸形的患者中有无数的指偏斜畸形,在影像学检查中,他们的骨骼及生长板的解剖形态表现出了无穷无尽的变化。a. 典型的拇指偏斜畸形从左到右包括:①三节拇(尺侧偏斜);②分裂手拇指;③Apert拇指(搭车手势);④孤立的拇指短指并指畸形。b.示指的偏斜畸形较其他手指明显少见,从左到右表现为:①单发病例;②发生于骨骺发育不良中;③发生于过度分解综合征中;④典型的分裂手畸形的一部分。c. 本组患者为不常见的指偏斜畸形,从左到右依次为:①双指手中的拇指表现为桡侧偏斜,尺侧列尺侧偏斜;②在第五指的近节指骨桡侧有一纵行包绕骨干的骨骺;③和④小指由于中节指骨形态异常发生的桡侧偏斜;⑤近节指骨和中间指骨的不全短指并指造成的小指尺侧偏斜。(经许可摘自 Mathes,SJ, Hentz, VR. (2006) Plastic Surgery, Vol. 8. Saunders; 2nd. Edition, p. 295)

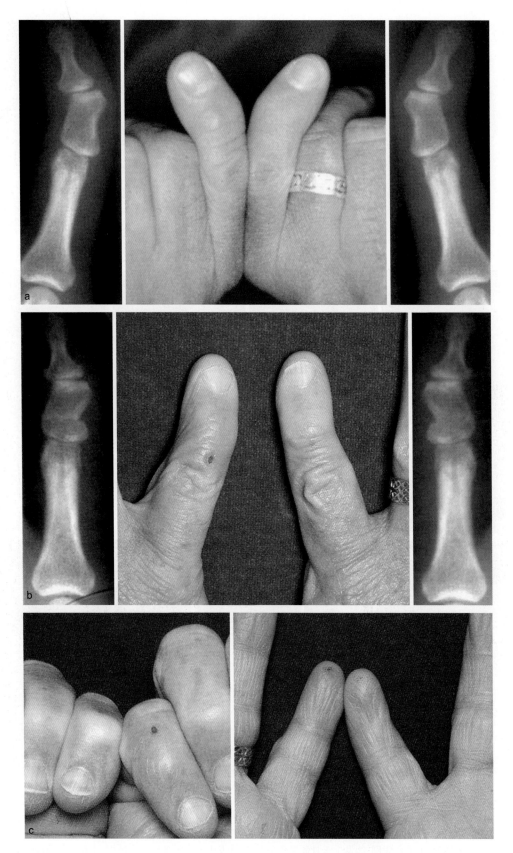

图 27.2 小指的偏斜畸形。a. 小指偏斜畸形中最常见的桡侧偏斜。家族中多名成员具有类似的畸形而没有相关的其他畸形。通常而言无需矫形手术干预。b. 此成人患者接受了楔形截骨矫形手术,从而矫正了患指向临指的重叠弯曲以及握力下降。c. 26 年后患者手指依然笔直。(经许可摘自 Mathes,SJ,Hentz,VR. (2006) Plastic Surgery,Vol. 8. Saunders;2nd. Edition,p. 296)

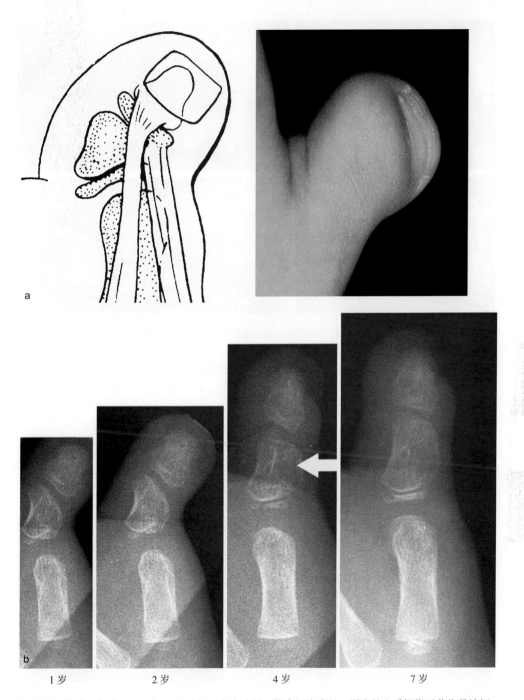

1 岁　　　　2 岁　　　　4 岁　　　　7 岁

图 27.3　拇指桡侧偏斜畸形。a. 此种拇指在多种颅面综合征中常见。图中的左手拇指近节指骨缩短，并有沿桡侧缘径向延伸的纵行骨骺，限制其随后的纵向生长。指间关节的关节面是倾斜的。需要注意的是，EPL 和拇短展肌都嵌入了远节指骨。由于远节指骨的短小，指甲复合体水平方向很宽而垂直方向很短。b. Rubinstein-Taybi 患者接受了开放楔形截骨矫形和植骨（白色箭头）手术，切除了限制生长的纵行骨骺。图为术前和术后的系列影像学资料。（经许可摘自 Mathes，SJ，Hentz，VR.（2006）Plastic Surgery，Vol. 8. Saunders；2nd. Edition，p. 297）

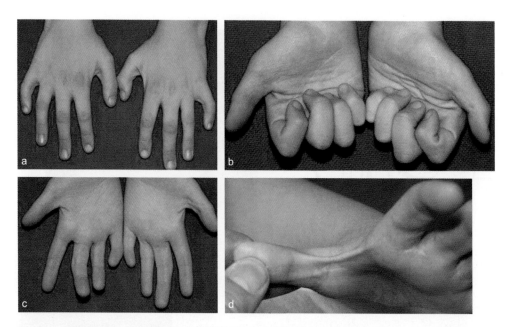

图 27.4　指偏斜畸形。a. 小指的偏斜畸形并不包括在任何综合征的诊断标准当中,然而有多于 65 个综合征都与指偏斜畸形相关。b. 弯曲在掌侧更为明显,并且很少影响功能。c. 轻度和中度的偏斜不会与相邻的环指重叠。d. 这些患者中最常被忽视的额外发现是虎口的紧缩。

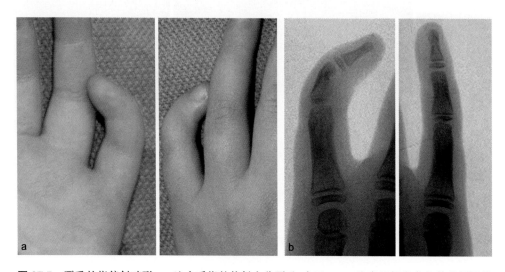

图 27.5　严重的指偏斜畸形。a. 这个手指的偏斜十分严重,大于 30°。注意远侧发育欠佳的屈褶线和轻度的旋后(反掌)。在屈曲姿势时,旋后会更为明显。b. 与对侧正常的小指中节指骨对比,患指的中节指骨畸形,图中展示了一个较小但仍存在的骨骺,成角的骨干以及远端关节面的严重倾斜。注意正常的中节指骨对称、矩形的结构。

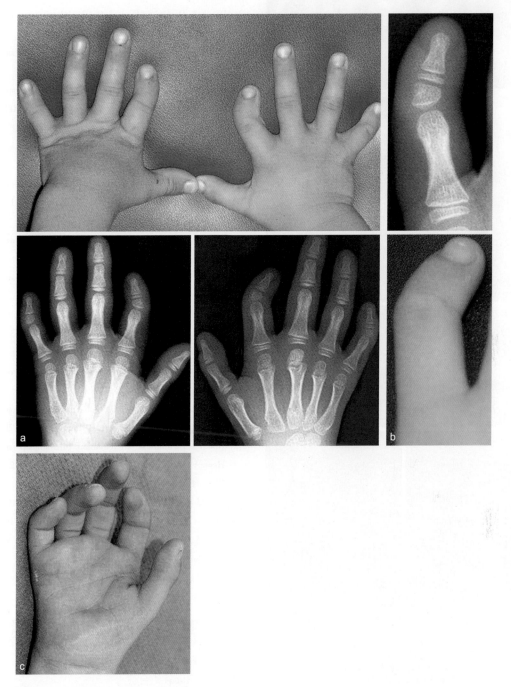

图 27.6　多发的手指偏斜。a. 根据临床表现和影像学检查发现患者双侧示指和小指偏斜畸形。患儿及其母亲还都患有ⅢA 型的拇指发育不良，已通过手术矫正。b. 尺侧偏斜的示指畸形的中节指骨尺侧包绕着纵行的骨骺，近侧和远侧指间关节都正常地分离。远侧指间关节没有屈褶线，这证明它没有运动功能。c. 示指和中指交叠在一起。注意完整的小指展肌移位至大鱼际（Huber）

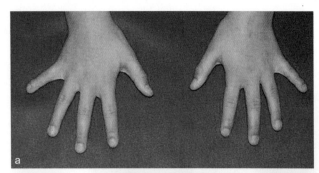

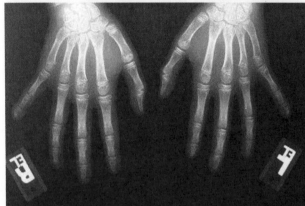

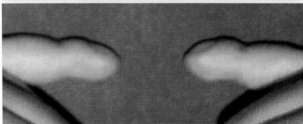

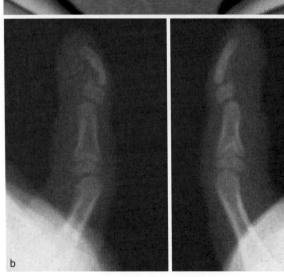

图 27.7　Kirner 畸形。a. 女性患儿双侧小指的 Kirner 畸形。背侧的指甲板为勺子的形状，掌侧指腹明显发育不良。DIP 活动正常。b. 影像学资料显示了完整的骨骺以及弯曲的骨干，以及远节指骨的部分缺失。插图为鹦鹉喙畸形的侧位片

参考文献

1. Fort A. Des Difformites Congenitales et Acquises des Doigts et des Moyens d'y Remedier. These. Paris：A. Delahaye；1869.

2. Hersch A，Demarinis F，et al. On the inheritance and development of clinodactyly. Am J Hum Genet. 1953；5：257-68.

3. Flatt A. The care of congenital hand anomalies. St. Louis：C.V. Mosby；1977.

4. Jaeger M，Refior H. The congenital triangular deformity of the tubular Bones of the hand and foot. Clin Orthop.（and Related Research）197181：139-50.

5. Poznanski A. The hand in radiographic diagnosis. 2nd ed. WB Saunders；1984. p. 209-62.

6. Bell J. On brachydactyly and symphalangism. In：Penrose LS. The treasury of human inheritance，vol 5. Cambridge：University Press；1951. p. 1-31.

7. Kelikian H. Congenital Deformities of the Hand and Forearm. Philadelphia：WB Saunders；1974.

8. Jones K. Megalodactylism Case report of a child treated by epiphyseal resection. J Bone Joint Surg. 1963；45：1704-8.

9. Wood V. Clinodactyly. In：Operative Hand Surgery. Green DP，editor. New York：Churchill Livingston Co.；1982. p. 352-353.

10. Theander G，Carstam N，et al. Longitudinally bracketed diaphysis in young children：radiologic-histopathologic correlations. Acta Radiologica Diag. 1982；23：239-99.

11. Ali M，Jackson T，Rayan GM. Closing wedge osteotomy of abnormal middle phalanx for clinodactyly. J Hand Surg（Am）. 2009；34：914-8.

12. Upton J Ⅲ. Failure of differentiation. In：Mathes plastic surgery，vol 8. Hentz V，editor. Saunders Elsevier；2006. p. 265-322.

13. Kirner J. Doppelseitige Verkrümmung des Kleinfingergrundgliedes als selbständiges Krankheitsbild. Fortschr Rontgenstr. 1927；36：804- 6.

14. Thomas A. A new dystrophy of the fifth finger. Lancet. 1936；1：1412- 3.

15. Flatt A. The Care of Congenital Hand Anomalies. St. Louis：Quality Med Publ.；1994.

16. Freiberg A，Forrest C. Kirner's deformity：a review of the literature and case presentation. J Hand Surg. 1986；11：28-32.

相关综合征
Silver-Russell 综合征
Pierre-Rubin 综合征
Catel-Manzke 综合征
3q 重复综合征
Peter-Plus 综合征
Feingold 综合征
表皮痣综合征
Down 综合征（21- 三体）
Cornelia de Lange 综合征
9p 重复综合征
10q 重复综合征

13q 缺失综合征

18q 缺失综合征

4q 缺失综合征

毛发 - 鼻 - 指综合征

骨畸形性发育不良

Rubenstein-Taybi 综合征

William 综合征

Robinow 综合征

局灶真皮发育不良（Goltz 综合征）

胎儿酒精综合征

眼齿指综合征

OFD（口面指）综合征

Bardet-Biedl 综合征

FG（Opitz-Kaveggia）综合征

ITO 黑色素减少症（肩峰色素变性）

Penta X 综合征

SHORT 综合征

Dubowitz 综合征

Seckel 综合征

Kabuki 综合征

Aarskog 综合征

Miller-Dieker 综合征

Coffin-Siris 综合征

Bloom 综合征

Goltz 综合征

Laurence-Moon-Biedl 综合征

TAR 综合征

Marfan 综合征

Silver-Russell 综合征

Weaver 综合征

毛发 - 鼻 - 指综合征

XXY（Klinefelter）综合征

Tri X（XXX）综合征

Tetra X（XXXX）综合征

Penta X（XXXXX）综合征

Meckel-Gruber 综合征

Acrocallosal 综合征

Mohr 综合征

Lenz microphthalmia 综合征

耳 - 腭 - 指综合征 1 型

耳 - 腭 - 指综合征 2 型

X 连锁 α 地中海贫血心理延缓综合征

Catel-Manzke 综合征

Robert 综合征

Holt-Oram 综合征

Levy-Hollister 综合征

Saethre-Chotzen 综合征

Muenke 综合征

颌面鼻骨发育不良

多发骨性融合综合征

Proteus 综合征

Alagille 综合征

Cerebro-Costo-Mandibular 综合征

颚发育不良

Acrocallosal 综合征

Floating-Harbor 综合征

手 - 足 - 子宫综合征

并指多指综合征

Char 综合征

Robinow 综合征

Silver-Russel 综合征

别称

Silver-Russel（矮小症）

Silver 综合征

Russel-Silver 综合征

SRS

特征　特殊的面容，宫内生长迟缓，低体重，发育迟缓，小指偏斜。缩写为 DTFC 表示矮小的身材（diminutive stature）、三角脸（triangular face）和指偏斜畸形（clinodactyly）。

背景　SRS 最初由 Silver 及其同事[1]在 1953 年描述，随后又在 1954 年被 Russel[2]描述。最初，Silver 报道了 2 例病例，Russel 报道了 5 例病例。他们描述了一系列宫内发育受限的小于胎龄儿。自从原始特征记载出现至今，已有数百例病例报告。

病因　大约 20%~60% 的病例是由于位于 11p15 染色体上涉及 *H19* 和 *IGF2* 基因的端粒印记控制区（ICR1）的 DNA 甲基化引起的表观遗传学改变。另有 10% 的病例是由于 7 号染色体的母系单亲二体引起的（7 号的一对染色体均为母系来源）[3]。父母近亲结婚和不同性别间相似的遗传概率，均强烈提示本病为常染色体隐性遗传病[4,5]。

临床表现　严重的宫内发育迟缓或产后生长不良。骨骼的不对称和智力障碍。

全身肌肉骨骼　身材矮小是本综合征必备的特征，此外还可能有远端的关节挛缩[6]。

上肢　在一份研究中，25 名患者中有 19 名存在手指尤其是小指的偏斜畸形，13 名患者有掌骨和指骨的异常[7]。指偏斜畸形的严重程度各不相同，但只有最严重的偏斜才会引起重叠，从而影响功能，减低握力[4]。其他的异常包括象牙骨骺和第二掌骨的假骨骺[8]，缺指和并指[9]，以及屈曲指[6]。影像学检查提示第五指的中节指骨发育不良，但也可能存在其他指骨的发育不良，腕骨的骨化延迟，负性的尺骨变异以及较小的远节指骨。其他手指的偏斜畸形在本综合征中并不典型。这些患儿的绝大多数都在出生时发现扣拇，并需要 12 个月左右的时间延长腕掌关节和指间关节。这些病例中，患儿的手指都较小，并且轻度尺偏(图 27.8)。他们的拇指在生长发育的数年间逐渐增长，而他们的指偏斜畸形很少需要手术矫正(图 27.9)。这些特征都与一篇描述 SRS 中手部远侧关节挛缩的报告一致[6]。

下肢　患者的足部并指畸形通常出现在第二趾蹼，并常有髋关节发育不良和肢体长度差异[7]。

脊柱　存在脊柱侧弯[7]和高位肩胛[10]。

颅面　三角形的面部十分常见。此外，常见宽大的前额，尖而小的下颏，宽而薄的嘴唇[3]，小颌畸形，前额突出，以及向下歪斜的嘴[10]。有报道称 18 名患者中的 17 名存在眼部异常，包括屈光不正和屈光参差[11]。偶尔可能出现蓝色的巩膜[10]。

其他系统　可存在牛奶咖啡斑和性发育异常[12]。还有出现尿道下裂、隐睾症、胃肠道异常的可能[3]。心脏缺陷也有

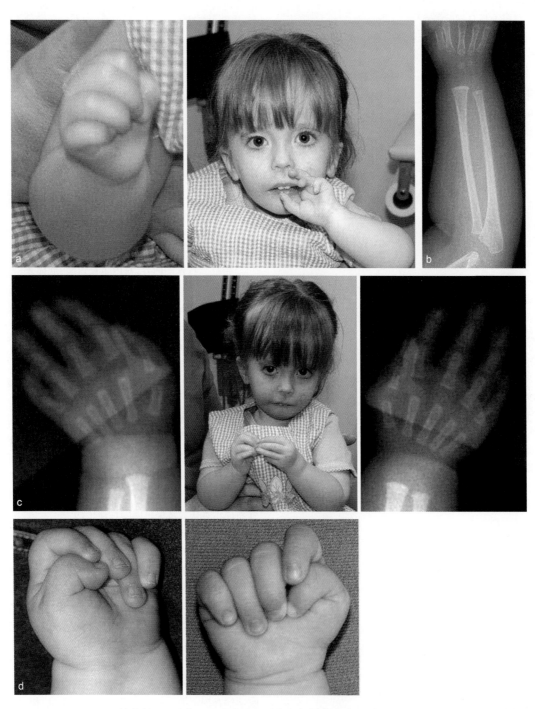

图 27.8　Silver-Russel 综合征。a. 这名 SRS 患儿出生时发现扣拇畸形，且 2 岁时也不能完全展开。注意典型的面容：三角形的面部，下颌后缩，前额突出，薄而向下倾斜的嘴唇。b. 前臂正常。c. 除了双侧小指的偏斜畸形外，她还有锥形的轻度尺偏的手指。手指的指腹细弱，没有屈曲挛缩。双侧小指的中节发育不良造成了桡侧偏斜。d. 6 个月大时依然表现出拇指紧扣

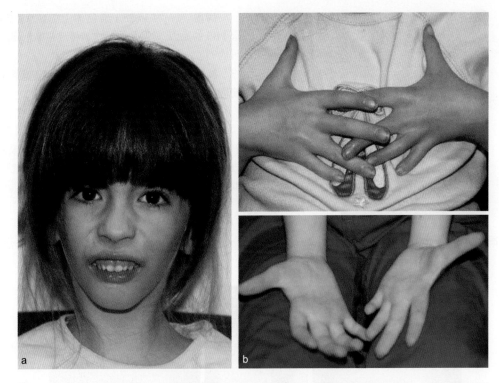

图 27.9　Silver-Russel 综合征。a. 同一名患儿 11 岁时的情况。面容的特征更加明显。b. 拇指不再紧扣且无内收挛缩。第五指的偏斜畸形，示指和中指的屈曲挛缩均未对功能造成影响。

发生，颅咽管瘤、睾丸肿瘤发生率增加。肾母细胞瘤和肝细胞癌也有报道。

参考文献

1. Silver HK, Kiyasv W, George J, et al. Syndrome of congenital hemihypertrophy, shortness of stature, and elevated urinary gonadotrophins. Pediatrics. 1953;12:368-76.

2. Russell A. A syndrome of "intrauterine" dwarfism recognizable at birth with cranio-facial dysostosis, disproportionately short arms, and other anomalies (5 examples). Proc R Soc Med. 1954;47:1040-4.

3. OMIM # 180860 Online Mendelian Inheritance in Man. Johns Hopkins University. 2007. http://www.omim.org/. Accessed 2014.

4. Lahiri A, Lester R. Hand anomalies in Russell Silver syndrome. Plast Reconstr Aesthet Surg. 200962(4):462-5.

5. Teebi AS. Autosomal recessive Silver-Russell syndrome. Clin Dysmorphol. 1992;1(3):151-6.

6. Price SM, Stanhope R, Garrett C, et al. The spectrum of Silver- Russell syndrome: a clinical and molecular genetic study and new diagnostic criteria. J Med Genet. 1999;36:837-42.

7. Abraham E, Altiok H, Lubicky JP. Musculoskeletal manifestations of Russell-Silver syndrome. J Pediatr Orthop. 2004;24(5):552-64.

8. Herman TE, Crawford JD, Cleveland RH, et al. Hand radiographs in Russell-Silver syndrome. Pediatrics. 1987;79(5):743-4.

9. Keppen LD, Rennert OM. Silver-Russell syndrome with absence of digits and syndactylism of the fingers. Clin Genet. 1983;24(6):453-5.

10. Jones K. Smith's recognizable patterns of human malformation. 6th ed. Philadelphia: Elsevier Saunders; 2006. p. 92-4.

11. Gronlund MA, Dahlgren J, Aring E, et al. Ophthalmological findings in children and adolescents with Silver-Russell syndrome. Brit J Ophthal. 2011;95:637-41.

12. Kulkarni ML, Venkataramana V, Sureshkumar C, et al. Russell-Silver syndrome: a study of 3 cases. Ann Dent. 1995;54(1-2):56-60.

Pierre Robin 综合征

别称

Pierre Robin 综合征

PRS

合并多指节和手指偏斜的 Pierre Robin 综合征

Catel-Manzke 综合征

特征　PRS 最显著和常见的特点是小颌、舌后坠、上气道梗阻。缩写为 GIC，表示舌后坠（glossoptosis）和示指偏斜（index finger clinodactyly）。

背景　这一综合征最早在 1891 年由 Lannelongue 和 Menard 描述，1923 年，一名法国的颌面外科医生 Pierre Robin[1]（图 27.10）描述了一个异常小下颌（下颚），舌头大，呼吸困难的新生儿。Catel[2] 在 1961 年描述了一个患有 PRS 的患儿双手示指偏斜畸形。Manzke 等[2] 在 2008 年描述了一例患 PRS 的患儿具有类似的手部畸形，且在掌骨和近节指骨之间有一块额外的骨。

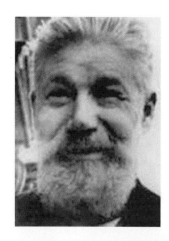

图 27.10   Pierre Robin(1867—1950)

病因   17q24.3-q25.1 染色体上的 *SOX9* 基因异常是引起 PRS 的原因,常染色体显性遗传或常染色体隐性遗传均有可能[4]。

临床表现   当 PRS 同时伴有示指和 / 或其掌骨的特征性桡侧偏斜时,被称为 Catel-Manzke 综合征。

全身肌肉骨骼   患者可出现身材矮小和生长发育延缓[5]。

上肢   最常见的特征为多指节或副掌骨造成的示指偏斜[2,3,5,6]。并指畸形、手指发育不全(图 27.11)及胸肌缺如也在 PRS 患者中存在[7]。缺指畸形以分裂手的形式也有出现[8,9],同时还有握拳手[10]和小指的偏斜畸形[11]。

下肢   存在短跗趾[5]和脚趾的并趾畸形[12]。

脊柱   脊柱侧弯可能出现。

颌面   腭裂(图 27.11)在这些患者中是非常常见的异常。

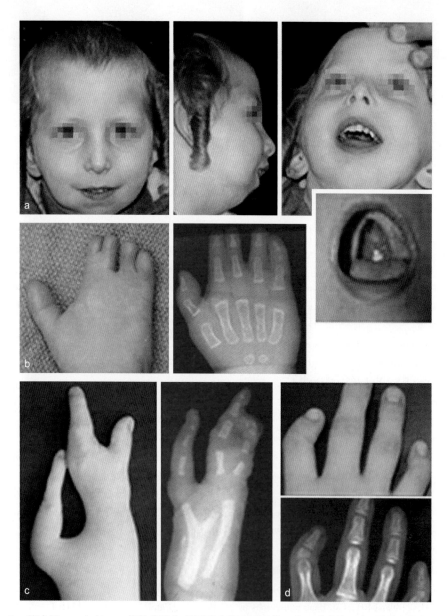

图 27.11   Pierre Robin 综合征。a. 本名 PRS 男性患儿出现了严重的下颌后缩。由于舌头的压力,腭裂可能是 U 形的。本名患儿在婴儿期曾通过多种方式缓解气道阻塞。b. 手部及上肢的畸形并不十分常见,但在大约三分之一的患者中出现,最典型的表现为并指和短指畸形。c. 缺指畸形也有报道。d. 示指和小指的偏斜畸形。但根据文献报道,本患者手指偏斜的原因并非额外的骨骼(多指节),而是因为中节指骨的发育不良(中节指骨短小症)

其他系统 室间隔缺损可能出现[5],同时还可能有尿道下裂和双阴囊[12]。

参考文献

1. Robin P. Backward lowering of the root of the tongue causing respiratory disturbances. Bull Acad Med. 1923;89:37-44.

2. Catel W. Differentialdiagnose von Krankheitssymptomen bei Kindern und Jugendlichen, vol 11. 3rd ed. Stuttgart:G. Thieme;1961. p. 218-20.

3. Manzke H,Lehmann K,Klopocki E,et al. Catel-Manzke syndrome:two new patients and a critical review of the literature. Europ J Med Genet. 2008;51:452-65.

4. OMIM # 261800 Online Mendelian Inheritance in Man. Johns Hopkins University. 2007. http://www.omim.org/. Accessed 2014.

5. Wilson GN,King TE,Brookshire GS. Index finger hyperphalangy and multiple anomalies:Catel-Manzke syndrome？ Am J Med Genet. 1993 Apr 15;46(2):176-9.

6. Dignan PS,Martin LW,Zenni EJ Jr. Pierre Robin anomaly with an accessory metacarpal of the index fingers. The Catel-Manzke syndrome. Clin Genet. 1986 Feb;29(2):168-73.

7. Wood VE,Sandlin C. The hand in the Pierre Robin syndrome. J Hand Surg Am. 1983 May;8(3):273-6.

8. Meinecke P,Wiedemann HR. Robin sequence and oligodactyly in mother and son-probably a further example of the postaxial acrofacial dysostosis syndrome. Am J Med Genet. 1987 Aug;27(4):953-7.

9. Robinow M,Johnson GF,Apesos J. Robin sequence and oligodactyly in mother and son. Am J Med Genet. 1986;25:293-7.

10. Sanderson DM,Fraser FC. Syndrome identification case report 99:proptosis Robin association,clenched hands,and multiple abnormalities. J Clin Dysmorphol. 1983 Summer;1(2):19-21.

11. Kapoor S,Ghosh V,Dhua A,Aggarwal SK. Cystic hygroma and hirsutism in a child with Catel-Manzke syndrome. Clin Dysmorph. 2011;20:117-20.

12. Sachtleben P. Zur Pathogenese und Therapie des Pierre-Robin-Syndroms. Arch Kinderheilk. 1964;171:55-63.

重复 3q 综合征

别称

部分重复 3q 综合征

家族性 de Lange 综合征合并染色体异常

背景 本综合征于 1961 年首次由 Falek 等[1]描述,当时被称为家族性 de Lange 综合征合并染色体异常。

特征 特征性面容,多毛症,智力和生长发育迟缓,以及指偏斜畸形。特征缩写为 DMFC:身材矮小(diminutive stature)、智力缺陷(mental deficiency)、面部异常(facial anomalies)、指偏斜畸形(clinodactyl)。

病因 Hirschhorn 等[2]确认本病病因为 3q21-+3qter 区域的重复。尽管本病与 Cornelia de Lange 综合征表现相似,但两者的病因学完全不同。

临床表现 重复 3q 综合征与 Brachmann-de Lange 综合征的表型有部分重叠。抽搐及眼、腭、肾、心脏的异常在重复 3q 综合征中更常见,而肢体缺失、多毛和一字眉是 Cornelia de Lange 综合征的特点[3,4]。多数患者有严重的智力缺陷,生长迟缓和频繁的肺部感染。

全身肌肉骨骼 严重的产后发育迟缓常见[5]。

上肢 小指的偏斜畸形是本病最常见的手部畸形,在 90% 的患者中存在,并且可能累及所有手指[6]。其他畸形包括:屈曲指,并指和多指畸形[5],皮纹异常,指甲发育不良或杵状指[6]。

下肢 马蹄内翻足[5]、反射亢进及下肢痉挛[6]是最为常见的情况。

脊柱 短颈或者蹼状颈,合并翼状颈皮、胸壁畸形、第一肋骨发育不良、第十二肋缺如及胸骨短缩[6]。

颌面 由于颅缝早闭造成的小头畸形[7]。Wilson 等[6]在文献中提到的所有病例都出现了宽鼻根和高腭弓。其他特别常见的异常包括:畸形的耳郭,倾斜的睑裂,鼻孔前倾,嘴角向下,角膜和瞳孔的异常,以及白内障。

其他系统 心脏间隔 1 缺陷,外生殖器和肾脏的异常常见。

参考文献

1. Falek A,Schmidt R,Jervis GA. Familial deLange syndrome with chromosome abnormalities. Pediatrics. 1966;37:92-101.

2. Hirschhorn K,Lucas M,Wallace I. Precise identification of various chromosomal abnormalities. Ann Hum Genet. 1973;36:375-9.

3. Aqua MS,Rizzu P,Lindsay EA,et al. Duplication 3q syndrome:molecular delineation of the critical region. Am J Med Genet. 1995 Jan 2;55(1):33-7.

4. Francke U,Opitz JM. Chromosome 3q duplication and the Brachmann de Lange syndrome (BDLS). Letter to the editor. J Pediatr.1979;95:161-2.

5. Jones K. Smith's recognizable patterns of human malformation. 6th ed. Philadelphia:Elsevier Saunders;2006. p. 34-5.

6. Wilson GN,Dasouki M,Barr M Jr. Further delineation of the dup(3q) syndrome. Am J Med Genet. 1985 Sep;22(1):117-23.

7. Dundar M,Uzak A,Erdogan M,et al. Partial trisomy 3q in a child with sacrococcygeal teratoma and Cornelia de Lange syndrome phenotype. Genet Couns. 2011;22(2):199-205.

Peters-Plus 综合征

别称

Krause-Kivlin 综合征

Peters 异常合并短肢矮小症

特征 Peters 异常(先天性角膜不透明),短肢矮小症,智力发育障碍。使用缩写 DMEEC 来描述:身材矮小(diminutive statue),智力障碍(mental deficiency),眼部异常(eye abnormality),耳异常(ear anomaly),指偏斜畸形(clinodactyly)。

背景 Peters[1]于 1906 年在一篇德国文献中描述了一组先天性角膜不透明的三兄弟,并用他的名字命名该疾病。Van Schooneveld 等[2]描述了 11 例 Peters 异常的患者同时存在身材矮小,短指和耳畸形,并将其命名为 Peters-Plus 综合征。短指在手部的表现最为明显。Krause 等[3]在 1969 年也报道了一例类似的病例。

病因 本病由于 beta-1,3-半乳糖基转移酶样的等位基因突变引起[4]。

临床表现 生长发育的迟缓主要是由于产前及产后的肢体发育迟缓而引起的矮小症。多数患者的发育延后,智力发育也存在障碍。

全身肌肉骨骼 上肢和下肢缩短。

上肢 影响所有手指的指尖变细的短指畸形[5]以及小指的偏斜畸形十分常见。四肢近端的短小,肘关节僵硬但其他关节松弛[6]。影响皮肤的并指畸形不常见。

下肢 短肢,痉挛性双侧瘫痪,高弓足。

脊柱 漏斗胸可见但不常见。

颌面 圆脸,薄上唇和内耳小柱的发育不全是常见的表现[7]。很少的情况下会有伴唇腭裂的小颌畸形[4]。有一份报告称发现了脑积水与脑萎缩、羊水过多、青光眼、鼻梁塌陷和鼻孔前倾[5]。

其他系统 生殖器发育不良并不少见。

参考文献

1. Peters A. Über angeborene Defektbildung der Descemetschen Membran. Klin Monatsbl Augenheilkd. 1906;44:27-40 and 1906;105-119.

2. van Schooneveld MJ, Delleman JW, Beemer FA, et al. Peters'-plus: a new syndrome. Ophthalmic Paediat Genet. 1984;4:141-5.

3. Krause U, Koivisto M, Rantakallio P. A case of Peters syndrome with spontaneous corneal perforation. J Paediat Ophthal. 1969;6:145-9.

4. OMIM # 261540 Online Mendelian Inheritance in Man. Johns Hopkins University. 2007. http://www.omim.org/. Accessed 2014.

5. Frydman M, Weinstock AL, Cohen HA, et al. Autosomal recessive Peters anomaly, typical facial appearance, failure to thrive, hydrocephalus, and other anomalies:further delineation of the Krause-Kivlin syndrome. Am J Med Genet. 1991;40:34-40.

6. Jones K. Smith's recognizable patterns of human malformation. 6th ed. Philadelphia:Elsevier Saunders;2006. p. 682-83.

7. Kivlin JD, Fineman RM, Crandall AS, Olson RJ. Peters' anomaly as a consequence of genetic and nongenetic syndromes. Arch Ophthal. 1986;104:61-4.

表皮痣综合征

别称

Schimmelpenning-Feuerstein-Mims 综合征

SFMS

线状皮脂腺痣综合征

Jadassohn 斑痣性错构瘤病

JNP

器官样斑痣性错构瘤病

特征 颅面皮脂腺痣,同侧中枢神经系统异常,眼畸形和骨骼缺损。

背景 德国的精神病学家 Gustav Schimmelpenning 在 1957 年描述了一例"新的斑痣性错构瘤病"。本病包括头部的皮脂腺痣,同侧的眼睑缺损,颅骨密度增加,癫痫和智力发育障碍[1]。Feuerstein 和 Mims 也在 1962 年报道了两名面部线状皮脂腺痣伴有癫痫和智力障碍的患者[2]。

病因 本病是由位于 11p 染色体上的 *HRAS* 基因或是 12p 染色体上的 *KRAS* 基因合子后的体细胞突变引起的[3]。

临床表现 本病最初的表现是出生时就出现的男女发病率均等的神经系统异常。患者会有线状的疣状的表皮痣,或者 Blaschko 线后的痣,呈瘙痒性斑块,经常出现在脸上,但四肢和躯干也有出现。患者常有癫痫发作,可能身材矮小。发育迟缓和智力残疾可能存在,但智力也可能是正常的[4]。

全身肌肉骨骼 本病有低磷性佝偻病引起的弥漫性骨质疏松和骨纤维结构发育不良的影像学和组织病理学表现[5]。骨畸形、囊肿和病理性骨折可能使病情更为复杂。也有报道称部分患者同时伴有脂肪瘤的出现[4]。

上肢 除了上肢和手指上的痣[6],患者还可能有多拇畸形、先天性截肢,并趾和指偏斜畸形。

下肢 可能出现先天性髋关节脱位、膝反张和先天性截肢。

脊柱 脊柱裂和脊柱侧后凸畸形可能存在。

颌面 下列的畸形可能出现:眼睑、虹膜、视网膜的缺损,斜视,眼肌麻痹,结膜脂质皮样和绒毛瘤,皮质性盲,小眼、巨眼或无眼,角膜混浊,白内障,眼睑黄斑瘤。

其他系统 胼胝体发育不全和巨脑症相关的 Dandy-Walker 畸形[7]。

参考文献

1. Happle R. Gustav Schimmelpenning and the syndrome bearing his name. Dermatology. 2004;209(2):84-7.

2. Feuerstein RC, Mims LC. Linear nevus sebaceus with convulsions and mental retardation. Am J Dis Child. 1962;104:675-9.

3. OMIM # 163200 Online Mendelian Inheritance in Man. Johns Hopkins University. 2007. http://www.omim.org/. Accessed 2014.

4. Laura FS. Epidermal nevus syndrome. Handb Clin Neurol. 2013;111:

349-68.

5. Heike C, Cunningham M, Steiner R, et al. Skeletal changes in epidermal nevus syndrome: does focal bone disease harbor clues concerning pathogenesis？ Am J Med Genet. 2005；139 A：67-77.

6. Burnett CT, Kouba DJ. Inflammatory linear verrucous epidermal nevus of the digits treated with surgical excision and skin grafting. Dermatol Surg. 2012；38（12）：2022-4.

7. Dodge NN, Dobyns WB. Agenesis of the corpus callosum and Dandy-Walker malformation associated with hemimegalencephaly in the sebaceous nevus syndrome. Am J Med Genet. 199556：147-50.

28 # 第二十八章　并指畸形

并指畸形,源自希腊语 *syn*(并)+*dactylos*(指),是在各个不同文化圈中都最常见的两种手部先天畸形之一。指蹼过紧或是手指的融合通常是独立出现的异常,但也经常与其他手部的软组织或骨性畸形伴发,或是与其他器官的畸形共同构成综合征[1,2]。生长发育的过程中,并指畸形通常发生在第五到第六孕周。此时,负责手部发育过程中手指联合和分离的"细胞程序性死亡"或称"凋亡"出现了异常,从而导致了并指畸形的发生。

并指畸形可以根据程度分为完全和不完全两类。在完全的并指畸形中,指蹼的软组织延伸到受累的手指或拇指的指尖。不完全的并指畸形中,指蹼的软组织并不延伸到指腹的顶点,而是在正常水平和指尖之间的任意位置终止。当有常见于远节指骨的任意水平的骨性结合出现时,则称为复合型并指畸形。当指蹼过大涵盖多于两个手指,指骨的形状和/或方向发生变化时,称为复杂型并指畸形(图 28.1)。

外科医生更喜欢此种分类,是因为他们更关注解剖的异常和合适的分离方法。简单的完全或不全并指畸形中,指蹼的异常纤维带起源自神经血管束的上方(背侧)和下方(掌侧)。想要避免分指术后出现的挛缩,这些都必须松解(图 28.2)。骨骼和软骨的结合均可能出现在手指之间。这种骨性结合典型情况下发生在远端,但也可以发生在手指纵轴的任何部位。由于基因决定了每个手指都可能不一样长,这种并列的结合可能导致受累手指的背侧弯曲和/或水平方向的偏斜。这种情况的出现将会影响手术时机(图 28.3)。

Temtamy 和 McKusick[3]将并指畸形分为 5 类:I 型,中指和环指的并指畸形和第二、三足趾的并趾畸形;II 型,多指并指畸形,中指和环指的并指畸形,同时伴有完全或不完全的复制;III 型,环指和小指的并指畸形;IV 型,所有手指的完全并指畸形;V 型,与掌骨和跖骨骨畸形有关的并指畸形。一些儿科医生和临床遗传学家仍在沿用这种分类。

并指畸形的发生率为 1/3 000~1/1 000,男性多于女性,约半数病例存在双侧受累。按照发生概率逐渐减低排序,并指畸形最常出现在第三指蹼,也就是中指和环指,其次是环指和小指,再次是示指和中指,最后是拇指和示指。本病可能是常染色体不完全显性遗传。并指畸形常包含于某些综合征中。并指畸形最常见的情况见下文。

并指畸形的皮肤总是不足,尤其是在正常接合处的区域。将两个手指并在一起测量周长和分别测量周长再相加进行对比,可以证实皮肤不足[4-6](图 28.4)。皮下软组织在中轴线互相连接,并且在近节指骨或中节指骨的水平相连。这些结缔组织束带可能在神经血管束的背侧与 Cleland 韧带融合,在神经血管束的掌侧与 Grayson 韧带融合(图 28.5)。指神经和指动脉可能有各种各样的分支形式,在指蹼分支和远端分支都很常见[7]。常见指动脉形成动脉环围绕指神经,反之亦然,指神经可以环状围绕指动脉。在复杂并指畸形中,常可见到一根手指的单侧或双侧的神经血管结构不完整或缺失。外在的屈肌腱和伸肌腱可能有远端的异常。在复杂并指畸形中,骨和关节可能呈现怪异的不稳定的结构。

典型的并指畸形应该与有间隙的并指畸形或称尖端并指畸形相鉴别。后者是指"尖端"的并指。这一异常是羊膜束带引起的综合征的一部分,外科医生称其为束带综合征,被描述为一个单独的组成部分。由于羊膜束带的包绕造成了宫内炎症和瘢痕形成,使受累的手指融合在一起。间隙是指蹼的不完全分离(图 28.6)。在严重的情况下,会出现宫内截肢和残肢远端的融合。在这些手中,指蹼的连合总是不全的,表现为近端掌侧背侧相通的皮肤窦道。羊膜束带及其相关的尖端并指畸形通常发生在孕期的前 3 个月之后,而且没有遗传倾向性。

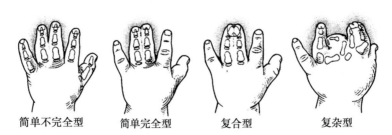

图 28.1　并指畸形的分类。外科医生更喜欢将并指畸形按指蹼分成 4 类。在复合型中,骨性的连结可能也可能不造成邻近的手指或拇指的背侧弯曲或成角。在复杂型中可能发现多指畸形、怪异的指节纹和异常生长板。(经授权摘自 Mathes,SJ,Hentz,VR.(2006) Plastic Surgery,Vol. 8. Saunders;2nd. Edition,p. 140)

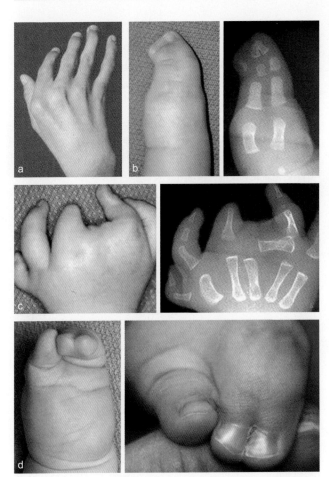

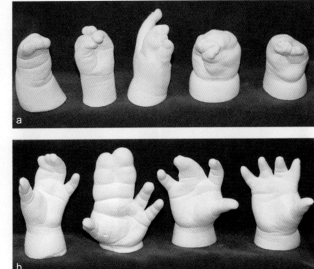

图 28.3　异常的临床并指畸形。a. 模具展示了 5 例拇指 - 示指的并指畸形。在所有这些病例中，拇指都必须早期治疗。b. 第一和第三只手的模型展示了远侧的骨性接合造成了向较短手指一侧的偏斜。在第二和第四只手的模型中，并指畸形没有造成任何的偏斜或是旋转畸形。（经授权摘自 Mathes，SJ，Hentz，VR.（2006）Plastic Surgery，Vol. 8. Saunders；2nd. Edition，p. 150）

图 28.2　异常的并指畸形。a. 不完全的简单的并指畸形，合并先天性的尺偏，吹风手畸形。b. 这个两指手出现了完全的复合的并指畸形，桡侧的手指（拇指）有额外的指节。c. 表现为桡侧多指，示指发育不全，以及影响了第三四指的复杂型并指畸形。这种横向的指节在中央型多指并指畸形中常见。d. 拇指和示指之间存在不全的简单的并指，同时尺侧的两指存在完全的简单的并指畸形。（经授权摘自 Mathes，SJ，Hentz，VR.（2006）Plastic Surgery，Vol. 8. Saunders；2nd. Edition，p. 148）

图 28.4　并指畸形的解剖。a. 指蹼的正常解剖结构类似沙漏，有一个背侧向掌侧的 45° 角。指蹼的基底一般位于近节指骨的中部。b. 并指畸形的皮肤缺少。将一根手指的周长翻倍减去并在一起的两个手指的周长就能证实着一点。除了最不完全的并指之外，绝大多数并指畸形的手术过程中需要植皮。（经授权摘自 Mathes，SJ，Hentz，VR.（2006）Plastic Surgery，Vol. 8. Saunders；2nd. Edition，p. 140）

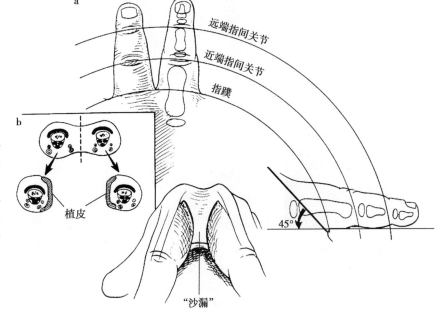

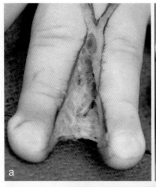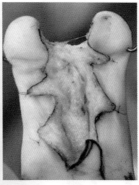
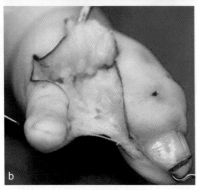

图 28.5 并指畸形和筋膜条索。a. 未命名的筋膜条索都以不同的程度出现在所有的并指畸形中。它们起源自手指的神经血管束的上方或下方的同种纤维组织。在正常分化的手指中构成背侧的 Cleland 韧带和掌侧的 Grayson 韧带。b. 在拇指 - 示指间的指蹼中也发现了相同的筋膜条索

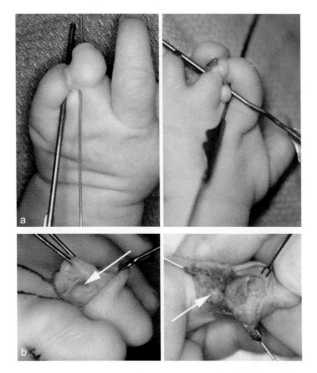

图 28.6 羊膜束带造成的有间隙的并指畸形。a. 由背侧向掌侧的上皮组成的线性窦道构成了两指之间的空缺或间隙。常见于羊膜束带中。这些窦道的水平总是位于正常接合处水平的远侧。束带远端的先天性截肢和手指缺失常见。b. 内在的囊肿常在并指分开时被发现

参考文献

1. Upton J Ⅲ. Management of disorders of separation syndactyly. In：Hentz V，editor. Mathes plastic surgery，vol 8. Saunders Elsevier；2006. p. 139-84.

2. Goldberg M. The dysmorphic child：an orthopedic perspective. Syndactyly and polydactyly. New York：Raven Press；1987. p. 264.

3. Temtamy S，McKusick V. The genetics of hand malformations. New York：Alan R. Liss Inc.；1978.

4. Littler J. Principles of reconstructive surgery of the hand. In：Converse J，editor. Plastic and reconstructive surgery. WB Saunders：Philadelphia；1977. p. 3103-53.

5. Upton J. Congenital anomalies of the hand and forearm. In：M. JG，editor. Plastic surgery. Philadelphia：WB Saunders；1990. p. 5213-398.

6. Flatt A. Practical factors in the treatment of syndactyly. In：Littler J，Cramer L，Smith J，editors. Symposium on reconstructive hand surgery. St. Louis：CV Mosby；1974. p. 144-56.

7. Flatt A. The care of congenital hand anomalies. 3rd ed. St. Louis：Quality Medical Publications Inc.；1992.

相关综合征
Apert 综合征
2q31.1 微缺失综合征
眼 - 齿 - 指发育不良
并指多指综合征 1
并指多指综合征 2
翼状胬肉综合征
Fraser 综合征
Saethre-Chotzen 综合征

Carpenter 综合征

Aarskog 综合征

三倍体综合征

口 - 面 - 指综合征

Poland 综合征

Holt-Oram 综合征

胎儿甲氨蝶呤综合征

Mobius 综合征

Smith-Lemli-Opitz 综合征

Greig 综合征

Goltz 综合征

Meckel-Gruber 综合征

Bardet-Biedl 综合征

Bloom 综合征

黑色素减少综合征

Silver-Russell 综合征

Pallister-Hall 综合征

Pierre Robin 综合征

TAR 综合征

骨化性硬化综合征

Cornelia de Lange 综合征

10q 重复综合征

3 C 综合征

Lenz 眼球综合征

FG 综合征

缺指 - 外胚层发育不良 - 腭裂综合征

Roberts 综合征

Escobar 综合征

短肋多指综合征

Lenz-Majewski 骨肥大

Pfeiffier 综合征

顶 - 额 - 鼻发育不良

表皮痣综合征

Bloch-Sulzberger 综合征

Rapp-Hodgkin 外胚层发育不良

胎儿乙内酰脲综合征

McKusick-Kaufman 综合征

舌炎 - 指综合征

耳 - 腭 - 指综合征Ⅱ型

Acropectovertebral 综合征

Cenani-Lenz 并指综合征

Saethre-Chotzen 综合征

Timothy 综合征

费城颅缝早闭

Apert 综合征

别称

尖端并指多指畸形Ⅰ型

特征 颅缝早闭,面中部发育不全,影响多个手指和足部的复合并指畸形。

背景 可能是 Wheaton[1]最早在 1894 年描述了本病。1906 年,法国儿科医生 Eugene Apert(图 28.7)[2]描述了 9 名患有同一个综合征的患者:颅骨的尖头畸形,中面部后缩,手和脚的复合并指。不知出于什么原因,这一综合征以 Apert 的名字命名。

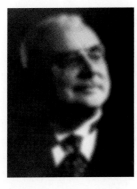

图 28.7 Eugene Apert(1868—1940)

病因 本病由位于 10q25-26 染色体上的[3,4]成纤维细胞生长因子受体[3]基因(*FGFR2*)的常染色体显性突变引起。在新生儿中的发病率高于十万分之一[5]。其分子机制可能和颌面及四肢骨骼发育过程中的间质细胞分化不协调有关。骨骼肌肉的发育异常在胎儿出生前和出生后发育过程时出现的畸形中发挥重要作用。

临床表现 本病患儿的智力和认知能力的发展可能会受到影响,但也有大部分患儿的智力水平正常。因此,智力发育迟缓并不是本病的必要特征。在过去,智力发育障碍的报道比现在更常见,可能是由于迟发的神经功能损伤导致,特别是颅内高压相关的神经损伤。在生命早期接受开颅手术的患儿可能具有更好的智力水平。患儿在出生时就有明显的颌面部畸形,中面部后缩伴有鹦鹉喙状的鼻子,以及手部和足部的畸形(图 28.8)。常见呼吸困难。多汗症也很常见[6],此外还有部分患儿出现痤疮。

全身肌肉骨骼 一般而言身材不受影响。随着年龄的增长,肩膀变得越来越窄。到了十几岁的时候,绝大多数患者的肩关节外展角度受限在 90° 以内。复合的并指畸形和骨性连结在手和足都有多种形式的出现。胸椎、腰椎和骨盆是骨骼系统中受累最少的部分,也是本综合征的主要焦点。

上肢 本病中的手部对于外科医生十分重要,因为 Apert 综合征是少有的几种所有结构都有受累,因而很多结构都被破坏的疾病。Blank[5]综合了 54 例 Apert 综合征患者的资料,并描述了两个临床分类:典型的尖端并指畸形(acrocephalosyndactyly,ACS),以 Apert 的名字命名;所有其他不典型的类型都被归为同一类。在一项更全面的研究中,Upton[7]描述了 Apert 综合征中手部的 3 种基本类型(图 28.9):①平的、铲状的手;②收缩的、凹陷的、连指手套(mitten)状的手;③紧密连合的"马蹄"或"玫瑰花蕾"状的手。尽管也有更细致的子类,但是最基本的 3 个分类还是由于其重要的临床指导意义而被保留。本综合征中的患儿扭曲的骨结构是重中之重[8]。肩关节的骨骼发育不良经常出现,偶尔还会有肘关节的骨骼发育不良,这对近侧肢体的功能造成了不良影响[9]。随着生长发育,肩关节发育不良导致肱骨头相对于关节窝过大,从而出现向前的半脱位。在我们的 150 例 Apert 综合征患者中,肱骨和尺骨的骨性结合在两例中出现。轻度的桡尺骨近端骨性结合经常发生,限制了患儿前臂的旋转。患儿总是通过腕关节的过度运动和身体姿势的改变来代偿前臂的旋转受限。远侧桡尺关节一般是正常的,但腕骨,尤其是头状骨和钩骨的融合常见。

除了第一掌骨之外的其他掌骨是最少被累及的。患者的第一掌骨相较于同年族、性别、年龄的患儿普遍偏短。示指通常较长,并且在基底处有多余的假骺。尺侧 3 个掌骨通常具有平坦的关节面,屈伸运动均受限。第四和第五掌骨基底常有骨性融合,而那些影像学检查没有发现融合但也不能活动的患儿将在童年后期出现骨性融合。三分之二的患者出现了这种骨性融合,但很少累及骨干中段以上的水平。

本病患儿的指骨可以出现各种各样的畸形。尽管罕见的轴前和轴后的多指畸形都有报道,但最常见的还是包括最

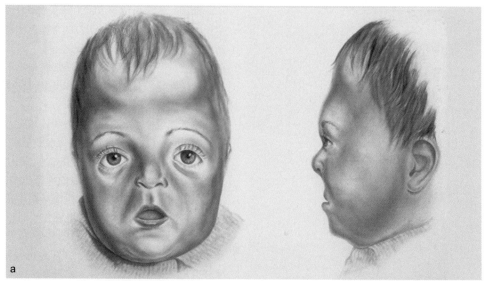

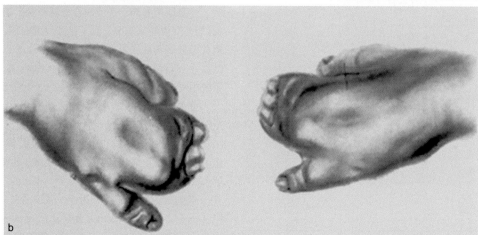

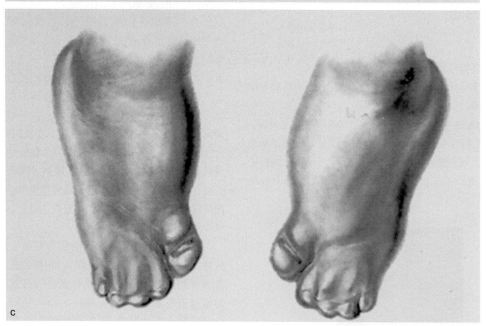

图 28.8 Apert 综合征的脸和四肢。a. 典型的 Apert 综合征患儿的常见表现包括：突出的前额，眶上脊，短头畸形，面中部后缩，"鹦鹉嘴"鼻子，以及低位耳。b. I 型手部畸形表现出镜影手畸形，拇指和第五序列与其他手指分开，中间 3 个序列的软组织相连。腕部和前臂正常。c. 轻度的足部畸形表现出蹬趾缩短和内侧偏斜，外侧四趾表现为完整的简单的并趾畸形，并且由于足弓跗骨和跖骨融合病变导致早期外旋畸形。踝关节和足跟正常

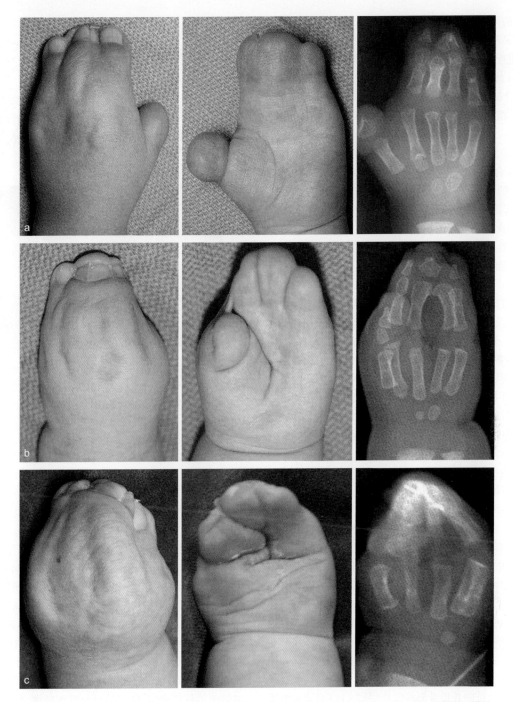

图 28.9 Apert 手部畸形分类。a. Ⅰ型手部畸形表现出手部扁平（妇产科医生手），独立的拇指，累及第五序列的软组织并指畸形，中间 3 个序列的远节指骨水平的并列的骨性连结造成了复合并指。在本患儿中，所有 4 个手指的中节和近节指骨也都发生了融合。b. Ⅱ型手部畸形表现为不平的"杯状"结构。中指和环指的骨性融合导致了这两根手指都不能无阻碍的增长，从而导致背侧弯曲和侧方偏斜。通常拇指和示指都有不完全的并指。皮肤渗出和指甲感染在年轻患者中常见。c. Ⅲ型手部畸形可以表现出最复杂的情况。整个手融合成一个共同的"玫瑰花蕾"或"连指手套"形态的团块。手指的变形、偏斜、成角在这一类型中都显得更为突出。拇指很小，通常与发育不良的示指骨性连结并指。需要注意第四和第五掌骨间的骨性结合

末两节在内的第五掌骨和小指上。拇指末节的增宽也被视为多指畸形的一种表现。偶尔可以看到双生的远节指骨。在罕见病例中,更近侧的分叉也有出现,但这类患者中的绝大多数并没有 Apert 综合征的其他手足特点,因此常被临床分类为 Crouzon 综合征。这类患者中还有一些被分为了其他包括尖端多指并指在内的综合征,例如 Pfeiffer 或 Carpenter 综合征。

拇指的偏斜畸形,或临床称为"搭车手势"的表现是大多数 ACS 综合征的特点(图 28.10)。近节指骨缩短,并且有一个纵向的骨骺包绕其桡侧缘,因此指骨只有尺侧可以发育。随后,这一畸形随着生长发育不断加重。这一指骨的尺侧骨量通常是缺乏的,而且在一些患儿中缺如。影像学资料可以看到指间关节或者指骨间的空隙,但是关节很少能完成功能性的活动。到青春期中期会形成牢固的骨融合。

不同程度的指骨发育不良都有出现,从示指到小指严重程度逐渐减轻。在Ⅱ型和Ⅲ型中,示指的近节指骨偏小,近端骨骺异常。骨性结合可能造成手指的背侧或者掌侧偏斜。MP 的结构异常和活动受限是由于早期活动的缺乏、内在肌和外在肌的平衡异常以及异常的骨骺生长造成的。指间关节融合在示、中、环指中常见,表现为只有两个指骨。小指的指节往往是最正常的,尽管小指的中节指骨可能较小,但是即便是Ⅲ型中小指的远侧指间关节也能活动。中间 3 个手指的并列融合常常可以向近侧延伸到中节指骨水平。所有这些患儿的手、拇指、其他手指和脚趾都是小的。与成年的 Apert 综合征患者握手可以给人留下深刻印象。

尽管Ⅰ型患者中很多人的远节指骨有正常的结构和大小,多数还是不正常的。实际的大小可以由其上的指甲复合体反应。多数拇指的指骨水平方向较宽而垂直方向较短,指甲增宽畸形。中间 3 根手指的指甲以各种形式连在一起,标定正常范围的隆起可有可无。指甲下方的远节指骨通常在指骨远端水平结合,但合并也可能发生在干骺端或骨骺水平。有证据表明,异位钙化、肌腱的偏心附着、生物力学的改变都在这些发育不良的管状骨的发育过程中发挥了作用[13]。在某些Ⅱ型和Ⅲ型的病例中,这些融合的指骨呈现出尖峰或是"屋顶"的结构。

下肢 多足趾的并指畸形很常见(图 28.11),偶有类似手指指骨变化的足趾趾骨畸形。膝外翻畸形少见[8]。

脊柱 一项研究[10]表明颈椎的融合出现在了 68% 的患者中,其中 37% 是单发,31% 是多发。C5-C6 的融合最常见。胸椎和腰椎的异常可有出现,但不是本病的特征性表现。

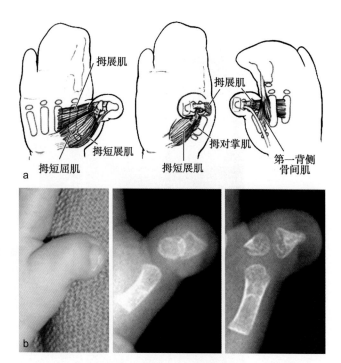

图 28.10 Apert 拇指。a. 拇指对于 Apert 患者的手部功能至关重要。在Ⅰ型手中,解剖图显示拇指内在肌群通常是肥大的。这些肌肉近侧的起点是正常的,但是远侧的止点因为骨骼的畸形而出现异常。b. 桡侧的指偏斜畸形(搭车姿势)是由于短小的三角形的近节指骨引起的。注意宽大的远侧指节。当患儿逐渐长大,纵行包绕的骨骺变得更为明显,逐渐延长包绕整个指骨的桡侧缘。随着生长,指偏斜畸形将由于桡侧的发育障碍变得愈发严重

颌面 由于冠状囟基底的过早闭合,经常呈人字形,各种各样的颅骨畸形都有出现。颅骨畸形的典型特点是短头型的尖头畸形,颅骨的前后径缩短。这导致了扁平脸的出现。一项研究[11]发现,在平均年龄 4 岁时,14% 的 Apert 患者有弱视,60% 有斜视,19% 有屈光参差,34% 有屈光不正。8% 的患者有角膜疾病或角膜瘢痕,还有 8% 的患者存在视神经萎缩。眼眶浅,易驱散,额头有深深的皱纹[12]。关于颅骨畸形和四肢畸形之间的关系存在着普遍的分歧。部分学者认为手部Ⅲ型的畸形越严重,颌面部的畸形就越轻微,反之亦然[7,12,14]。但也有学者认为颌面部的畸形越严重,肢体远端的畸形也就越严重[13]。广泛的共识是本病的临床表型多样,而且颌面部特点与很多其他综合征有很大的重叠部分,特别是 Crouzon 综合征、Saethre-Chotzen 综合征、Carpenter 综合征、Jackson-Weiss 综合征和 Pfeiffer 综合征。

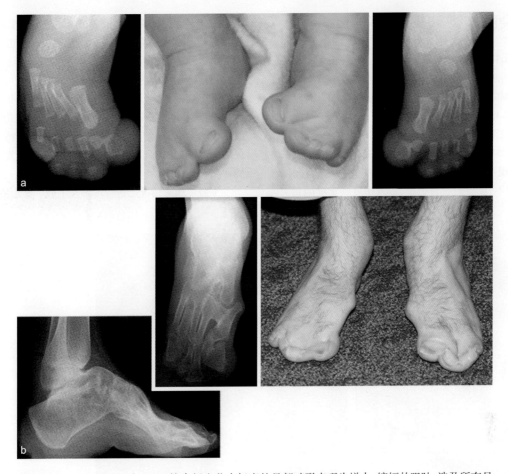

图 28.11 Apert 足。a. 在 Apert 综合征患儿中轻度的足部畸形表现为增大、缩短的姆趾,涉及所有足趾的简单的并指畸形以及早期的足弓旋转畸形。注意跖骨并无骨性融合,姆趾的近节趾骨缩短。b.28 年后,可见扁平足和轻度外翻畸形。影像学资料显示近端跖骨的骨性融合累及前两个序列,姆趾缩短偏斜。他受到足骨中间突出的困扰,第二跖骨头在跖面异常突出,复发性的指甲向内生长

参考文献

1. Wheaton SW. Two specimens of congenital cranial deformity in infants associated with fusion of the fingers and toes. Trans Path Soc Lon. 1894;45:238-41.

2. Apert ME. De l'acrocephalosyndactylie. Bull Mem Soc Med Hop Paris. 1906;23:1310-30.

3. Slaney S, Hurst JA, et al. Differential effects of the FGFRS mutations on syndactyly and cleft palate in Apert syndrome. Am J Hum Genet. 1996; 58:923.

4. von Gemet S, Ehrenfels Y, et al. Genotype-phenotype analysis in Apert syndrome suggest opposite effect of the two recurrent mutations on syndactyly and outcome in craniofacial surgery. Clin Genet. 2000;57: 1137.

5. Blank C. Apert syndrome (a type of acrocephalosyndactyly)-observations on a British series of thirty-nine cases. Ann Hum Genet. 1960;24: 151-64.

6. OMIM #101200 Online Mendelian Inheritance in Man. Johns Hopkins University. 2007. http://www.omim.org/. Accessed 2013.

7. Upton J. Apert syndrome. Classification and pathologic anatomy of limb anomalies. Clin Plast Surg. 1991 Apr;18(2):321-55.

8. Jones K. Smith's recognizable patterns of human malformation. 6th ed. Philadelphia;Elsevier Saunders;2006. p. 474-7.

9. Mah J, Kasser J, Upton J. Foot, shoulder and elbow in the Apert syndrome, in Clin Plast Surg. 1991;18(2):360.

10. Kreiborg A, Barr M Jr Cohen MM Jr. Cervical spine in the Apert syndrome. Am J Med Genet. 1992;43:704-8.

11. Khong JJ, Anderson P, Gray TL, et al. Ophthalmic findings in Apert syndrome prior to craniofacial surgery. Am J Ophthal. 2006;142: 328-30.

12. Upton J III. Management of disorders of separation syndactyly. In: Hentz V, editor. Mathes plastic surgery, vol 8. Saunders Elsevier; 2006. p. 139-184.

13. Holten I, Smith AW, Bourne A, et al. The Apert syndrome hand: pathologic anatomy and clinical manifestations. Plast Reconstr Surg. 1997;99(6):1681-7.

14. Cohen MM, Kreiborg S. Hands and feet in the Apert syndrome. Am J Med Genet. 1995;57:82-96.

q31.1 染色体微缺失综合征

别称　2q31.1 缺失综合征

特征　颌面部畸形，并指/短指并指和智力障碍。

背景　Boles 等[1]最先划定了本病的临床表现，包括广泛的颌面和肢体异常。

病因　这种特殊的表型是 *HOXD* 基因半和子导致的 q31.1 染色体微缺失的特征性表型。与 SHSF 位点接近[2-5]。

临床表现　表现为出生时就有且一直持续的：面部畸形，四肢发育不良，生长发育迟缓，以及中度到重度的智力障碍[2,3,5]。行为异常常见，癫痫发作[5]也有报道。本病患儿也可能有先天的语言能力障碍，睡眠障碍也有报道[2]。

全身肌肉骨骼　可能出现生长发育延缓造成的身材矮小，伴有肌肉生长延缓和肌张力减低。

上肢　手部畸形包括并指畸形、先天性单指畸形、缺指畸形、短指畸形、指偏斜畸形和屈曲指畸形。蜘蛛指也有报道[2]。最严重的表型谱包括：手及手指表现为远端带指甲的小体；中央掌骨可能缺如。如果指骨存在，它们可能会发育不良，引起旋转和/或偏斜畸形合并并指畸形（图 28.12b,c）。

下肢　通常情况严重程度不及上肢。锥形的发育不良的

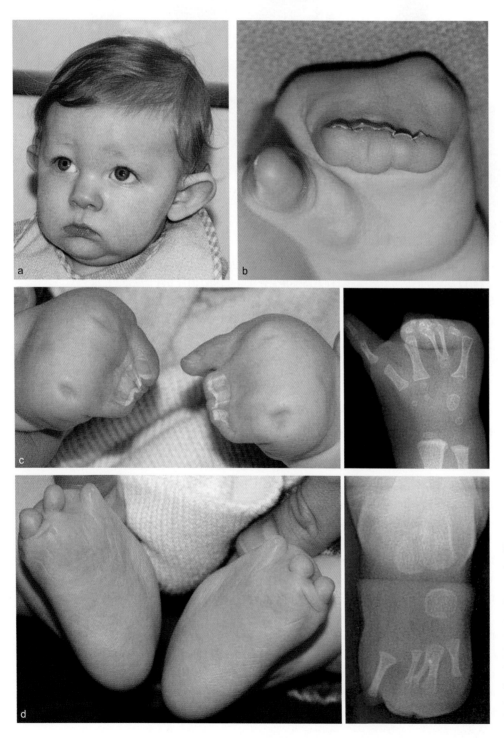

图 28.12　2q31.1 染色体微缺失综合征。a. 面部畸形表现为前额突出、低位和杯状耳、睑裂下斜和高鼻梁。本患儿发育迟缓。b. 手部畸形表现为两节的拇指和以指骨融合为代表的手指畸形。c. 镜影手畸形表现。目前中间的两个手指的掌骨发育非常不良。d. 双足表现为中、前足的发育不全。退化的脚趾表现为发育不全的小体

脚趾常见。足趾的并趾畸形也可出现(图 28.12d)。

颌面 面部的畸形[2,5]包括头围减低、巨头畸形、突出的或高的额头、睑裂下斜和低发际线。可能有粗而浓密的头发、粗眉毛和一字眉。耳朵是低位或凹陷的(图 28.12a)。鼻子是长的且有典型的高鼻梁和鼻尖裂。可能有内外眦距离的增大、高腭和小颌畸形。眼部异常也可能存在。

其他系统 心脏异常时有发生[5],包括偶尔出现的室间隔缺损。神经系统畸形可能包括胼胝体和室旁囊缺如。生殖器畸形可能存在[5]。

参考文献

1. Boles RG, Pober BR, Gibson LH, et al. Deletion of chromosome 2q24-q31 causes characteristic digital anomalies: case report and review. Am J Med Genet. 1995;55:155-60.

2. Mencarelli MA, Caselli R, Pescucci C, et al. Clinical and molecular characterization of a patient with a 2q31.2-32.3 deletion identified by array-CGH. Am J Med Genet. 2007;143 A:858-65.

3. Prontera P, Bernardini L, Stangoni G, et al. E. 2q31.2q32.3 deletion syndrome: report of an adult patient. Am J Med Genet. 2009;149 A:706-12.

4. Dimitrov B, Bailkova I, Ravel T, et al. 2q.31.1 microdeletion syndrome: redefining the associated clinical phenotype. J Med Genet. 2011;48:98-104.

5. Mitter D, Chiaie BD, Lüdecke HJ, et al. Genotype-phenotype correlation in eight new patients with a deletion encompassing 2q31.1. Am J Med Genet. 2010;152 A(5):1213-24.

眼 - 齿 - 指综合征

别称
眼齿指发育不良
ODDD
Meyer-Schwickerath 综合征

特征 小眼畸形,小角膜畸形,牙釉质发育不全,尺侧并指,伴或不伴手指偏斜。

背景 1957 年 Meyer-Schwickerath 等[1]描述了两名互不相关的患者都具有这一三联征,并将其命名为眼 - 齿 - 指发育不良。

病因 本病大多数情况下为常染色体显性遗传病。由 6q 染色体上的连接蛋白 43 基因(*GJA1*)杂合突变引起。也有报道称本病为 *GJA1* 基因突变引起的常染色体隐性遗传病[2]。

临床表现 智力通常是正常的。智力障碍仅见于部分患者[3]。神经系统改变的磁共振成像包括皮层下白质病变和基底节改变。毛发发育不良,稀疏干燥的头发,脱发可能存在。

全身肌肉骨骼 肌肉痉挛可能会导致步态障碍[4]。胫骨肌肉无力,可能会出现共济失调和癫痫发作[5]。皮肤和毛发的变化包括卷发、早期结节性脆发病和离散性角皮病[6]。

上肢 尺侧的并指畸形是本病的显著特征,影响环小指,有时同时还影响中指。并指畸形通常是复合型的,远节指骨尖端骨性相连(图 28.13 和图 28.14)。简单的并指畸形也有出现(图 28.15 和图 28.16)。本病常常是双侧的,有时还会双侧对称。可能影响同一个家族中的几代人。Jones 等[7]总结了 73 例 ODDD 的病例,发现其中双手尺侧并指畸形的有 32 例,其中 31 例双侧对称。并指畸形可能或可能不与这些手指的屈曲指畸形相关。他们的结论是,并指畸形的严重程度与牙齿和泌尿系统的严重程度相关,但与眼科和神经系统的严重程度无关。屈曲指畸形可能被并指畸形掩盖,但是并指分指术后屈曲指畸形就会显现。第四和第五指的屈曲指畸形合并指偏斜畸形可能是手部的唯一表现[8]。由于第四和第五指的发育速度不同,早期的松解是必须的。继发的"指蹼爬行"在这些患儿中相当于复发的并指畸形(图 28.15)。掌骨过短,尤其是环指和小指的掌骨过短也有报道[9]。

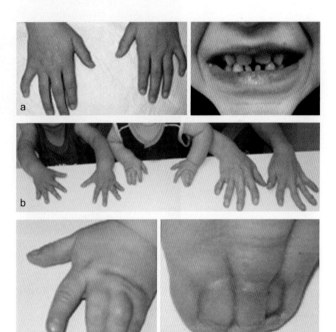

图 28.13 ODDD 眼齿指综合征。a.这名 9 岁患儿表现为双手远侧指间关节的指偏斜畸形和屈曲指畸形和小下颌切牙发育不全。b.一名患本病的母亲(右一)和她的两个孩子。母亲和她较大的孩子已经接受了并指分指手术。c.尺侧 3 个手指的并指畸形最常见,大多数发生在远节指骨水平。融合的带有纵向隆起的指甲反映了其下的骨性融合

下肢 并趾畸形,尤其是小趾的并指畸形常见。第二和第五足趾的中节趾骨发育不良甚至缺如是足部发育不良的典型表现[3]。姆趾的内侧偏斜也有出现(图 28.14)。

颌面 在 73 名患者中[7],有 31 名存在眼科疾病。眼部表现包括:小眼畸形和小角膜畸形[10],青光眼和水平性眼震[11],睑裂短和内眦赘皮褶皱[5]。眼眶间距过短(骨性)出现率约 40%[12]。一项研究[7]中牙齿畸形在 73 个病例中出现了 33 例。牙科临床表现包括牙齿过小、牙齿变色、牙釉质发育

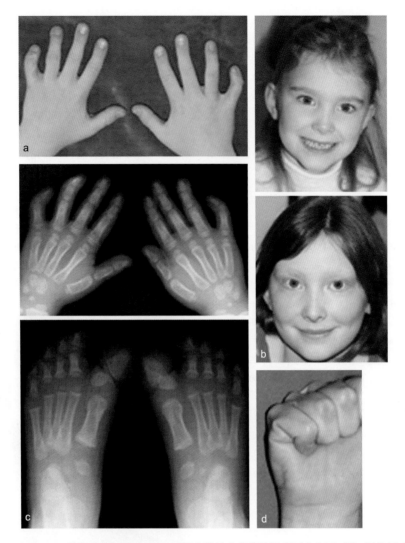

图 28.14 ODDS。a. 并指畸形解除后,由于两侧小指的中节指骨发育不良和不对称,指偏斜畸形出现。b. 患儿在 4 岁和 15 岁时随访。牙齿较小,但是由于保持了良好的卫生,牙齿颜色正常。注意眼睑的倾斜。c. 双侧姆趾的内侧偏斜畸形需要早期手术治疗。d. 经过二期的指骨截骨矫形术,小指的屈曲畸形得到矫正

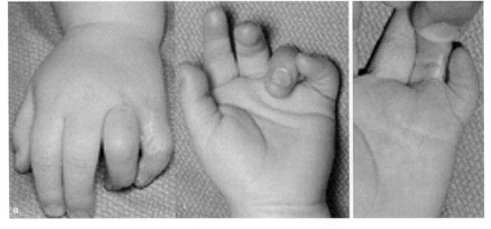

图 28.15 ODDD 并指。a. 过早矫正并指畸形的患者常有复发。过早的移除石膏、夹板、外敷料导致植皮的丢失,从而导致了严重的"指蹼爬行",并指复发

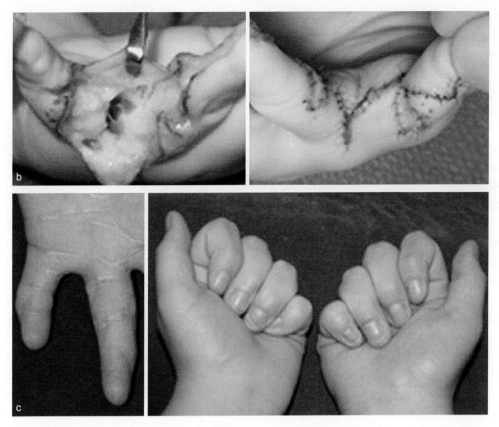

图 28.15（续） ODDD 并指。b. 切除了所有瘢痕组织，显露了正常的内在肌和神经血管解剖结构。通过游离皮瓣和植皮的方式重建指蹼。c.15 年后，外观和功能得以保持。小指的轻度重叠是由于中节指骨的不对称造成的

图 28.16 ODDD 简单型并指。a. 双侧第三和第四指蹼不对称的简单不完全的远节指骨水平的并指畸形。指甲和甲侧皱襞是分离的。b. 在一个年龄稍大的 ODDD 患者中也有类似的结构，同时这名患者的小指旁有一个小的尺侧多指。注意近侧指间关节没有背侧弯曲和变形。c. 另外一个纵向生长不受限的例子

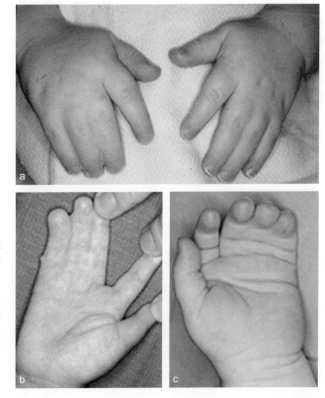

不良、多发龋齿和恒牙髓腔扩大[13]。鼻部表现包括狭窄的鼻梁和狭窄的鼻孔。

其他系统　神经系统疾病常见,包括神经性或痉挛性膀胱。

参考文献

1. Meyer-Schwickerath G, Gruterich E, Weyers H. Mikrophthalmussyndrome. Klin Monatsbl Augenheilkd. 1957; 131: 18-30.

2. OMIM # 164200 Online Mendelian Inheritance in Man. Johns Hopkins University. 2007. http://www.omim.org/. Accessed 2013.

3. Schuller MG, Barnett ML, Strassburger K, et al. Oculodentodigital dysplasia. Oral Surg Oral Med Oral Pathol. 1986 Apr; 61 (4): 418-21.

4. Loddenkemper T, Grote K, Evers S, et al. Neurological manifestations of the oculodentodigital dysplasia syndrome. J Neurol. 2002 May; 249 (5): 584-95.

5. Jones K. Smith's recognizable patterns of human malformation. 6th ed. Philadelphia: Elsevier Saunders; 2006. p. 302-5.

6. Kelly S, Ratajczak P, Keller M, et al. A novel GJA1 mutation in oculo-dento-digital dysplasia with curly hair and hyperkeratosis. Europ J Derm. 2006; 16: 241-5.

7. Chris Jones MD, Carla Baldrighi MD, Janith Mills MPAS, et al. Oculodentodigital dysplasia: ulnar-sided syndactyly and its associated disorders. J Hand Surg. 2011; 36 A: 1816-21.

8. Scheutzel P. Oculodentodigital syndrome: report of a case. Dentomaxillofac Radiol. 1991 Aug; 20 (3): 175-8.

9. Braun M, Seitz B, Naumann GO. Juvenile open angle glaucoma with microcornea in oculo-dento-digital dysplasia (Meyer-Schwickerath-Weyers syndrome). Klin Monbl Augenheilkd. 1996 Apr; 208 (4): 262-3.

10. Itro A, Marra A, Urciuolo V, et al. Oculodentodigital dysplasia. A case report. Minerva Stomatol. 2005 Jul-Aug; 54 (7-8): 453-9.

11. Tejada P, Eduardo YW, Gutiérrez E, et al. Hereditary glaucoma associated with oculodentodigital dysplasia. Arch Soc Esp Oftalmol. 2011 Sep; 86 (9): 292-4.

12. Fara M, Gorlin RJ. The question of hypertelorism in oculodentoosseous dysplasia (Letter). Am J Med Genet. 1981; 10: 101-2.

13. Feller L, Wood NH, Sluiter MD, et al. Report of a black South African child with oculodentodigital dysplasia and a novel GJA1 gene mutation (Letter). Am J Med Genet. 2008; 146 A: 1350-3.

1 型并指多指综合征

别称

SPD1

Ⅰ型并指多指畸形

Ⅱ型并指

中央型并指多指畸形

中央型多指

并指多指畸形合并足部异常

特征　复合型并指,累及双手中环指间指蹼的多指畸形以及双足第四第五足趾的简单型并趾[1-3]。

背景　村垣等[1]在 1996 年证明并指多指畸形是由 HOXD13 区域的氨基末端聚丙氨酸片段的扩张引起的遗传性疾病。

病因　常染色体显性遗传;突变位于 2q31-q32 染色体上的同源框 D13(*HOXD13*)基因区域。临床上见到的遗传差异与丙氨酸残基的长度直接相关。杂合子和纯合子的临床表型区别明显(图 28.17)[4-12]。

临床表现　这类畸形多在土耳其人中出现[2],但是我们也在德国裔家庭中观察到了本病。本病出生时就可以发现并且表现出了极高的家族聚集性(图 28.18)。历史上,Ⅱ型并指畸形被定义为累及皮肤的手部第三指蹼并指畸形合并相关的轴背侧多指,以及足部第四趾蹼的并趾。儿童主要表现为手足畸形,不伴有其他畸形。分叉的水平,也就是多指的起点水平,位于并指的软组织内,没有影像学资料很难具体明确。中指和环指(第三指蹼)的简单型并指畸形是手部最常见的表现。涉及手部中间 3 个序列的并指多指是最不常见的。

全身肌肉骨骼　四肢远端均有畸形,手部比足部严重。

上肢　多指畸形主要涉及环指,其次是中指,很少的情况下还会累及示指序列。分叉的水平可能延伸到整个序列。分叉的水平决定了本病的分类(图 28.19)。掌骨可能在干骺端或骨干的任何水平融合,或者变成 Y 形。横向的管状骨常见,并可能连接一个或者多个掌指关节(图 28.20)。类似的,指节的并列融合可能形成一个长梯形的指骨。纵向包绕的骨骺以及相关的指偏斜畸形尤其在环指常见,但是在示指和中指也可见到[13]。和 Apert 综合征的拇指类似,尽管经过矫正,骨骼依然发育减缓(图 28.21)。两个或更多独立的手指的指骨可能由同一个掌骨支撑。本病总是最多累及环指。小指的多指畸形也可出现,手部的严重畸形总会包括小指的指偏斜畸形。

手部中央部分的内在肌往往是方向不正并且缺乏功能的,这导致了术后严重的功能残疾。如果骨骼是正常的,那么手部中央部分无论是掌侧还是背侧的骨间肌和蚓状肌都有正常的骨骼起点。随后,他们附着到了异常中断的骨骼段并沿着序列纵轴的方向生长。在远侧,侧束可能在指骨水平和伸肌结构一起出现,但是它们很少与近侧的肌肉衔接(图 28.20 和图 28.22)。在骨骼矫正后,这些手指序列通常会因为内在肌的收缩偏一侧而出现剪刀手畸形。

虽然各式各样的掌骨骨性连结常见,但没有腕骨的连结(图 28.23)。在一些外显率很高的家族中,桡侧(轴前)的多指也有报道。纯合子的个体罕见,但是他们的手足有一系列易于区分的特征:短小的手和足,遍布整个手部的多指畸形,指骨和掌骨管状结构的缺失,足中段的结构异常,距骨和跟骨完好无损,伴或不伴指关节粘连的过小的指骨。手足功能严重受损。

下肢　在最广泛的系列中,一个土耳其的家系显示下肢的外显率为 69.5%,而上肢的外显率为 96.0%。踝和足跟是正常的。第四和第五足趾之间的简单并指合并足趾偏斜畸形常见。偶尔在足弓侧面可见距骨的骨性连结。第五足趾的轴后多指可能出现,通常没有骨性融合。第三足趾的先天性萎缩

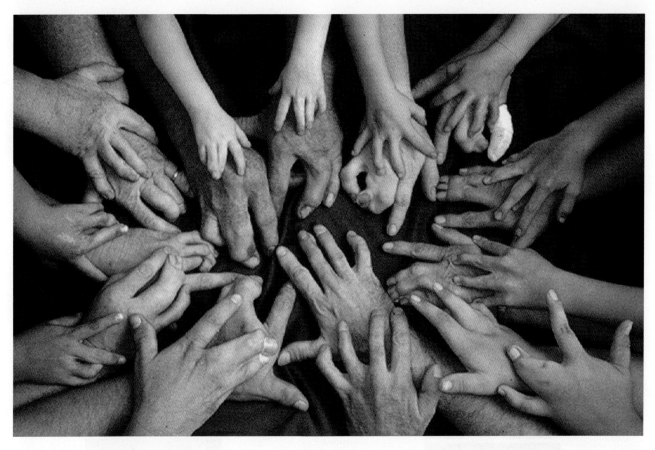

图 28.17　1 型并指多指综合征(SPD1)家族。12 个 *HOXD* 基因检测阳性的家族成员在 20 年前的夏天一起野餐。第一代是一个美国的德国裔移民，结婚后育有 11 个孩子，其中 8 个有明显的异常，其中 2 个参与了这次聚会。老年患者均没有接受手术矫正。所有的年轻患者都接受了并指分指术和手指畸形矫正手术。(经授权摘自 Mathes，SJ，Hentz，VR. (2006) Plastic Surgery，Vol. 8. Saunders；2nd. Edition，p. 234)

图 28.18　SPD1 不同的外显率。a. 临床表现可以有很大的变化。这名杂合子个体在一次分指 / 切除手术中失去了左手的一根手指，随后没有对右侧做任何处理。拍这张照片时他 35 岁。b. 他的母亲是一个罕见的纯合子个体。注意类型相似的并指畸形，指骨的严重缩短，指节粘连，生长几乎停滞的掌骨以及额外的腕骨。她的足部也更加畸形。(经授权摘自 Mathes，SJ，Hentz，VR. (2006) Plastic Surgery，Vol. 8. Saunders；2nd. Edition，p. 236)

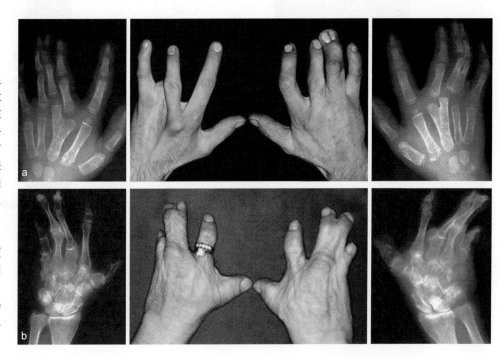

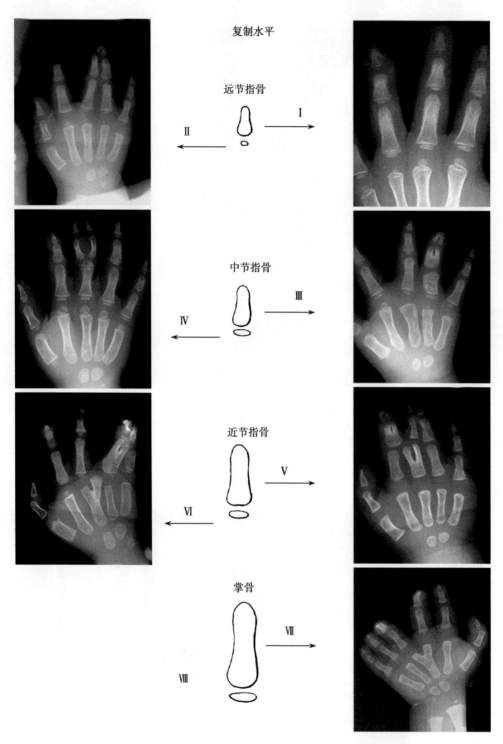

图 28.19　SPD1 分类。本分类方法与桡侧多指的分类方法类似,根据多生骨骼的分叉位置确定类型。需要注意的是如 V 型中,并列的联合体可能包含两个独立的序列。VIII型中,手的中央部分有一个完整的序列,经常被认为是一个完整复制的示指。(经授权摘自 Mathes,SJ,Hentz,VR.(2006) Plastic Surgery,Vol. 8. Saunders;2nd. Edition,p. 237)

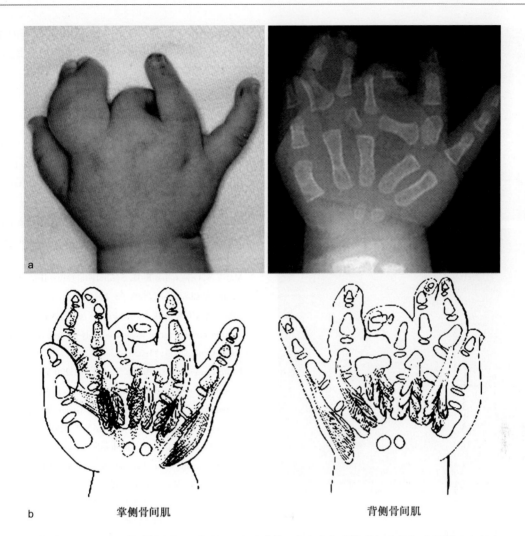

图 28.20 SPD1 手及其手部内在肌图示。a. 这只手的 3 个中央序列排列方式离奇,包括横向和斜向的指骨段。这些异常骨段与其他手指共享关节,并且在手指间并列联合。b. 背侧和掌侧骨间肌的示意图。图示骨间肌有正常的起点和异常的止点。当它们到达掌指关节水平时,它们附着在了第一个骨骼结构上。在矫形手术之后,这些内在肌中的多数失去了功能,造成了掌指关节水平的内收、外展和屈曲。(经授权摘自 Mathes, SJ, Hentz, VR. (2006) Plastic Surgery, Vol. 8. Saunders; 2nd. Edition, p. 241)

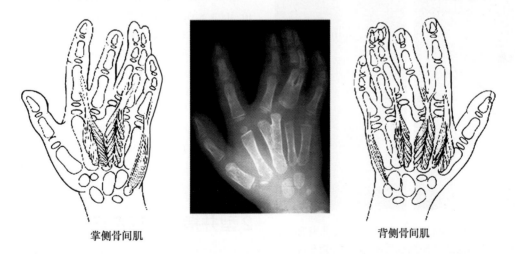

图 28.21 SPD1 内在肌。图为在掌骨水平分叉的Ⅶ型手部的典型形态。术中发现,没有有功能的骨间肌附着在合并的环指序列背侧,同时掌侧骨间肌附着在了中指和环指的近节指骨上。由于内在肌平衡的缺失,术后这些手指偏向一侧。(经授权摘自 Mathes, SJ, Hentz, VR. (2006) Plastic Surgery, Vol. 8. Saunders; 2nd. Edition, p. 240)

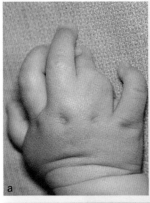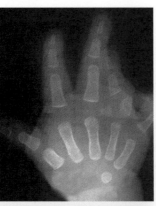

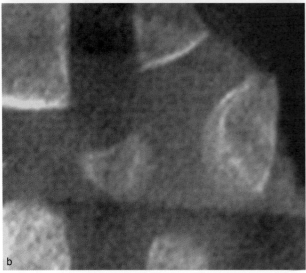

图 28.22 SPD1 环指。a. 最常见的表现中绝大多数都包括环指的缩短和与中指尺侧的并指。b. 放大的影像学资料显示有一个横向的指骨与两侧的掌指关节相连，环指近节指骨的全部桡侧缘都被一个纵向的骨骺包绕。如果不进行校正，环指的偏斜只可能随着生长发育愈发严重。

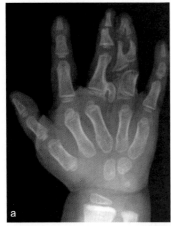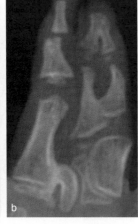

图 28.23 SPD1 中指和环指的影像学表现。a. 本患儿表现出了没有首字母缩写的更为复杂的形态，包括常规的中环指并指。经过影像学检查可以确认为完全的复合型复杂型并指畸形。b. 受累的两个手指在 3 个层面上表现出了异常：在近节指骨水平的纵行包绕的骨骺和异常指节的融合，在中节指骨水平的分叉，在末节指骨水平的并列融合

或发育不全也有出现。远节趾骨可能是三角形的或是单纯的发育不全。在纯合子个体中，上述畸形更为严重。

　　脊柱　正常。

　　颌面　正常。

参考文献

1. Muragaki Y, Mundlos S, Upton J, et al. Altered growth and branching patterns in synpolydactyly caused by mutations in HOXD13. Science. 1996;272:548-51.

2. Akarsu AN, Akhan O, Sayli BS, et al. A large Turkish kindred with syndactyly type Ⅱ(synpolydactyly). 2. Homozygous phenotype？ J Med Genet. 1995;32:435-41.

3. Malik S, Grzeschik K-H. Synpolydactyly:clinical and molecular advances. Clin Genet. 2008;73:113-20.

4. Albrecht AN, Kornak U, Boddrich A, et al. A molecular pathogenesis for transcription factor associated poly-alanine tract expansions. Hum Molec Genet. 2004;13:2351-9.

5. Fantini S, Vaccari G, Brison N, et al. A G220 V substitution within the N-terminal transcription-regulating domain of HOXD13 causes a variant synpolydactyly phenotype. Hum Molec Genet. 2009;18:847-60.

6. Goodman F, Giovannucci-Uzielli M-L, Hall C, et al. Deletions in HOXD13 segregate with an identical, novel foot malformation in two unrelated families. Am J Hum Genet. 1998;63:992-1000.

7. Goodman FR, Majewski F, Collins AL, et al. A 117-kb microdeletion removing HOXD9-HOXD13 and EVX2 causes synpolydactyly. Am J Hum Genet. 2002;70:547-55.

8. Kan S, Johnson D, Giele H, et al. An acceptor splice site mutation in HOXD13 results in variable hand, but consistent foot malformations. Am J Med Genet. 2003;121 A:69-74.

9. Kjaer KW, Hansen L, Eiberg H, et al. A 72-year-old Danish puzzle resolved-comparative analysis of phenotypes in families with different-sized HOXD13 polyalanine expansions. Am J Med Genet. 2005;138 A:328-39.

10. Malik S, Grzeschik K-H. Synpolydactyly:clinical and molecular advances. Clin Genet. 2008;73:113-20.

11. Merlob P, Grunebaum M. Type Ⅱ syndactyly or synpolydactyly. J Med Genet. 1986;23:237-41.

12. Sayli BS, Akarsu AN, Sayli U, et al. A large Turkish kindred with syndactyly type Ⅱ(synpolydactyly):1 field investigation, clinical and pedigree data. J Med Genet. 1995;32:421-34.

13. Wood VE. Treatment of central polydactyly. Clin Orthop. 1971;74:196-205.

2 型并指多指综合征

别称

2 型并指多指畸形（SPD2）

中央型并指多指畸形

3/3-prime/4 并指畸形合并掌骨和跖骨骨性结合

特征　手部第三和第四序列的复合型并指畸形,合并掌骨和 / 或跖骨水平的骨性连结。

背景　De Smet 等[1]在 1996 年首次报道本病发生在一个比利时家庭中,他们认为本病是 Cenani-Lenz 并指畸形的一种类型。在更进一步的研究中,Debeer 等[2]总结本病既不属于Cenani-Lenz 并指畸形,也不是 2q31 染色体上 HOXD13 基因的问题。随后,这些患者中发现了位于纤维蛋白 -1 基因上的突变。

病因　位于 22q13.31 染色体上的纤维蛋白 -1 基因

（FMLN1）中断。

临床表现　手足的复合型并指 / 趾畸形。通常本病患者的足部畸形较 SPD1 综合征更为严重[1-4]。尽管 SPD1 和 SPD2 的临床表现类似,但是区别在于分子层面。

全身肌肉骨骼　与 SPD1 相同。

上肢　与 SPD1 大致相同。因为掌骨的分叉和骨性连结也有发现。多指并指的情况更为严重,通常累及中指和环指序列(图 28.24)。不对称的骨骼结构必然导致中央手指间的

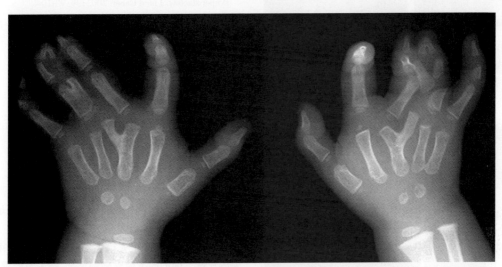

图 28.24　SPD2 影像学表现。双侧的手部畸形,表现为从中指掌骨远端分叉并延伸到环指的多指。这些都并非是镜像畸形。双手的中指都被拉向尺侧,成为复合型并指的一部分。双足可见跖骨的骨性结合

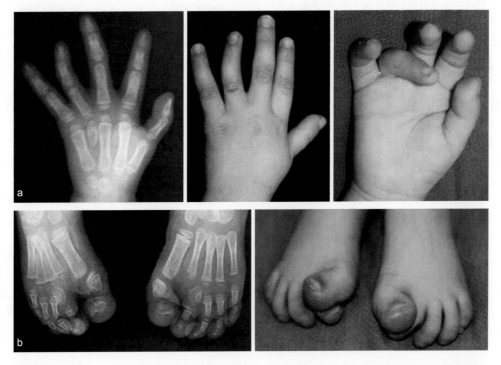

图 28.25　SPD2。a. 这名纤维蛋白 -1 基因突变的患儿具有起源自掌骨水平的多指,造成了旋转畸形和屈曲的剪刀手。b. 可见多个足趾的偏斜畸形。跛趾和第二足趾的趾骨形态不对称,有纵行包绕的骨骺。本患儿没有跖骨的骨性结合

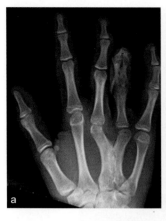
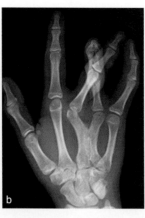

图 28.26　SPD2 手和剪刀手。a. 经过矫正,掌骨头位置良好,手指笔直而没有旋转。b. 由于骨间内在肌的缺失,内收外展不平衡,从而导致剪刀手或手指交叉常见

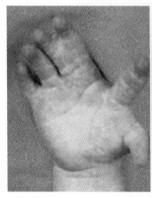
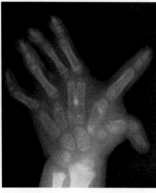

图 28.27　SPD2 多指。这一罕见的并指多指畸形包括了掌骨的骨性结合以及示指中指序列间的简单型并指,腕掌关节水平的示指序列多指,缩短偏斜的两节拇指和短且不对称的掌骨和近节指骨。(感谢 Vincent R. Hentz,Stanford,California 提供资料)

剪刀手表现(图 28.25 和图 28.26)。与指骨复合阵列相关的偏斜情况常被其上的皮肤并指所掩盖(图 28.27)。

下肢　足部较小,通常有后足水平的根骨和距骨的畸形。可见跖骨融合,足趾小而偏斜。多指通常发生在足部第五序列,且有复合型并趾。这些患儿通常还有踇趾和第二足趾的多指和 / 或纵行包绕的骨骺(图 28.25)。

脊柱　正常。

颌面　正常。

其他系统　正常。

参考文献

1. De Smet L,Debeer P,Fryns JP. Cenani-Lenz syndrome in father and daughter. Genet Counsel. 1996;7:153-7.

2. Debeer P,Schoenmakers EFPM,Thoelen R,et al. Physical mapping of the t(12;22) translocation breakpoints in a family with a complex type of 3/3-prime/4 synpolydactyly. Cytogenet Cell Genet. 1998;81:229-234.

3. Debeer P,Schoenmakers EFPM,Thoelen R,et al. Physical map of a 1.5 Mb region on 12p11.2 harbouring a synpolydactyly associated chromosomal breakpoint. Europ J Hum Genet. 2000;8:561-70.

4. Debeer P,Schoenmakers EFPM,Twal WO,et al. The fibulin-1 gene (FBLN1) is disrupted in a t(12;22) associated with a complex type of synpolydactyly. J Med Genet. 2002;39:98-104.

翼状胬肉综合征

别称

面生殖腘窝综合征

翼状胬肉指和生殖器异常

唇腭裂

下唇正中黏液囊肿

PPS 1

特征　唇腭裂合并下肢从坐骨结节延伸到足跟的蹼。手足的并指 / 趾畸形也可发生。

背景　Lewis[1]最先描述了一对唇腭裂合并下肢严重挛缩的兄妹。他们的下肢臀部到足部,膝关节严重的屈曲挛缩。没有包括颈部和上肢的翼状胬肉。

病因　本病由位于 1q32-q41 染色体上编码干扰素调节因子 -6 的基因突变引起。遗传方式为常染色体显性遗传[2,3]。

临床表现　几乎所有患儿都有唇腭裂或下唇的囊肿。可见下肢的挛缩,多于一半的患儿的手和 / 或足存在简单型的并指(图 28.28)。手指的指蹼有助于将本病和其他例如 Escobar 和 Van der Woude 综合征的疾病鉴别。在活产婴儿中发病率约为 1/300 000[4-7]。

全身肌肉骨骼　生长发育如常。除了膝关节的屈曲挛缩,四肢均正常。关节正常。

上肢　将近三分之二的患儿存在并指畸形,可能影响全部四个指蹼,不论是否是完全的,总是简单型的。骨骼的联合并不是本综合征的一部分。

下肢　杵状足和足趾的简单型并趾畸形可见。侧甲廓和甲上皱襞的异常凹陷也可见(图 28.28b)。

脊柱　隐性脊柱裂。

颌面　唇裂可能完全或不完全,伴有腭裂。下唇可能出现囊肿或唇凹。连颌畸形也可能出现。

其他系统　男性可出现阴囊对裂和隐睾,女性可出现大阴唇发育不良或先天性萎缩。阴道和子宫也可能发育不全。阴毛的分布可能异常延伸到大腿内侧。

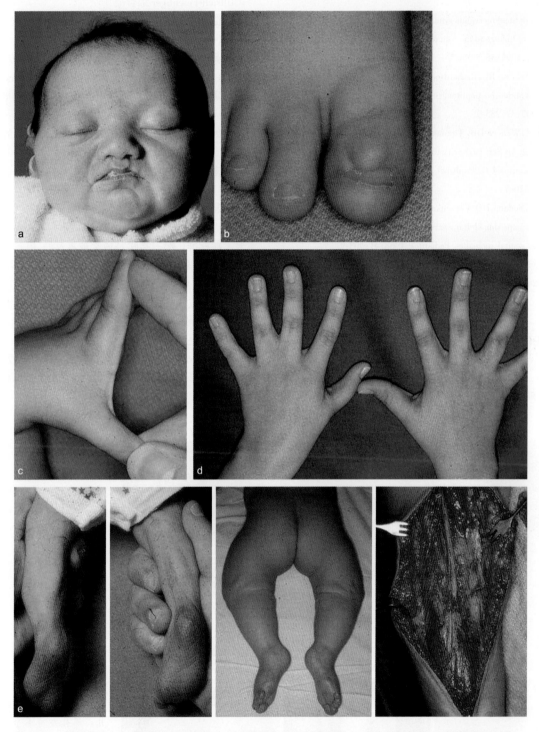

图28.28 腘蹼综合征。a.本患儿的父亲出生时也有不全的双向唇腭裂。b.甲床和甲板偏小,伴有甲沟的豁口。c.虎口处不完全的简单型并指。d.涉及中环指间指蹼的不完全的简单型并指。e.出生时出现的从膝延伸到踝显著的紧绷的蹼。1年后患儿站立时膝关节和踝关节都是屈曲的。在手术时,坐骨神经和腘神经是最紧的结构

参考文献

1. Lewis E. Congenital webbing of the lower limbs. Proc Roy Soc Med. 1948;41:864.

2. Chitty L. Popliteal pterygium syndrome:a clinical study of three families and report of linkage to the Van der Woude syndrome locus on 1q32. J Med Genet. 1999;36:888-92.

3. Kondo S,Schutte BC,Richardson RJ,et al. Mutations in IRF6 cause Van der Woude and popliteal pterygium syndromes (Letter). Nature Genet. 2002;32:285-9.

4. Escobar V,Weaver DD. The facio-genito-popliteal syndrome. Birth Defects Orig Art Ser. 1978;XIV(6B):185-92.

5. Froster-Iskenius UG. Popliteal pterygium syndrome. J Med Genet. 1990;27:320-6.

6. Gorlin RJ,Sedano HO,Cervenka J. Popliteal pterygium syndrome:a syndrome comprising cleft lip-palate,popliteal and intercrural pterygia, digital and genital anomalies. Pediatrics. 1968;41:503-9.

7. Soekarman D,Cobben JM,Vogels A,et al. Variable expression of the popliteal pterygium syndrome in two 3-generation families. Clin Genet. 1995;47:169-74.

Fraser 综合征

别称

隐眼畸形综合征

隐眼并指综合征

Meyer-Schwickerath 综合征

Fraser-François 综合征

Ullrich-Feichtiger 综合征

特征　隐眼畸形,耳和生殖器异常。建议缩写为 CS:隐眼畸形(ryptophthalmous)和并指畸形(syndactyly)。

背景　Fraser 综合征[1]最初由加拿大遗传学家 C. R. Fraser 在 1962 年首先描述并以他的名字命名。Fraser 描述了出生时就发现隐眼畸形并且合并各种包括并指畸形在内的颌面、内脏和骨骼肌肉系统异常的两姐妹。

病因　*FRAS1* 基因或 *FREM2* 基因突变引起的常染色体隐形遗传病[2]。

临床表现　很多患儿出生时还有肾脏缺如。存活的患儿失明,并且可能有智力障碍,最终死于肾脏衰竭[3]。

上肢　皮肤并指发生在多于 50% 的患者中,并且累及多个手指。Thomas 等[4]认为并指畸形是 Fraser 综合征的一个重要诊断标准。第三指蹼是最常被累及的,但是也可能有多个指蹼的受累(图 28.29)。缺指畸形和拇指发育不良甚至缺如也有出现[3]。轴后的多指畸形也有报道[5]。

下肢　皮肤并趾发生于超过 50% 的患者中,并且可能累及多个足趾。

脊柱　耻骨联合分离和胸骨缺如可能出现。

颌面　Fraser 最初的描述包括:泪管的缺如或畸形,中耳和外耳的畸形,高腭,鼻孔和舌头中板的分裂,器官距离过远,以及喉狭窄。

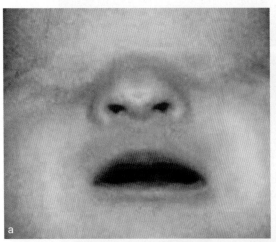
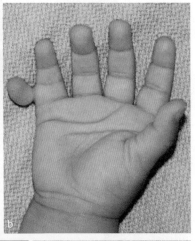
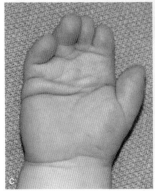
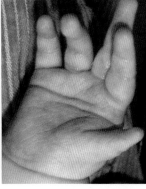
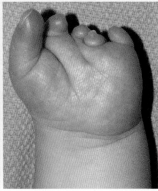

图 28.29 Fraser 综合征。a. 一个双侧先天性无眼畸形的新生儿。鼻孔发育不全,鼻梁凹陷。b. I 型尺侧多指通常是双侧的。c. 其他的手部畸形包括一个或多个指蹼的简单型并指畸形(左图),拇指发育不良,本病例为ⅢA型(中图),以及短指并指畸形(右图)。在本患儿中短指并指畸形累及了所有的 4 个手指,同时还有拇指发育不良

其他系统 肾脏缺如可能和性腺发育不全相关。小肠原始系膜也有报道[1]。

参考文献

1. Fraser GR. Our genetical 'load': a review of some aspects of genetical variation. Ann Hum Genet. 1962;25:387-415.

2. OMIM #219000 Online Mendelian Inheritance in Man. Johns Hopkins University. 2007. http://www.omim.org/. Accessed 2014.

3. Jones K. Smith's recognizable patterns of human malformation. 6th ed. Philadelphia:Elsevier Saunders;2006. p. 270-1.

4. Thomas IT, Frias JL, Felix V, et al. Isolated and syndromic cryptophthalmos. Am J Med Genet. 1986;25:85-98.

5. Pankau R, Partsch CJ, Janig U, et al. Fraser (cryptophthalmos-syndactyly) syndrome:a case with bilateral anophthalmia but presence of normal eyelids. Genet Counsel. 1994;5:191-4.

Saethre-Chotzen 综合征

别称

Ⅲ型尖头并指畸形

Chotzen 综合征

特征 短头畸形,上颌发育不全,突出的耳轮脚,以及并指。一名挪威精神病学家 Saethre[1] 在 1932 年描述了一名母亲,两个女儿及其亲戚表现出轻度的尖头畸形,颅骨不对称,以及部分手指和足趾的软组织并指畸形。Chotzen[2] 在 1932 年也报道了类似的情况发生在一名父亲和两个儿子中。

病因 本病是由位于 7p21.3-p21.2 染色体上的 *TWIST1* 基因突变引起的常染色体显性遗传病[3]。

临床表现 多数患者智力正常,但轻度到中度的智力障碍也可出现。

全身肌肉骨骼 患者偶有身材偏小。

上肢 皮肤局部的并指畸形最常见于示指和中指。环指掌骨过短,短指畸形,小指偏斜畸形,拇指发育不全,五指手和三节拇都可出现,偶有锁骨发育不全和上尺桡关节融合[4]。

肘关节挛缩也有报道[5]。

下肢 常表现为双侧对称的第四第五足趾并指畸形[6]。第一跖骨的重复和双足踇趾的远节趾骨一分为二都有出现[7]。足趾末节指骨的一分为二以及第一跖骨的缺如也有报道[5]。某些患者存在膝关节挛缩[5]。

颌面 突出的耳脚从根部延伸到耳轮,颅缝早闭合并囟门晚闭,上颌发育不良和扁平的额头都是常见的表现。偶尔出现面部不对称,一侧发育不全,另一侧器官间距过宽。一篇报道[5]称在一个 6 代的家系中存在:颅骨和眼眶的不对称(斜头),斜视和又瘦又长又尖的鼻子,腭裂和水眼。

其他系统 一项研究[8]发现 29 名来自 15 个不同家庭的 25 岁以上的女性本病患者中有 52% 罹患乳腺癌。心脏畸形也有出现[5]。

参考文献

1. Saethre M. Ein Beitrag zum Turmschädelproblem (Pathogenese Erblichkeit und Symptomatologie). Dtsch Z Nervenheilk. 1931;119:533-55.

2. Chotzen F. Eine eigenartige familiäre Entwicklungsstörung (Akrocephalosyndaktylie Dysostosis craniofacialis und Hypertelorismus). Mschr. Kinderheilk. 1932;55:97-122.

3. OMIM # 101400 Online Mendelian Inheritance in Man. Johns Hopkins University. 2007. http://www.omim.org/. Accessed 2013.

4. Jones K. Smith's recognizable patterns of human malformation. 6th ed. Philadelphia:Elsevier Saunders;2006. p. 468-71.

5. Waardenburg PJ, Franceschetti A, Klein D. Genetics and ophthalmology, vol 1. Springfield:Charles C Thomas;1961. p. 301-54.

6. Kurczynski TW, Casperson SM. Auralcephalosyndactyly:a new hereditary craniosynostosis syndrome. J Med Genet. 1988;25:491-3.

7. Legius E, Fryns JP, Van den Berghe H. Auralcephalosyndactyly: a new craniosynostosis syndrome or a variant of the Saethre-Chotzen syndrome? J Med Genet. 1989;26:522-4.

8. Sahlin P, Windh P, Lauritzen C, et al. Women with Saethre-Chotzen syndrome are at increased risk of breast cancer. Genes Chromosom Cancer. 2007;46:656-60.

29 第二十九章　短指畸形

短指是指手指或者脚趾过短，由先天性掌骨（短掌骨指）或者指骨（短指骨指）缺如或发育不良导致，多为常染色体显性遗传，常伴随其他异常比如侧屈畸形、多指、并指、Kirner 畸形和指关节粘连。根据分子、生化和影像学特点，将肢体遗传性骨病分为 37 组，短指属于其中一组——骨发育不良[1]。短指可累及单手或双手的单个或多个手指，远节指骨短小导致的短锥指和锥形骨骺导致的短宽指也包括在内。短指患者常伴有多种骨发育不良，黏多糖沉积症和染色体异常[2]。事实上，手部和上肢的先天性畸形大多都伴有拇指或其他四指的短小。此病并不指代某种特定综合征。

Bell 将短指分为 4 型（A~E）[3]，Temtamy 和 Mckusick 加以改进[4]：A 型累及中节指骨并进一步分为 4 个亚型。A1，拇指近节指骨和其他四指中节指骨发育不全；A2，示指中节指骨发育不全，呈菱形或三角形，伴示指侧屈畸形；A3，小指中节指骨发育不全，呈菱形或三角形，伴小指侧屈畸形；A4，示指和小指中节指骨过短伴指甲发育不良。B 型，拇指远节指骨分裂畸形，其他四指中节指骨发育不良，远节指骨发育不良或缺失，伴指甲发育异常（其他四指）。C 型，示指和中指近节指骨缩短。D 型，拇指远节指骨缩短变宽。E 型，一个或者多个掌骨不对称缩短，如短掌骨指（图 29.1a~e）。这种分型系统于 35 年前提出，对临床诊断和治疗都没有帮助，手外科医生也不怎么认可，但在儿科和遗传学文献中应用广泛，所以作者在此介绍该分型系统。短指变异较大，涉及许多先天畸形，需要一个统一的分型系统。一些人尝试将缺少一节或多节指骨的手指、先天性截肢、手指末端指骨缺失也归为短指（图 29.2 和图 29.3）。

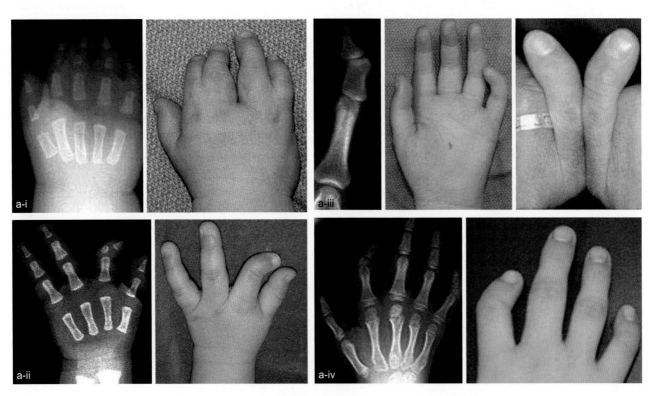

图 29.1　短指畸形——Bell 分类[3]。a.(i) 中节指骨过短，常伴有部分性或完全性皮肤并指；(ii) 中节指骨发育不良，伴侧屈畸形，此处呈桡侧偏曲；(iii) 小指的中节指骨发育不良，伴侧屈畸形，通常呈桡侧偏曲；(iv) 示指和小指中节指骨过短，远节指骨上指甲发育不良

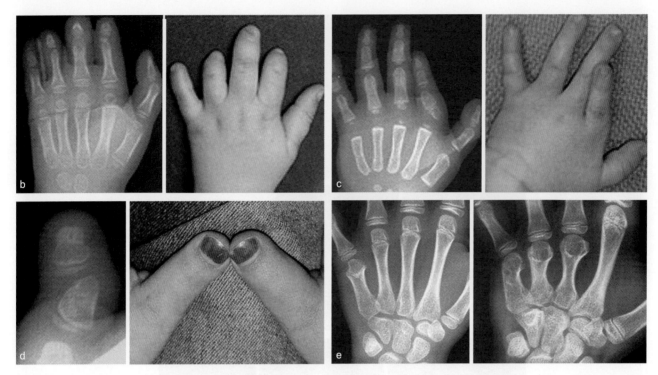

图29.1(续) 短指畸形——Bell 分类[3]。b. 中节指骨发育不良,部分远节指骨缺失,伴指甲过小发育不良。c. 示指近节指骨过短,偶尔累及中指。d. 拇指远节指骨缩短变宽;本例中拇指远节指骨增宽末端分叉,拇指近节指骨缩短,桡侧缘有纵向生长的骨骺。e. 单个或多个掌骨缩短(短掌骨畸形)

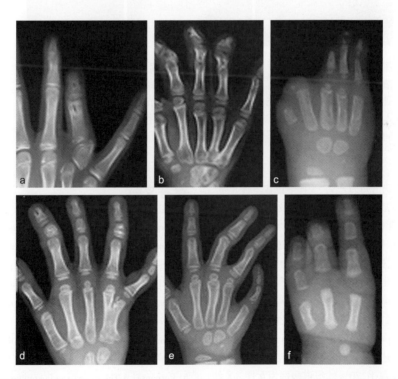

图29.2 短指畸形及相关综合征的 X 线片。短指常见于以下几种综合征:a. 多指并指综合征(中指),主要累及第四纵列(环指)。b. Apert 综合征,近节指骨和中节指骨之间指关节骨粘连。c. Poland 综合征,短指并指畸形,指骨发育不良或缺如,本例中还伴有拇指和示指纵列的严重受压。d. Crouzon 综合征,中节指骨发育不良,示指远节指骨末端分叉,第四和第五掌骨之间形成骨桥。e. Goltz 综合征,短指,见于典型分裂手,常累及第四和第五纵列,较少累及第三纵列。f. 短指,一侧拇指有两节指骨,手部有两根手指,不属于任何综合征

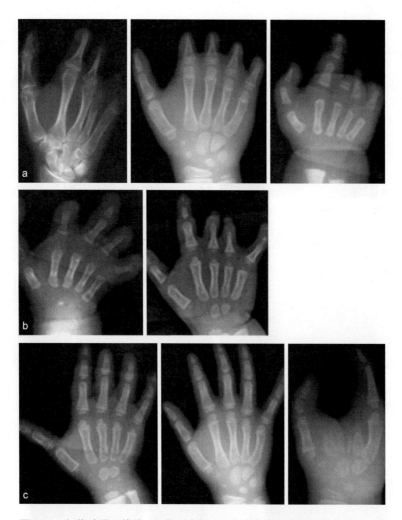

图 29.3 短指畸形 X 线片。短指可来源于一个或多个水平的缺失,包括:a. 近节指骨短小,中节指骨和远节指骨缺如;b. 近节指骨正常,中节指骨或远节指骨短小甚至缺如;c. 近节指骨和中节指骨正常,远节指骨发育不良甚至缺失。本例为双指手(缺指畸形),远节指骨短小,拇指近节指骨发育不良,小指近侧指间关节骨融合

Poznanski 将短指和缺指归为一类[5],其中包含多种异常,又将短指分为横向(病变成行)与纵向(病变成列)。横向手指发育不良可累及近节指骨(短近节指)、中节指骨(短中节指)和远节指骨(短末节指)。短末节指是指远节指骨过短,其与骨骺过早融合形成的锥形骨骺相关,相应的其背面的指甲也会发育不良,掌面的指腹过小呈锥形。Poznanski 描述了与短末节指相关的将近 50 种综合征,而将拇指末节指骨过短单独归为一类,作为一种单发的畸形或者累及单手或双手的显性遗传家族性手部畸形。我们在下面列举将近 70 种与短指相关的综合征。

Kirner 于 1927 年描述了一种畸形[6]:小指向桡侧成角,指尖向尺侧偏斜,常累及双手,70% 的报道病例为女性。X 线片显示远节指骨扁平缩短,向掌面桡侧弯曲成角,但是远端指间关节正常。David 和 Burwood 认为 Kirner 畸形患病率为 1/410,女性多于男性,其影像学特点包括:①桡侧骨端直径 1-2mm 边界清晰透光性病灶;②冠状面上远节指骨相对于中节指骨过短;③不累及骨骺和骨端的骨干硬化;④矢状面骨干过小(参见 Kirner 畸形)。

参考文献

1. Furga A , Unger S. Nosology and classification of genetic skeletal disorders:2006 Revision. Am J Med Gen. 2007;143A:1-18.

2. Temtamy S, Aglan M. Brachydactyly. Orphanet J Rare Dis. 2008;3:15.

3. Bell J. On brachydactyly and symphalangism. In:Penrose LS. Editor. The treasury of human inheritance. Cambridge:Cambridge University Press;1951.p. 1-31.

4. Temtamy SA, Mckusick VA. The genetics of hand malformations. New York:Alan R. Liss;1978 p. 187.

5. Poznanski A.The hand in radiographic diagnosis. 2nd ed. WB Saunders;1984. p. 209-62.

6. Kirner J. Doppelseitige Verkrümmungen des Kleinfingerendgliedes als selbständiges Krankheitsbild. Fortschr Geb Roentgenstr Nuklearmed. 1927;36:804.

7. David TJ, Burwood RL. The nature and inheritance of Kirner's deformity. J Med Genet. 1972;9:430.

相关综合征

OFDI/Gorlin-Psaume 综合征
阿斯科格 - 斯科特综合征
Du Pan 综合征
Feingold 综合征

Hajdu-Cheney 综合征
肢端发育不全
Mohr-Wriedt 综合征
Gorlin 综合征
Tabatznik 心手综合征
Melnick-Needles 综合征
Coffin-Siris 综合征
胎儿华法林综合征
胎儿酒精综合征
胎儿乙内酰脲（狄兰汀）综合征
胎儿氨蝶呤 - 甲氨蝶呤综合征
唐氏综合征
Gapo 综合征
早老综合征
Smith-Magenis 综合征
Fryns 综合征
Apert 综合征
Carpenter 综合征
Christian 综合征
Hollister-Hollister 综合征
手 - 足 - 子宫综合征
Hunter-Fraser 综合征
Poland 综合征
Dubowitz 综合征
Prader-Willi 综合征
3C 综合征
耳 - 上颚 - 指综合征 2 型
Coffen-Lowry 综合征
X 连锁 α 地中海贫血 - 精神发育迟滞综合征
Adams-Oliver 综合征
Holt-oram 综合征
短肋多指综合征
肌发育不良
Lenz-Majewski 骨肥厚
锁骨颅骨发育不全
Saethre-Chotzen 综合征
Pfeiffer 综合征
Muenke 综合征
多发性骨性联接综合征
Borjeson-Forssman-Lehmann 综合征
Alagille 综合征
Bardet-Biedl（Laurence-Moon-Biedl）综合征
Peters-Plus 综合征

Toriello-Carey 综合征
毛发 - 鼻 - 指骨综合征
Langer-Giedion 综合征
下颌 - 肢端发育不良
Cornelia de Lange 综合征
Turner 综合征
Hajdu-Cheney 综合征
Rubinstein-Taybi 综合征
Silver-Russel 综合征
Albright 假性甲状旁腺功能减退症
Robinow 综合征
Goltz（局灶性真皮发育不良）综合征
变形性骨发育不良
Sorsby 综合征
Liebenberg 综合征
Weil-Marchesani 综合征
Coffin-Siris 综合征
Biemond 综合征
Larsen 综合征
Noonan 综合征
软骨发育不良

口面指综合征

别称
OFD 综合征I型
OFDI
Papillon-Leage 综合征
Psaume 综合征
Gorlin-Psaume 综合征

特征 表现为面部、口腔（口唇和牙齿）和手指 / 脚趾的畸形。

背景 Papillon-Leage 和 Psaume[1] 于 1954 年报道了 8 名女性病例，患者表现为唇系带异常，牙槽突裂和舌裂，颅顶和鼻腔不对称，并指或三叉载状手，家族性震颤，精神发育迟滞。Gorlin[2] 于 1961 年在英文文献中报道了 4 名病例，患者表现为面部和头颅畸形，下颌裂和舌裂，手指侧屈畸形，短指畸形，偶有轴后多指。

病因 该病为 X 连锁显性遗传，由染色体 Xp22.2 上 *CX-ORF5* 基因突变导致，在男性为致死性遗传病。

临床表现 口面指综合征是一组疾病，由口腔（口唇和牙齿）、面部结构和指趾发育异常所导致，大致分为 13 型，各型之间重合之处较多。以下 7 型有多种名称：

- OFD I：Gorlin-Psaume 综合征
- OFD II：Mohr 综合征或 Mohr-Claussen 综合征
- OFD III：Sugarman 综合征
- OFD IV：Baraitser-Burn 综合征

- OFD V:Thurston 综合征
- OFD VI:Juberg-Hayward 综合征、Varadi 综合征或 Varadi-Papp 综合征
- OFD VII:Whelan 综合征

OFD I 型最常见,患者多为女性,伴有精神病性症状、癫痫、迟发型高血压和肾衰竭[3]。舌部多发肿块可导致喂养困难[4]。因具有特征性的 X 连锁遗传模式和特征性的多囊肾病变,OFD I 型易其他类型 OFD 区分开来。

上肢 OFD 常累及双手,也可只累及单手,表现为短指畸形、侧屈畸形、并指畸形[1]或者轴后多指。手部不规则矿化是 OFDI 的特点。在手部,并指畸形多为单纯性,可为完全性或不完全性并指,在足部则,并指畸形多累及第 2~3 趾,也为单纯性。侧屈畸形总是累及双侧小指,双侧拇指也常累及。女性 OFDI 患者可表现为不同程度的拇指发育不良 (图 29.4)。

下肢 可表现为短趾畸形和大踇趾多趾畸形,未曾见过小腿、足踝和脚后跟的严重畸形。

颅面 小头畸形,唇裂和腭裂,悬雍垂裂,唇系带肥厚,面部、头皮和耳部粟粒疹,额部隆起,眶距过宽,鼻翼软骨发育不良,以及小颌畸形这些表现曾有报道[5],头发干枯稀疏也有报道[6]。内眦赘皮、内眦距过宽、睑裂下斜和宽鼻梁是其特点 (图 29.4)。口腔内异常多为各种裂,分叉或分叶舌,高鄂穹或腭裂,牙齿异常,牙齿缺失或龋齿。

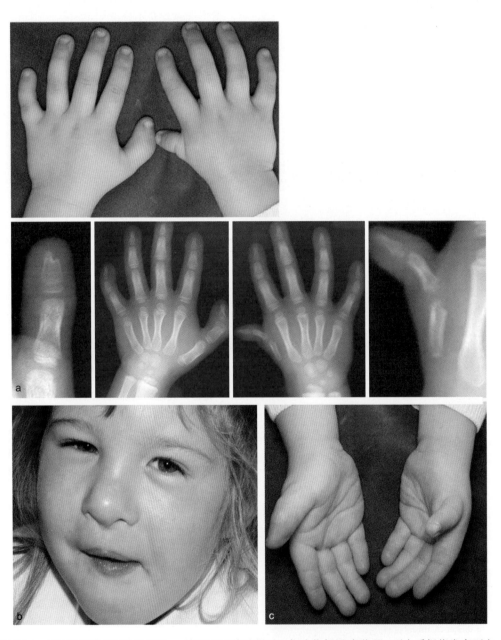

图 29.4 口面指综合征 I 型(OFDI)。a. 肉眼和 X 线片提示双侧小指侧屈畸形,IIIB 型右手拇指发育不良,左手拇指多指畸形矫正欠佳。注意到左手远节指骨分叉或缺口,右手极度发育不良伴第一腕掌关节缺失。
b. 女性患者,宽鼻梁,内眦距过宽,上唇过长。腭裂,牙槽嵴肥厚,多发牙齿缺失,多发龋齿没有展现出来。
c. 双侧鱼际肌缺失,拇指侧屈畸形(不严重)。一侧拇指发育不良,对侧拇指多指畸形,这在临床上很少见

其他系统 多囊肾很常见,其次是脑部和心脏畸形,还可伴有肝纤维化。伴多囊性疾病的患者将近 50% 于成年发病。神经系统症状包括精神发育迟滞(40%),各种神经系统畸形,如胼胝体缺失、脊髓脊膜膨出、脑水肿,以及小脑异常和蛛网膜囊肿。

参考文献

1. Papillon-LeageMme,Psaume J. Dysmorphie des freinsbuccaux:huit observations. Actual Odontostomatol. 1954;25:7-26.

2. Gorlin RJ,Anderson VE,Scott CR. Hypertrophied frenuli,oligophrenia, familial trembling and anomalies of the hand:report of four cases in one family and a forme fruste in another. New Eng J Med.1961;264:486-9.

3. OMIM #311200 Online Mendelian Inheritance in Man. Johns Hopkins University. 2007. http://www.omim.org/. Accessed 2013.

4. Mihci E,Tacoy S,Ozbilim G,et al. Oral-facial digital syndrome type 1. Indian Pediatr. 2007;44(11):854-6.

5. Larralde de Luna M,Raspa ML,Ibargoyen J. Oral-facial-digital type 1 syndrome of Papillon-Leage and Psaume. Pediat Derm.1992;9:52-6.

6. Jones K. Smith's recognizable patterns of human malformation. 6th ed. Philadelphia:Elsevier Saunders;2006. p. 292-5.

Aarskog-Scott 综合征

别称
Aarskog-Scott 综合征
面 - 指 - 生殖器综合征
围巾样阴囊综合征
面生殖器发育异常

特征 身材矮小,眼距过宽,短指畸形,围巾阴囊,注意缺陷与多动障碍。建议缩写为 DHSB,分别代表身材矮小(diminutive stature)、面部五官间距过远(hypertelorism)、围巾阴囊(shawl scrotum)和短指畸形(brachydactyly)。

背景 Aarskog 于 1970 年描述该病[1],X 连锁遗传,表现为眼距过宽、鼻孔前倾、上唇宽大、鞍囊或围巾样阴囊。Scott[2] 于 1971 年强调了韧带松弛相关表现,包括手指和颈椎活动度过大、膝反屈和扁平足。

病因 此病为染色体 Xp11.21 上 *FGD1* 基因突变导致,X 连锁隐性遗传。西苏格兰大学的 Porteous 和 Goudie[3] 在 160 万人群中发现了 12 例患者,但是他们认为实际发病率更高,因为病变轻微会导致诊断不足。

临床表现 此病的产前诊断曾有报道[4]。男性患者病变典型,女性常作为携带者,有时也会有疾病的表型特征。至少 1/3 的患者出现精神发育迟滞或者智力迟缓,大多数患者没有精神发育迟滞但是有多动症的行为特征。也有报道患者表现为注意缺陷与多动障碍(ADHD),偶伴癫痫发作。女性携带者容易漏诊,因其常表现为额头突出的 V 形发尖,身材矮小,缺少典型的临床特点。

全身肌肉骨骼 由于喂养困难,患者通常身材短小,生长迟缓且缺少生长高峰期,肥胖也很少见。患者可有反复发作的呼吸道感染[5]。

上肢 手部畸形以短指最常见,由中节指骨发育不良所导致(图 29.5)。其他常见的畸形包括:手掌宽短,指垫突出,不完全性并指或轻度交叉指型(完全性和不完全性单纯性并指),小指侧屈畸形,典型分裂手,通贯掌,拇指宽大。末节指骨头可有分叉。其他少见的畸形包括近侧指间关节松弛,伴远侧指间关节屈曲畸形、僵硬,肘外翻[7]。

下肢 可表现为短趾畸形和蹈趾宽大,扁平宽足及与 Rubenstein-Taybi 综合征相似的球根状趾(bulbous toe)较为少见。韧带松弛可导致髋脱位[6]。多发的剥脱性骨软骨炎也有报道[7]。

脊柱 短颈伴或不伴有颈蹼,胸骨畸形和漏斗胸,颈椎发育不良,相互之间骨性结合伴脊柱裂[5]。

颅面 圆脸,额头宽阔,面部器官间距过宽,宽鼻梁,粗短鼻,鼻孔前倾,上颌发育不良。

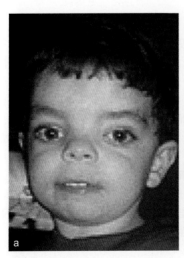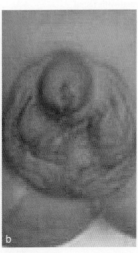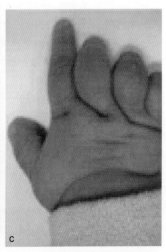

图 29.5 阿斯科格综合征。a. 面部间距过宽、鼻背下陷和宽鼻尖在这位年轻患者中比较典型。b. 围巾样或鞍囊样阴囊,轻微尿道下裂,睾丸未下降。c.手指过短,屈曲

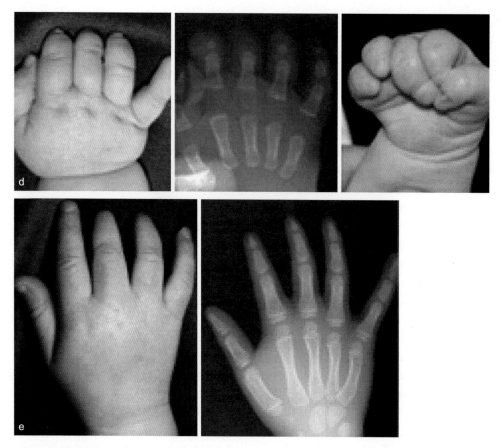

图 29.5（续） 阿斯科格综合征。d. 短指畸形常由中节指骨或末节指骨发育不良导致。远节指骨缺损可导致甲板过小。e. 另一位年龄稍大的男童，畸形程度较轻。小指侧屈畸形（此处没有显示）较为常见

其他系统　围巾样阴囊见于大多数患者，隐睾症和脐疝也常见。室间隔缺损、主动脉根部扩张和主动脉瓣膜下狭窄都有报道[8]。

参考文献

1. Aarskog D. A familial syndrome of short stature associated with facial dysplasia and genital anomalies. J Pediatr 1970;77(5):856-61.

2. Scott CI. Unusual facies, joint hypermobility, genital anomaly and short stature: a new dysmorphic syndrome. Birth Defects Orig ArticSer. 1971; 7(6):240-6.

3. Porteous MEM, Goudie DR. Aarskog syndrome. J Med Genet.1991;28: 44-47.

4. Sepulveda W, Dezerega V, Horvath E, et al. Prenatal sonographic diagnosis of Aarskog syndrome. J Ultrasound Med. 1999 Oct;18(10):707-10.

5. Jones K. Smith's recognizable patterns of human malformation. 6th ed. Philadelphia:Elsevier Saunders;2006. p. 134-5.

6. Zielinski JA, Pack LL. Bilateral anterior hip dislocation in a child with Aarskog syndrome:a case report. J Pediatr Orthop. 2008 Oct-Nov;28 (7):729-32.

7. Berry C, Cree J, Mann T. Aarskog's syndrome. Arch Dis Child.1980; 55:706-10.

8. Nouraei SM, Hasan A, Chaudhari MP, et al. Aarskog syndrome with aortic root dilatation and sub-valvular aortic stenosis:surgical management. Interact Cardiovasc Thorac Surg. 2005 Feb;4(1):47-8.

Du Pan 综合征

别称
腓骨发育不全合并复杂短指畸形。

特征　腓骨发育不良，复杂短指畸形。有人建议缩写为 FB，代表腓骨发育不良和短指畸形。

背景　Du pan[1]于 1924 年首次报道该病，一位阿尔及利亚男童表现为复杂的短指畸形伴双侧腓骨缺失。

病因　此病为常染色体隐性遗传[2]，由 GDF5 基因突变导致。

临床表现　患者双亲之间常有血缘关系，一份包含 7 代人的家系分析发现 7 名男性和 2 名女性表现为腓骨发育不良和复杂短指畸形[2]。近亲结婚被认为是致病因素。此病常为双侧对称性改变，可导致短肢侏儒症。

上肢　Gerbe[4]于 1955 年报道了一对兄妹（其父母是第一代表亲），两人表现为掌骨短、腕骨小、示指桡侧偏斜，伴多角形中节指骨（图 29.6）。Kohen 等[3]报道了尺骨远端发

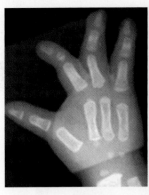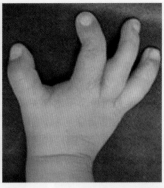

图 29.6　Du Pan 综合征。一根手指缺如,其余手指的中节指骨发育不良,示指桡侧偏斜是其特点。尺骨远端变短,但无弯曲

育不良导致桡骨弯曲。Szczaluba 等[5]报道了肢体中段变短,短指畸形和不完全性并指畸形。Douzgou 等[6]报道了中节指骨缺失,掌骨发育不良,腕骨和近节指骨缺失。Temtamy 和 McKusick[7]报道了示指的侧屈畸形。由于中节指骨及腕骨发育不良,其他手指比如中指、环指和小指可变短成角。

下肢　腓骨变短,经常表现为腓骨发育不良甚至腓骨缺失,可见足内翻和足外翻畸形,伴踝关节处胫骨内脱位。

参考文献

1. Du Pan CM. Absence congenitale du perone sans deformation du tibia: curieuses deformations congenitales des mains. Rev Orthop.1924;11: 227-34.

2. Ahmad M, Abbas H, Wahab A, et al. Fibular hypoplasia and complex brachydactyly (Du Pan syndrome) in an inbred Pakistani kindred.Am J Med Genet. 1990;36(3):292-6.

3. Kohn G, Veder M, Schoenfeld A, et al. New type of autosomal recessive short-limb dwarfism with absent fibulae, exceptionally short digits, and normal intelligence. Am J Med Genet. 1989;34: 535-40.

4. Grebe H. Chondrodysplasie. Rome:Istituto Gregorio Mendel;1955.

5. Szczaluba K, Hilbert K, Obersztyn E, et al. Du Pan syndrome phenotype caused by heterozygous pathogenic mutations in CDMP1 gene. Am J Med Genet. 2005;138 A:379-83.

6. Douzgou S, Lehmann K, Mingarelli R, et al. Compound heterozygosity for GDF5 in Du Pan type chondrodysplasia. Am J Med Genet.2008;146 A:2116-21.

7. Temtamy S, McKusick V. The genetics of hand malformations. NewYork:Alan R. Liss Inc.;1978. p. 173.

Feingold 综合征

别称

眼指食管十二指肠综合征(ODED 综合征)

小头 - 眼 - 指 - 食管 - 十二指肠综合征(MODED 综合征)

特征　小头畸形,示指和小指中节指骨变短,食管和十二指肠闭锁。

背景　Murray Feingold[1]于 1957 年首次报道了同一家庭的 3 名病例,具备此病的所有典型表现(除眼部表现之外)。Feingold 等[2]于 1997 年完善了此病定义,并报道了来自 6 个家庭的 12 名病例,表现为不同程度的小头畸形和学习障碍。Frydman 等[3]描述了具有相似异常表现的 4 个家庭,取名为小头 - 眼 - 指 - 食管 - 十二指肠综合征(MODED 综合征)。

病因　此病为常染色体显性遗传,由染色体 13q31.3 上 *MIR17HG* 基因的半合子缺失导致[4]。

临床表现　此病常于出生后因食管小肠闭锁而诊断。患者常由学习障碍和精神发育迟滞,但是智力可以正常。

全身肌肉骨骼　身材矮小偶见报道[3,5]。

上肢　短中节指骨是最常见的手部畸形,一般累及同侧手的示指和小指(图 29.7)[6-8]。拇指发育不良及小指的并指和侧屈畸形也很常见。短指畸形、分裂手和中指掌屈畸形比较少见。

下肢　并指畸形一般累及第 2 和 3 指或者第 4 和 5 指。踇趾外翻和第 4-5 脚趾受压变形也有报道[8]。

脊柱　骶椎部位可出现椎骨畸形,表现为 S4 椎体矢状裂

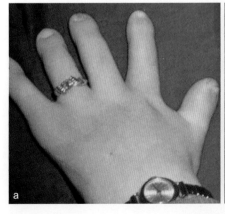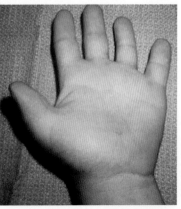

图 29.7　Feingold 综合征。a. 中节指骨过短导致手指过小,只有一个指间关节屈曲皱褶。指蹼正常,远节指骨短小导致指甲也小

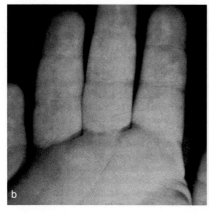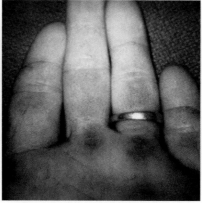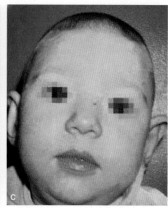

图 29.7(续) Feingold 综合征。b. 女儿(左图)和父亲(右图)小指都短,由 Feingold 首次报道。c. 颅面部特点包括小头畸形,大耳朵,宽鼻梁,前倾鼻孔。这位患儿也有食管和肛门闭锁。(感谢 Murray Feingold 医学博士供图)

和 S5 缺失[9]。

颅面 睑裂短、鼻梁宽、鼻孔前倾和耳聋都有报道,小颌畸形和大耳朵也有报道。

其他系统 小肠(食管/十二指肠)闭锁是此病的最典型特点,1/3 的患者可出现梗阻表现[10]。先天性肛门闭锁和直肠膀胱瘘也有报道[11]。心脏异常如动脉导管未闭,以及肾脏异常如慢性肾炎、肾功能不全和肾性高血压也可出现[6]。曾有报道一位患者的 MRI 结果,显示大脑和小脑白质 T2 加权像为高信号[12]。

参考文献

1. Feingold M. Case report 30. Synd Ident. 1975;3;16-7.

2. Feingold M, Hall B, Lacassie Y, et al. Syndrome of microcephaly, facial and hand abnormalities, tracheoesophageal fistula, duodenal atresia, and developmental delay. Am J Med Genet. 1997;69;245-249.

3. Frydman M, Katz M, Cabot SG, et al. MODED:microcephalyoculo-digito-esophageal-duodenal syndrome. Am J Med Genet 1997;71;251-7.

4. OMIM # 164280 Online Mendelian Inheritance in Man. Johns HopkinsUniversity. 2007. http://www.omim.org/. Accessed 2014.

5. Shaw-Smith C, Willatt L, Thalange N. Growth deficiency in oculodigito-esophagoduodenal (Feingold) syndrome-case report and review of the literature. Clin Dysmorphol. 2005 Jul;14(3);155-8.

6. Kawame H, Pagon RA, Hudgins L. Digital anomalies,microcephaly, and normal intelligence:new syndrome or Feingold syndrome? Am J Med Genet. 1997;69:240-4.

7. Brunner HG, Winter RM. Autosomal dominant inheritance of abnormalities of the hands and feet with short palpebral fissures, variable microcephaly with learning disability, and oesophageal/duodenal atresia. J Med Genet. 1991;28:389-94.

8. Kocak H, Ozaydin E, Kose G, et al. A Feingold syndrome case with previously undescribed features and a new mutation. Genet Counsel.2009;20:261-7.

9. Piersall LD, Dowton SB, McAlister WH, et al. Vertebral anomalies in a new family with ODED syndrome. Clin Genet. 2000;57:444-8.

10. Courtens W, Levi S, Verbelen F, et al. Feingold syndrome:report of a new family and review. Am J Med Genet. 1997;73:55-60.

11. Buttiker V, Wojtulewicz J, Wilson M. Imperforate anus in Feingold syndrome. Am J Med Genet. 2000;92:166-9.

12. Lehman VT, Patterson MC, Babovic-Vuksanovic D, et al. Cerebral and cerebellar white matter abnormalities with magnetic resonance imaging in a child with Feingold syndrome. Am J Med Genet A.2009 Dec;149 A(12):2824-7. doi:10.1002/ajmg.a.33108.

本症状被称为尺侧多指、轴后多指、第五指重复、轴后六指畸形和尺侧重复畸形。它表现为多出与小指相邻的第六个手指。多指是上肢最常见的先天性畸形，多为尺侧赘生完整或部分手指。在所有大型手册中都是如此。

在美国，非洲裔美国人尺侧多指的发病率比白种人高10倍[1]，前者的发病率为1/300，而后者为1/3 000[2-4]。尺侧多指比桡侧多指更常见，但由于大部分仅表现为手掌尺侧的小赘生物而无需治疗，因而报道率较低（图30.1）。与桡侧多指相比，尺侧多指多表现为双侧性，并可能同时影响手和脚。它在男性中更常见。罕见的多指类型可发生于手的中间3指内，作为一个单独的分类而被称为多指并指。

一些研究[5,6]表明，在小型赘生指（I型）和具有更多成型的手指结构（II型和III型）的尺侧多指间存在的遗传差异，后者具有显性遗传模式。然而该症状也可以散发。Temtamy和McKusick[7]的分类系统类似于Stelling[8]和Turek所概述的分类系统[9]。在I型中，一个小的、形成不良的手指通过包含完整神经血管束的皮肤桥连接到手掌尺侧。在II型中，存在与双侧掌骨骨节连接的重复的手指结构。在III型中，存在整个手指的完全重复（图30.2）。Rayan和Frey[10]最近提出了一种更全面的分类，其包含大多数尺侧多指的变型（表30.1）。

尺侧多指的解剖异常根据类型有所不同。在I型和II型畸形中，在非功能性、有蒂的圆形皮肤赘生物中仅包括皮赘或小的神经血管束。蒂内存在一条动脉、两个伴行静脉和一根

表30.1　尺侧多指的Rayan-Frey分类（2001）

I型	软组织块（类似疣）
II型	无功能的带蒂手指（类似棒棒糖）
III型	与第五掌骨连接的功能良好的手指
IV型	完全复制的单独的第六掌骨
V型	杂合异常，如尺侧并指多指

神经。皮肤桥的长度/范围可以变化，而且与近节指骨相连的骨性连接十分少见。两个第五指骨越靠尺侧发育越不完全。当母亲带着她们的年幼的孩子在初级诊疗机构就诊时，许多小的赘生物被误诊为疣（寻常疣）（图30.1）。有时婴儿会吸吮皮赘，使其变得肿胀和水肿。相应的上颚畸形在赘生物切除后可恢复正常。一些II型尺侧多指可在婴儿室中使用结扎法治疗。Patillo和Rayan[11]报道了这种做法的并发症。

随着多指在掌指关节，掌骨或腕掌关节水平具有更近的起源，尺侧的重复部分将包含发育更充分的内在肌肉，侧副韧带和外在屈肌和伸肌肌腱的分裂。尺侧的骨骼结构通常较小。骨性连接存在相当大的变化，并且不同综合征可具有某些特殊的结构（图30.3）。通常不存在手指屈曲。指甲尺寸反映了远节指骨的支撑水平。外在屈肌和伸肌肌腱将在分支处分裂，

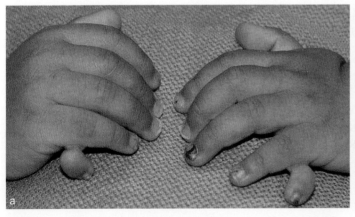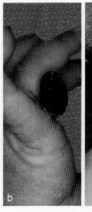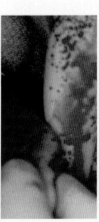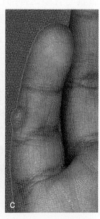

图30.1　尺侧多指。a. 对非洲裔美国儿童II型（Rayan-Frey）尺侧多指的广泛检查无需阳性家族史。b. 于新生儿病房结扎处理的赘生指可能不会脱落，并发生感染，且仍具有明显的血管。c. 尺侧多指I型（Rayan-Frey）可能被误诊为疣

I 型

II 型

III 型

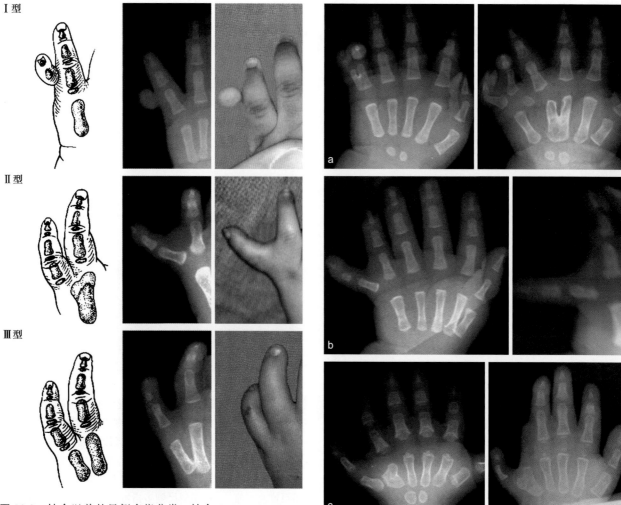

图 30.2 结合以前的尺侧多指分类。结合 Temtamy-McKusick Stelling-Turek 分类法将尺侧多指分成 3 种一般类型：I 型，经皮肤桥与手指连接的单纯软组织赘生物，无骨骼连接；II 型，指骨或掌骨水平伴骨骼连接的大的皮肤桥；III 型，腕掌关节水平的整个手指的完全重复或发育。(引自 Mathes，SJ，Hentz，VR.(2006) Plastic Surgery，Vol. 8. Saunders；2nd. Edition，p. 246)

神经血管结构也是如此。在伸展(背)侧，通常存在将两个伸肌腱与骨膜延伸部连接的大的厚束带。远离分裂位点的屈肌支持带不作为功能结构存在。小鱼际肌起源于掌骨近端，但可能不能总是附着到两个部分的尺侧，特别是重复部分大小相同时(图 30.4)。

完整的 III 型多指包含一组完整的小鱼际侧内在肌肉。尺神经的两个单独的分支支配该多余的手指，并且尺神经运动支可以从腕尺管内神经的尺侧的正常位置开始分支。IV 型多指具有发育完全的第六指，其具有内在和外在的肌肉以及神经血管束。V 型尺侧多指为混合异常，例如影响手尺侧的并指多指和不可分类的尺侧重复畸形。

图 30.3 尺侧多指影像图片。a. 尺侧多指 III 型(Rayan-Frey)源于近节指骨的近端部分。注意右侧尺侧多指的桡侧弯曲。这是由于异常肌腱的插入。该综合征常见第三和第四手指之间的掌骨连接。b. 这些手指在不对称的裂为两半的掌骨头处共享一个掌指关节。小鱼际肌附着在尺侧手指上，并且只有一个侧副韧带。c. 更近的掌骨分支。两部分的运动通常不正常。右手因桡侧部分发育不良更重而出现异常，这将直接影响手术矫正的效果

尺侧重复相关的综合征与在白种人中比非裔美国人更常见[12-15]。其包括染色体综合征(13 和 18- 三体)、骨发育不良(软骨发育不全，Ellis von Creveld)、影响眼睛的综合征(Laurence-Moon-Biedl)，涉及皮肤的综合征(Bloom，Goltz)、口面综合征(唇裂，Meckel)，以及和具有精神缺陷的综合征(Cornelia de Lange，Smith-Lemli-Opitz)。在具有阴性家族史的高加索儿童尺侧多指的发生对可能的综合征的处理显得十分必要，对于出生具有桡侧多指的非洲裔美国儿童亦是如此。

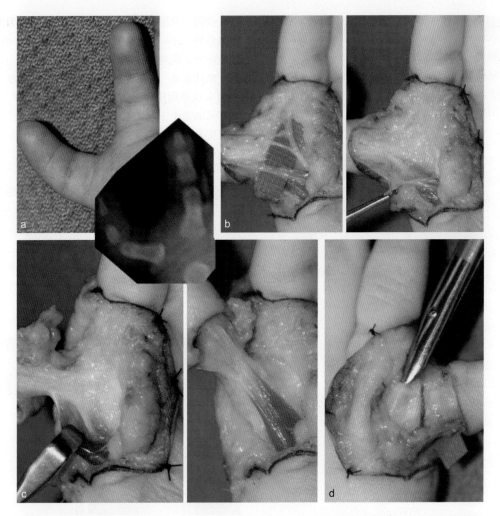

图 30.4 尺侧多指中的软组织。a. 尺侧多指Ⅲ型（Rayan-Frey）具有共同的掌指关节。b. 共同的手指神经于关节间隙水平分叉。尺侧拇指仅在尺侧有一动脉。肌肉萎缩源自近端掌骨。c. 屈肌腱宽且分裂。小鱼际肌收缩而其他直接附着至屈肌上。两者均在右边直接插入。近端起源是掌骨，而不是屈肌腱。d. 在背面，宽的纤维带与伸肌腱连接

参考文献

1. Frazier T. A note on race-specific congenital malformation rates. Am.J. Obstet. Gynecol., 1960. 80：p. 184-185.

2. Woolf C and N. Myrianthopoulos. Polydactly in American Negroes and Whites. Am. J. Hum. Genet., 1973. 25：p. 397-404.

3. Nathan P. and R. Keniston Crossed polydactyly. J. Bone Joint Surg., 1975. 57（A）：p. 847-849.

4. Temtamy S. and V. McKusick. Synopsis of hand malformations with particular emphasis upon genetic factors. Birth Defects, 1969. 3：p. 125-184.

5. Sverdrup A. Postaxial polydactylism in six generations of a Norwegian family. J. Genet, 1922. 12：p. 217-240.

6. Odiorne J. Polydactylism in related New England families. J. Hered., 1943. 34：p. 45-56.

7. Temtamy SA, McKusick VA. Synopsis of hand malformations with particular emphasis on genetic factors. Birth Defects. 1969, 5：125-84.

8. Stelling F. The upper extremity. Orthopedic Surgery in Infancy and Childhood, ed. F. AB. 1963, Baltimore：Williams and Wilkins. 282-402.

9. Turek S. Orthopaedic Principles and their Application. 1967, Philadelphia：J. B. Lippincott. pp. 123

10. Rayan GM, Frey B. Ulnar polydactyly. Plast Reconstr Surg. 2001 May；107（6）：1449-54；discussion 1455-7.

11. Patillo D Rayan G. complications of suture ligation ablation for ulnar polydactyly：a report of two cases. HAND 2011；6：102-5.

12. Kelikian H. Congenital Deformities of the Hand and Forearm. 1974, Philadelphia：WB Saunders.

13. Wood V. Operative Hand Surgery. 3rd ed. Postaxial polydactyly（little finger polydactyly）, ed. G. DP. 1993, New York：Churchill Livingstone. 485-490.

14. Temtamy S and V. McKusick. Polydactyly. Birth Defects, 1978. 14：p. 364.

15. Ruby L and M. Goldberg. Syndactyly and polydactyly. Orthop. Clin. North Am., 1976. 7：p. 361-374.

相关综合征

Pallister-Hall 综合征

Ellis-van Crevald 综合征（软骨外胚层发育不良）

Bardet-Biedl 综合征（Laurence-Moon-Biedl）

Mohr（莫尔）综合征

Acrocallosal 综合征

McKusick-Kaufman 综合征（子宫阴道积液 - 轴后多指）

Meckel-Gruber 综合征

Oto-Palato-Digital 综合征，Ⅱ型

Greig 综合征

Goltz（局灶性皮肤发育不全）综合征

Bloom 综合征

短肋多指综合征（Majewski / Saldino-Noonan 综合征）

13- 三体综合征

18- 三体综合征

3p 缺失综合征

Smith-Lemli-Opitz 综合征

Simpson-Golabi-Behmel 综合征

Hydrolethalus 综合征

胎儿丙戊酸钠（Fetal Valproate）综合征

口面指（Sugarman）综合征

Carpenter 综合征

Biemond 综合征

Jeune 综合征

Oliver 综合征

尺骨乳腺（Ulnar mammary）综合征

软骨发育不良综合征

Cornelia de Lange 综合征

并指多指综合征

Pallister-Hall 综合征

别称

PHS

下丘脑错构瘤，垂体功能减退症，无孔肛门和轴后多指

特征 下丘脑错构瘤，垂体功能障碍，尺侧多指以及内脏畸形。建议首字母缩略词为 HPU，代表下丘脑性错构瘤（hypothalamic hamartoma）、垂体功能障碍（pituitary dysfunction）和尺侧多指（ulnar polydactyly）。

背景 Judith Hall、Philip Pallister 及其同事[1]在 1980 年报道了 6 例下丘脑错构瘤，轴后多指和无孔肛门综合征的婴儿。他们描述了这些患者的其他异常，例如喉裂、肺部异常、肾脏发育不良或发育异常、第四（环）掌骨短缩、指甲发育不良、多发颊系带、肾上腺功能减退、小阴茎、先天性心脏病和子宫内生长迟缓。Pallister[2]在 1989 年报道了另外 3 个伴或不伴额外肾脏异常的病例，包括肾盂积水和伴左肾缺如的输尿管积水。

病因 该综合征是由于常染色体显性基因突变引起。它由染色体 7p14 上的 GLI3 基因中的杂合突变引起。然而，大多数病例是偶发的并且是新突变的结果。

临床表现 胎儿超声可能有助于产前诊断。磁共振成像也越来越多地用于 PHS 的早期诊断[3]。胎死宫内在一些情况下可能是由于促肾上腺皮质激素缺乏所致[4]。男女均可患病。生长发育可能异常，亦有可能正常。可能出现青春期性早熟和癫痫发作。

全身肌肉骨骼 可见身材矮小。

上肢 尺侧或中央型多指（图 30.5）是该综合征的显著特征[5,6]。额外的尺侧手指分支通常来自掌骨水平或掌指关节。额外的手指在指骨水平由软组织桥连接十分少见。中央型多指在文献中使用术语"中轴或插入多指"描述，但手外科医生通常使用并指多指。该症状的典型表现为伴掌骨近端融合的部分骨性并指[7]。掌骨的骨性连接最常涉及第三和第四指，

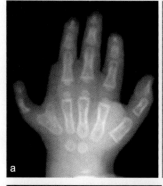
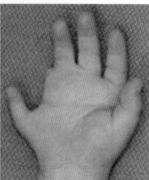
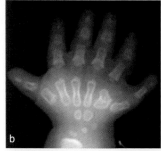
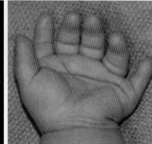
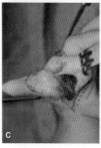
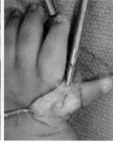
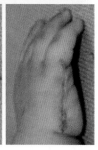

图 30.5 尺侧多指。a. 尺侧多指在远端掌骨水平分支且具有发育良好的尺骨部分。b. 在具有完整的桡侧部分的另一患者中可见相同类型的结构，其通过尺侧切除和保留小鱼际肌及侧副韧带而治疗。c. 这种多指的常见解剖学异常包括尺侧手指小鱼际肌插入，尺侧手指之间的宽间隙和尺侧手指常与伸肌混淆的纤维带。优选表皮下缝合，其提供细微但有效的细纹瘢痕而不是通常由间断缝合引起的瘢痕"铁轨"

也可能涉及第二和第五指。插入多指伴广泛中手骨短缩，严重的远节指骨短缩，并指和指甲发育不全等症状被单独或组合报道[8]（图30.6）。手指、拇指和脚趾的远节指骨发育不全可能非常少见，特别是在骨干和爪粗隆水平，并伴有指甲垂直不足或缺失。

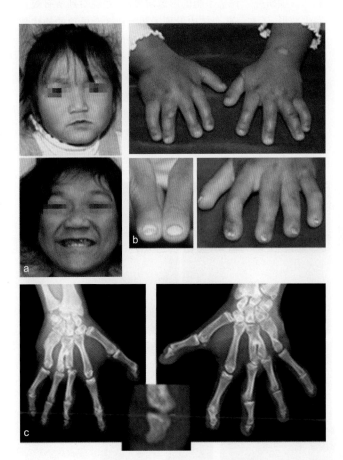

图 30.6　Pallister-Hall 综合征。a.面部外观具有特征性的背侧凹陷和随着年龄的增长逐渐前倾的鼻孔。牙齿常发育不全且龋齿多发。上唇较短，唇珠瘦。b.环指的外展反映了掌骨连接和掌骨头彼此接近。手指短且近端指间关节的屈曲挛缩与生长同步。垂直的短指甲反应远节指骨发育不全。手指甲板很小。c.影像上的骨骼成熟显示中 - 环掌骨骨性连接。多指切除部位的第五掌骨的隆起。短指是由于尺侧3个掌骨和指骨远端短。注意两个手腕的尺骨负向变异。该患者还接受了肛门闭锁和发育迟缓的治疗

下肢　很少受影响。可能会有短的上肢和下肢。脚趾可能缺少指甲。

颅面　患者通常具有短鼻子、平或塌的鼻梁和鼻孔前倾，以及明显的低位，向后成角度的耳朵（图30.6）。还曾报道描述了后鼻孔闭锁、会厌分裂和声门下区域的上喉部分裂[9]。耳蜗发育不全也有报道[10]。

其他系统　典型的肛门直肠异常是无孔肛门。泌尿生殖系统异常可能影响肾脏，导致肾脏缺失。男性可能存在伴隐睾或睾丸发育不良的小阴茎，女性可能发生阴道闭锁。肺部异常主要表现为异常分叶。可能发生先天性心脏病。垂体可能缺如。

参考文献

1. Hall JG, Pallister PD, Clarren SK, et al. Congenital hypothalamic hamartoblastoma, hypopituitarism, imperforate anus, and postaxial polydactyly—a new syndrome? Part I: clinical, causal, and pathogenetic considerations. Am. J. Med. Genet. 7:47-74, 1980.

2. Pallister PD, Hecht F, Herrman J. Three additional cases of the congenital hypothalamic 'hamartoblastoma' (Pallister-Hall) syndrome. (Letter) Am. J. Med. Genet. 33:500-501, 1989.

3. Celedin S, Kau T, Gasser J, et al. Fetal MRI of a hypothalamic hamartoma in Pallister-Hall syndrome. Pediatr Neurol. 2010 Jan; 42(1):59-60.

4. Jaiman S, Nalluri H, Aziz N, et al. Pallister-Hall syndrome presenting as an intrauterine fetal demise at 39 weeks' gestation. Indian J Pathol Microbiol. 2012 Jan-Mar; 55(1):100-3. Doi:10.4103/0377-4929.94873.

5. Topf KF, Kletter GB, Kelch RP, et al. Autosomal dominant transmission of the Pallister-Hall syndrome. J. Pediat. 123:943-946, 1993.

6. Penman Splitt M, Wright C, Perry R, et al. Autosomal dominant transmission of Pallister-Hall syndrome. Clin. Dysmorph. 3:301-308, 1994.

7. Kang S, Allen J, Graham JM Jr, et al. Linkage mapping and phenotypic analysis of autosomal dominant Pallister-Hall syndrome. J. Med. Genet. 34:441-446, 1997.

8. Verloes A, David A, Ngo L, Bottani A. Stringent delineation of Pallister-Hall syndrome in two long surviving patients: importance of radiological anomalies of the hands. J. Med. Genet. 32:605-611, 1995.

9. Thomas HM, Todd PJ, Heaf D, et al. Recurrence of Pallister-Hall syndrome in two sibs. J. Med. Genet. 31:145-147, 1994.

10. Avula S, Alam N, Roberts E. Cochlear abnormality in a case of Pallister-Hall syndrome. Pediatr Radiol. 2012.

Ellis-van Creveld 综合征

别称

软骨外胚层发育不良

中 - 外胚层发育不良

EVC 综合征

特点　不成比例的肢体矮小，软骨外胚层发育不良，先天性心脏病，轴后多指，以及发育不良的指甲和牙齿。首字母缩写是 DCU，代表身材矮小（diminutive stature）、软骨外胚层发育不良（chondroectodermal dysplasia）和尺侧多指（ulnarpolydactyly）。

背景　分别来自爱丁堡和阿姆斯特丹的儿科医生 Richard Ellis（1902—1966）和 Simon van Creveld（1895—1971）于1940年报道了3例[1]以他们名字命名的综合征。他们在20世纪30年代后期前往英国的儿科会议的路上于同一个火车车厢相遇并都发现了这种综合征。自那时以来，全世界报告了约300例病例。McKusick 等[2]在宾夕法尼亚州兰开斯特县观察了一个最大的近亲婚配的宗教隔离系谱，即原始阿米什人（the Old Order Amish）。在美国宾夕法尼亚州兰开斯特县的阿米什人口中的流行率为 1/5 000，而在非阿米什人口中

的出生缺陷率为 7 / 1 000 000。这种情况在澳大利亚原住民[3]和埃及近亲家庭[4]同样被报道。

病因　该病为常染色体隐性遗传，并且由染色体 4p16 上的 *EVC* 基因突变引起。

临床表现　产前诊断是可能的[5]。疾病的严重程度因人而异。精神功能正常，但偶尔会出现精神发育迟滞。

全身肌肉骨骼　胎儿期发生的身材矮小可能是中介效应型，但不成比例的不规则短肢可能出生时就存在并容易确定。因为其成年平均身高是 109~152cm，所以称为"短肢侏儒症"。

上肢　轴后多指是最突出的手部特征(图 30.7)。除六指畸形外，7 个手指的并指多指曾被报道[5]。尺侧多指表现独特，大多为从靠近手指近端发起的Ⅲ型或Ⅳ型(Rayan-Frey 分类)。多数患者表现为具有发育完好的第六掌骨的手指，少数为远

端没有骨性连接的皮赘。在这些孩子中，多为由掌骨融合向远端延伸至中节指骨水平。通常在出生时未被重视，这种骨性连接将在幼年时期生长。可见短、宽的中节指骨[6]。常见指甲发育不良和指骨远端的肢端骨溶解(图 30.7)[7]。手指管状骨的骨骺是锥形的，并且存在明显的骨溶解。

一项研究[8]评估手腕的影像学异常，并观察到所有腕骨发生变形，还在一些个体中发现了两个或 3 个单独的钩状骨的骨化中心。也观察到头状骨和钩状骨的连接。

下肢　脚趾多指是最常见的异常。成人中尤其多见膝外翻畸形[7]。也可见足部畸形和骨盆髂骨翼发育不良[6]。

脊柱　胸廓狭窄。肩胛骨短，肋骨发育不良。

颅面　常见的口腔牙科表现为：下颌切牙区牙齿缺失，颊黏膜皱襞缺失，先天牙齿缺失，轻微的锯齿状牙槽嵴和多个小牙

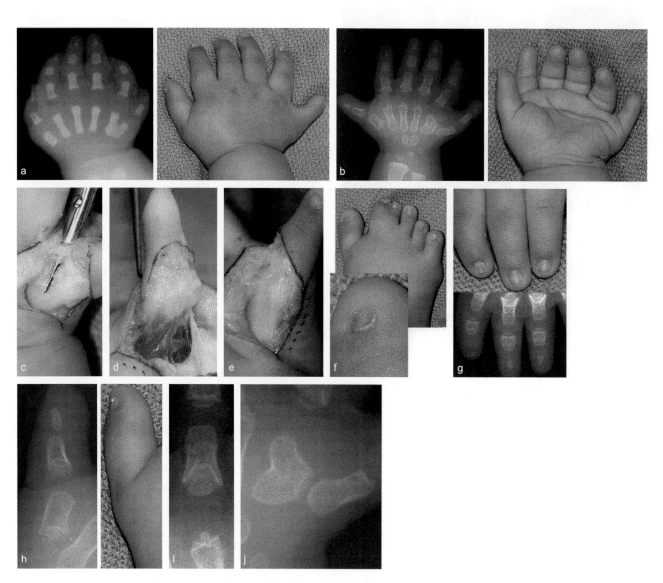

图 30.7　Ellis van Creveld 综合征。a. 出生时的影像学表现和 1 岁时右手的临床表现。表现为一个发育完好的第五指多指(Rayan-Frey 分类中Ⅳ型)伴指甲发育不良和指间关节活动差。b.4 年后，X 线显示多发性骨骺改变和发育良好的掌骨骨性联合。猿猴一般的手掌弯曲折痕和非 PIP 弯曲折痕表示缺乏运动。c. 厚的纤维带连接多指。d. 源自尺侧手指的小鱼际肌充分发育。e. 虽然缺乏运动，仍存在两个屈肌腱与支持带。f. 双脚都有小的、发育异常的指甲和完全性简单并指。g. 3 个中心指的发育异常的指甲由远节指骨支撑，其具有明显的骨溶解。h. 可见发育不全的拇指及其骨骼部分。i. 所有指骨中可见锥形骨骺。j. 近端掌骨并指位于重复部分之间，且并非精确的镜像

槽口，以及上唇与牙槽嵴之间的系带。不常见的表现为：单根和漏斗形的第一磨牙，单锥形根第二磨牙，牛头状乳头[9]。曾有舌头分裂为两端的报道[4]。面部正常，除了小的上唇缺陷。

其他系统 常见的心脏异常包括房间隔缺损[5,10]

参考文献

1. Ellis RWB, van Creveld S. A syndrome characterized by ectodermal dysplasia, polydactyly, chondro-dysplasia and congenital morbus cordis：report of three cases. Arch. Dis. Child. 15：65-84, 1940.

2. McKusick VA, Egeland JA, Eldridge R, et al. Dwarfism in the Amish. I. The Ellis-van Creveld syndrome. Bull. Johns Hopkins Hosp. 115：306-336, 1964.

3. Goldblatt J, Minutillo C, Pemberton PJ, et al. Ellis-van Creveld syndrome in a Western Australian aboriginal community. Postaxial polydactyly as a heterozygous manifestation? Med J Aust. 1992 Aug17; 157(4)；271-2.

4. Mostafa MI, Temtamy SA, El-Gammal M A, et al. Unusual pattern of inheritance and orodental changes in the Ellis-van Creveld syndrome. Genet. Counsel. 16：75-83, 2005.

5. Kundaragi NG, Taori K, Kumawat R, et al. Ellis van Creveld syndrome with synpolydactyly, an antenatal diagnosis with postnatal correlation. J Clin Imaging Sci. 2011；1：59. Epub 2011 Dec 24.

6. Jones K. Smith's recognizable patterns of human malformation. 6th edition. Elsevier Saunders Philadelphia Pennsylvania. 2006. Page 422-3.

7. Rudnik-Schöneborn S, Zerres K, et al. Two Adult Patients with Ellisvan Creveld Syndrome Extending the Clinical Spectrum. Mol Syndromol. 2011 Sep；1(6)：301-306.

8. Taylor GA, Jordan CE, Dorst SK, et al. Polydactyly and other abnormalities of the wrist in chondroectodermal dysplasia：the Ellis-van Creveld syndrome. Radiology. 1984 May；151(2)：393-6.

9. Kalaskar R, Kalaskar AR. Oral manifestations of Ellis-van Creveld syndrome. Contemp Clin Dent. 2012 Apr；3(Suppl 1)：S55-9.

10. Hills CB, Kochilas L, Schimmenti LA, et al. Ellis-van Creveld syndrome and congenital heart defects：presentation of an additional 32 cases. Pediatr Cardiol. 2011 Oct；32(7)：977-82.

Bardet-Biedl 综合征

别称

Bardet-Biedl 综合征（BBS）

Laurence-Moon 综合征

Laurence-Biedl 综合征

特征 视网膜营养不良，肥胖，轴后多指，精神发育迟滞和性腺功能减退。建议首字母缩写是 OMRU，代表肥胖（obesity）、精神缺陷（mental deficiency）、视网膜病（retinopathy）和尺侧多指（ulnarpolydactyly）。

背景 伦敦南部眼科医院的 John Laurence 和 Robert Moon[1]首次描述了这种综合征。然而，这种综合征的表现是由 1920 年 George Bardet[2]和 1922 年 Arthur Biedl[3]确认。

虽然一些作者建议将 Biedl-Bardet 综合征与 Laurence-Moon 综合征分离，因为后者存在痉挛性截瘫，但许多人仍认为这是一种综合征。

病因 该病症是具有约 15 种不同遗传变体的遗传异质性疾病。该综合征是一种几个独立基因 w 位点发生基因突变的隐性疾病。

临床表现 患者多在儿童期而不是出生时被诊断，有些患者是近亲婚配的父母的孩子。除了轻度手指发育不良，手部畸形在出生时应该容易识别。Farag 和 Teebi[4]得出结论，科威特的阿拉伯人中 Bardet-Biedl / Laurence-Moon 综合征患者增加。大多数患者发生肥胖和精神缺陷[5]并且高血压是常见的[6]，随后发展出糖尿病，并且许多患者发生失明。肾功能障碍可能发生在年轻时候，并且一些患者可能死于肾衰竭。

上肢 69% 的报道病例中存在轴后多指[7]。常在掌指关节处或其远端水平分支。小指弯曲可能与中节指骨缺陷共存。桡侧偏斜。在一份报告[8]中，多指存在于 31 例患者中的 18 例，但是所有病例都表现为并指、中手骨短缩或两者共存。这些患者可能有外周感觉下降[9]（图 30.8）。

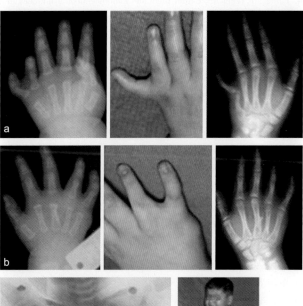

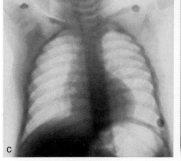
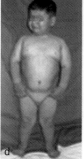

图 30.8 Bardet-Biedl。a. 这个患有 Bardet-Biedl 综合征的孩子出生时伴有双端彻手部畸形。左手的尺侧多指为发育不全的第六指，8 年后更加明显。b. 在出生时，右手第四趾蹼表现出部分简单并指。第五指的尺侧多指和两个第五脚趾在新生儿期被切除。环指和第五指的中节指骨轻度发育不良临床上并不明显。c. 继发于先天性心脏病轻度左心室肥大。d. 在不同的患者中，可以表现出性腺功能减退和轻度肥胖

下肢　可能发生足部发育不全。

颅面　视网膜营养不良、变性[7]和色素沉着是非常常见的。在这些患者中可观察到眼部表现,包括白内障、近视、散光、青光眼和色素性视网膜炎[5]。

其他系统　可能存在左心室肥大、先天性心脏缺陷和高血压[6]。常见的肾脏表现为囊性肾[10]和具有异常胎儿分叶的肾盏。可能发生伴有小的男性生殖器和阴道闭锁的性腺功能减退[11]。

参考文献

1. Laurence JZ, Moon RC. Four cases of retinitis pigmentosa occurring in the same family and accompanied by general imperfection of development. Ophthal. Rev. 2：32-41,1866.

2. Bardet G. Sur un syndrome d'obesite infantile avec polydactylie et retinite pigmentaire (contribution a l'etude des formes cliniques de l'obesite hypophysaire). Thesis：Paris , 1920. Note：No. 479.

3. Biedl A. Ein Geschwisterpaar mit adiposo-genitaler Dystrophie.Dtsch. Med. Wschr. 48：1630,1922.

4. Farag T I, Teebi AS. Bardet-Biedl and Laurence-Moon syndromes in a mixed Arab population. Clin. Genet. 33：78-82,1988

5. Jones K. Smith's recognizable patterns of human malformation 6th edition. 2006. Elsevier Saunders Philadelphia Pennsylvania. Page 676-7.

6. Isik D, Bulut O, Sunay M, et al. Polydactyly and hypertension. Ann Plast Surg. 2008 Nov；61(5)：511-2.

7. Beales PL, Elcioglu N, Woolf AS, et al. New criteria for improved diagnosis of Bardet-Biedl syndrome：results of a population survey.J. Med. Genet. 36：437-446,1999.

8. Green JS, Parfrey PS, Harnett JD, et al. The cardinal manifestations of Bardet-Biedl syndrome, a form of Laurence-Moon-Biedl syndrome. N Engl J Med. 1989 Oct12；321(15)：1002-9.

9. Tan PL, Barr T, Inglis PN, et al. Loss of Bardet-Biedl syndrome proteins causes defects in peripheral sensory innervation and function.Proc. Nat. Acad. Sci. 104：17524-17529,2007.

10. Gershoni-Baruch R, Nachlieli T, Leibo R, et al. Cystic kidney dysplasia and polydactyly in 3 sibs with Bardet-Biedl syndrome. Am J Med Genet. 1992 Oct 1；44(3)：269-73.

11. Uğuralp S, Demircan M, Cetin S, et al. Bardet-Biedl syndrome associated with vaginal atresia：a case report. Turk J Pediatr. 2003 Jul-Sep；45(3)：273-5.

Mohr 综合征

别称

口 - 面 - 指综合征Ⅱ型

Mohr-Majewski 综合征

特征　分裂舌,传导性耳聋,多指。建议首字母缩写是 CEP,代表分裂舌(cleft tongue)、耳聋(ear deafness)和多指

(polydactyly)。

背景　Otto Mohr 是来自挪威的遗传学家(图 30.9),他报道了 4 个男性病例,症状为多指并指短指畸形、分叶舌伴乳头状突起、下颌骨牙槽突成角、颅骨多余结构和神经肌肉障碍[1]。

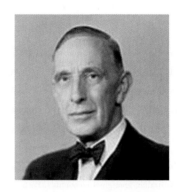

图 30.9　Otto Mohr,挪威的遗传学家

病因　该综合征具有常染色体隐性遗传模式。

临床表现　产前诊断是可能的[2]。男性和女性受到同样影响。智力正常,但身材矮小。

上肢　通常表现为轴后多指[3,4],但手的轴前(桡侧)和中央型多指也可能存在[5]。其他症状包括短指症伴小手、小指弯曲和并指[3]。可有十分明显的两上臂和两前臂缩短,伴尺骨缩短和手腕水平的双手尺侧偏斜[5]。X 线片可显示长管状骨的干骺端扩大。

下肢　常表现为大脚趾软组织型并趾和额外的楔骨。OFD Ⅰ型无此症状。第一趾的部分复制与并趾同时存在。轴后多趾或轴前多趾(更常见)。大脚趾宽且短。远端趾骨可裂为两束。

脊柱　侧凸。

颅面　可见内眦宽、低鼻梁伴宽鼻尖、唇裂和舌裂,内耳异常和下颌发育不全。常见眼距过宽和内眦距过宽。在口中,舌头可以分叶,常伴上颚高位腭裂。中央门牙常缺失。上、下颌骨可能发育不全(图 30.10)。

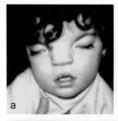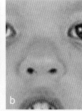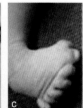
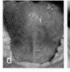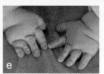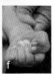

图 30.10　Mohr-OFD Ⅰ型综合征。a. 常见眼距过宽和鼻背过宽及低位。b. 宽鼻尖,常伴下外侧软骨中线分离。c. 可能存在脚部畸形和相关的内、外侧多趾。d. 舌系带短而肥大。e. 特征性分叉舌(Bifid tongue)。f. 手指过短伴或不伴并指及桡侧多指

参考文献

1. Mohr OL. A hereditary lethal syndrome in man. Avh. Norske Videnskad. Oslo. 1941;14:1-18.

2. Balci S, Guler G, Kale G, et al. Mohr syndrome in two sisters: prenatal diagnosis in a 22-week-old fetus with post-mortem findings in both. Prenat. Diag. 19:827-831, 1999.

3. Jones K. Smith's recognizable patterns of human malformation 6th edition. 2006. Elsevier Saunders Philadelphia Pennsylvania. Page 296-7.

4. Kahl P, Heukamp LC, Buettner R. Orofaciodigital syndrome type IV (Mohr -Majewski syndrome): report of a family with two affected siblings. Pediatr Dev Pathol. 2007 May-Jun;10(3):239-43.

5. Hsieh Y-C, Hou J-W. Oral-facial-digital syndrome with Y-shaped fourth metacarpals and endocardial cushion defect. Am. J. Med. Genet. 86:278-281, 1999

McKusick-Kaufman 综合征

别称

MKKS

Kaufman-McKusick 综合征

子宫阴道积液、轴后多指伴先天性心脏畸形

特征　子宫阴道积液、轴后多指伴先天性心脏畸形。建议首字母缩写是 HHU，代表子宫阴道积液（hydrouterus-vagina）、心脏异常（heart anomaly）和尺侧多指（hlnar polydactyly）。

背景　McKusick 等[1]在 1964 年第一次报告了两个女性病例，症状为子宫和阴道积液伴轴后多指。

病因　McKusick 等[2,3]提出了一种常染色体隐性遗传模式，并观察该病在阿米什人口中的流行率。该综合征由染色体20p12 上编码一种与伴侣蛋白家族相似蛋白质的基因发生突变引起[4]。然而，该综合征在非阿米什患者中亦有报道[5]。

临床表现　尽管 MKKS 可能具有 Ellis-van Creveld 综合征的某些表型特征，但前者的轴后多指可以发生在男性中。另外 McKusick-Kaufman 综合征、Pallister-Hall 综合征和Bardet-Biedl 综合征也可能存在表型重叠。

上肢　均有手的轴后多指，常为双侧，偶见并指和颈肋[6]。

下肢　脚的轴后多趾，偶见髋关节脱位和膝反张[6]。

其他系统　男性的临床表现有阴茎头型尿道下裂和明显的阴囊缝[7]。可见阴道闭锁或狭窄伴子宫阴道积液、肾盂积水和输尿管积水。法洛四联症可表现为肛门闭锁和心脏异常[8]。

参考文献

1. McKusick VA, Bauer RL, Koop CE, et al. Hydrometrocolpos as a simply inherited malformation. JAMA 189:813-816, 1964.

2. McKusick VA, Weilbaecher RG, Gragg GW. Recessive inheritance of a congenital malformation syndrome. JAMA 204:113-118, 1968.

3. McKusick VA. Medical Genetic Studies of the Amish: Selected Papers. Baltimore: Johns Hopkins Univ. Press (pub.) 1978. Pp.318-323.

4. OMIM # 236700 Online Mendelian Inheritance in Man. Johns Hopkins University. 2007 Available at: http://www.omim.org/.

5. Slavotinek AM, Dutra A, Kpodzo D, et al. A female with complete lack of mullerian fusion, postaxial polydactyly, and tetralogy of Fallot: genetic heterogeneity of McKusick-Kaufman syndrome or a unique syndrome? Am. J. Med. Genet. 129A:69-72, 2004.

6. Jones K. Smith's recognizable patterns of human malformation 6th edition. 2006. Elsevier Saunders Philadelphia Pennsylvania. Page 678-9.

7. Goecke T, Dopfer R, Huenges, et al. Hydrometrocolpos, postaxial polydactyly, congenital heart disease, and anomalies of the gastrointestinal and genitourinary tracts: a rare autosomal recessive syndrome. Europ. J. Pediat. 136:297-305, 1981.

8. Slavotinek AM, Dutra A, Kpodzo D, et al. A female with complete lack of mullerian fusion, postaxial polydactyly, and tetralogy of Fallot: genetic heterogeneity of McKusick-Kaufman syndrome or a unique syndrome? Am. J. Med. Genet. 129A:69-72, 2004.

Acrocallosal 综合征

别称

ACLS

拇指重复的轴后多指

胼胝体缺失症

Schinzel 胼胝体顶综合征

特征　智力迟钝，伴胼胝体发育不全和 / 或 Dandy-Walker 畸形，手轴后多指和拇指重复。可以存在手的轴前（桡侧）多指伴或不伴指间简单并指。

背景　Schinzel[1]在 1979 年报道了一个男孩，表现为轴后多指、拇指重复、头大、胼胝体缺失和严重的智力迟钝。

病因　ACLS 家族中的系谱报道[2-4]表明，该综合征为染色体 15q26 上的 *KIF7* 基因的纯合突变引起的常染色体隐性遗传[5]。

表现　患者有智力迟钝和发育延迟。常见癫痫发病。新生儿呼吸窘迫和复发性呼吸道感染可能导致早期死亡。出生时可见手和脚的轴前和轴后多指。中度或明显的额骨凸出，且容易与其他综合征混淆。

全身肌肉骨骼　可能出现低血压和出生后生长不足。正常的发育标志延迟出现。

上肢　轴后多指为该综合征的一个固定特征。并指、锥形指尖和小指内弯均有报道[6]（图 30.11c）。可见完全或部分的简单并指。所有患者均不存在指腹组织的减少和软组织萎缩，此点是与 Greig 综合征患儿区别的重要特征。可见拇指三指节畸形和具有三指节表现的复杂桡侧多指[2]（图 30.11c）和两分锁骨[2]。拇指指骨末端也可分裂为两半。

下肢　尽管𧿹趾重复非常常见，一个报道[3]认为它不是该综合征的固有特征。曾有报道脚趾轴后或轴前多趾[7]并

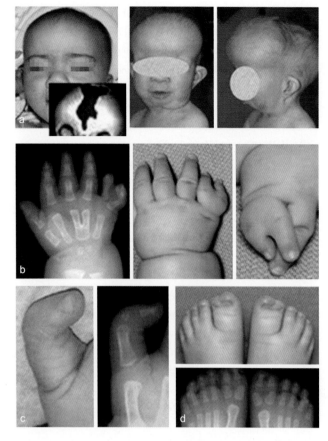

图30.11 Acrocallosal综合征。a.左侧可见前额凸出和前囟增大。前额和枕骨的突出也可能存在(右)。b.这个孩子可见具有额外掌骨连接的第五轴线尺侧多指。小指内弯是不可避免的。c.这些孩子中的桡侧多指多为三指拇指的形式。d.大脚趾常见广泛的多趾畸形

伴脚趾并指[6]。

颅面 无脑畸形是ACLS的主要表现[8]。大头畸形伴额骨和枕骨突出和眼距过宽同样有所报道[2](图30.11a)。前囟

很大。在一份报告[7]中,颅面部的异常组合包括额骨凸起、阔鼻梁、宽鼻梁(broad nasal bridge,wide nasal bridge)、人中短、眼距过宽、低位耳、下颌后缩和牙齿异常。面中部发生中度或严重发育不全。耳朵低位,朝向后方。

其他系统 ACLS可有尿道下裂,隐睾和腹股沟疝[2]。亦存在睫状体发育不全[9]。

参考文献

1. Schinzel A. Postaxial polydactyly,hallux duplication,absence of the corpus callosum,macrencephaly and severe mental retardation:a new syndrome. Helv. Paediat. Acta 34:141-146,1979.

2. Schinzel A. The acrocallosal syndrome in first cousins:widening of the spectrum of clinical features and further support for autosomal recessive inheritance. J. Med. Genet. 25:332-336,1988.

3. Philip N,Apicella N,Lassman I,et al. The acrocallosal syndrome. Europ. J. Pediat. 147:206-208,1988.

4. Temtamy SA,Meguid NA. Hypogenitalism in the acrocallosal syndrome. Am. J. Med. Genet. 32:301-305,1989.

5. OMIM # 200990. Online Mendelian Inheritance in Man. Johns Hopkins University. 2007 Available at:http://www.omim.org/. Acessed 2014.

6. Jones KL. Smith's Recognizable Patterns of Human Malformation,Vol. 6,Elsevier,2006,p. 252-253.

7. Putoux A,Thomas S,Coene KL,et al. KIF7 mutations cause fetal hydrolethalus and acrocallosal syndromes. (Letter) Nature Genet. 43: 601-606,2011.

8. Kedar I,Amiel A,Fejgin M,et al. Recurrent anencephaly as a primary manifestation of the acrocallosal syndrome. (Letter) Am. J.Med. Genet. 62:415-416,1996.

9. Koenig R,Bach A,Woelki U,et al. Spectrum of the acrocallosal syndrome. Am J Med Genet 108:7-11,2002.

Upton[1]认为五指手（five-fingered hand）是拇指发育不全的一种形式。在这种异常中，拇指的宽度更小，长度更长，并且具有手指的特征。虽然有些人认为该症状是一种伴有长的矩形中指骨和指蹼缺失的三节拇畸形[2]，但它不同于典型的拇指三指节畸形，因为这一桡侧手指不与其他手指对指，并有远端掌骨生长板。该桡侧缘手指位于与尺侧四指相同的平面上，并且通常与相邻的示指长度相同。该手指更细长，有时以部分简单并指的形式连接到示指上。该桡侧手指的骨骼解剖与其他手指类似，因为它缺乏拇指腕掌关节，具有充分发育的中节指骨，并且在掌骨头之间的第一指蹼内具有掌板韧带。掌骨头内有一个远端生长中心，3个指骨内有近端生长中心。舟骨通常缺失或发育不全。鱼际肌和拇内收肌肉组织常缺失。第五桡侧手指具有与正常手指类似的外在屈肌和伸肌（图31.1）。

由于该桡侧手指与其他手指位于同一平面（图31.2），所以如果第一指蹼存在，患者通常使用第一和第二手指之间或第二和第三之间的横向夹持来进行物体操作。若不治疗，那些没有第一指蹼并指的患者倾向于弱化掌板韧带（横向掌骨）并且"自动调整"异常手指为外展和略微旋转的姿势。

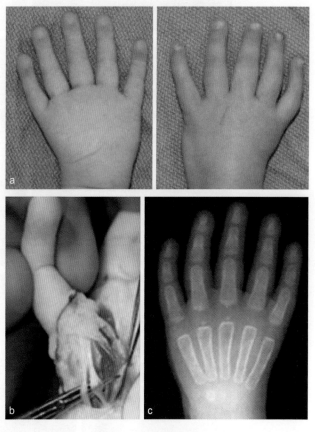

图31.2　五指手（经典）。a. 桡侧手指长且细，位于与其他手指相同的平面上。有轻微的指间关节屈曲。没有鱼际内在肌肉。b. 蚓状肌被拨开以显示两个屈肌腱。无第一背侧骨间肌或内收肌。c. 左手的桡侧手指具有3个含近端生长板的指骨和1个含远端骨骺的掌骨。手腕的轻微桡侧偏离继发于较小的舟骨和大多角骨

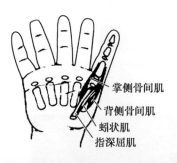

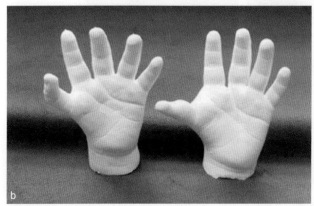

图31.1　五指手。a. 示意图显示了桡侧手指的结构，其包含两个屈肌腱和示指序列中内在肌肉的正常组成。没有来自长掌骨的拇内收肌。b. 左手术前和术后模具，第一指蹼增大伴前臂皮瓣和指浅屈肌腱向掌侧外展（反面）

这种异常情况通常是双侧的，并且常有桡侧多指和／或拇指发育不全的家族史。部分并指常为双侧。由于异常的中节指骨，常可见第五指弯曲。这些手指中许多具有拇指的特

征,并且可以被认为是混合或过渡形式。尽管具有手指骨骼,该指可能包含近端鱼际的内在肌肉和源自第三掌骨脊的横向内收肌。在这些混合的手指中存在非常紧密的指蹼,并且如果存在鱼际肌,由于掌板间韧带的约束,桡侧手指将尽可能旋前。鱼际肌的分布杂乱无章,一些纤维在中掌骨水平屈肌腱下方横向伸展。在其他情况下,纵向肌肉附着到中掌骨上且

不能使手指有效地旋转或外展。也可能存在拇外翻畸形(图31.3)。五指手和拇指三指节型之间的区别,由于治疗建议相似:将重新定位到功能平面上,似乎只存在于理论上。许多桡侧手指具有两种特征:中指节短,弯曲姿势,拇指的内收肌同时具有远端掌骨生长板,两条屈肌腱,蚓状肌,以及类似手指的第一骨间背侧肌(图31.4)。在这些特征中,关键是在手术

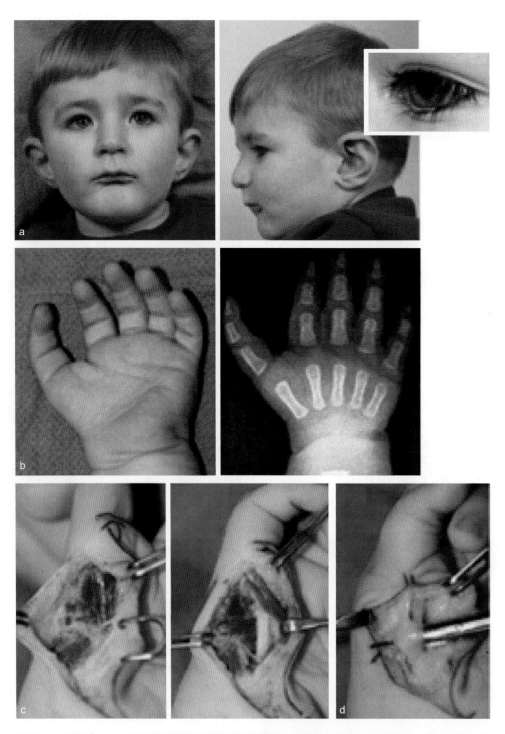

图 31.3 五指手。a. 一个双手五指手的男孩的面部外观。耳低位且突出。睑裂侧斜。睫毛很长。发际线低。面部肌肉完整。b. 桡侧手指为三指节,并且具有手指的组成。该手指轻微屈曲、旋前,呈"对掌位"位。第一个指蹼比其他手指间隙较大。c. 来源于且沿着桡侧掌骨插入的异常内在肌。横肌在屈肌腱下方延伸并附着到这些肌肉的共同止点。后者可能是退化的拇内收肌。d. 外在屈肌和伸肌联合作用致拇内收。术前有轻度指间关节弯曲

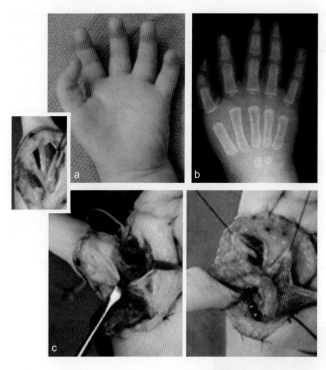

图 31.4 五指手。拇指还是手指？ a. 该桡侧手指是三指节，轻微弯曲，并有较短的掌骨。有两个屈指肌腱和增宽的第一指蹼。b. 中节指骨和掌骨短于相邻的示指。c. 掌骨桡侧可见存在具有两头（表面和深部）的第一背侧骨间肌，并且在该手指尺侧可见源自第三掌骨的小的拇内收肌

期间识别异常内在肌肉并适当地使用它们。

参考文献

1. Upton J Ⅲ. Management of transverse and longitudinal deficiencies（Hypoplastic or absent thumb）. Chapter 208；323-367, in Mathes Plastic Surgery Vol 8. Hentz V（editor）. Saunders Elsevier, 2006.

2. Buck-Gramcko D. Triphalangeal thumb. A chapter in Congenital malformations of the hand and forearm. Buck-Gramcko D（editor）. Churchill Livingstone 1998, 403-24.

相关综合征
胫骨发育不全 - 多指综合征
胎儿乙内酰脲类（Dilantin）综合征
Levy-Hollister 综合征
拇指三指节 - 多指并指综合征
Holt-Oram 综合征
Townes-Brocks 综合征

胫骨发育不全 - 多指综合征

别称

胫骨半肢畸形 - 多指 - 拇指三指节型综合征

胫骨半肢畸形 - 多指 - 拇指三指节与腓骨复肢（dimelia）综合征

特征 胫骨发育不良，多指和拇指三指节型

背景 Werner[1]在 1915 年报告了一个 21 岁的妇女，表现为手部多指，"拇指的手指化"，下肢短小伴胫骨发育不全，脚趾多趾。该病未命名为 Werner 综合征，以便不与另一种综合征混淆。

病因 该病为常染色体显性遗传类型，也可以散发[2]。

临床表现 该病通常双侧发病[3,4]，可能发生在有父亲血缘关系的儿童中[5]。

上肢 手部表现为拇指三指节畸形或伴不可相对的拇指的多指。"五指手"是这些描述的正确术语。除了典型的五指手，患者也可表现为轴前多指，轴后多指并指，并指[5,6]和桡骨远端发育不全[4]。

下肢 胫骨可能缺如，增厚，或发育不全伴或不伴弯曲[5]。胫骨异常可以是双侧的。也可表现为脚趾多趾[4]、足部畸形和脚的轴前多趾并趾[7]。

其他系统 这些患者可表现为隐睾和先天性巨结肠[7]。

参考文献

1. Werner P. Über einen seltenen Fall von Zwergwuchs. Arch Gynaek.1915;104:278-300.

2. Cho TJ, Baek GH, Lee HR, et al. Tibial hemimelia-polydactyly-five-fingered hand syndrome associated with a 404 G > A mutation in a distant sonic hedgehog cis-regulator（ZRS）:a case report. J Pediatr Orthop B. 2013;22（3）:219-221.

3. Lamb DW, Wynne-Davies R, Whitmore JM. Five-fingered hand associated with partial or complete tibial absence and pre-axial polydactyly. J Bone Joint Surg. 1983;65:60-3.

4. Agarwal RP, Jain D, Ramesh Babu CS, et al. A hereditable combination of congenital anomalies. J Bone Joint Surg. 1996;78B:492-4.

5. Al-Awadi SA, Naguib KK, Farag TI, et al. Hypoplastic tibiae with postaxial polysyndactyly:a new dominant syndrome? J Med Genet.1987;24:369-72.

6. Kantaputra PN, Chalidapong P. Are triphalangeal thumb-polysyndactyly syndrome（TPTPS）and tibial hemimelia-polysyndactyly triphalangeal thumb syndrome（THPTTS）identical？ A father with TPTPS and his daughter with THPTTS in a Thai family. Am J Med Genet. 2000;93:126-31.

7. Goldenberg A, Milh M, de Lagausie P, et al. Werner mesomelic dysplasia with Hirschsprung disease. Am J Med Genet. 2003;123 A:186-189.

第三十二章　先天性中指扣指畸形

先天性中指扣指畸形是一种先天性 MP（掌指关节）屈曲畸形，伴随主动伸展障碍及一定程度的被动伸展障碍。这一疾病首先于 2003 年由 AI-Harthy 和 Rayan[1] 描述并发表，他们也发现中指受累的程度是可变的。（据此）将该疾病分为三种类型：Ⅰ型是轻度屈曲畸形，关节柔软且能被动矫正；Ⅱ型是仅能部分被动矫正的中度畸形；Ⅲ型是超过 60° 的严重屈曲畸形，伴皮肤短缩（图 32.1）。Upton[2]在 1990 年描述了类似案例中患者双侧出现类似的中指屈曲畸形。

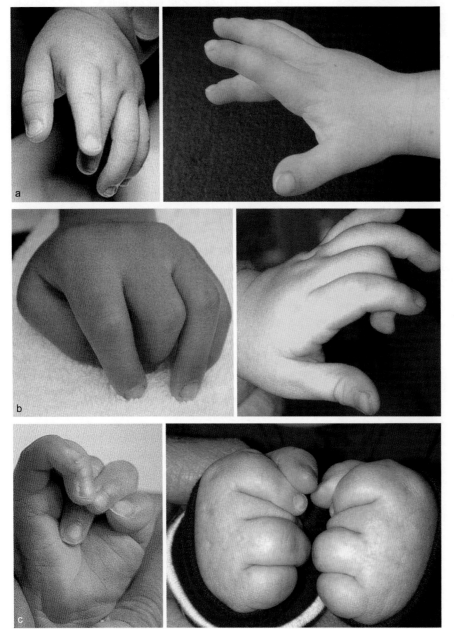

图 32.1　3 种类型的中指扣指畸形。a. Ⅰ型：MP 伸直迟滞，可被动纠正。b. Ⅱ型：较重的 MP 和 PIP 的伸直迟滞，不能完全被动纠正。c. Ⅲ型：MP、PIP 两个关节的严重伸直受限，不可矫正，相邻 3 个手指重叠，这一情况往往是双侧的

　　该畸形表现为中指短于相邻的手指。在严重的病例中手掌表现为中指屈曲姿势,同时所有手指与中指重叠。多数情况下有皮肤凹陷,显露出关节间隙并延续至中指掌指关节的背面。相邻手指间也可能出现并指畸形(图32.2)。该畸形通常双侧发病,可能独立发病,但更常见于合并其他骨骼肌肉畸形,如先天性尺骨偏移畸形和先天性多关节挛缩症。如果该畸形是综合征的一部分,那么拇指屈曲畸形也可能存在。先天性尺侧偏斜可以是独立的病症,更常见于作为 Freeman-Sheldon 综合征的一部分存在,也可合并染色体异常或翼状胬肉综合征。

　　Upton[2]认为先天性手指屈曲畸形继发于伸肌发育不全,由于缺乏伸肌装置、蚓状肌以及中央束的发育不全导致了畸形。Al-Harthy 和 Rayan 描述了该病的原发异常为矢状束结构异常,在多数病例中矢状束发育不全,但在部分病例中可能不存在发育不全。指伸肌腱发育不全也是可能的致畸因素,尤其是在严重的病例中。指浅屈肌肌腱挛缩会导致继发性近指间关节挛缩。

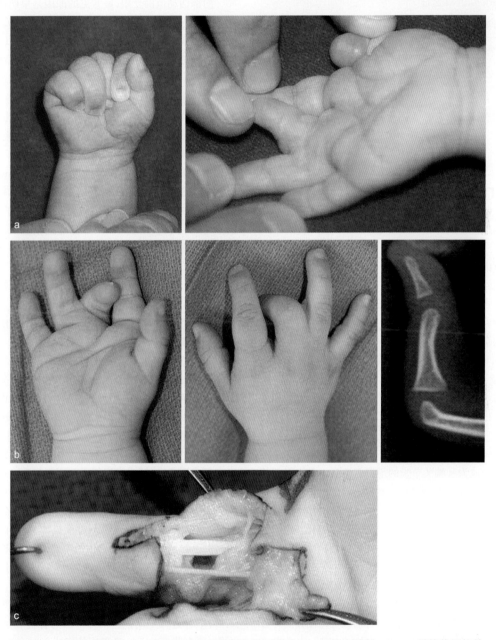

图 32.2　中指扣指畸形 。a. 出生时示指紧紧屈曲贴近手掌,PIP 屈曲挛缩呈 90°。b. 尽管使用拉伸和夹板矫形,前 10 个月的进步仍然有限。要注意不完全的、单纯性并指。真正的侧位影像显示近端指骨髁背侧扁平。c. 只有松解纤维质基底、屈肌韧带、掌板、浅屈肌腱和皮肤后才能实现伸直。背伸结构缺陷

参考文献

1. Al-Harthy A, Rayan GM. Congenital flexion deformity of the middle finger and sagittal band hypoplasia. J Hand Surg(Am). 2003;28:123-9.

2. Upton J. Congenital anomalies of the hand and forearm. In:McCarthy JG, May JW, Littler JW, editors. Plastic surgery. p. 5238-365. Philadelphia-Tokyo:WB Saunders;1990.

相关综合征
Freeman-Sheldon 综合征
耳 - 腭 - 指综合征 2 型
18- 三体综合征
13- 三体综合征
13q 缺失综合征
翼状胬肉综合征

Freeman-Sheldon 综合征

别称

FSS

远端关节炎综合征 2A 型

吹口哨面容综合征

吹口哨面容及风车叶状手综合征

颅腕跗营养不良

颅腕跗发育不良

特征　吹口哨样小口,手指尺偏畸形及畸形足,这一综合征表现类似于 DA1(远端关节炎 1),主要区别是增加的面部和脊柱异常。建议缩写为 MUM,代表小口(microstoma)、尺偏手(ulnar drift hand)和中指扣指畸形(middle finger in palm deformity)。

背景　Freeman 和 Sheldon 在 1938 年首次描述了这一疾病[1-3],该病已经成为远端关节炎的最严重类型。人们因其独特的面部外观普遍称它为"吹口哨面容综合征"。

病因　胚胎期骨骼中的肌球蛋白重链 3(*MYH3*)基因突变引起了本病,突变可导致 2A 型远端关节炎(DA)。此基因的突变也能引起 2B 型远端关节炎,由它们的特异性基因座来辨别。

临床表现　通常在出生时根据手、脚及面部异常的组合即可做出诊断[2]。产前诊断也有报道[4]。有辨识度的面部特征包括长上唇、人中脊突出以及下唇外翻,以上特征共同导致了噘嘴或吹口哨的外观。与其他类型的 DA 相反,本病患者存在多重其他致残性的肌肉骨骼、肺、眼的问题,有时存在精神异常,出生体重低并且身材通常较矮,往往存在呼吸困难和喂养问题。

全身肌肉骨骼　FSS 和其他类型 DA 中四肢通常受累。远端肢体比近端肢体受累更多并且这些畸形都不如 AMC 的

最极端变体严重。远端关节炎组中表型变化范围很大,但 FSS 患者的表现被认为是最严重的。以下所述的发现可能适用于所有遗传性 DA。

上肢　上肢的表现与 DA1 中所见相同或相似。肩不完全正常,却是肢体受累最轻的部位。盂肱关节和肩锁关节不受累,但外展受限会随着年龄增加进展。在严重 FSS 患儿中翼状胬肉可能出现,并且一侧或双侧肩可能高耸。胸廓运动通常正常。Sprenge 畸形(先天性高肩胛症)不常见。双肩的宽度都会缩窄,患者的身高是可变的,取决于脊柱侧弯的严重程度。

肘部活动范围受限,最常见的原因是早期桡骨头半脱位,并可迅速进展至脱位。前臂远端和远端尺桡关节的不平衡可能导致桡骨弓形改变、腕关节和手的桡侧偏以及尺骨正向变异。前臂旋后显著受限(图 32.3)。在许多儿童中唯一的异常是桡骨头半脱位导致的咔哒声。

本病患儿的手腕会出现多种表现。那些手指桡偏很小或没有桡偏的儿童中,手腕能很好地对齐,但不稳定会随着生长而进展。腕骨融合是不存在的。在那些关节严重尺偏和屈曲尤其是 MP 严重尺偏屈曲的病例中,手掌和尺骨斜穿远端桡骨关节面,这和远端桡骨的 Madelung 畸形表现类似。在严重的病例中手腕径向过度伸展合并桡侧偏、示指掌骨头的突出以及长掌骨。这种姿势恶化了 MP 屈曲和手指水平的持续尺偏(图 32.4)。在那些手指屈曲畸形并且没有尺偏的病例中手腕很好地得到对齐,没有不稳定的模式(图 32.5)。

手的姿势也是多样的。经典的姿势是拇指 MP 屈曲合并 IP 关节伸直或过伸,虎口狭窄,手指轻微屈曲,合并或不合并尺偏,示指于背侧和尺侧重叠于中指上,中指扣拇畸形。当出生时面容不明显时,凭借这种手外形通常可以做出 FSS 的临床诊断(图 32.6a)。这种罕见的重叠通常随着长大而更加严重。依靠重新排列伸肌装置来矫正这一畸形通常是不够的。为了纠正这一畸形,通常需要骨骼校正。随着虎口的开大,通常可以发现一块异常的拇指蚓状肌,术中进行松解(图 32.7)。这种畸形在桡骨发育不良症中更常见,肌肉的情况类似但与 20 年前描述的情况不同,还没有被 Lister[5]描述,并且在 FSS 患者中没有再遇见。第二类型的手部姿势与 DA1 中所见更相似。手腕在矢状面(前后)和正面(尺桡)都处于中间位置。腕骨间关节没有狭窄,手指没有 MP 屈曲。拇指可在 MP 水平松弛或脱位(图 32.5)。手指 MP 会过度拉伸,并且内在肌不紧张。所有的 PIP 均弯曲并且随着生长不能被动拉伸到中立位。手掌皮肤和皮下纤维带明确地在其中发挥了作用,从桡侧到尺侧,屈曲畸形增加。

下肢　出生时这些孩子都有内翻足合并严重的双侧马蹄畸形,推荐进行早期强迫治疗。因为脊柱和足 / 踝关节的不平衡,所有我们的 FSS 患者当他们成年时会进展到一定程度的髋、膝关节挛缩形式的病变。

脊柱　所有患者会进展到一定程度的脊柱侧弯,这极有可能导致潜在的与限制性呼吸障碍和慢性肺部感染相关的肺部问题(图 32.8)。颈椎通常被累及并且对那些需要进行多个外科手术的患者,我们通常推荐进行气管切开术。本病也可

见到脊柱裂。

颅面　面部特征出生时可能是轻度的,随着生长会变得更加明显(图32.6)。颅骨是正常的,前额通常突出。轻度的内眦赘皮和上眼睑间会有深沟。眼裂狭窄在之后的生活中可能成为问题。上唇长,伴有人中脊突出以及上唇弓中部之上凹陷。整体外观类似于噘嘴或吹口哨,因此两者是同义词。

下唇饱满并且略外翻,下唇中部包含 Y 型或 H 型的沟。鼻唇沟突出并且延长[6]。没有面肌无力。鼻尖可以增宽,鼻翼可能存在凹陷或缺口。颞下颌运动可能显著受限并导致上气道紧张,嘴是小的,腭高拱但没有腭裂。喉软骨软化病和胆道闭锁也有报道[7]。

其他系统　腹股沟疝和肾畸形也有报道。

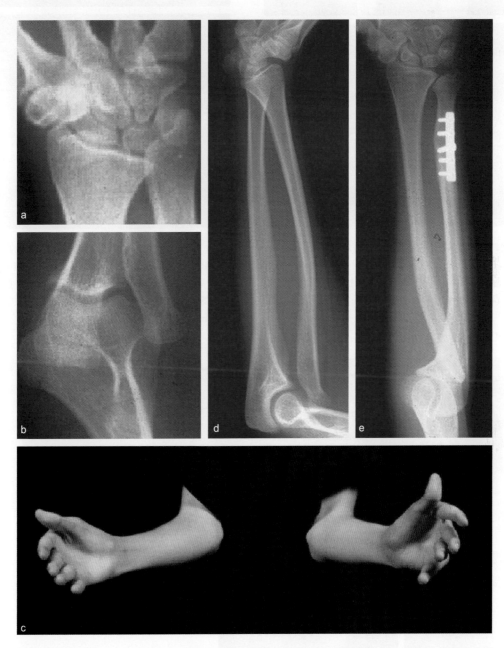

图 32.3　FSS(DA2 A)中的前臂和手腕。a. 出生时腕骨表现正常。随着儿童长大,手腕发生背伸畸形并且腕骨间关节变窄。由于桡骨头病理改变,桡骨关节面存在异常,并且和远端尺骨间的角度变得更大。b. 桡骨头脱位并继发骨干弓形变。c. 手指尺偏,虎口狭窄,拇指 MP 屈曲合并 IP 过伸。d 和 e. 骨干弯曲导致桡骨头脱位,随着尺骨缩短和桡骨头的磨损,形成 30° 的旋后

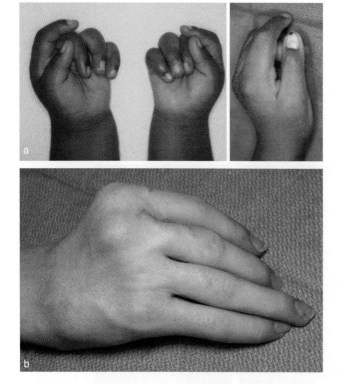

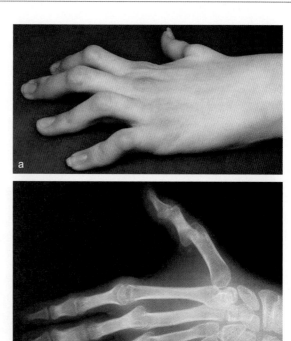

图 32.4　典型 FSS（DA2 A）。a. 最典型的手部表现,包括虎口狭窄,拇指 MP 屈曲,IP 伸展,以及示指重叠于中指上,即中指扣指畸形以及部分 PIP 屈曲畸形。b. 大多数患者的手指存在一定程度的尺偏。随着腕部伸展程度增加,示指和中指的 MP 屈曲可以非常显著

图 32.5　非典型 FSS（DA2 A）手。a. 较不常见的手部表现,可以看到 MP 屈曲和尺偏较轻,而 PIP 更加屈曲。与 DA1 手一样,软组织非常紧张。屈指从桡侧（示指）到第五指（小指）逐渐增加。b. X 线照片显示完整的腕骨和手指的良好对线。注意拇指 MP 脱位,并且会随着时间而进展

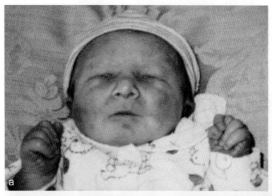

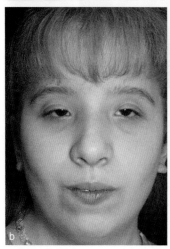

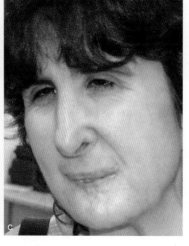

图 32.6　弗里曼 - 谢尔顿综合征（DA2 A）脸。a. 特征性的面部表现在这个小女孩出生时可能不明显,但根据她的手部畸形可得出 FSS 的诊断。b. 眶上脊通常突出,并且存在其他特征,包括:内眦距过宽,上睑下垂,睑痉挛以及内眦赘皮折叠。c. 随着生长,特征性面容更加突出,这个 FSS 女孩现在 40 岁

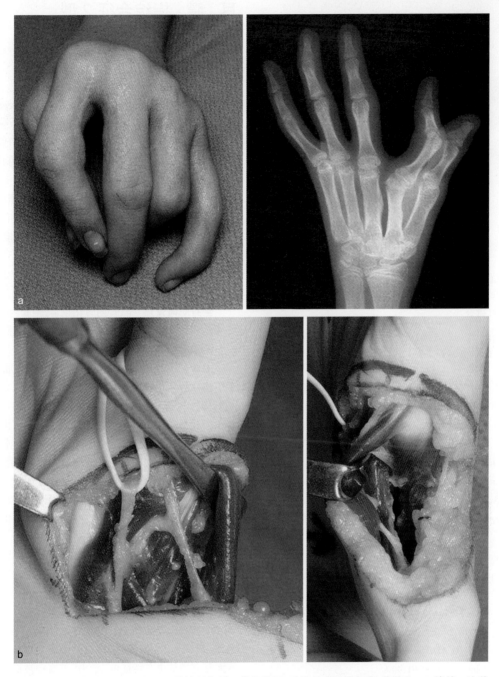

图 32.7 FSS（DA2 A）的示指。a. 尽管早期矫正伸肌装置，示指仍会继续屈曲、桡偏和 MP 旋前。这种姿势是 FSS 患者特征性的。注意示指和中指的掌骨头突出以及拇指近节的掌屈半脱位。b. 探查和开大虎口的过程中常常能观察到导致畸形的肌肉，拇指蚓状肌。该肌肉由左侧牵开器提起并且已经在右侧抽出。该肌肉起自拇指掌骨（不是屈肌腱）并且止于示指近节指骨的桡侧基底和伸肌结构中

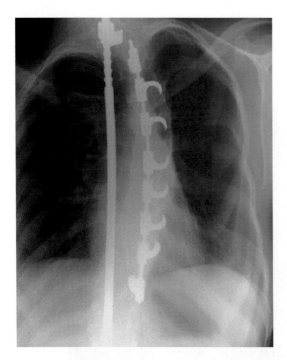

图 32.8　DA2 患者的脊柱 X 线片。这些患儿的严重脊柱侧弯或后凸往往会导致进展性的肺部问题。这个患者在儿童期和青春期有过多次脊柱融合

参考文献

1. Freeman EA, Sheldon JH. Cranio-carpo-tarsal dystrophy: an undescribed congenital malformation. Arch Dis Child. 1938; 13: 277-83.

2. Bamshad M, Jorde LB, Carey JC. A revised and extended classification of the distal arthrogryposes. Am J Med Genet. 1996; 65(4): 277-81.

3. Stevenson DA, Carey JC, Palumbos J, et al. Clinical characteristics and natural history of Freeman-Sheldon syndrome. Pediatrics. 2006; 117(3): 754-62.

4. Hegde SS, Shetty MS, Rama Murthy BS. Freeman-Sheldon syndrome-prenatal and postnatal diagnosis. Indian J Pediatr. 2010 Feb; 77(2): 196-7.

5. Lister G. Musculus lumbricalis pollicis. J Hand Surg. 1991; 16 A: 622-5.

6. Bamshad M, Van Heest AE, Pleasure D. Arthrogryposis: a review and update. J Bone Joint Surg. 2009; 91: 40-6.

7. Tastekin A, Ikbal M, Ors R. Laryngomalacia, choanal atresia and renal anomaly in a newborn with Freeman-Sheldon syndrome phenotype. Genet Couns. 2004; 15(3): 383-6.

耳 - 腭 - 指综合征 2 型

别称

OPD 综合征 2 型

颅 - 口 - 指综合征

面 - 腭 - 骨综合征

特征　腭裂。传导性聋和手指弯曲重叠。

背景　Fitch 等[1]在 1976 年描述了一个男性表现为小头、小口、腭裂、手指弯曲重叠合并手指和脚趾的并指(趾),后来他建议使用术语耳 - 腭 - 指综合征[2]。

病因　本病由 Xq28 染色体上编码肌动蛋白 A(*FLNA*)基因的突变导致,并与 Melnick-Neddles 综合征相关[3]。

临床表现　产前诊断是可能的[4]。已经报道的表现有生长迟缓[5]、预期寿命缩短[6]或早期新生儿由于呼吸衰竭死亡。特征性面容,由于双侧手指屈曲(屈曲挛缩)和侧弯导致的手指重叠,以及腭裂提示该诊断。

全身肌肉骨骼　软骨内骨化正常,但膜内骨化存在缺陷,可能是导致本病的主要异常[7]。有缺陷的骨膜骨化与皮质骨中心发育不全合骨膜增生相关[8]。

上肢　主要手部特征是手指屈曲畸形(屈曲),它们重叠于中指导致中指在掌畸形。有时手指存在尺偏畸形,但被屈曲畸形所掩盖。近端指骨骨骺存在异常,第一掌骨骨骺缩短而拇指骨骺增宽最初已经被报道[1,2]。可能存在并指、多指以及指侧弯[9]。本病特征性的并指是单纯性、不完整性并指,多指不涉及手掌中心区域。头状骨 - 钩骨区可能出现腕骨数目增多但不会见到腕骨联合[1,2]。也可能存在肘部伸展挛缩和前臂旋后受限。桡骨和尺骨弯曲以及肘部半脱位也已经被观察到(图 32.9)[9]。锁骨的异常和不规则也已有报道[5]。

下肢　可观察到长骨弯曲和腓骨缺失[10]。足部大脚趾短宽[11]和相对第二趾过长也已报道[1,2]。

脊柱　可能存在脊柱侧凸和胸部过小。颈椎异常包括半椎体以及骨化不完全。

颅面　已经观察到的可能的异常有:腭裂,中面部发育不全,睑裂下垂[10],眼距过宽,以及下颌发育不全。额头突出、平面及宽鼻基也在特征性"拳击"外观中被报道[11]。

其他系统　脐膨出,尿道下裂和肾积水也有报道[12]。

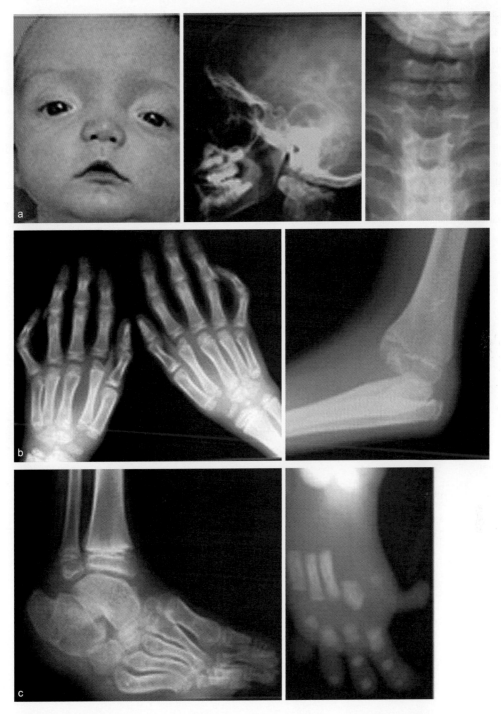

图 32.9　耳 - 腭 - 指综合征。a. 具有典型 OPD 综合征面容的婴儿。可以看到放射显影颈椎水平多个半椎体。b. 这个 9 岁男孩存在双侧第五指的屈曲挛缩伴旋转畸形。中指和无名指存在较小的挛缩。他也存在严重的传导性听力障碍。肘部容易过伸和半脱垂。c. 没有得到纠正的内翻足

参考文献

1. Fitch N, Jequier S, Papageorgiou A. A familial syndrome of cranial, facial, oral and limb anomalies. Clin Genet. 1976; 10:226-31.

2. Fitch N, Jequier S, Gorlin R. The Oto-palato-digital syndrome, proposed type II. Am J Med Genet. 1983; 15:655-64.

3. OMIM # 304120 Online Mendelian Inheritance in Man. Johns Hopkins University. 2007. http://www.omim.org/. Accessed 2013.

4. Eccles DM, Moore IE, Cook S, et al. Prenatal ultrasound findings in a fetus with otopalatodigital syndrome type II. Clin Dysmorphol. 1994 Apr; 3(2):175-9.

5. Preis S, Kemperdick H, Majewski F, et al. Oto-palato-digital syndrome type II in two unrelated boys. Clin Genet. 1994 Mar; 45(3):154-61.

6. Kaplan J, Maroteaux P. Oto-palato-digital type II syndrome. Ann Genet. 1984; 27(2):79-82.

7. Ogata T, Matsuo N, Nishimura G, et al. Oto-palato-digital syndrome, type II: evidence for defective intramembranous ossification. Am J Med Genet. 1990 Jun; 36(2):226-31.

8. Savarirayan R, Cormier-Daire V, Unger S, et al. Oto-palato-digital syndrome, type II: report of three cases with further delineation of the chondro-osseous morphology. Am J Med Genet. 2000 Nov 27; 95(3): 193-200.

9. Jones K. Smith's recognizable patterns of human malformation. 6th ed. Philadelphia: Elsevier Saunders; 2006. p. 310-1.

10. Brewster TG, Lachman RS, Kushner DC, et al. Oto-palato-digital syndrome, type II-an X-linked skeletal dysplasia. Am J Med Genet. 1985 Feb; 20(2):249-54.

11. Stoll C, Alembik Y. Oto-palato-digital syndrome type II. Genet Couns. 1994; 5(1):61-6.

12. Young K, Barth CK, Moore C, et al. Otopalatodigital syndrome type II associated with omphalocele: report of three cases. Am J Med Genet. 45:481-71993.

第三十三章　并指短指
（非典型分裂手）

33

并指短指畸形，来自希腊语 *syn*（一起）、*brachy*（短）和 *dactyl*（指），顾名思义是指手指短小且存在并指。轻者三指节病变多见于中节指骨，重者所有手指缺如。此病原因未明，但因为此病通常单侧出现，所以遗传的可能性较小，而且一般并指短指畸形患者都不存在家族史。一项研究表明，给怀孕早期大鼠服用 5 氟尿嘧啶能够诱发并指短指畸形[1]。另一项研究表明，注射白消安会诱发大鼠出现中央列缺如、骨畸形并指和并指短指畸形[2,3]。所有类型的并指短指畸形的手均发育不全，此病多单侧受累，双侧畸形很少出现，偶有报道[8]。

巴西的一项研究报道并指短指畸形在白人中的发病率为 0.054%，在黑人中的发病率为 0.043%，同时半数的并指短指畸形患者存在胸肌异常[4]。日本的两项研究报道的发病率分别为 1/30 000~1/20 000[5]和 1/10 000[6]。

Pol[7]最先将"缺指和并指"分为两类：有胸肌缺陷型和没有胸肌缺陷型。50 年前，Blauth 和 Gekeler[8]将并指短指畸形分为四种基本类型，沿用至今，包括（图 33.1）：

1. 短指型：拇指正常，其余四指存在并指，短而硬，有一个或多个指骨缺如，通常为中节指骨缺如。

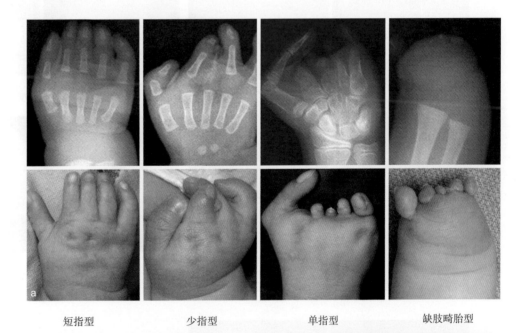

短指型　　　　少指型　　　　单指型　　　　缺肢畸胎型

图 33.1 并指短指畸形，德国分类。a. 并指短指畸形最初的分类，分为四类，下图是这四类并指短指畸形的 X 线片和临床表现。b. 三维石膏模具展示为同一患者的畸形。（此处摘自 Mathes，SJ，Hentz，VR.（2006）Plastic Surgery，Vol. 8. Saunders；2nd. Edition，p. 112）

2. 少指型或"非典型分裂手":中央三指缺如,拇指和小指正常。

3. 单指型:拇指存在,其余四指部分残留。

4. 缺肢畸胎型:手指在掌骨水平全部缺如,只有小片组织和指甲残留。

短指型最常见,之后按照频率顺序依次为少指型、缺肢畸胎型及单指型。拇指和示指间的指蹼缺失可以出现在很多类型的并指短指畸形中,但拇示指并指并非该病的特征性表现。这四种类型涵盖了从短指至所有手指缺如这一系列临床表现中的主要结构异常。每一个并指短指畸形婴儿的手和上肢的表现均不同。

Yamauchi 和 Tanabu[9]将短指并指畸形根据治疗相关分成 7 类(图 33.2),分类的主要依据为影像学上骨的缺失的

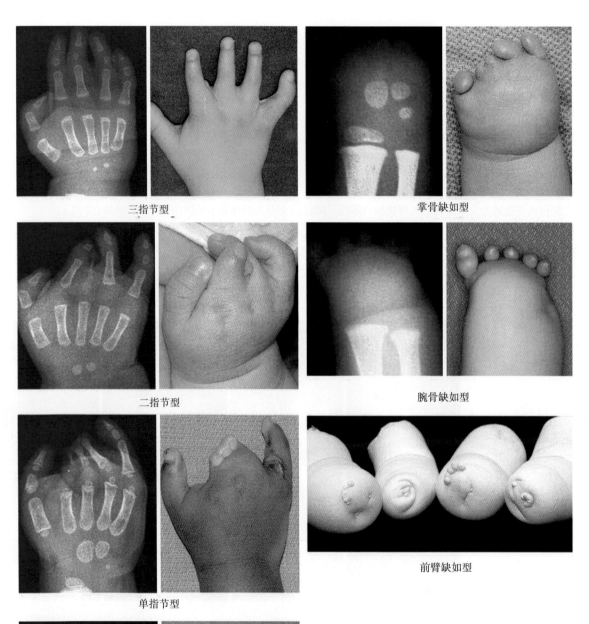

三指节型

二指节型

单指节型

掌骨缺如型

腕骨缺如型

前臂缺如型

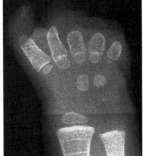
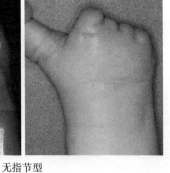

无指节型

图 33.2　并指短指畸形:扩展分类。这种分类方法更详细,更具体实用,通过不同水平骨的剩余量拉进行分类。最常见的病理类型包括 1 个、2 个或 3 个指骨,骨骼的重建是临床上的一大难题,大多数前臂截肢类型患者需要到整形修复科室继续治疗。模具显示的为肘关节平面以下残端上存留的残余组织及微型手

多少。

骨骼缺失最初影响手的中央 3 指(示指、中指、环指),之后逐渐出现 2~5 指缺如,最后发展为拇指缺如。

1. 三指节型:无骨缺失,存在指骨短缩。

2. 二指节型:存在一个或多个手指上一个或多个指骨缺如

3. 单指节型:拇指正常,其他存在手指均仅有一节指骨

4. 无指节型:拇指正常,其余手指所有指骨缺如,有残余组织存在

5. 掌骨缺如型:全部手指缺如,并一个或多个掌骨缺如

6. 腕骨缺如型:全部指骨、掌骨缺如,并一个或多个腕骨缺如

7. 前臂缺如型:远端前臂缺如,在残端存在部分残余组织

在三指节畸形的并指短指中,手内/外在肌肉通常都是存在的,拇指和小指相对正常,中间三指都存在不完全的并指。中节指骨最易发育不良,其次为近节指骨。中节指骨的缺如的类型,包括"短手指型"。该型手部外在和内在肌肉通常存在,有相对正常的拇指。在中节指骨发育不良中,示指发育不良最为常见,之后依次为环指、小指。在该型中,近节指骨相应增长,或者在近节指骨和中节指骨之间形成关节僵直。

在二节指畸形中,示指和其他长指最易受到影响,经常会出现 2-5 指的中节指骨缺如,出生后的数年间 X 线片可见近节指骨与远节指骨相连。关节僵直在中间几指较为常见。两边的拇指和小指一般结构和功能最为完整。相比于正常手,患手拇指存在发育不良,但一般都存在正常的两节指骨和稳定的掌指关节,手内在和外在肌群存在,手内肌群功能正常。

在单节指畸形中,通常存在一节指骨,该指骨可能比正常的远节指骨更大,同时指端存在指甲。这可能是近节指骨和远节指骨的融合。在腕关节水平,屈肌肌腱是被包绕在一个腱鞘或腱膜中的,这些肌腱通过一些纵行的间隔分开,分别到达不同的指端。边缘的手指包括示指都存在发育不良,手外在的屈肌、伸肌及拇长屈肌肌腱都缺如,大小鱼际肌肉存在,但是其他的手内在肌可能存在缺如。小指的掌指关节不稳定,所有手指的远节指骨和指甲都存在,但都相对较小。远节指骨由膜内成骨形成。膜内成骨多见于头面骨骼,而手部其他的管状骨则是软骨内成骨形成。

在无指节畸形中,最严重的缺陷是示指,其次为中指及环指。拇指和小指都存在发育不良,可能缺少部分外在的屈肌和伸肌。手内在肌和骨的缺失成正比。掌指关节不稳定很常见,尤其是当小指只存在一节或两节指骨时更易出现。

IFSSH 推荐用并指短指畸形,不建议使用"非典型分裂手"。"典型"分裂手和并指短指畸形有显著的差异。并指短指畸形(原名非典型分裂手)为单侧畸形,在手的中央部分有 U 形分裂,无遗传倾向,很少有手指屈曲,无下肢受累。相反,典型裂手为深 V 形裂,通常累及四肢,裂隙周围的手指屈曲,完全并指,偶伴有面部裂、多指。多种综合征都会合并并指短指畸形,这种畸形现在代表着很大一类的畸形,并指短指畸形在经过大量的统计研究后将被更加细分,但是现在并指短指畸形所代表的意义太广,不能够作为某一种特定疾病的确定

诊断标准。

参考文献

1. Iwagawa S. Symbrachydactyly:Review of 50 cases and definition. Hiroshima J Med Sci. 1980;29:105-15.

2. Ogino T,Ischii S,Minami M et al. Congenital anomalies of the hand. The Asian perspective. Clin Orthop. 1996;323:12-21.

3. Ogino T. Teratogenic mechanisms of longitudinal deficiency and cleft hand. Handchir Mikrochir Plast Chir. 2004;36:108-16.

4. Freire-Maia N,Azevedo JBC. Reduction deformities,twinning and mortality in Brazilian whites and negroes. Acta Genet Med Gemellol. 1977;26:133-40.

5. Suguira Y. Poland's syndrome:Clinico-roentgenographic study of 45 cases. Cong Anom. 1976;16(1):17-28.

6. Yamauchi Y,Tanabu S. Symbrachydactyly. In:Buck-Gramcko D, editor.Congenital malformations of the hand and forearm,vol I. London:Churchill Livingstone;1998. p. 149-68.

7. Pol R. "Brachydaktylie"- "Klinodaktylie"-Hyperphalangie und ihre Grundlagen:Form und Enstehung der meistunter dem Bild der Brachtdaktylie auftretenden Varietaten Anomalien und Mißbildungen der Hand und des Fußes. Virchows Arch path Anat. 1921;229:388- 530.

8. Blauth W,Gekeler J. Zur Morphologie und Klassifikation der Symbrachydaktylie. Handchir. 1971;3:123-8.

9. Yamauchi Y,Tanabu S. Symbrachydactyly. In:Buck-Gramcko D,editor. Congenital malformations of the hand and forearm,vol I. London:Churchill Livingstone;1998. 149-68.

相关综合征
Poland 综合征
Moebius 综合征
Langer-Giedion 综合征
9p 三体综合征
猫叫综合征
Cohen 综合征
无舌 - 无指综合征
Coffin-Siris 综合征
Dyggve-Melchior-Clausen 综合征
Grebe 综合征
CHILD 综合征
9p 重复综合征

Poland 综合征

别称

Poland 并指

Poland 异常

Poland 序列

锁骨下动脉破裂序列

特征 胸肌发育不良或缺如,多累及胸肋部肌,同时患侧短指并指畸形。存在这种临床表现的简称为 PS。

背景 1841 年,Alfred Poland(图 33.3b)作为一名伦敦盖伊医院解剖室的一名学生,详细地描述了一名死者 George Elt 的胸壁和肢体的异常[1,2]。他的同学绘制了一幅死者的解剖图,在第二年发表(图 33.3a)。此图中没有呈现手部,但描述中手部发育不良,四指间指蹼短小。100 年之后,盖伊医院的高年资外科医生 Patrick Clarkson 在档案室发现了这只手并对其进行了详细的描述(图 33.3c)。而 Poland 最后成为一名儿科医生。

病因 很多病例都是散在发生的但是家族史很少有报道[3]。有些人认为波兰综合征是常染色体显性遗传病且外显程度较低[4]。一些作者认为波兰综合征中的这种畸形是由于怀孕第六周时血管损害导致的,正常怀孕第 6 周锁骨下动脉、椎动脉开始从主动脉分支,胸肌形成,手指开始分开,此时出现的异常会导致波兰综合征的一些症状[5-7]。这可能是锁骨下动脉破裂序列的一部分。

临床表现 此病患儿身体及智力发育正常。男性多发,右侧多发[8],可有相应的先天性心脏异常,但先天性心脏异常不能诊断此综合征。女性患者的乳房和乳头存在不同程度的发育不良或缺如(图 33.4)。

全身骨骼肌肉 除了手部异常之外,最常见的骨骼肌肉异常为胸大肌的胸肋部肌肉缺陷或缺如,双侧斜方肌、胸肌、冈上肌和前锯肌的缺如也有报道[4]。腹部肌肉发育不良也可能出现。波兰综合征对不同的专家代表了各种各样的临床表现,同时在应用上经常出现矛盾[9]。上肢外科医生认为波兰综合征包括手发育不良和胸肌缺陷,而其他科专家则认为包括其他的表现(在最初的报道中没有描述),如胸部缺陷和肋骨缺失(胸科和儿科外科),颈部畸形(骨科),乳腺畸形(整形外科),面部神经麻痹(整形外科和眼科)。最后一种患者一般定义为莫比斯综合征,这些患儿一般存在着上述肢体缺陷。

上肢 短指并指畸形有多种分级(图 33.5)。最常见的表现为三指节型和二指节型。短指畸形出现中节指骨缺陷,伴有不完全的并指(图 33.6)。可出现腕骨融合,前臂发育不良,拇指发育不良,拇指示指指蹼缺陷。影像学表现根据减少的不同种类而改变,但是发育不良的中节指骨可以表现为短、缺失或者出现中央硬化灶,指骨融合通常会代替近端指骨和中节指骨的位置。

下肢 与波兰综合征同时出现时,同侧臀肌发育不全[10,11]。可能出现同侧短趾并趾畸形[12]。

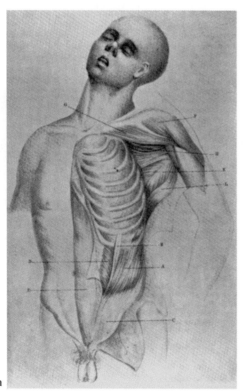
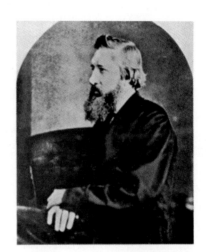
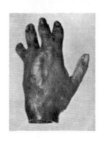
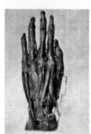

图 33.3 波兰综合征。a. 首次发行的波兰综合征案例并没有手的描述。b. Alfred Poland(1822—1872)。c. 几年后,Patrick Clarkson 发现了这只手,两幅图片分别为解剖前和皮肤去除之后的手,手部伸肌正常。此标本在医院档案博物馆中保留了 100 年。(Reproduced from Clarkson P. Poland's syndactyly Guys Hosp. Rep. 1962;111:335-346)

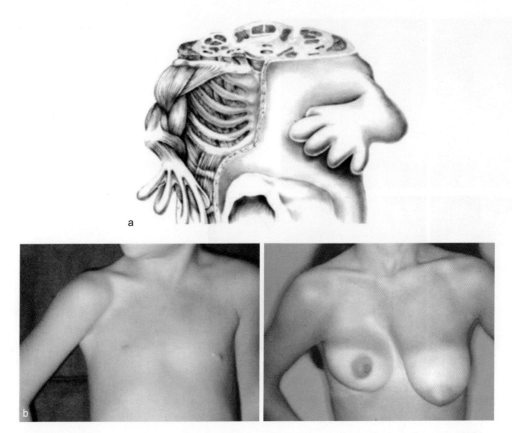

图 33.4 波兰综合征:胸壁。a. 发育中的胚胎出现缺血会导致胸大肌的胸肋部分肌肉的缺失,锁骨部分肌肉通常存在。这幅图中胸小肌和前锯肌也缺如,肢端骨骼肌肉发育不良从远端到近端逐渐减轻。b.4 岁和 27 岁时一女性患者的乳房缺陷,胸大肌缺如,未行乳腺手术。(Mathes,SJ,Hentz,VR.(2006) Plastic Surgery,Vol. 8. Saunders;2nd. Edition,p. 143)

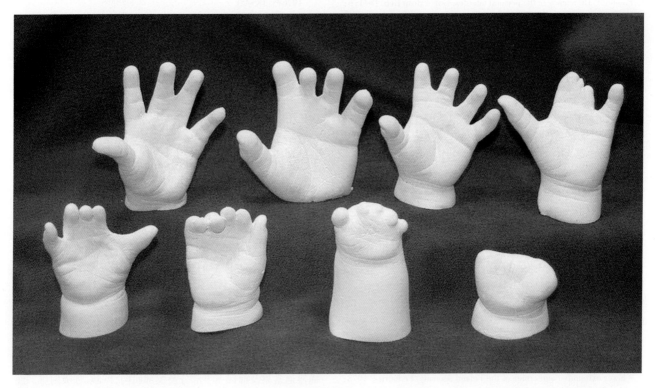

图 33.5 波兰综合征手部畸形不同种类:全部种类手部畸形的石膏模型,不完全并指(左上),中间三指缺陷(右上),短指伴发完全性并指(左下),手指缺如,所有手指缺如(右下)

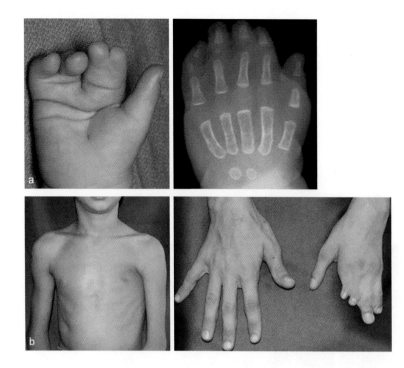

图 33.6　波兰综合征：常见表现。a. 短指、并指。环指和小指的中节指骨严重发育不良，示指、中指的中节指骨缺如。b. 胸壁畸形儿童，更严重的手部发育不良

脊柱　胸骨异常，如高肩胛畸形和漏斗胸伴同侧肋骨缺陷和脊柱侧弯。

其他系统　同侧锁骨下动脉发育不良[13,14]，心脏异常包括右位心。

参考文献

1. Poland A. Deficiency of the pectoral muscles. Guy's Hosp Rep. 1841;6:191-3.

2. Clarkson P. Poland's syndactyly. Guy's Hosp Rep. 1962;111:335-46.

3. OMIM # 173800 Online Mendelian Inheritance in Man. Johns Hopkins University. 2007. http://www.omim.org/. Accessed 2014.

4. Fraser FC, Ronen GM, O'Leary E. Pectoralis major defect and Poland sequence in second cousins:extension of the Poland sequence spectrum. Am J Med Genet. 1989;33:468-70.

5. Al-Quattan M. Classification of hand anomalies in Poland's syndrome. Br J Plast Surg. 2001;54:132-6.

6. Ireland D, Takayama N. et al. Poland's syndrome. A review of forty-three cases. J Bone Joint Surg. 1976;58 A:52-8.

7. Bavinck J, Weaver DD. Subclavian artery supply disruption sequence:Hypothesis of a vascular etiology of Poland Klippel-Feil Mobius anomalies. Am J Genet. 1996;23:903-18.

8. Jones K. Smith's recognizable patterns of human malformation. 6th ed. Philadelphia:Elsevier Saunders;2006. p. 340-1.

9. Ravitch M. Poland's syndrome-a study of an eponym. Plast Reconstr Surg. 1977;59:508-12.

10. Riccardi VM. Unilateral gluteal hypoplasia and brachysyndactyly:lower extremity counterpart of the Poland anomaly. Pediatrics. 1978;61:653-4.

11. Parano E, Falsaperla R, Pavone V, et al. Intrafamilial phenotypic heterogeneity of the Poland complex:a case report. Neuropediatrics. 1995;26:217-9.

12. Corona-Rivera JR, Corona-Rivera A, Totsuka-Sutto SE, et al. Corroboration of the lower extremity counterpart of the Poland sequence. Clin Genet. 1997;51:257-9.

13. Bouvet J, Maroteaux P, et al. Le syndrome de Poland. Etudes clinique et genetique-Considerations physiopathologiques. Nouv Presse Med. 1976;5:185-90.

14. Bouwes-Bavinck J, Weaver D. Subclavian artery supply disruption sequence:hypothesis of a vascular etiology for Poland Klippel-Feil, and Mobius anomalies. AM J Med Genet. 1986;23:903-18.

Moebius 综合征

别称

Moebius 综合征

Moebius 序列

MBS

特征　面部复视（facial diplesia），短指并指畸形（symbrachydactyly），简写 FS。

背景　1880 年，Von Graefe 首先描述了先天性面部复视[1]。1888 年，德国神经科医生 Paul Julius Mobius 对这种综合征进行了详细的描述[2]，最后此病以 Mobius 命名。

病因　多数为散发[3]，可合并有波兰综合征，发病的分子学基础还不明确。

临床表现　出生时出现面具脸（图 33.8 和图 33.9），双侧面瘫通常累及面部下半部分及颈部肌肉，巨颌，呼吸困难。面部一般会变长、变瘦，斜视。有莫比斯综合征和波兰综合征混合出现的病例报道（图 33.9 和图 33.10）

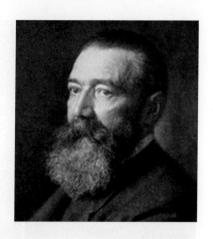

图 33.7 Von Graefe VS. Paul Julius Mobius

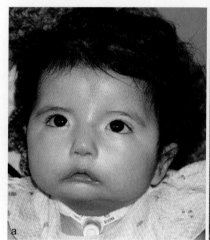

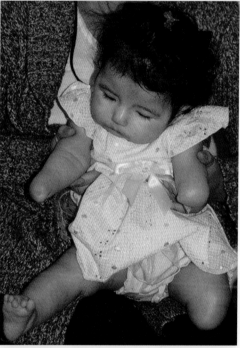

图 33.8 莫比斯综合征。a. 莫比斯综合征患儿，典型面具脸。出生之后需要尽快气管造口，上肢肘部之下有手指的残余组织，属于短指并指畸形，但是先天性肢端截断畸形经常出现。b. 第Ⅵ对脑神经(外展神经)和第Ⅶ对脑神经(面神经)麻痹并不总是对称的，此患儿仅有的上肢畸形为胸肌及同侧乳头缺陷。这种情况下，手部可能为完全正常

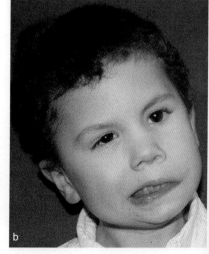

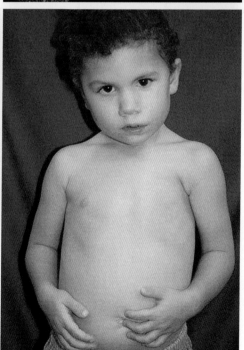

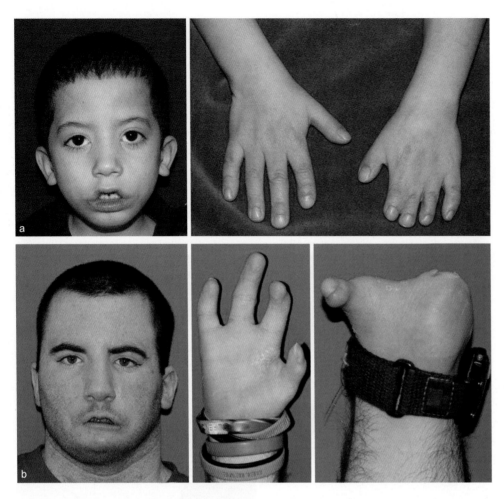

图 33.9　莫比斯综合征。a. 面部变长，耳部低垂，小颏。最常见的短指并指畸形。b. 特征性的口部畸形。手部畸形严重，右手拇指发育不良，左手拇指浮动伴无指。下肢先天性截断畸形，无脚趾可用于移植

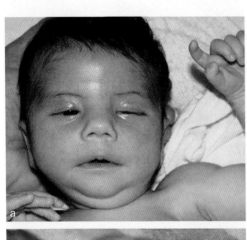

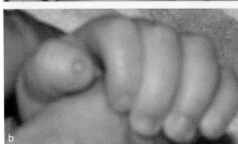

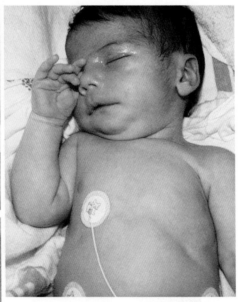

图 33.10　莫 比 斯 综 合 征。a. 缺少面部运动，出现典型斜视。b 拇指及示指发育不良，拇指指甲更小，代表拇指的远端指骨缺失更加严重

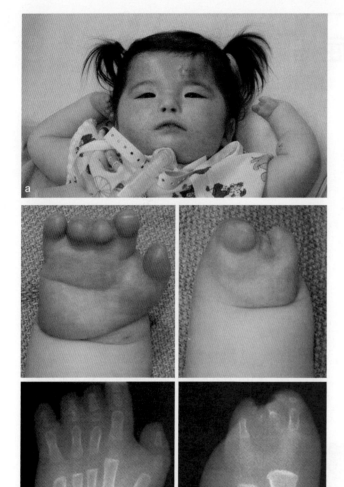

图33.11 莫比斯综合征。a. 多发神经损害，吞咽困难，口角流涎，呼吸困难。永久性气管造口。b. 双手严重发育不良，右手短指并指畸形，左手缺指畸形（曾被遗传学家称为缺指，现也属于短指并指畸形）

上肢 6% 的儿童存在关节挛缩包括髋关节缺陷，所有类型的短指并指畸形均有可能出现（图 33.8、图 33.9 和图 33.11），指骨发育不良，中央三指短指并指畸形伴完全或不完全的并指，指骨缺如，手指缺如，掌骨缺如。还可能出现短指畸形和指弯曲。手部畸形是不对称的，拇指一般发育不良，上下肢同时缺陷时应考虑患儿存在严重的骨骼肌肉病变。

下肢 下肢的缺陷多种多样，马蹄内翻足非常常见，并趾、趾骨发育不良或缺如也很常见，踝关节水平、胫骨中段水平或者少数情况下股骨水平的横断。

颅面 第Ⅶ对脑神经（面神经）损伤导致了面部的表现，第Ⅵ对脑神经（外展神经）损伤导致了眼球外展运动异常。这种面神经和外展神经损伤导致的表现通常为双侧的。其他脑神经也有可能受累，眼球的内收和外展功能受损一般都是双侧的。内眦赘皮（89%）和眼距增宽（25%）也较常见，随着时间的推移会逐渐出现瘫痪肌肉纤维化。眼眶小或泪管缺陷也可能出现，高颚弓（81%）和舌发育不良（77%）会导致进食吞咽困难。发声异常通常表现为鼻音构音障碍。

其他系统 通常存在泌尿生殖系统畸形，包括：阴茎小，睾丸发育不良，阴囊组织发育不良。性腺功能减退一般很少出现。神经系统异常如脑干畸形可能出现，其他异常包括：运动发育延迟，智力障碍（82%），学习功能障碍，合作困难（83%），步态异常（67%），语言延迟（55%）。心脏异常也可能出现。

参考文献

1. Von Graefe A, Saemisch T. Handbuch der gesammten Augenheilkunde, vol 6. Leipzig: W Engelman; 1880; p. 60.

2. Moebius PJ. Über angeborene doppelseitige Abducens-Facialis-Lähmung. Münch Med Wschr. 1888; 35: 91-4 and 108-11.

3. Verzijl HTFM, van der Zwaag B, Cruysberg JRM, et al. Moebius syndrome redefined: a syndrome of rhombencephalic maldevelopment. Neurology. 2003; 61: 327-333.

第三十四章　屈指畸形

Tamplin[1]在1846年创造了"屈指畸形（camptodactyly）"这个术语，它来源于希腊语中的"弯曲的手指（*bent finger*）"。这个术语被用来描述近指间关节无法伸直的矢状面（前后）的弯曲畸形（图34.1）。另一方面指偏斜畸形是冠状面（桡尺骨）的成角畸形。屈曲指包含大约5%的先天异常，人群中发病率约为1%，绝大多数是白种人[2]。屈曲指不是一个特异的疾病，而被认为是一个体征。它是一个出现在多种涉及上肢的综合征中的非特异性体征。小于20°的弯曲畸形通常无临床症状而不被记录，因此很难精确确定这种情况的发生率。大多数病例是分散的，若出现了家族遗传现象，它是常染色体显性遗传病。

Benson等[3]在59名患者的系列研究中将屈曲指分为以下3类：类型Ⅰ，畸形限制于小指并在出生时或婴儿期出现（24名患者）；类型Ⅱ，青少年时期出现（5名患者）；类型Ⅲ，综合征（30名患者）。这在其他绝大多数研究中也很典型。因此，屈曲指会发生在两个不同的年龄组：婴儿期和青少年期。绝大多数病例（84%）在出生后第一年发现，构成了"先天性"组，在男性和女性中发病率相同。其他患者发生与10岁之后，通常影响女性[4,5]。这两组的弯曲畸形都会在青少年生长急速期变得更为严重（图34.1c）。这一情况通常是双侧，最常累及小指，其次是环指、中指，极少累及示指。大约20%的患者有多

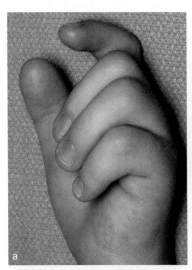
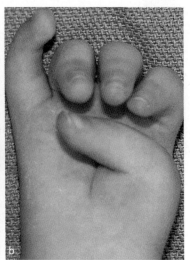
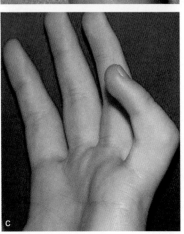

图34.1　屈指畸形。a.出生时显示的尺侧三指的多重屈曲挛缩提示先天性综合征。b.综合征型屈曲指通常涉及多个手指。此图为桡侧的三指和拇指受到影响。矢状面（前后）的弯曲挛缩，这个拇指的姿势被特别地称作"钩状拇指"。此患者的远端关节挛缩症没有影响其第五指。c.单独的，双侧第五指的弯曲挛缩在儿童后期和青春期将典型显露或变得更严重。其他指不受累及

于一指的累积。弯曲畸形的严重程度和发病率在手的尺侧更大。仅当生长期儿童第五指受累时，该指的指浅屈肌才作为原始的致畸力。

很多患者是无临床症状的，或是小于 20° 的轻微畸形，尤其是当孩子通过过度伸展掌指关节代偿时，易被家长忽略。在严重畸形中甚至曾见到弯曲畸形高达 100°，但功能损害非常轻微的案例。外观促使青少年寻求医疗帮助。然而在部分严重的案例中，儿童可有功能障碍，例如手指的弯曲导致无法握住大的物体、穿戴手套、使用乐器和打字[6]（图 34.2）。

绝大多数近指间关节周围的解剖结构在屈曲指的发病机制中均有涉及[7]。应变力和随之而来的二次软组织和肌肉改变的失衡构成了临床弯曲挛缩或屈曲指。在被 Zancolli 称为"纤维根基"的皮下脂肪层中可以发现稠密的纤维束，包绕着血管神经并与屈肌韧带相连。另外，那些通常保留的韧带，如：Grayson 韧带、Cleland 韧带和关节另一侧的横韧带，可能是过度增生的，并导致挛缩。原发的畸形是内在肌肉解剖，尤其是蚓状肌肌腱止点——通常止于侧面，也止于指浅屈肌腱远端到掌指关节纤维屈肌腱鞘或掌指关节鞘[8,9]。异常的第四蚓状肌和第四骨间掌侧肌止点也有报道[10,12]。其他的解剖异常

是伴随异常止点的挛缩或指浅屈肌肌腱单元的发育不全[13]以及指浅屈肌的缺失或发育不全[14]。继发的畸形是侧副韧带和掌板的挛缩[15]、掌侧皮肤的挛缩[16]和近侧指间关节的中心腱缺失（图 34.3）[17]。区分原发和继发畸形是困难的，但绝大多数情况下肌肉动力学的不平衡是主要畸形，而继发出现腱鞘、韧带和骨骼的改变。

长期存在的病变在侧位的 X 线片改变有近端指骨髁背侧和掌侧的扁平化、关节间隙的狭窄和近端指骨颈的凹槽。中节指骨的基底可能变宽并显示出更大的软骨下骨密度。髁后窝通常是闭塞的（图 34.4）。解剖学上，髁的下方通常有中央区域的软骨缺失，导致了中节指骨掌侧唇的压迫（图 34.5）。在严重的挛缩下，即使松解掌侧结构，功能性的伸展也是不可能的，除非减弱的伸肌结构被重新排列。

指屈曲应当与外伤性纽扣畸形相鉴别，鉴别点是前者不存在远指间关节过伸和相关外伤史。伸肌结构和矢状束的先天性缺失在中指最为常见，并且以掌指关节不能伸直为特征。这些孩子的手指典型地保持弯曲状态，但近指间关节的被动活动是可以的，特别是当手腕弯曲时。当手腕伸直时，这些关节在掌指关节水平无法主动伸直。

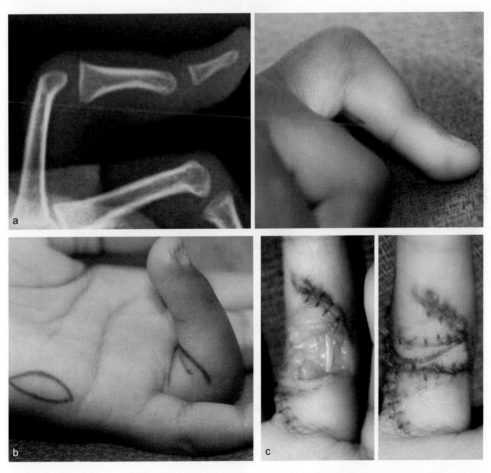

图 34.2　屈指畸形。a. 中指和环指的弯曲挛缩影响 5 岁儿童的功能。这些手指从来不能伸展。近端趾骨髁的异常被标示出。b. 这些手指不能展远离手掌。c. 显示松解术与 Z 字整形术后的皮肤总量的缺失。全层皮肤覆盖是必需的

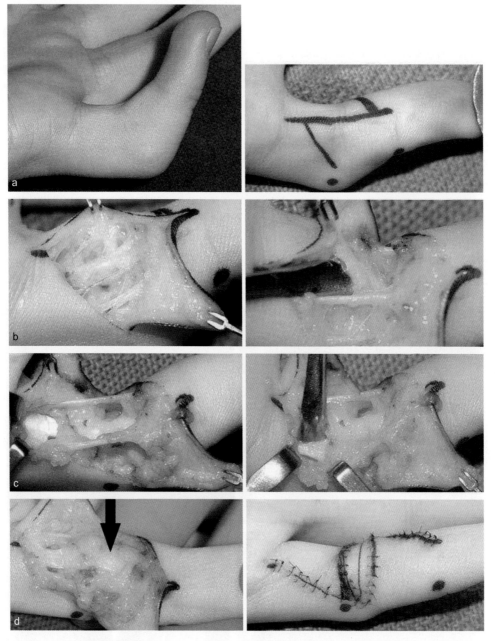

图 34.3 屈指畸形的软组织改变。a. 一个严重的 75° 屈曲畸形及用于松解的 "Z" 整形术的轮廓。显示翼状胬肉和紧绷的皮肤被动伸展。b. 沿切口可见真皮与更深层的屈肌腱鞘支持带之间的致密结缔组织。右侧过度增生的 Grayson 韧带在神经血管束的掌侧。c. 一旦韧带被切除, 神经血管束可移动, 其紧邻的致密结构是包裹屈肌肌腱的韧带鞘。右图掌侧平面的马缰韧带被松解。d. 松解开双侧关节掌侧的副韧带后, 通常可以完全伸直。右图: Z 整形术之外还必须全层无毛皮肤移植

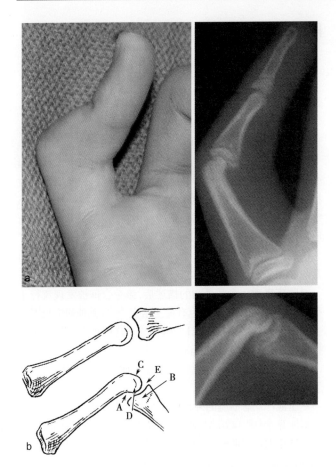

图 34.4 先天性指屈曲骨骼改变。a. 严重的 90° 屈曲挛缩的临床表现及放射线表现。b. 与普通的真性侧位 X 线片（上）可见 5 指改变：A，髁后窝的扁平化和闭塞；B，中指关节基底面的扩大；C，近端指节髁背侧面的扁平化；D，髁骨密度增加；E，关节间隙的狭窄。（插图由 JK Biddl 所绘）

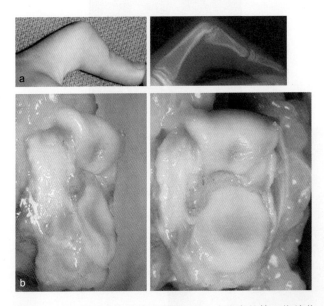

图 34.5 先天性屈曲指关节改变。a. 另一个患者的第五指关节的屈曲挛缩在侧位放射片中可观察。b. 开放近侧指间关节显示扁平的背侧髁和增宽的中指基底部。中央骨质致密化是弯曲给中节趾骨基底部带来的压力导致的继发改变。扁平的关节表面是因为成长过程缺乏运动造成的

参考文献

1. Tamplin R. Lecture on the Nature and Treatment of Deficiencies. London. Longman, Brown Green (publ.) 1846: 256-267.

2. Littman A, Yates J, et al. Camptodactyly: A kindred study. JAMA. 1968; 206: 1565-7.

3. Benson LS, Waters PM, Kamil NI, et al. Camptodactyly: classification and results of non operative treatment. J Pediatr Orthop. 1994; 14: 814-9.

4. Engber W, Flatt A. Camptodactyly: An analysis of sixty-six patients and twenty-four operations. J Hand Surg. 1977; 2: 216-24.

5. Foucher G, Khouri RK, Medina J, et al. Camptodactyly as a spectrum of congenital deficiencies: A treatment algorithm based on clinical examination. 2004. Plast. Reconstr Surg.

6. Upton J III. Failure of differentiation and overgrowth. In: Hentz V, editor. Mathes plastic surgery, vol 8. Saunders Elsevier; 2006. p. 265-322.

7. Smith R, Kaplan E. Camptodactyly and similar atraumatic flexion deformities of the proximal interphalangeal joints of the fingers. J Bone Joint Surg. 1968; 50A: 1187-204.

8. Courtemanche A. Camptodactyly: Etiology and management. Plast Reconstr Surg. 1969; (44): 451-4.

9. McFarlane R, Curry G, et al. Anomalies of the intrinsic muscles in camptodactyly. J Hand Surg. 1983; 8: 531-44.

10. Smith P, Grobbelaar AO. Camptodactyly: a unifying theory and approach to surgical treatment. J Hand Surg. 1998; 19B: 1998.

11. Zancolli EA, Zancolli ER. Congenital ulnar drift and camptodactyly produced by malformation of the retaining ligaments of the skin. Bull Hosp Jt Dis Orthop Inst. 1984; 44 (2): 558-76.

12. Glicenstein J, Haddad R, Guero S. Surgical treatment of camptodactyly. Ann Chir Main Memb Super. 1995; 14 (6): 264-71.

13. Stoddard S. Nomenclature of hereditary crooked fingers. J Hered 1939; 30: 511-2.

14. Ogino T, Kato H. Operative findings in camptodactyly of the little finger. J Hand Surg. 1992; 17B (6): 661-4.

15. Todd A. Case of hereditary contracture of the little fingers. Lancet. 1929; 2: 1088-90.

16. Steindler A. Congenital malformations and deformities of the hand. J. Orthop Surg. 1920; 2: 639-68.

17. Millesi H. Macrodactyly: A case study. In: Littler J, Cramer L, Smith J, editors. Symposium of reconstructive hand surgery, vol 9. St. Louis: C.V. Mosby; 1974. p. 173-4.

相关综合征

Hecht 综合征
8- 三体综合征

CATSHL 综合征
眼 - 齿 - 指（ODD）综合征
胎儿酒精综合征
15q 重复综合征

13- 三体综合征

Lenz 综合征

颚发育不良

Weaver 综合征

COFS(cerebro-occulo-facio-skeletal)综合征

Zellweger 综合征

Marden-Walker 综合征

Manzke 综合征

Emery-Nelson 综合征

Gordon 综合征

Fryns 综合征

FG(Opitz-Kaveggia)综合征

Shprintzen-Goldberg 综合征

Escobar 综合征(多发性翼状胬肉)

Goltz(局灶性真皮发育不全)综合征

Stuve-Wiedemann 综合征

Hanley 综合征

Goodman 综合征

耳 - 腭 - 指综合征

Meier-Gorlin 综合征

肢端型多发关节挛缩

Blau(Jabs)综合征

Liebenberg 综合征

Loeys-Dietz 综合征

Antley-Bixler 综合征

Hecht 综合征

别称

Hecht-Beal 综合征

远端关节弯曲第 7 型

牙关紧闭假屈曲指综合征

特征 不能完全张开嘴和伸展指屈肌腱挛缩。

背景 在 1969 年,Hecht 和 Beal[1]描述了 1 位父亲及 4 个孩子无法完全张开嘴导致咀嚼困难,缩短的屈肌肌腱导致指屈曲,以及缩短的腿部肌肉导致足畸形。在同一年,Wilson 等[2]描述了 9 位患者的相同情况,并将这一手部异常归因为屈指深肌腱在腱腹交界区域的短缩。

病因 此综合征为常染色体隐性遗传,突变在肌球蛋白重链 8(MYH8),突变基因染色体 17p13[3]。

临床表现 在其最初的描述后,该综合征被发现流行于荷兰,美国所报道的病例也有荷兰祖先[4,5]。其他研究反对这一种族因素[6],并报道了日本病例[7]。这些患者在使用手和行走时都有困难,并可能有轻度矮小的身材[8]。

全身肌肉骨骼 新生儿有紧张弯曲的手指和挛缩,影响上下肢的远端肌肉。

上肢 动态肌腱的外在屈肌挛缩由近端指骨间关节弯曲畸形所显示(图 34.6),特别是当手腕伸展时,手腕弯曲时可缓解。这很像指屈曲畸形,因此这种畸形被描述为假性指屈曲。此外,显著的指间关节蹼和皮肤的并指是临床表现的一部分。指蹼间隙的不完全并指可能伴随紧绷的第一蹼间隙和手指与拇指指间关节屈肌受限。

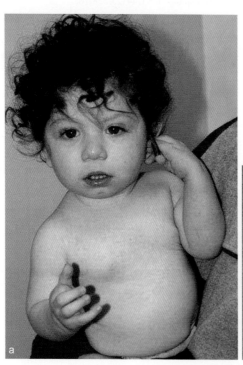
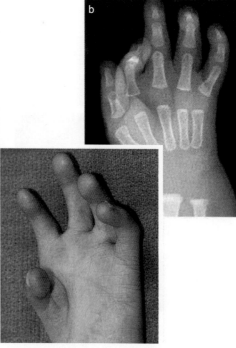

图 34.6 Hecht 综合征。a. 一个儿童的临床表现:矮小的身材、低体重和咀嚼吞咽困难。这个儿童的成长依赖于细致的喂养而没有使用喂养管。b. 手有关节弯曲的姿势,包括拇指与其他手指的弯曲及紧张的掌侧皮肤。当手腕弯曲时手指挛缩缓解。这里没有骨骼改变

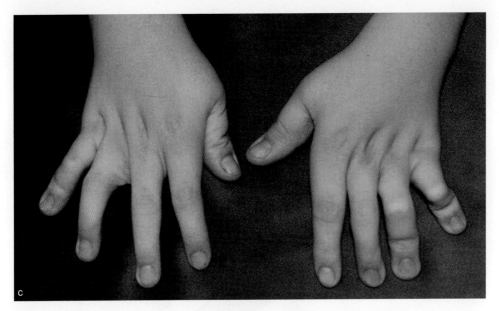

图 34.6（续） Hecht 综合征。c. 同样的手 8 年后的状态。随着掌指关节伸展，指间关节弯曲。尺侧两指的指浅屈肌肌腱单元是紧张的。症状已完全被夹板与拉伸疗法控制

下肢　报告由伴随髋关节僵硬的先天髋关节发育不良和伴随马蹄内翻足的垂直距骨。爪型、槌状指、距骨内翻和跟腱挛缩也被报告。

颅面　伴随口张开受限的牙关紧闭可导致吞咽困难。已报告的面部异常包括伴随巨头畸形的轻微面部畸形、面部不对称、上睑下垂、眼睑下斜、深人中和长下颌。

参考文献

1. Hecht F，Beals R. Inability to open the mouth fully：an autosomal dominant phenotype with facultative camptodactyly and short stature. Birth Defects Orig Art Ser. 1969；5（3）：96-8.

2. Wilson R，Gaines D，Brooks A，et al. Autosomal dominant inheritance of shortening of the flexor profundus muscle-tendon unit with limitation of jaw excursion. Birth Defects Orig Art Ser. 1969；5（3）：99-102.

3. OMIM # 160741 Online Mendelian Inheritance in Man. Johns Hopkins University. 2007. http://www.omim.org/. Accessed 2014.

4. DeJong JGY. A family showing strongly reduced ability to open the mouth and limitation of some movements of the extremities. Humangenetik. 197113：210-7.

5. Mabry CC，Barnett IS，Hutcheson MW，et al. Trismus pseudocamptodactyly syndrome：Dutch-Kentucky syndrome. J Pediat 1974；85：503-508.

6. Robertson RD，Spence MA，Sparkes RS，et al. Linkage analysis with the trismus-pseudocamptodactyly syndrome. Am J Med Genet. 1982；12：115-20.

7. Tsukahara M，Shinozaki F，Kajii T. Trismus-pseudocamptodactyly syndrome in a Japanese family. Clin Genet. 1985；28：247-250.

8. Chen H，Fowler M，Hogan，et al. Trismus-pseudocamptodactyly syndrome：report of a family and review of literature with special consideration of morphologic features of the muscles. Dysmorph Clin Genet. 1992；6：165-74.

9. Minzer-Conzetti K，Wu E，Vargervik K，et al. Phenotypic variation in trismus-pseudocamptodactyly syndrome caused by a recurrent MYH8 mutation. Clin Dysmorph. 2008；17：1-4.

8- 三体综合征

别称
8 号染色体三体综合征

Warkany 综合征 2 型

特征　智力发育迟滞、颅面部异常、细长干的指屈曲和其他关节的僵硬。MFC 作为智力发育迟缓（mental deficiency）、颅面部异常（facial anomalies）和指屈曲（camptodactyly）的缩写。

背景　1961 年 Joseph Warkany 描述[1]并命名了这种情况。

病因　8 号染色体三体综合征的病例是零星分布的，无遗传迹象。它是由 3 个 8 号染色体的拷贝造成的，有或没有镶嵌现象。

临床表现　产前诊断是可行的[2]。该综合征有两种临床表现类型：完全 8 号染色体三体——是早年致死的严重类型；镶嵌体 8 号染色体三体——是较温和的类型。绝大多数年长儿童的病例是镶嵌类型，他们在儿童期和成人期存活。他们通常遭受发育迟缓和精神障碍[3]。

全身肌肉骨骼　关节挛缩通常表现在手。因为关节僵硬和相关的指屈曲，这种情况应与耳 - 腭 - 指综合征相区分。因为这些患者有瘦长的躯干和脊柱畸形，易被误诊为马方综合征。

上肢　屈曲指可以单独存在于小指，也可双侧累及[4]，也可累及多个手指[5]。指屈曲可以是首发症状，并在出生后很快表现出来（图 34.7）[4]。指屈曲也被报道与 8q 重复综合征

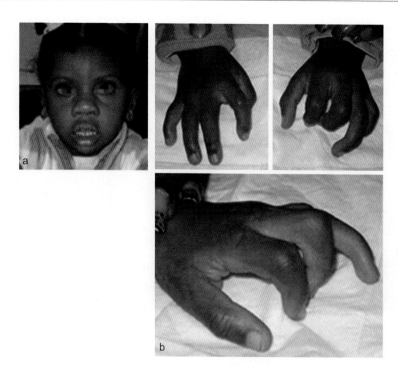

图 34.7　8 号染色体三体综合征。a. 儿童早期诊断的 8 号染色体三体的小女孩的面部表现。典型特征包括：缩颌、大头、突出的上唇、鼻根宽。低位耳但有正常耳郭。b. 双手不对称的弯曲挛缩。随着长大这些手指变得更细长。侧位放射片显示这些都是先天指屈曲

相关[6]。其他上肢异常包括伴随前壁旋转关节僵硬的近端桡尺骨关节异常，手掌沟也可见[7]。

下肢　髌骨的先天萎缩或发育不全[4,6]和并趾[8]有过报道。足尖姿势异常和足底沟可能出现[7]。

脊柱　下列脊柱畸形可能遇到：脊柱畸形、骨盆狭窄[7]、脊柱后侧凸、第一腰椎脊柱裂和第 5 腰椎与第 1 骶椎融合[5]。

颅面　患者可能有大头和怪异的面部，包括：面部不对称（伴眼距过宽的宽大面部）[8]、鼻根宽、畸形突出的耳、小颌畸形、短颈和腭裂[6]。也可能有小头、短鼻梁和突出的上唇[5]。

其他系统　胼胝体发育不全[9]、肾脏异常[7]、心脏损伤、肾盂积水[6]和二叶式主动脉瓣[8]有过报道。未降到阴囊的睾丸、异常的包皮和轻微的肾盂扩张也在部分患者中可见。最后，以下系列异常也可被观察到：大血管血栓、以反复口腔溃疡为特征的肠白塞氏病、外生殖器溃疡、葡萄膜炎、皮肤病变和脊髓发育不良[10]。

参考文献

1. Warkany J. Intrauterine growth retardation. Am J Dis Child.1961;102: 249-79.

2. Wood E, Dowey S, Saul D, et al. Prenatal diagnosis of mosaic trisomy 8q studied by ultrasound, cytogenetics, and array-CGH. Am J Med Genet A. 2008 Mar 15;146A(6):764-9.

3. Wisniewska M, Mazurek M. Trisomy 8 mosaicism syndrome. J Appl Genet. 2002;43(1):115-8.

4. Arslan H, Kapukaya A, Kayikçi C, et al. Congenital patellar aplasia in conjunction with trisomy 8. A case report. Acta Orthop Belg. 2004 Aug; 70(4):373-6.

5. Theilgaard A, Lundsteen C, Parving HH, et al. Trisomy 8 syndrome. A psychological and somatic study of a mentally non-retarded male with 46,XY/47,XY,+8 chromosome constitution. Clin Genet. 1977 Oct;12 (4):227-32.

6. Sachs ES, van Waveren G. Phenotype of partial trisomy 8 (p21 leads to qter) in two unrelated patients with de novo translocation. J Med Genet. 1981 Jun;18(3):204-8.

7. Riccardi VM. Trisomy 8: an international study of 70 patients. Birth Defects Orig Artic Ser. 1977;13(3 C):171-84.

8. Miller R, Stephan MJ, Hume RF, et al. Extreme elevation of maternal serum alpha-fetoprotein associated with mosaic trisomy 8 in a liveborn. Fetal Diagn Ther. 2001 Mar-Apr;16(2):120-2.

9. Markov D, Ivanov S, Popivanova P. Warkany syndrome associated with agenesis of the corpus callosum. Akush Ginekol (Sofiia).2007;46(2): 48-50.

10. Chen HC, Chiu YM. Large-vessel thrombosis in intestinal Behçet's disease complicated with myelodysplastic syndrome and trisomy 8. World J Gastroenterol. 2012 Mar 14;18(10):1137-40.

第三十五章　蜘蛛脚样指畸形

35

蜘蛛脚样指畸形（arachnodactyly），来自希腊语"*arachne*"（蜘蛛）和"*daktylos*"（手指），它的字面意思是"蜘蛛手指"，其替代名称为 dolichostenomelia（细长指）或 achromacria。Arachne 是希腊神话中的一个年轻女孩，她是一个熟练的织工，她在编织比赛中挑战雅典娜女神后，雅典娜将其变成了一只蜘蛛。蜘蛛脚样指畸形以与手掌其余部位不成比例的细长手指为特征。所有的手指，包括拇指，都异常地增长但直径并不增长（图 35.1）。这种情况同样累及脚趾。蜘蛛脚样指畸形常在出生时发病，且随着生长表现得更为明显。患者可能有相关的指关节僵硬，但在大多数病例中指关节是柔软的且关节韧带是过度灵活的。这种情况可以是正常的，但通常是一种潜在全身性情况的表现，可表现在严重的遗传性结缔组织病中[1]。虽然术语"蜘蛛脚样指畸形"与马方综合征典型相关，但这种症状也可在许多其他综合征中出现。

微小病变可通过放射线掌骨指数确诊。该指数由后前位视图确定，是 4 个掌骨的每一个掌骨的长度除以其中点的宽度的平均值。通常这个值应当小于 8，蜘蛛脚样指畸形患者的这一指数通常大于 8。另一个发现是 Walker 标志——当手包绕另一个手腕时，拇指的远端指骨和小指重叠。在 Steinberg 标志中，握拳时拇指被其余四指包住时，拇指突出超过手的尺骨边界。

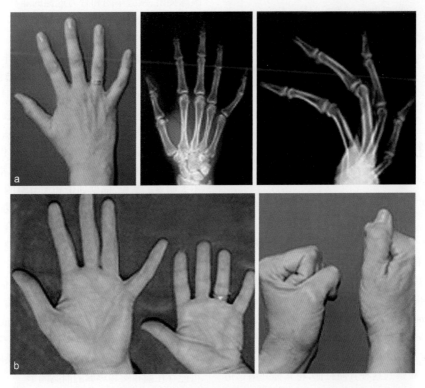

图 35.1　蜘蛛脚样指畸形。a. 蜘蛛脚样指畸形患者的手指细长，有时僵硬但更多是柔软的。指骨、掌骨和关节可以是正常的。大多数患者不符合某一特定的综合征。b. 与右侧正常的手作比较：握拳时，较长的拇指将跨越手掌的整个宽度（Steinberg 标志）。拇指也是细长的

参考文献

1. Grahame R, Hakim AJ. Arachnodactyly-a key to diagnosing heritable disorders of connective tissue. Nat Rev Rheumatol. 2013 Jun;9(6): 358-64.

相关综合征
Marfan syndrome
Shprintzen-Goldberg 综合征
Loeys-Dietz 综合征
Marden-Walker 综合征
Beals 综合征(挛缩性蜘蛛指)
Homocystinuria Achard 综合征
Soto 综合征
MEN(Multiple endocrine neoplasia)综合征
Ehlers-Danlos 综合征
胎儿丙戊酸钠综合征
15q 重复综合征
18q 缺失综合征
Catel-Manzke 综合征
Antley-Bixler 综合征
Stickler 综合征
额干骺端发育不良
van den Ende-Gupta 综合征
镰状细胞病
Haim-Munk 综合征

Marfan 综合征

别称

马方综合征 1 型

MFS1

特征　这里有 3 个系统的受累:①蜘蛛脚样指畸形的骨骼和关节活动度过大的韧带松弛;②晶状体半脱位;③心血管的主动脉扩张[1]。LLAA 是韧带松弛(ligament laxity)、晶状体半脱位(lense dislocation)、主动脉扩张(aortic dilatation)和蜘蛛脚样指畸形(arachnodactyly)的首字母缩写。

背景　Antoine Bernard-Jean Marfan(图 35.2)是法国儿科医生,在 1896 年描述了这种以他的名字命名的疾病[2]。他在一个 5 岁的女孩身上观察到这种骨骼特征,将其称为细长指(dolichostenomelia)。Abraham Lincoln 和 Nicolo Paganini 是患马方综合征的著名人物。

病因　该病是常染色体显性遗传病,由位于染色体 15q21.1 上的原纤蛋白 -1 基因(*FBN-1*)的杂合突变引起的[3]。曾报道过一个家族患马方综合征是常染色体隐性遗传的[4]。全世界范围发病率约为 1/5 000。

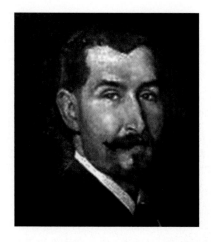

图 35.2　Antoine Bernard-Jean Marfan(1858—1942)

临床表现　马方综合征的基本病理是异常结缔组织。在一项研究[5]中,马方综合征的诊断在生命的前 3 个月进行,但严重的心脏异常和先天性关节挛缩可能在出生时出现。患者可能出现张力减退。8 号染色体三体综合征可能在骨骼特征中与马方综合征相似,但它没有眼睛和主动脉的临床表现;马方综合征没有 8 号染色体三体综合征的异常掌跖和足底皱纹和智力发育迟缓[6]。Beal 综合征与马方综合征的区别在于没有眼睛和心脏症状,而 Shprintzen-Goldberg 综合征的患者有眼球突出、颅缝早闭和智力迟钝的非马方综合征的典型症状。患者可能有睡眠呼吸暂停,但血管并发症是大多数患者的死亡原因。

全身肌肉骨骼　患者的身高增加伴有不成比例地长的四肢和手指,并有轻到中度的广泛的关节松弛。马方综合征患者的上身与下身比例通常小于 0.85。

上肢　患者有不成比例地长的四肢和手指。手指具有像蜘蛛脚一样细长的特征,指尖变为椎状(图 35.3)。由于关节韧带的松弛,手指关节是过度灵活的(图 35.4)。随着这些孩子年龄的增加,特别是在指间关节和掌指关节水平,可能变得不太明显。掌板、侧副韧带和关节囊的结缔组织似乎比屈肌伸肌腱和韧带鞘更易受影响。鉴别诊断包括 Beal 综合征、同型胱氨酸尿症、Shprintzen Goldberg 综合征和 Loeys-Dietz 综合征等。小手指的屈曲指是不常见的(图 35.5d)。一项研究[7]发现,马方综合征患者表现出神经肌肉异常,特别是在老年患者,包括肌无力、神经病变和肌病。他们还指出,Marfan 自己提出的综合征的特征中报告了肌肉发育不全和肌病。

脊柱　一项研究中,82 例骨骼不成熟患者中有 52 例发现脊柱侧突,患病率无性别差异[8]。一项磁共振成像研究[9]在 92% 的马方综合征儿童确诊为脊膜膨出,而对照组没有。可能存在漏斗胸和鸡胸的前胸畸形。

颅面　长头(dolichocephaly)是马方综合征患者的常见颅骨特征。眼部包括近视、角膜扁平和晶体半脱位(晶体异位)。此外,患者有高腭穹(腭穹隆)、拥挤的牙齿和龅牙[10]。

其他系统　McKusick 考虑了晶状体悬韧带和主动脉中层的关系[11],随后他[12]提出悬韧带、骨膜和主动脉中层丰富的纤维蛋白,特别是结缔组织蛋白是关键因素。马方综合征

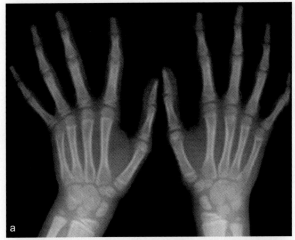

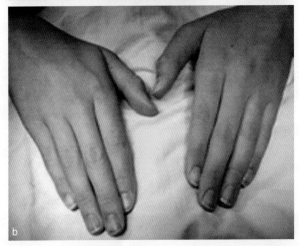

图35.3　马方综合征的手。a.放射线下细长的手指与另一只手的对比。骨骼形成是正常的,伴有过长的手指。这个青少年前臂远端和手腕是正常的。b.这个临床表现非常典型。手指轻微向尺侧偏移而没有掌指关节屈曲挛缩

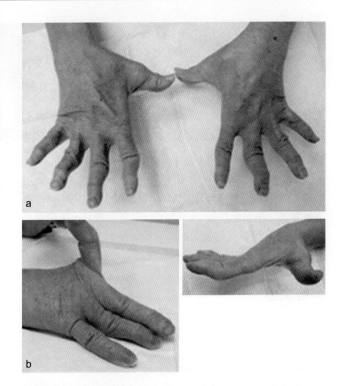

图35.4　过度松弛 a.这个人可以被动地拉伸手指非常远以至于可以触及前臂的背面。在过伸的位置,由于桡侧韧带的背侧偏移在近端指间关节难以弯曲。这只手的手腕、拇指和手指非常容易受伤,大大超过了正常范围。b.掌指关节的过伸是常见的,所有4个近端指间关节的天鹅颈姿势是这一综合征的典型征象

图35.5　马方综合征的常见特征。a.这个女孩的颅面部特征包括:长头颅(比其正常情况长得多)、高腭穹、牙齿拥挤、正在正畸治疗的咬合不正、低位且通常偏转的耳朵、缩颌和双侧晶状体半脱位。眼睑的外侧睑裂有轻微下斜。b.她的手指细长并有中度松弛。c.主动脉弓扩张,并有早期主动脉反流。d.她家族中其他人有细长的手指和第五指的屈曲指

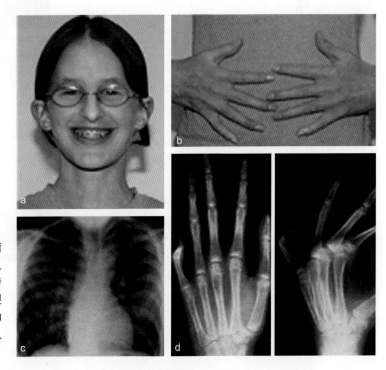

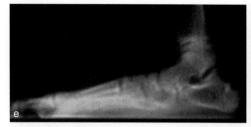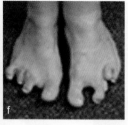

图 35.5（续）　马方综合征的常见特征。e. 扁平足常
见。f. 因为趾骨和跖骨的严重发育不全，她的足很短，
伴有跗趾的成角畸形

的心血管症状主要累及升主动脉，降主动脉和腹主动脉也可
能被累及。主动脉扩张、反流和夹层是常见的。一项研究显
示三分之一受累及的患者有二尖瓣脱垂和 / 或主动脉根部
扩张[1,13]。

参考文献

1. Pyeritz RE, McKusick VA. The Marfan syndrome. New Eng J
   Med.1979;300:772-7.

2. Marfan AB. Un cas de deformation congenitale des quatre membres,
   plus prononcee aux extremites, caracterisee par l'allongement des os
   avec un certain degre d'amincissement. Bull Mem Soc Med Hop Paris.
   1896;13:220-6.

3. OMIM #154700 Online Mendelian Inheritance in Man. Johns Hopkins
   University. 2007. http://www.omim.org/. Accessed 2014.

4. de Vries BBA, Pals G, Odink R, et al. Homozygosity for a FBN1
   missense mutation: clinical and molecular evidence for recessive Marfan
   syndrome. Europ J Hum Genet. 2007;15:930-5.

5. Morse RP, Rockenmacher S, Pyeritz RE, et al. Diagnosis and
   management of infantile Marfan syndrome. Pediatrics. 1990 Dec;86(6):
   888-95.

6. Pai GS, Thomas GH, Leonard CO, et al. Syndromes due to
   chromosomal abnormalities: partial trisomy 22, interstitial deletion
   of the long arm of 13, and trisomy 8. Johns Hopkins Med J. 1979;
   145:162-9.

7. Voermans NC, Timmermans J, van Alfen N, et al. Neuromuscular
   features in Marfan syndrome. Clin Genet. 2009;76:25-37.

8. Sponseller PD, Hobbs W, Riley LH Ⅲ, et al. The thoracolumbar spine in
   Marfan syndrome. J Bone Joint Surg Am. 1995;77:867-76.

9. De Paepe A, Devereux RB, Dietz HC, et al. Revised diagnostic criteria
   for the Marfan syndrome. Am J Med Genet. 1996;62:417-26.

10. Westling L, Mohlin B, Bresin A. Craniofacial manifestations in the
    Marfan syndrome: palatal dimensions and a comparative cephalometric
    analysis. J Craniofac Genet Dev Biol. 1998;18:211-8.

11. McKusick VA. Heritable disorders of connective tissue. 1st ed. St.
    Louis: C. V. Mosby; 1956.

12. McKusick VA. The defect in Marfan syndrome. Nature.1991;352:
    279-81.

13. Brown OR, DeMots H, Kloster FE, et al. Aortic root dilatation and
    mitral valve prolapse in Marfan's syndrome: an echocardiographic
    study. Circulation. 1975;53:651-7.

Shprintzen-Goldberg 综合征

别称

伴颅缝早闭的马方综合征Ⅰ型

Shprintzen-Goldberg 颅缝早闭综合征（SGS）

伴蜘蛛脚样指和异常疝的颅缝早闭

特征　马方综合征的特征、颅缝早闭、长头和眼球突出。
CEA 是颅缝早闭（craniosynostosis,）、眼球突出（eye anomalies）
和蜘蛛脚样指（arachnodactyly）的首字母缩写。

背景　Shprintzen 和 Goldberg[1]在 1982 年第一次细致地
描述了这一情况。

病因　散发的染色体 15q21.1 上的原纤蛋白（*FBN1*）基
因突变。

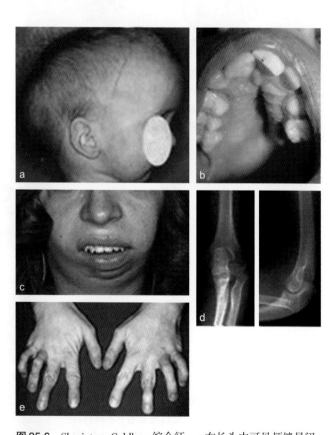

图 35.6　Shprintzen-Goldberg 综合征。a. 在长头中可见颅缝早闭，
这是由于过早的上矢状缝的闭合。b. 高腭穹、拥挤的上颌齿及继
发的咬合不正是典型特征。c. 颌后缩及内收的下巴。d. 桡骨头
脱位。e. 手指可为细长的并伴累及尺侧手指的屈曲指（弯曲挛缩）。
这个患者的多个手指都受到累及

临床表现　症状在婴儿期常见，包括喂养困难（以致需要鼻胃管喂养）、睡眠时的船鸣呼吸、发绀和呼吸功能损害（respiratory compromise）。有最低量的皮下脂肪、皮肤脆弱和轻到中度的智力缺陷。然而，后者并非一定出现[2]。

全身肌肉骨骼　包括关节松弛、关节挛缩、肌张力减退和骨量减少。

上肢　蜘蛛脚样指[2]的细长手指与马方综合征相似（图35.6）。关节屈曲挛缩和累及第五指的屈曲指非常常见但可以累及任何手指。拇指细长。桡骨头脱臼[3]，桡骨和尺骨偶然的弯曲发生于双侧并通常对称。桡骨发育不良不是本病的特征。

下肢　跖骨内翻、马蹄足和槌状指。

脊柱　脊柱侧凸和方形锥体。漏斗胸、鸡胸壁构型和大的腹股沟疝可能出现。

颅面　面部外观包括眼球突出、面中部发育不全、颌后缩低位耳和伴假裂的高腭穹。其他异常现象包括：颅缝早闭（40%）、长头、突出的高额头、与严重眼球突出、斜视、眼距过宽、眼裂下斜和上下颌发育不良相关的眼球突出、小颌畸形，以及低位后旋的耳畸形[4,5]。

其他系统　遇到的异常情况有脑积水、脐疝和隐睾症。心血管系统的异常包括二尖瓣脱垂、二尖瓣反流和主动脉瓣反流[4]。

参考文献

1. Shprintzen RJ, Goldberg RB. A recurrent pattern syndrome of craniosynostosis associated with arachnodactyly and abdominal hernias. J Craniofac Genet Dev Biol. 1982;2(1):65-74.

2. Lacombe D, Battin J. Marfanoid features and craniosynostosis: report of one case and review. Clin Dysmorphol. 1993 Jul;2(3):220-4.

3. Stoll C. Shprintzen-Goldberg marfanoid syndrome: a case followedup for 24 years. Clin Dysmorphol. 2002 Jan;11(1):1-7.

4. Jones K. Smith's recognizable patterns of human malformation. 6th ed. Philadelphia: Elsevier Saunders; 2006. p. 554-7.

5. OMIM #182212 Online Mendelian Inheritance in Man. Johns Hopkins University. 2007. http://www.omim.org/. Accessed 2013.

Loeys-Dietz 综合征

别称

Furlong 综合征

LDS

特征　动脉迂曲、动脉瘤和眼距过宽三联征，悬雍垂裂或腭裂也是这一综合征的表现。

病因　该综合征是常染色体显性遗传病，有着多样的临床表现，是染色体 9q22 上的转化生长因子 β 受体 1（*TGFBR1*）基因突变或染色体 3p22 上的转化生长因子 β 受体 2（*TGFBR2*）的突变造成的[1]。

背景　1987 年 Furlong 等[2]描述了一个正常身高的有许多马方综合征表现和其他非典型马方综合征表现的男性，非典型表现包括颅缝早闭、上睑下垂、眼距过宽和尿道下裂。他将其命名为特殊的马方综合征。2005 年比利时安特卫普大学医院的 Bart Loeys 和来自美国马里兰巴尔的摩霍普金斯医科大学的 Hal Dietz 和其他 22 位作者[3]描述了 10 个有眼距过宽、悬雍垂裂、伴或不伴腭裂、广泛的动脉迂曲、升主动脉瘤和动脉夹层的家系。Later Loeys 等[4]定义了两种类型的 LDS：第一型，观察到颅面部表现，包括腭裂、颅缝早闭或眼距过宽；第二型，没有这些表现，但有悬雍垂裂。

临床表现　Loeys-Dietz 综合征的临床症状与马方综合征、Ehlers-Danlos 综合征相似，但晶状体是正常的且没有皮肤超弹性。然而皮肤是半透明的、柔软的，容易受伤和出血以致留下疤痕。患者可具有正常的智力[3]，但智力发育迟缓也有报告，患者可能表现出认知和精神运动发育延迟[4]。患者发生妊娠相关并发症的概率高。

全身肌肉骨骼　患者有平均水平的身高与广泛的韧带松弛和关节活动范围过大。

上肢　报告了的手部异常现象包括蜘蛛脚样指、尺侧手指的屈曲指和小指侧弯[5]。单独的第五指的屈曲指不常见。细长手指的解剖学特征与其他蜘蛛脚样指畸形的情况没有差异[5]。

下肢　已报告的足部异常现象包括马蹄足、长脚趾和跨外翻[5]。

脊柱　脊柱异常包括脊柱侧后凸和椎体融合或缺损。漏斗胸和鸡胸也被观察到。

颅面　已报道的颅面部畸形包括长头、颅缝早闭、颧骨发育不全、低位后旋耳、上睑下垂、眼裂下斜和微缩颌[5]。其他显著的异常包括眼距过宽、腭裂和悬雍垂裂或宽大的悬雍垂。

其他系统　主动脉瘤是最常见的心血管畸形，伴随着血管迂曲、二尖瓣脱垂、主动脉扩张或动脉瘤、房间隔缺损、动脉导管未闭和二叶式主动脉瓣。

参考文献

1. OMIM #609192 Online Mendelian Inheritance in Man. Johns Hopkins University. 2007. http://www.omim.org/. Accessed 2014.

2. Furlong J, Kurczynski TW, Hennessy JR. New marfanoid syndrome with craniosynostosis. Am J Med Genet. 1987;26:599-604.

3. Loeys BL, Chen J, Neptune ER, et al. A syndrome of altered cardiovascular, craniofacial, neurocognitive and skeletal development caused by mutations in TGFBR1 or TGFBR2. Nature Genet. 2005;37:275-81.

4. Loeys BL, Schwarze U, Holm T, et al. Aneurysm syndromes caused by mutations in the TGF-beta receptor. New Eng J Med. 2006;355:788-98.

5. Megarbane A, Hokayem N. Craniosynostosis and marfanoid habitus without mental retardation: report of a third case (Letter). Am J Med Genet. 1998;77:170-1.

Marden-Walker 综合征

别称

MWS

特征　睑裂狭小、肢体挛缩、固定的面容（immobile facies）。MBJC 是智力缺陷（mental deficiency）、睑裂狭小（blepharophimosis）、关节挛缩（joint contractures）和屈曲指（camptodactyly）的首字母简称。

背景　1966 年 Marden 和 Walker[1] 描述了一个睑裂狭小、蜘蛛脚样指、小颌畸形、固定面容、肢体挛缩、脊柱后侧凸和鸡胸的婴儿。

病因　该综合征是常染色体隐性遗传病。

临床表现　一些患 MWS 的孩子有亲生父母。大多数患者在出生前或出生后存在发育缺陷。患者可能有癫痫发作，且死亡可能在婴儿早期发生。那些存活下来的患者通常有智力缺陷[2]。

全身肌肉骨骼　所有患者有多关节挛缩，大多数有肌量减低和肌张力降低。关节挛缩可能随着儿童长大严重程度减轻。

上肢　可出现多处上肢关节挛缩，包括手和肘关节的屈曲挛缩[3]。蜘蛛脚样指和屈曲指在大约 70% 的患者中出现[2]。偶尔锁骨可能缺失。手部关节过度松弛不是这一实质的突出特征。一个研究[4] 报告了出现在所有手指的指屈曲、拇指内扣、固定的近指间关节、远指间关节屈曲挛缩且褶线缺失、手指先天性尺侧偏斜和类似于中间手指屈曲位于手掌的畸形。

下肢　脚部多关节的挛缩和畸形足可能出现。臀部和膝部的屈曲挛缩也有过报道[3]。

脊柱　脊柱后侧凸、漏斗胸和鸡胸都可能出现。

颅面　体现在双侧上睑下垂中的睑裂狭小，固定面部表情是这一综合征的显著特征。斜视可能会出现。一个报告[5] 描述了一位患 Marden-Walker 综合征的严重智力发育迟缓的 23 岁男性患者。随着患者年龄增大，他的面部特征逐渐变得不那么显著。小头畸形、小颌畸形和小口畸形以及腭裂也可出现。

其他系统　心脏缺陷、隐睾症和尿道下裂也可观察到[2]。大脑的超声和磁共振成像研究显示胼胝体缺失、脑干发育不全、小脑下蚓部和小脑半球发育不全[3]。

参考文献

1. Marden PM, Walker WA. A new generalized connective tissue syndrome. Am J Dis Child. 1966;112:225-8.

2. Jones K. Smith's recognizable patterns of human malformation. 6th ed. Philadelphia:Elsevier Saunders;2006. p. 248-9.

3. Garcia-Alix A, Blanco D, Cabanas F, et al. Early neurological manifestations and brain anomalies in Marden-Walker syndrome. Am J Med Genet. 1992;44:41-5.

4. Fryns JP, Willekens D, Van Schoubroeck D, et al. Marden-Walker syndrome versus isolated distal arthrogryposis:evidence that both conditions may be variable manifestations of the same mutated gene. Clin Genet. 1998;54:86-9.

5. Kotzot D, Schinzel A. Marden-Walker syndrome in an adult. Clin Dysmorph. 1995;4:260-5.

先天性指甲异常也被称为先天性指甲发育不良或先天指甲营养不良。这是一组可以影响甲周(包括甲板和周围软组织)的先天指甲异常疾病。它包括了很多的指甲畸形,例如并甲、甲肥厚、扁平甲、反甲、钩甲、多甲、巨甲、指甲过小、指甲过短、指甲发育不全和无甲症等。

外胚层是毛发、指甲、牙齿和汗腺等的起源,先天指甲发育不良与外胚层发育异常相关。先天指甲发育不良可能是一个独立的症状,但是更多情况下它是作为某种综合征与其他症状共存的。先天指甲发育不良通常在刚出生或出生后不久出现,通常累及双侧多个指。示指是先天指甲发育不良常累及的部位[1-3]。

哈姆等[4]曾描述了一组与皮肤、皮外症状无关的先天指甲改变,并把它命名为单纯先天指甲发育异常。这些患者指甲都有纵行条纹和甲板变薄的表现,所有的指甲都可以受累而以拇指较为严重,并常伴有甲半月发育不良、纵行条纹凹凸不平、扁平甲、反甲等,有些患者还可以出现指甲向外侧过度生长。通过调查发现,这种现象具有常染色体显性遗传的特点,但也可以散发存在。另外,一篇文章报道了一组爪形甲、甲肥厚和甲脱离同时伴有单纯先天指甲发育异常的患者,这些患者的症状同样具有常染色体显性遗传的特点[5]。一项研究[6]将指甲发育不良定位在了17p13A染色体上,而另外一项基于人类基因组扫描的研究[7]将外胚层发育不良位点定位在了染色体18q22.1-18q22.3。

最常见的两种先天指甲发育不良分别是指甲发育不全(图36.1)和无甲症(图36.2),调查显示指甲发育不全的发病率比无甲症高。并且放射线成像的检查通常提示这些患者伴有远端指骨异常,例如骨吸收和骨发育不良[1]。一篇文章认为,中指骨和/或远端指骨的异常与指甲发育不全和/或无甲症之间的关系提示指甲发育具有骨依赖的特点[8]。

先天指甲发育不良通常伴有部分手掌畸形,包括并指、多指、蹼指、指关节粘连和指过短[1]。先天指甲发育不良包含各种指甲发育的畸形,并且指甲症状包含在多种综合征之中。例如,在 Apert 综合征中患者通常伴有并指和并甲,而在唐氏综合征中短甲和短指十分常见。

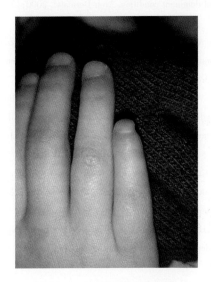

图 36.1　小指伴指甲发育不全

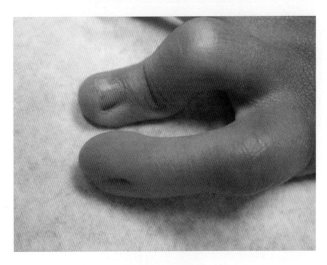

图 36.2　无甲症

参考文献

1. Prais D,Horev G,Merlob P. Prevalence and new phenotypic and radiologic findings in congenital onychodysplasia of the index finger. Pediatr Dermatol. 1999 May-Jun;16(3);201-4.

2. Millman AJ,Strier RP. Congenital onychodysplasia of the index fingers: report of a family. J Am Acad Dermatol. 1982;7;57-65.

3. Kikuchi I,Horikawa S,Amano F. Congenital onychodysplasia of the index fingers. Arch Dermatol. 1974;110;743-6.

4. Hamm H,Karl S,Bröcker E. Isolated congenital nail dysplasia. A new autosomal dominant condition. Arch Dermatol. 2000;136(10):1239-1243.

5. Fröjmark AS,Schuster J,Sobol M,et al. Mutations in Frizzled 6 cause isolated autosomal-recessive nail dysplasia. Am J Hum Genet. 2011 Jun 10;88(6):852-60.

6. Krebsová A,Hamm H,Karl S,et al. Assignment of the gene for a new hereditary nail disorder,isolated congenital nail dysplasia, to chromosome 17p13. J Invest Dermatol. 2000 Oct;115(4): 664-7.

7. Tariq M,Chishti MS,Ali G,et al. A novel locus for ectodermal dysplasia of hairs,nails and teeth type maps to chromosome 18q22.1- 22.3. Ann Hum Genet. 2008 Jan;72(Pt 1);19-25.

8. Seitz CS,Hamm H. Congenital brachydactyly and nail hypoplasia:clue to bone-dependent nail formation. Br J Dermatol. 2005 Jun;152(6): 1339-42.

相关综合征

指甲 - 髌骨综合征
DOOR 综合征(耳聋性骨甲营养不良)
Zinsser-Cole-Engman 综合征

Ellis-van Creveld 综合征(软骨外胚层发育不良)
多发性滑膜瘤综合征
下颌骨肢端发育不良
Rapp-Hodgkin 外胚层发育不良
毛发 - 牙 - 骨综合征
Clouston 综合征
Senter-KID 综合征
18 三体综合征
13 三体综合征
Williams 综合征
Robinow 综合征
Progeria 综合征
Pallister-Hall 综合征
Fryns 综合征
3Q 重复综合征
Rothmund-Thomson 综合征
Coffen-Lowry 综合征
Hay-Wells 综合征

硬化狭窄综合征
骨质疏松综合征
Yunis-Varon 综合征
Bloch-Sulzberger(色素性尿失禁)综合征
少水性外胚层发育不良
先天性厚甲综合征
胎儿海因(苯妥英钠)综合征
Toriello-Carey 综合征
Sabinas 综合征
Olmstead 综合征
Cronkite-Canada 综合征
先天性角化不良 - 拉森综合征
Schinzel 综合征
EEC(直肠外胚层发育不良)综合征
Zimmermann-Laband 综合征
Jackson-Lawler 综合征
Apert 综合征
Moebius 综合征
Weyers 肢端面骨发育不良
Witkop 牙钉综合征
ADULT 综合征
头皮 - 耳 - 乳头(SEN)综合征
Weaver 综合征
颅额鼻综合征

指甲 - 髌骨综合征

别称

NPS(Nail-Patella 综合征)

甲骨发育不良症

髂角综合征

Fong 病

Turner-Kiser 综合征

特征　指甲发育不良,髌骨缺如或发育不全,肘部和前臂僵硬,髂骨呈角状常伴有肾病。

背景　JW Turner[1]在 1933 年曾经描述了两个患病的家系,这两个庞大的家系中的患者都具有髌骨缺如、肘部不能完全伸直和指甲缺失的现象。他通过 X 线检查发现患者盆骨具有角状凸起,但是在此之前没有相关的文献对这一现象进行过记载。这一现象也被称为 Fong 病[2],因为在 1946年 Fong 也对这一现象进行过描述。当他正为了研究妊娠相关的高血压和蛋白尿而进行肾盂造影时,偶然的机会他通过放射造影发现了髂骨的角状凸起并对其进行了记录。之后 Hawkins 等对此综合征进行了补充,认为肾病也是发病的一部分[3]。

病因　染色体 9q34 上发生杂合突变造成 LMX1B 蛋白的 LIM 同源结构域异常[4]导致疾病的发生。甲髌综合征的发病率约为1/50 000。

临床表现　疾病可运用超声进行诊断[5]。肾脏主要表现为良性蛋白尿或肾小球肾炎甚至早发的肾衰。患者也可能出现神经行为异常、手脚血管痉挛和癫痫[6]。

全身骨骼肌肉　指甲改变是甲髌综合征最常见的表现。指甲的变化发生在98%的患者中，病变通常双侧对称分布。指甲可缺如、发育不全、营养不良，可有横行或纵行脊线，凹陷，褪色，有时指甲可被纵行脊线或皮肤分隔为两半，可菲薄或增厚(少见)[7]。患者关节活动度减低，有报道部分家系可出现身材矮小[8]。多发性神经纤维瘤也曾在甲髌综合征的患者中报道过[9]。甲髌综合征患者与对照组相比BMI平均降低8%~20%，这和患者的脆性骨折发生率增加有关[10]。

上肢　关节骨指甲发育不良在桡侧比较严重，大拇指的指甲受累最为严重，而小指的症状最轻微。指甲畸形可能与远端指骨异常、远端指间关节缺失或马德隆畸形合并存在[12]。桡骨头的畸形会导致前臂内转和旋后的障碍[11]。其他的肘部异常可导致肘部伸直受限、肘外翻畸形和肘前胬肉[13]。通过影像学检查可发现桡骨头后转位，肱骨外上髁和肱骨小头发育不全，肱骨内上髁突出等表现。雷诺现象[6]也可以在本病患者中出现，少数患者可有肩胛骨发育不全和肩胛带语言障碍症[14]。

下肢　膝部有时可出现膝盖骨偏小、外形不规则、关节曲度下降的现象[7]。患者可由于股内侧肌发育不全经常出现膝

关节半脱位或脱位(图36.3a,b)，双膝受累程度可不一。即使在受力稳定的情况下，髌骨的定位常偏外上方。股骨的内侧髁会比外侧髁更为突出，胫骨粗隆突出也较为明显。脚趾趾甲的病变严重程度通常比手指甲轻，并且小脚趾受累往往最严重。

脊柱　髂骨角是本病的特殊征象。大约70%患者的髂骨具有圆锥形的角状物伸向后外侧[7]。部分患者可出现脊柱侧凸和颈肋畸形，后者可导致胸廓出口综合征。

颅面　相比于正常人，本病患者合并开角青光眼的概率较高并且眼内压升高的发病具有年轻化的特点[6]。据报道54%的患者具有Lester征，具体表现为虹膜中央部周围出现花瓣状的暗色色素沉着，通常只在拥有蓝色虹膜的患者中出现[6]。有些患者还可合并唇腭裂[13]。

其他系统　首先与肾病相关的表现即为蛋白尿伴或不伴有血尿，发病率大约为30%~50%，终末期肾病的发病率约为5%[7]。肠易激综合征和结肠癌也被报道与NPS有关[6,15]。

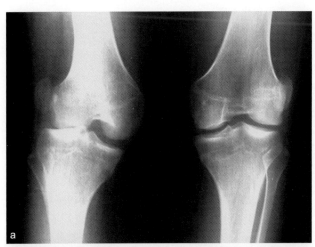

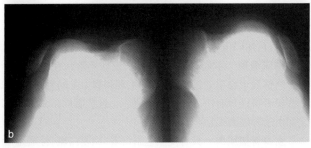

图36.3　指甲 - 髌骨综合征。a. X线片显示双侧发育不良而且外侧脱位的髌骨。b. 膝关节切线位上的双侧发育不良而且外侧脱位的髌骨

参考文献

1. Turner JW. An hereditary arthrodysplasia associated with hereditary dystrophy of the nails. JAMA. 1933;100:882-4.

2. Fong EE. 'Iliac horns' (symmetrical bilateral central posterior iliac processes):a case report. Radiology. 1946;47:517-8.

3. Hawkins CF, Smith OE. Renal dysplasia in a family with multiple hereditary abnormalities including iliac horns. Lancet. 1950;255:803-8. Note:Originally Volume I.

4. OMIM # 161200 Online Mendelian Inheritance in Man. Johns Hopkins University. 2007. http://www.omim.org/. Accessed 2014.

5. Feingold M, Itzchak Y, Goodman RD. Ultrasound prenatal diagnosis of the nail-patella syndrome. Prenatal Diag. 18:854-61998.

6. Sweeney E, Fryer A, Mountford R, et al. Nail patella syndrome:a review of the phenotype aided by developmental biology. J Med Genet. 2003;40:153-62.

7. Sweeney E, Hoover-Fong JE. Nail-Patella Syndrome. In:Pagon RA, Bird TD, Dolan CR, Stephens K, Adam MP, editors. GeneReviews[Internet]. Seattle:University of Washington;1993-2003 May 31[updated 2009 Jul 28].

8. Haddad S, Ghedira-Besbes L, Bouafsoun C, et al. Nail-patella syndrome associated with short stature:a case series. Case Report Med. 2010;2010. pii:869470. Epub 2010 Aug 8.

9. Mason AR, Hirano SA, Harvey VM. The co-occurrence of neurofibromatosis type I and nail-patella syndrome in a 5-generation pedigree. J Am Acad Dermatol. 2011 Oct;65(4):873-5.

10. Towers AL, Clay CA, Sereika SM, et al. Skeletal integrity in patients with nail patella syndrome. J Clin Endocr Metab. 2005;90:1961-1965.

11. Aschner B. A typical hereditary syndrome:dystrophy of the nails, congenital defect of the patella and congenital defect of the head of the radius. JAMA. 1934;102:2017-2020.

12. Jones K. Smith's recognizable patterns of human malformation. 6th ed. Philadelphia：Elsevier Saunders；2006. p. 504-7.

13. Richieri-Costa A. Antecubital pterygium and cleft lip/palate presenting as signs of the nail-patella syndrome：report of a Brazilian family. Am J Med Genet. 38：9-121991.

14. Loomer RL. Shoulder girdle dysplasia associated with nail patella syndrome. A case report and literature review. Clin Orthop Relat Res. 1989 Jan；238：112-6.

15. Gilula LA，Kantor OS. Familial colon carcinoma in nail-patella syndrome. Am J Roentgen. 1975；123：783-90.

DOOR 综合征

别称

耳聋指甲发育不全骨发育不全智力发育迟缓综合征

指 - 肾 - 脑综合征

末端指骨缺失致短指综合征

Enron 综合征

特征 耳聋，指甲发育不良、发育不全或指骨缺失，拇指三指节畸形，智力发育障碍。

背景 Cantwell 在 1975 年将耳聋、指甲营养不良、骨营养不良和智力发育迟缓的英文首字母合在一起把此病命名为 DOOR 综合征[1]。然而，最早是 Walbaum[2]等在 1970 年对本病进行了描述，他曾报道了一对具有智力发育障碍、耳聋、指甲发育不良、拇指三指节畸形、指骨发育不全和指纹异常的兄妹。Qazi 和 Smithwick[3]在同一年也对具有相同症状的患者进行了描述，并对具有拇指三指节畸形这一特点进行了强调。Enron 等在 1985 年曾报道了一个囊括所有病变表现的婴儿，它不仅出现十指远端指骨、指甲缺失的特点还有多囊肾、右脑室扩张。

病因 常染色体隐性遗传病。

临床表现 随着患者不断发育可出现喂养困难、频发呼吸系统感染[6]、进展性视力减退[5]、癫痫[1,4]、言语迟缓等症状。患者尿液分析可发现 2- 氧戊二酸盐明显升高[5]。

全身骨骼肌肉 通常只累及手部。

上肢 最特征性的改变就是与远端指骨发育不良或缺失相关的指甲发育不良，病变可累及全部手指。另外，拇指三指节畸形是第二常见的畸形[2,3,7]。

颅面 患者面部较粗糙，可出现前额高耸、轻微眼距过宽和内眦褶皱等。双耳位置较低，可伴有感觉神经性耳聋。除此之外，患者可有鼻大、鼻梁扁平、鼻尖突出和人中较长的表现。嘴部可有嘴大、嘴角下翻[9]。

其他系统 患者可合并先天性心脏病[7,8]和泌尿道畸形[7]。心脏畸形主要是膜部的室间隔缺损和第二房间隔缺损。泌尿系统异常包括肾盂积水、输尿管积水和膀胱扩张。

参考文献

1. Cantwell RJ. Congenital sensory neural deafness associated with onycho-osteodystrophy and mental retardation（D.O.O.R. syndrome）. Hum Genet. 1975；26；261-5.

2. Walbaum R，Fontaine G，Lienhardt J，et al. Surdite familiale avec osteo-onycho-dysplasie. J Genet Hum. 1970 May；18（1）：101-8.

3. Qazi QH，Smithwick EM. Triphalangy of thumbs and great toes. Am J Dis Child. 1970；120；225-57.

4. Eronen M，Somer M，Gustafsson B，et al. New syndrome：a digitoreno-cerebral syndrome. Am J Med Genet. 1985；22；281-5.

5. Rajab A，Riaz A，Paul G，et al. Further delineation of the DOOR syndrome. Clin Dysmorph. 2000；9；247-51.

6. James AW，Miranda SG，Culver K，et al. DOOR syndrome：clinical report，literature review and discussion of natural history. Am J Med Genet. 2007；143 A；2821-31.

7. Thornton CM，Magee AC，Thomas PS，et al. Congenital heart disease and urinary tract abnormalities in two siblings with DOOR syndrome. Pediatr Pathol. 1994 Sep-Oct；14（5）；797-803.

8. Felix TM，Karam SM，Della Rosa VA，et al. DOOR syndrome：report of three additional cases. Clin Dysmorph. 2002；11；133-8.

9. James AW，Miranda SG，Culver K，et al. DOOR syndrome：clinical report，literature review and discussion of natural history. Am J Med Genet A. 2007Dec 1；143 A（23）；2821-31.

Zinsser-Engman-Cole 综合征

别称

先天角化不良

Cole 综合征

Cole-Rauschkolb-Toomey 综合征

Hoyeraal-Hreidarsson 综合征

Zinsser 综合征

Zinsser-Cole-Engman 病

Zinsser-Fanconi-Cole-Rauschkolb-Toomey 综合征

Engman 综合征

特征 皮肤色素沉着、指甲发育不良和口腔黏膜白斑三联征，其缩写为 SLN。

背景 Zinsser[1]在 1910 年、Engman[2]在 1926 年及 Cole 等[3]在 1930 年分别对此综合征的不同方面进行了描述，在 1964 年 Molgrom 等[4]将这些特征进行总结，并把此病命名为先天角化不良。

病因 此综合征为 X 染色体连锁疾病，突变位点在 Xq28 上，基因可编码角化不良蛋白 DKC1[5]。

临床表现 本病只发生于男性，发病年龄常在 5~13 岁。患者通常表现出早老迹象，且伴随生理和智力上的发育障碍，有些患者可能伴有听力和视力障碍[6]。患者通常在 30~50 岁之间由于肿瘤而死亡[6]。

全身骨骼肌肉 具有皮肤色素沉着、黏膜白斑、骨质疏松和缺血性坏死倾向的特点。

上肢 指甲营养不良是本病的显著特征。手掌皮肤角化和手指纹路消失是常见的表现。

下肢　和上肢相似,下肢也有趾甲营养不良、脚底角化伴纹路消失的表现。有些患者可出现股骨头缺血性坏死[7]。

脊柱　脊柱侧弯

颅面　泪腺闭锁是本病的常见表现,舌乳头萎缩也有报道[8]。

其他系统　本病常有以血小板减少首发的骨髓衰竭表现。全血细胞减少和脾大也有报道[8]。大多数患者有睾丸萎缩和肝硬化,有时可伴有肺纤维化。

参考文献

1. Zinsser F. Iconographia dermatologica, syphilidologica et urologica. Kyoto, 1910, 5: 219-23.

2. Engman MF. A unique case of reticular pigmentation of the skin with atrophy. Arch Dermatol Syphilol. Chicago, 1926, 13: 685-7.

3. Cole HN, Rauschkolb JE, Toomey J. Dyskeratosis congenita with pigmentation, dystrophia unguis and leukokeratosis oris. Arch Dermatol Syphilol, Chicago, 1930, 21: 71-95.

4. Milgrom H, Stoll HL Jr Crissey JT. Dyskeratosis congenita: a case with new features. Arch Derm. 1964; 89: 345-9.

5. OMIM# 305000. Online Mendelian Inheritance in Man. Johns Hopkins University. 2007. http://www.omim.org/. Accessed 2014.

6. Phillips RJ, Judge M, Webb D, et al. Dyskeratosis congenita: delay in diagnosis and successful treatment of pancytopenia by bone marrow transplantation. Brit J Derm. 1992; 127: 278-80.

7. Kalb RE, Grossman ME, Hutt C. Avascular necrosis of bone in dyskeratosis congenita. Am J Med. 1986; 80: 511-3.

8. Kawaguchi K, Sakamaki H, Onozawa Y, et al. Dyskeratosis congenita (Zinsser-Cole-Engman syndrome). An autopsy case present-ing with rectal carcinoma, non-cirrhotic portal hypertension, and Pneumocystis carinii pneumonia. Virchows Arch A Pathol Anat Histopathol. 1990; 417 (3); 247-53.

37 第三十七章 先天性皮肤发育不良

皮肤是人体最大的器官。全身皮肤总表面积大约 $1.86m^2$，重量约 4kg。人体主要由皮肤、毛发和腺体进行包被。皮肤解剖上主要分为 3 层：表皮、真皮和皮下组织。表皮在组织学上又分为 5 层，分别为角质层、透明层、颗粒层、棘层和基底层。真皮又可分为乳头层和网状层。

皮肤是机体的保护屏障同时也调节着人体体温，手部的皮肤也提供精确的触觉。手掌侧和背侧的皮肤构造不尽相同。手背皮肤较薄、弹性和活动性较好，感觉系统较不精细，皮肤常有毛发和皮脂腺。而掌侧皮肤光滑较厚、活动度较差但感觉精细有汗腺，没有毛发。

皮肤科医生会遇到多种先天性皮肤疾病，例如遗传性鱼鳞癣，这是一种和皮肤生长相关的疾病可导致皮肤干燥和鱼鳞样大片脱落。先天性皮肤发育不良可能导致从表皮发育不良到皮肤瘤变等一大类皮肤病。一部分先天性皮肤病可能会引起手外科医生的关注，例如羊膜收缩带和婴儿手指纤维瘤。一些疾病具有遗传倾向并伴有其他系统的受累，如在 Ehlers-Danlos 综合征和马方综合征中常出现韧带松弛现象。这将在本书的其他章节进行讨论。皮肤硬化综合征有别于成人的硬皮病，它常在出生时起病并可能与关节屈曲挛缩有关。

相关综合征
大疱性表皮松解
羊膜缩窄带
硬皮病综合征
米其林轮胎胎婴综合征
Vohwinkel 综合征
先天性硬皮病
小鼠突变型组织混乱综合征（人类同源物）
表皮发育不良
EEC（缺指 - 外胚层发育不良 - 腭裂）综合征
ADULT 综合征
Rosenthal-Kloepfer 综合征
Gorlin-Goltz 综合征
Ellis-van Creveld 综合征
McGrath 外胚层发育不良 / 皮肤脆弱综合征
Clouston 综合征
Lenz-Majewski 综合征

大疱性表皮松解

别称

EB

EB 综合征

营养不良型大疱性表皮松解

关节型大疱性表皮松解

特征 皮肤脆性增加，反复出现皮肤黏膜水疱和破裂，并伴有瘢痕形成、手脚关节挛缩，持续性皮肤病变部位溃疡面形成。

背景 Hoffman 于 1926 年首次报道本病为常染色体显性遗传疾病[1]，1933 年 Cockayne 对本病进行了更大规模的系列报道[2]。

病因 本病为先天胶原病，可能由编码 Ⅶ 型胶原的 *COL7A1* 基因发生杂合突变导致。然而，目前报道的大多数病例都是常染色体隐性遗传或复杂的 *COL7A1* 杂合突变[3]。

临床表现 大疱性表皮松解包含 3 种类型：简单型（图37.1），关节型和营养不良型（图37.2，图37.3）。不同类型病变严重程度不一样。大多数病变都会有的表现是皮肤形成大疱、脆性增加，主要累及透明层和皮肤基底膜下的致密层。患者均出生起病，且男女发病率大致相等，有时可伴有斑状萎缩性秃发和局部皮肤缺失。在骨骼突出或持续受压的部位可出现慢性皮肤溃疡（图37.4）。

全身肌肉骨骼 由于全身皮肤瘢痕形成可继发关节挛缩。骨性突出位置，例如枕骨、转子和肘部由于受外力作用明显易发展为疱和溃疡。

上肢 上肢病变可出现不同程度的皮肤脆性增加。在严重病例中，当手部受到较大的剪切力手掌皮肤可像手套一样剥脱，剥脱后的皮肤十分光滑且血运丰富（图37.4a）。由于皮肤损伤造成的广泛瘢痕形成，上肢可有指甲营养不良的情况出现且由于指蹼的瘢痕可形成继发性的并指。指甲生发的原始基质可出现萎缩，甲板出现发育不全[4]。除了关节挛缩，有些患者也可以出现完全或部分的指甲缺失、指端融合的现象（图37.1）[5]。指蹼的形成是由于大量软组织的连接而不是骨性连接导致，在严重的手部营养不良患者中，指端可出现像蚕茧包裹一样的软组织增生现象。这种表现是大疱性表皮松解特有征象。

Marras 等[6]强调本病出现的羊膜挛缩带和大疱的现象。

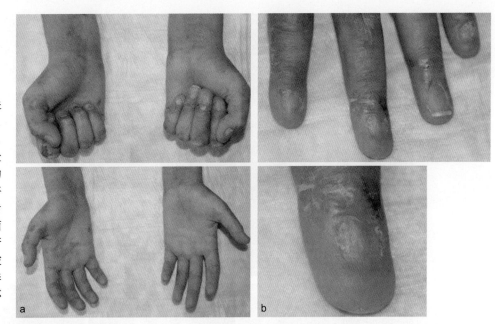

图 37.1　大疱性表皮松解，关节型。a. 来自一个年轻男孩，他属于轻型大疱性表皮松解，可见手部出现慢性水疱和受压部位的表皮塌陷，但指端的屈伸功能都正常。由于较好的对扭转力的防护，患者的后遗症不多。手部光滑的表面有助于对抗压力。b. 图中所示的甲床、甲沟和甲上皮褶皱都证明指甲不同程度的营养不良和发育不全，患者只有环指上有甲板生长

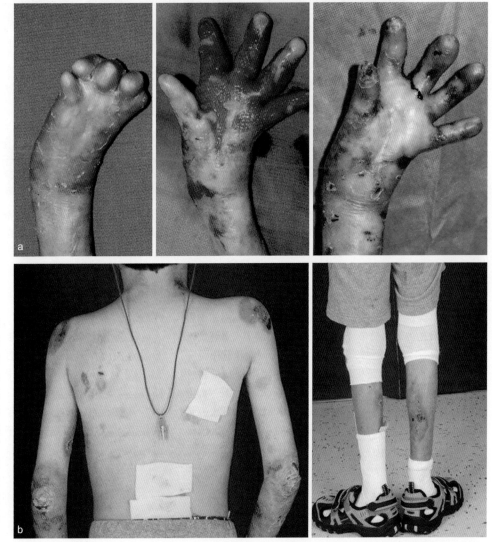

图 37.2　大疱性表皮松解，营养不良型。a. 这个男孩经历了多处分指和植皮的手术。3张图分别显示手术之前、手术中和术毕 6 个月之后的手部情况。开放伤口的愈合主要依靠自发性表皮化，皮肤移植物的存活情况不佳。b. 所有骨性突出部位都出现不同程度的溃疡，需要仔细保护。大疱性表皮松解的患者出现溃疡的情况如同血友病患者出血一样常见

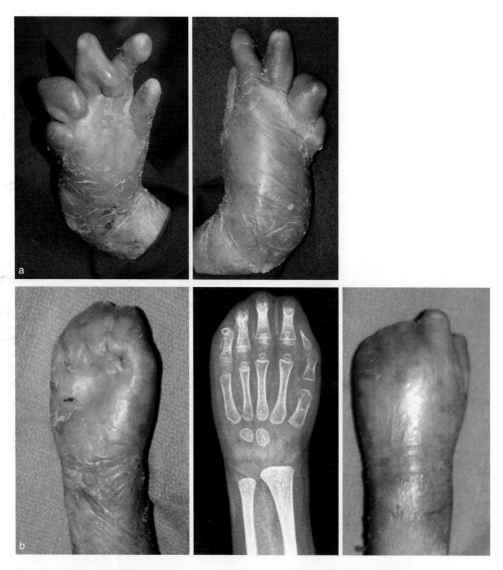

图 37.3 大疱性表皮松解，营养不良型。a. 图示大疱性表皮松解营养不良型患者手部屈曲伴腕部尺侧溃疡和严重近端指间关节屈曲挛缩。第一指蹼也粘连严重。b. 蚕茧手是营养不良型的更严重表现。手部完全被自发性表皮化的皮肤包绕

在 10 年的调查中，他们发现 8 位大疱性表皮松解的新生儿，其中 3 位出现累及肢端的挛缩带。而患者出现指端挛缩带可能与羊膜囊的内胚层分隔束带有关，这些束带变成了缠绕患儿肢端的束带[7]。

下肢　与上肢病变相似，皮肤也可出现损伤和危害性的表皮瘢痕，并可进一步导致趾甲营养不良的表现。水泡和溃疡的出现通常出现在跖骨头下方，沿着足部的边缘出现。由于皮肤角化层较厚，这部分的皮肤较少出现溃

疡。同样，趾蹼、瘢痕继发性并趾和瘢痕性关节挛缩也可出现。

颜面　有报道称部分患者也可出现眼睑的皮肤挛缩、牙齿发育不全和龋齿[9]。由于唇部和口腔内均为鳞状上皮覆盖，对于这部分儿童需要警惕慢性皮肤溃疡和小水疱的不断出现。

其他系统　患者可出现食管狭窄和幽门部大疱阻塞[6]。相似地，肛周的鳞状上皮也易于发生溃疡并继发狭窄。

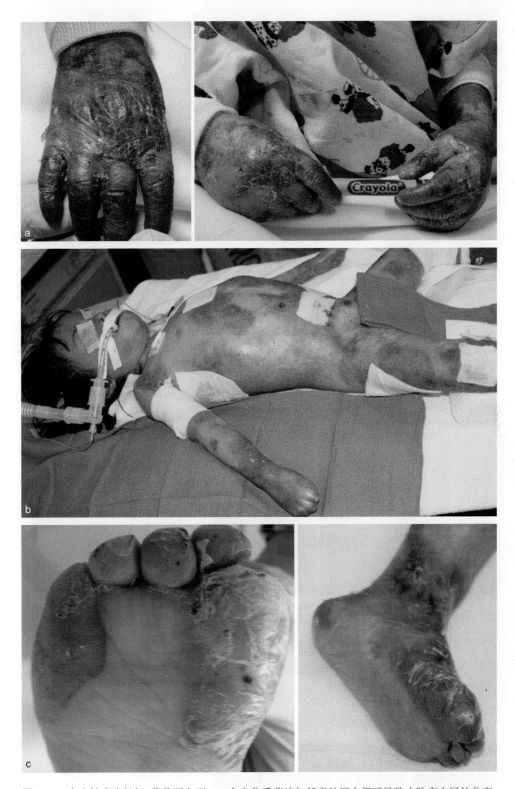

图 37.4　大疱性表皮松解,营养不良型。a. 在患儿手背施加任意的压力都可导致皮肤表皮层的分离。即使指端皮肤脆性增加,患儿的手部功能恢复尚可。b. 所有的皮肤区域都可出现大疱和溃疡,应严格照料。进行气管插管时需要使用特殊的胶带进行固定。c. 即使光滑增厚的皮肤,但也很容易出现大疱。足外侧易于受累

参考文献

1. Hoffman E. Über den Erbgang bei epidermolysis bullosa hereditaria. Arch Rassen Gesellsch Biol. 1926;18:353-68.

2. Cockayne EA. Inherited abnormalities of the skin and its appendages. London: Oxford Univ. Press; 1933.

3. OMIM #131750 and #226600. Online Mendelian Inheritance in Man. Johns Hopkins University. 2007. http://www.omim.org/. Accessed 2014.

4. Lin AN, Smith LT, Fine J-D. Dystrophic epidermolysis bullosa inversa: report of two cases with further correlation between electron microscopic and immunofluorescence studies. J Am Acad Derm. 1995;33:361-5.

5. Christiano AM, Suga Y, Greenspan DS, et al. Premature termination codons on both alleles of the type VII collagen gene (COL7A1) in three brothers with recessive dystrophic epidermolysis bullosa. J Clin Invest. 1995;95:1328-34.

6. Marras A, Dessi C, Macciotta A. Epidermolysis bullosa and amniotic bands (Letter). Am J Med Genet. 1984;19:815-7.

7. Sankale A, Coulibaly NF, Ndiaye L, et al. Inherited epidermolysis bullosa: Case report of finger localization. Indian J Plast Surg. 2012 Sep;45(3):568-71.

8. McGrath JA, Gatalica B, Christiano AM, et al. Mutations in the 180-kD bullous pemphigoid antigen (BPAG2), a hemidesmosomal transmembrane collagen (COL17A1), in generalized atrophic benign epidermolysis bullosa. Nature Genet. 1995;11:83-86.

9. Bircher AJ, Lang-Muritano M, Pfaltz M, Bruckner-Tuderman L. Epidermolysis bullosa junctionalis progressiva in three siblings. Brit J Derm. 1993;128:429-35.

KID 综合征

别称

Senter-KID 综合征

Senter 综合征

特征　可出角膜溃疡及视力丧失，累及听力可致聋。

背景　这个综合征最初在 1915 年由 Burns 报道[1]，60 年之后 Senter 对此进行了更为详细的描述[2]。KID 是角膜炎（keratitis）、鱼鳞癣（ichthyosis）和耳聋（deafness）的英文单词首字母，然而关于鱼鳞癣是否是本综合征的组成之一仍然存在争议。

病因　本病为常染色体显性遗传，由染色体 13q 上的编码连接蛋白 26 的基因 *GJB2* 突变导致，连接蛋白 26 可使哺乳动物细胞之间形成缝隙连接。这些缝隙连接可以允许小分子营养物质、离子和信号分子通过和在细胞间交换。连接蛋白 26 最初在皮肤和耳蜗中发现[3,4]。

临床表现　儿童表现出手掌和足底皮肤光滑增厚，并可出现干燥、鱼鳞样红斑。黏膜，如嘴唇内侧也可受累。早期就可出现角膜病变及听力下降（图 37.5）。

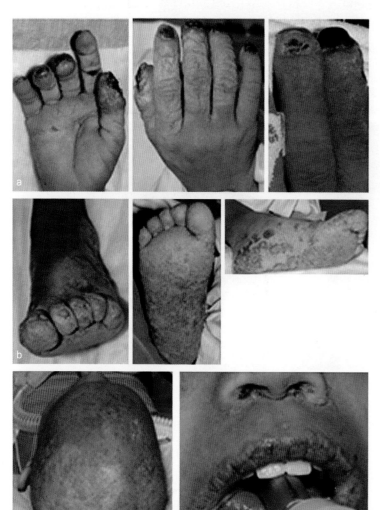

图 37.5　KID 综合征。a. 可见患者的光滑皮肤和不光滑的皮肤表面均出现严重角化和鱼鳞癣。指甲，包括近端和侧段的甲褶也可受累。b. 双脚的跖面病变较重，皮肤的浸渍和感染较难控制。c. 头皮可见斑秃。d. 病变累及口腔黏膜及鼻孔

全身肌肉骨骼　早期的生长发育可正常,但是在儿童时期可出现手掌和足底的角化增厚。随着病情进展,大量皮肤受累可出现肘、膝、髋、踝关节关节的挛缩。

上肢　可有长期的皮肤皲裂、出血和感染,指甲部位也可受累。

下肢　鱼鳞癣可导致下肢皮肤的皲裂和感染。指甲的发育异常也十分常见。有时患者可出现关节挛缩、跟腱紧张和弓形足的表现。

颅面　头面部结构一般无异常。感觉神经性耳聋通常为双侧进行性加重[5,6]。角膜上皮的损伤可导致双眼畏光、溃疡并能形成一层富含血管的纤维组织,纤维组织可阻碍视力[7]。口腔黏膜的受累可使其功能下降,对新生儿来说十分致命,可出现黏膜白斑和水肿舌。皮肤红斑通常在出生后一年出现。皮肤可出现增厚及皮革样改变。手背、头皮和鼻的毛囊角化十分常见,有些患者可出现斑秃,眉毛、睫毛也可受累。指甲的营养不良常比较严重(图37.5)。也有报道称,病变可导致皮肤恶性增殖形成鳞状细胞瘤[8,9]。

参考文献

1. Burns FS. A case of generalized congenital erythroderma. J Cutan Dis. 1915;33:255.

2. Senter TP et al. Atypical ichthyosiform erythroderma and congenital sensorineural deafness-a distinct syndrome. J Pediiatr. 1978;92:68.

3. van Steensel MAM, van Geel M, Nahuys M, et al. A novel connexin 26 mutation in a patient diagnosed with keratitis-ichthyosisdeafness syndrome. J Invest Derm. 2002;118:724-7.[PubMed:11918723, related citations]

4. Nazzaro V, Blanchet-Bardon C, Lorette G, et al. Familial occurrence of KID(keratitis, ichthyosis, deafness)syndrome:case reports of a mother and daughter. J Am Acad Derm. 1990;23:385-8.[PubMed:2394858, related citations]

5. Caceres-Rios H, Tamayo-Sanchez L, Duran-McKinster C, et al. Keratitis, ichthyosis, and deafness(KID syndrome):review of the literature and proposal of a new terminology. Pediat Derm. 1996;13:105-13.[PubMed:9122065, related citations]

6. Cram DL, Resneck JS, Jackson WB. A congenital ichthyosiform syndrome with deafness and keratitis. Arch Derm. 1979;115:467-471.[PubMed:434873, related citations]

7. Messmer EM, Kenyon KR, Rittinger O, et al. Ocular manifestations of keratitis-ichthyosis-deafness(KID)syndrome. Ophthalmology 2005;112:e1. Note:Electronic Article.[PubMed:15691545, related citations][Full Text:Elsevier Science]

8. Gilliam A, Williams ML. Fatal septicemia in an infant with keratitis, ichthyosis, and deafness(KID)syndrome. Pediat Derm. 2002;19:232-6.[PubMed:12047643, related citations]

9. Grob JJ, Breton A, Bonafe JL, et al. Keratitis, ichthyosis, and deafness(KID)syndrome:vertical transmission and death from multiple squamous cell carcinomas. Arch Derm. 1987;123:777-82.[PubMed:3579358, related citations][Full Text:High Wire Press]

羊膜缩窄环

别称

ACB

羊膜带遗迹

Streeter 发育异常

Streeter 异常

特征　皮肤出现凹槽和压迹,通常为圆周环绕和压缩。病变通常出现在肢端,有时脸部及躯干部可见,但是内脏器官很少出现病变。

背景　即使在1832年Montgomery率先对本病进行了描述,但是Streeter(图37.6)在1930年首次指出本病为胚胎发育异常疾病并获得本病的冠名。Patterson在1961年提出将ACB划分为4个类型。

在命名为羊膜收缩带之前本病还有很多名称且无法被纳入其他疾病的范围之中,因此人们曾专门整理出了这些名字的目录。在IFSSH的划分中,本病被称为收缩环综合征[1]。在查阅相关资料时,我们发现本病曾被用34种术语描述过[2]。然而ACB是最准确的术语,也被我们所推崇。本综合征并不是通过病名的字面意思进行定义。"羊膜"代表病因,"收缩"是对皮肤和皮下组织凹痕形态的描述,"带"相比于"环"更能反映本病是羊膜来源的胶原组织病的特点。

虽然在本书中的其他疾病大多拥有遗传学背景,而ACB被划分到本书之中却是因为它是手外科医生在临床实践中常遇到的疾病,在此需要格外说明。

Patterson将ACB分为4类,以下为简略的分类标准(图37.7)[3]:

1. 简单羊膜收缩带;
2. 收缩带伴手指末端畸形,伴或不伴淋巴水肿;
3. 收缩带伴指端融合,并指程度轻重不一;
4. 子宫内截肢。

先天性截肢或发育不全是缺陷部位先天发育的畸形。和先天畸形不同的是,ACB的子宫内截肢通常可以在胎盘、游离羊水中发现肢体断端[4-8],甚至可以连接到胎儿身体的其他部

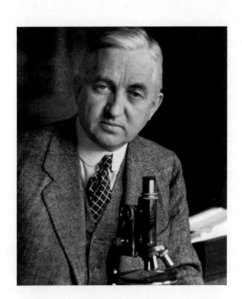

图37.6　George Streeter(1873—1948)

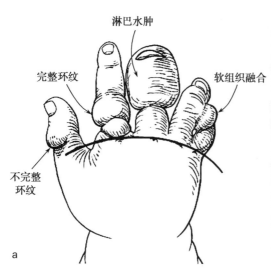
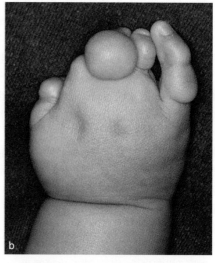

图 37.7 ACB 分类。a.ACB 的不同变异类型,拇指上有一不完整环纹,示指上有两个完整环纹,中指上有一深环纹且远端肿大,以及在无名指与小指间有软组织融合现象。b. 多个变种可能出现在同一只手或脚

位上[9,10]。

Patterson 在某本英国的期刊上报道过,本病的发病率约为 1/15 000[3]。然而来自新加坡的 Pillay 报道马来人种的发病率为 1/4 000[11]。不列颠哥伦比亚的 120 万注册新生儿中发病率为 0.19/50 000[12],而在澳大利亚西部,新生儿发病率为 2.03/10 000[13]。

病因 本病的原因被广泛推测和争论。本综合征不具备遗传基础。不过,曾经有关于双胞胎患有 ACB 的报道[14-16](图 37.9b),但是直观看来仍然是宫内因素产生了更重要的影响。ACB 的发病机制尚不明确,可能的机制如下:①由于缺陷的胚质对皮肤局部组织的浸泡[17];②早期的羊膜破裂和损伤引起羊水过少,会引起胎盘羊膜的裂孔和羊膜带的形成[12];③基于小鼠的实验证明子宫内的创伤也可导致羊膜收缩带[18]。但是目前被广泛接受的 ACB 发病机制仍是早期羊膜破裂及其并发症。基于广泛的临床经验,笔者对该理论表示支持。首先子宫内发生羊膜破裂,绒毛膜(羊膜囊的内层)的各部分分离,并缠绕住胎儿身体,随后可能阻碍对于发展中的上肢的血流供应。上肢的远端部分最常受累。如果束带部分被胎儿吞咽,则会造成奇特的面裂。大的游离绒毛膜可能影响到躯干及腹部。

临床表现 有时收缩带在刚出生时可表现为皮肤凹陷部位深处干燥的线带(图 37.8)。皮肤收缩的严重程度不一,有时仅表现为轻度的皮肤下陷,严重时可出现收缩带圆周环绕深度凹陷,甚至宫内截肢,病变可累及不止一个指端。ACB 的诊断必须严格按照上述标准,并需要与手发育不全,并指,蹼指畸形和裂手进行鉴别诊断。进行鉴别诊断的要点在于是否存在收缩环而不管是否有远端软组织的融合、窦道和穿孔的形成。虽然本病没有遗传倾向,但是其他的综合征,例如大疱性表皮松解、皮肤硬化综合征、米其林轮胎婴综合征和残毁性掌跖角皮症等可能与 ACB 具有某些相似的表现。

上肢 一个或多个肢体受累并且两只手的病变不成镜像关系。一般情况下,手背的皮肤受累更为明显。只出现一个

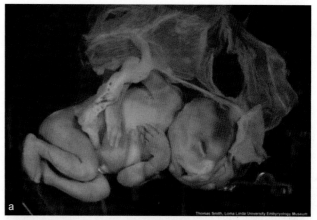
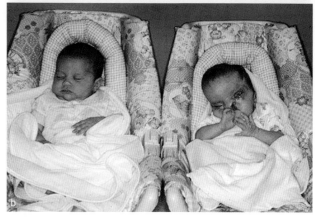

图 37.8 面裂。a. 死婴的脸上有一穿过眼眶、鼻侧区至上嘴唇的左侧面裂,左臂和手指上有环状纹,双腿棒状畸形。一段断裂的羊膜在面裂处垂直地延伸,阻止脸颊与鼻子左侧部分生长的胚胎闭合(由来自 Loma Linda Embryology Museum 的医学博士 Thomas Smith 和 KerbyOberg 提供)。b. 右边的同卵双胞胎有一罕见的面裂形状,同时右手末端并指且手上有环状收缩纹。(来自 Mathes, SJ, Hentz, VR. (2006) Plastic Surgery, Vol. 8. Saunders;2nd. Edition, p. 186 ,已征得许可)

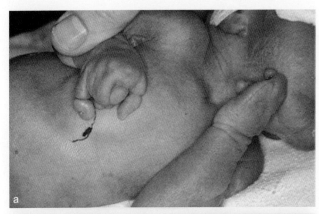

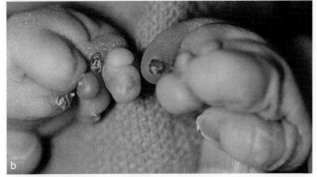

图 37.9　羊膜干燥带。a. 分娩时硬化的羊膜会深浅不一地包裹进羊膜收缩带内，两只手看起来完全不同。b. 这些条带就像止血带一样紧紧地缠绕在正在成形的手指上，且常常出现在远端软组织融合的位置上

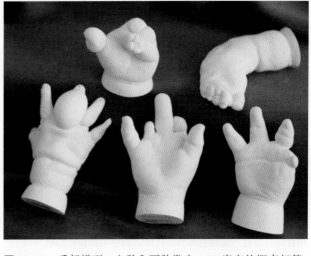

图 37.10　手部模型。上肢和下肢发生 ACB 病变的概率相等。临床上常见的情况有末端并指(左上)，羊膜收缩带环绕腿部和踝部造成足部发育不全及内翻足(右上)，在收缩带远端出现球形肿块(左下)，先天性截肢以及所有手指均发生病变(下中)，多发收缩带导致示指缺如及拇指异常短小(右下)。但是邻近收缩带及这些融合组织的解剖结构是正常的

多数病变累及骨骼肌肉系统，内翻足为最常见的病变表现，据报道 30% 的病例可出现内翻足[26]。在胫骨和腓骨的近端和远端均可出现不同程度凹陷的收缩带，有时收缩带也可出现在股

收缩带的情况较为少见，患者大多情况为多处受累。几种不同病变的情况可在同一肢体混合出现(图 37.10)。在出现截肢的严重病例中，游离的肢端可被子宫吸收或植入胎盘，甚至重新与皮肤的其他部位相连接。身体近端的 ACB 可以累及前臂、手臂或腿、踝和脚[19]。

　　由于指端截除，手指残余的部分通常较为粗大并具有一定的活动性，但是也有部分患者由于指骨的过度生长残端较为细小。患者指骨近端两指相连的部位软组织通常贴合较为紧密，可见针尖样缝隙。这种情况在出现多处手指截肢的情况下可见，但有时由于窦道形成，手的掌侧和背侧形成孔道，并指的患者合并窦道形成也可出现这种情况(胚胎时期可见网状缝隙)(图 37.11)[19,20]。而在手部最为特殊的表现是手指可出现瘤状物。所有的症状及其变异均可出现。

　　患者皮肤的淋巴水肿及收缩带远端的纤维脂肪可发生不同程度的硬化。患儿刚出生时指端远处肿大，填充物多为液体，有小部分出现硬化并由间质液和脂肪组织填充，这部分肿块与手背的脂肪颜色相比较浅(图 37.11c)。当收缩带出现在肘部或手臂时，手部经常出现发育不全，手指细小，整个肢体的远端出现水肿和压迫症状。

　　ACB 的畸形及相关症状如前定义，与 ACB 症状无明显相关性的其他综合征有：单纯性并指、EEC 综合征、尺偏畸形手和桡骨发育不全。

　　下肢　40%~80% 的患者可出现下肢相关畸形[23-25]。大

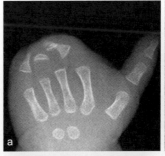
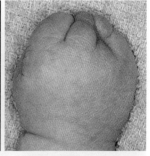
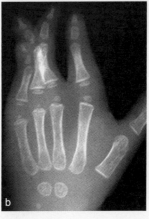
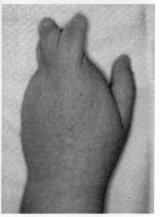

图 37.11　并指和窦道。a. 收缩带使四个手指紧密相连，导致近侧指间关节部位截肢。残留的近端指骨呈锥形，四指绕在一起，呈屋顶状。这种情况被称为末端并指。b. 本患者的收缩带紧缩程度较轻，手指均完整，但近端仍有收缩瘢痕将手指包在一起

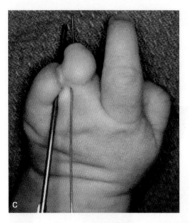

图 37.11（续） 并指和窦道。c. 在收缩带的近端常可见贯通掌侧和背侧的通道。患者需要预防此部位的感染和囊肿形成

骨水平。有时胫骨远端和中间部位的收缩带可导致假关节的形成，并对神经肌肉束和肌肉筋膜进行压迫，有时跟腱也可受压（图 37.12）。内翻足通常伴有脚趾的发育不全和足背部皮肤褶皱。

颅面　据报道 5%~15% 的患者可出现唇裂和上颚裂[21,22]。面裂的形成可以理解为收缩带"悬挂"于面部之上（图 37.9a）。面部的裂隙与通常的收缩带不同，通常比较大形状比较奇特。虽然本病不具有遗传倾向，但是在同卵双生子中可同时出现（图 37.9b）。

其他系统　我们遇见过一个奇特的病例，收缩带从腿部连续到会阴部。其他两个特殊的病例包括宫内截肢的游离指端分别重新移接至臀部和大腿处（图 37.14）。一些患者可

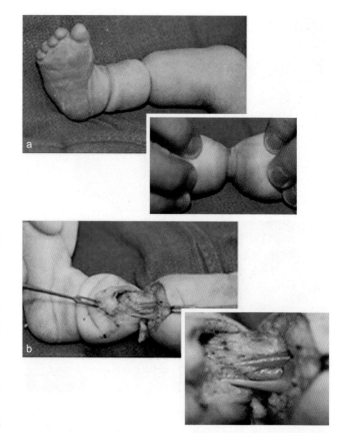

图 37.12　下肢病变。a. 本患儿腿部有两处收缩带，一处位于胫骨中部，另一处于踝部。较深的收缩带可以导致胫骨假关节的形成和对神经肌肉结构的压迫。b. 图示完整的胫骨、胫骨后肌的神经和血管，当解除收缩带的压迫后可见跟腱结构

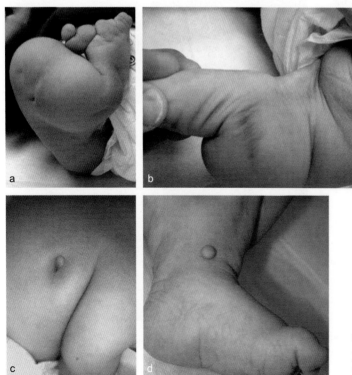

图 37.13　相关并指及其他畸形。a. 可见右脚趾出现宫内截肢。收缩带导致右腿与腹股沟和会阴处相连。b. 面积较大的收缩带将下肢与会阴处相连。c. 宫内截肢的游离端可重新种植于臀部。d. 相似地，游离端也可重新连接到腿部

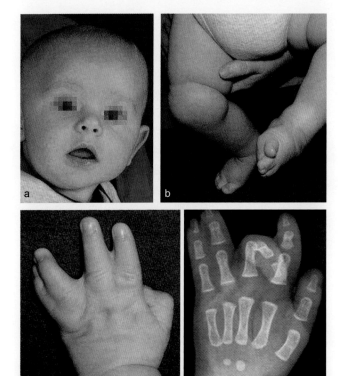

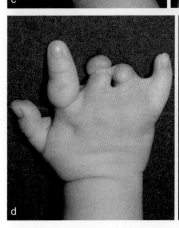

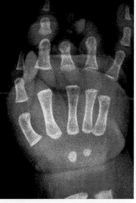

图 37.14 相关并指及其他畸形。a. 患儿出现轻微偏头畸形及外展神经功能减退。b. 可见患儿右侧大腿存在一收缩带、左侧内翻足及右侧部分收缩带，这些均为 ACB 的诊断性特征。c. 左手完全和不完全并指，累及多个手指。d. 右侧 X 线图形展示 ACB 所有的特征。但是羊膜破裂的机制不能解释该患者的全部表现

合并其他的病变，最常见的就是并指 / 趾（图 37.13）。颅顶畸形、面神经及其他神经麻痹和其他头颈部的异常均可出现。对 ACB 出现的相关畸形及其发病机制，目前全球没有达成共识。

参考文献

1. Swanson A. A classification for congenital limb malformations. J Hand Surg. 1976;1:8-22.

2. Rayan G. Amniotic constriction band-a letter to the editor. JHS. 2002; 27 A:1110-1.

3. Patterson T. Congenital ring constrictions. Brit J Plast Surg. 1961;14: 1-31.

4. Montgomery W. Observations on the spontaneous amputation of the limbs of the fetus in utero with an attempt to explain the occasional cause of its production. Dublin J Med Chem Sci. 1832;1:140.

5. Lennon G. Some aspects of fetal pathology (with special reference to the role of amniotic bands). J Obstet Gynecol Br Empire. 1947;54:830.

6. Torpin R. Fetal malformations caused by amnion rupture during gestation. Springfield:C.C. Thomas CO;1968. p. 1-165.

7. Torpin RFA. Intrauterine amputation with the missing member found in the fetal membranes. JAMA. 1966;198:185.

8. Glessner J. Spontaneous intra-uterine amputation. J Bone Joint Surg. 1963;45:351.

9. Inoue GIY. Extra digit arising from the forearm. J Hand Surg (Am). 1991;16:650.

10. Rayan GM. Ectopic implantation of constriction band intrauterine digital amputation. Plast Reconstr Surg. 2001;107(4):1000-2.

11. Pillay V. Congenital constriction bands in Singapore. Singapore Med J. 1964;5:198-202.

12. Froster UG,Baird PA. Amniotic band sequence and limb defects:data from a population-based study. Am J Med Genet. 1993;46(5):497-500.

13. Bower C et al. Amniotic band syndrome:a population-based study in two Australian states. PaediatrPerinat Epidemiol. 1993;7(4):395-403.

14. Zionts LE,Osterkamp JA,Crawford TO,Harvey P. Congenital annular bands in identical twins. J Bone Joint Surg. 1984;66(A):450-3.

15. Lubinsky M,Susansky E,Sanger W,et al. Familial amnionic bands. Am J Med Genet. 1983;14:81.

16. Lockwood C,Ghidini A,Romero R. Amnionic band syndrome in monozygotic twins:Prenatal diagnosis and pathogenesis. Obstet Gynecol. 1988;71:1012.

17. Streeter G. Focal deficiencies in fetal tissues and their relation to intrauterine amputation. Contrib Embryol. 1930;22:1-44.

18. Kino Y. Clinical and experimental studies of the congenital constriction band syndrome,with an emphasis on its etiology. J Bone Joint Surg. 1975;57 A:636-43.

19. Upton J,Treatment of congenital forearm and hand anomalies. In:May J,Littler JWL,editors. Plastic surgery. Philadelphia:W.B. Saunders Co.;1990. p. 5352-6.

20. Flatt A. The care of congenital hand anomalies. 2nd ed. St Louis: Quality Medical Publishing;1994. p. 292-314.

21. Coady MSE,Moore MH,Wallis K. Amniotic band syndrome:The association between rare facial clefts and limb ring constrictions. Plast Reconstr Surg. 1998;101(3):640-9.

22. Eppley BL,Crawford TO,Li M,et al. Amniotic band facies. J Craniofac Surg. 1998;9:360-5.

23. Temtamy SA,McKusick V. Digital and other malformations associated with congenital ring constrictions. Birth defects. Original Article Series, vol 14. New York:Alan R. Liss;1978. p. 547.

24. Light TR, Ogden JA. Congenital constriction band syndrome. Pathophysiology and treatment. Yale J Biol Med. 1993;66(3):143-55.

25. Garza A, Cordero JF, Mulinare J. Epidemiology of the early amnion rupture spectrum of defects. AM J Dis Child. 1988;142:541-4.

26. Poswillo D. Observation of fetal posture and causal mechanisms of congenital deformity of palate, mandible, and limbs. J Dent Res. 1966; 45:584-96.

皮肤硬化综合征

别称

SSS

先天性硬皮病

特征　遍布全身的硬皮和继发性关节挛缩。

背景　Esterly 和 McKusick[1]在 1971 年将这种状况的特征描述为全身性的皮肤增厚变硬并伴随有关节活动受限和屈曲挛缩。

病因　该综合征为常染色体显性遗传[2],由 *FBN1* 基因的杂合突变而造成。

临床表现　皮肤硬化综合征经常在患者出生的时候由于皮肤的表现与硬皮病(多发于成年人)类似而被发现,因而也被命名为先天性硬皮病。但是,皮肤硬化综合征在表现和病因上都与成人硬皮病不同,本病存在皮肤的脂肪代谢障碍和僵硬并伴有皮肤结节,继发性关节挛缩也会进一步加重。与成人硬皮病不同的是,皮肤硬化综合征出生时即出现。该综合征与皮肤疾病继发的关节屈曲挛缩相关[3]。

其他可能的相关异常包括发育迟缓和轻度多毛症。

全身肌肉骨骼　可伴有矮小症和深层肌肉无力。

上肢　多处的关节挛缩和屈曲畸形,皮肤结节大多影响到远端指间关节。也可能存在多处的神经病变。

下肢　可能伴有下肢关节僵硬和脚趾受累。

脊柱　可能发生脊柱僵硬

颅面　一位患者被报道有晶状体脱位,与马方综合征相似,并伴有青光眼和视网膜脱落。

参考文献

1. Esterly N, McKusick V. Stiff skin syndrome. Pediatrics. 1971;47:360-9.

2. Loeys B, Gerber E, Riegert-Johnson D, et al. Mutations in fibrillin-1 cause congenital scleroderma: stiff skin syndrome. Sci Transl Med. 17; 2(23):23ra20 doi 10:1126/scitranslmed.

3. Helm TN, Wirth PB, Helm KF. Congenital fascial dystrophy: the stiff skin syndrome. Cutis. 1997;ep;60(3):153-4.